최신

원자력 · 방사선 입문서

전국원자력관련학과교수연합회 편

청구문화사

머리말

원자력 발전은 경제성장을 뒷받침 하고 산업화-정보화 시대를 이끌어가는 원동력 이었으나 후쿠시마 원전사고 이후, 방사선피폭과 영향에 대한 국민적 우려와 관심사가 가일층 높아지고 있습니다.
그러나 에너지에서 원자력은 현실적으로 우리나라 에너지 정책에서 많은 비중을 차지하고 산업경제의 주력 에너지원 인 것은 변함없는 사실입니다.

정부가 확정한 제2차 에너지 기본계획에서도 원자력 발전의 비중은 2035년 까지 원전비중을 29% 수준으로 결정된 것은 민관 워킹 그룹의 권고안(22~29%)을 존중하고 청정 에너지 및 안보, 산업의 경쟁력 등을 심사숙고 한 것으로 보입니다.

그러나 2011년 3월, 일본 동북부 지방에서 발생된 대지진은 이 지방의 후쿠시마 원자력 발전소를 침수시킴으로서 가동이 중단되는 사태를 낳았고 다량의 방사성 물질이 유출 되었습니다. 지진이 흔한 일본에서도 전혀 예상할 수 없었던 이 사고는 방사성 물질을 광범위 하게 확산 시킴 으로써 단순히 일본만의 문제가 아니라 세계적으로 원자력 발전에 대한 평가를 다시 하는 사태로 발전 하였습니다.

따라서 원자력발전에 대한 신뢰도 향상, 설계와 구조적 안전, 방사선 모니터링 등의 사회적 이슈도 크게 증폭되어 원자력 재해는 결국 방사선 영향으로 귀착 되었습니다.

본서는 이와 같은 관점에서 원자력 발전/비발전분야로 구분하여 원자력과 관련한 긍정적·부정적 주장에 대해 균형감 있는 판단과 선택기준을 제시하는 전문화된 교양 지침서로서 간행되었습니다. 그리하여 지난 2년간 초판과 2판 모두 절찬리에 보급 완료 되는 큰 기대 효과가 있었습니다. 나아가서 초판에 이어 금번 최신 개정판을 펴내게 된 것은 본서의 수요에 대비한 효과측정 평가 연구 및 방사선 카운슬링 양성시범교육과정의 시행으로 활용 개선 방향을 설정하게 되었습니다. 즉, 단원별 이해도, 기술내용의 보완, 지식 전달도, 최신지견 등을 중심으로 구성 체제를 조정하여 유사 단원은 통합 개정하고, 방사선 산업편은 방사선 융합기술과 방사선 산업 진흥분야로 추가하여 전면 개정하게 되었습니다.

특히, 후쿠시마 원전사고 이후, 최대 이슈가 된 원자력 자해와 관련된 방사선 사고와 의사소통의 단원을 추가함으로써 사고의 발생원인 규명과 수습과정에서 얻은 교훈, 그리고 방사선의 위험과 활용에 대한 소재의 폭을 넓히고자 하였습니다.

나아가서 최근 관심이 고조되고 있는 방사성 물질과 방사능, 방사선 본질에 대한 이해, 방사선 피폭에 대한 올바른 접근을 통해서 원자력과 방사선 문화가 지식사회에 폭 넓게 정착되기를 기대해 마지 않습니다.

본서의 최신 개정판이 나오기 까지 깊은 관심과 후원을 아끼지 않으신 한국원자력문화재단 김호성 이사장님께 깊은 감사를 드리며, 촌음의 수고를 다해주신 집필진 교수님들에게 감사를 드립니다. 감사합니다.

2016년 5월 1일

전국원자력관련학과교수연합회 회장 **권 달 관**

목 차

제 1 장

지구환경과 에너지

1.1 세계 에너지 시장 동향

1.1.1 에너지 개요

에너지는 '물체가 지니고 있는, 물리적인 일을 할 수 있는 능력'으로 정의되며 일을 뜻하는 그리스어 '에르곤(ergon)'을 어원으로 한다. 실생활에서는 생활력, 동력의 의미로 사용된다. 과학의 발전과 함께 에너지의 영역은 확대되고 있다. 과거에는 역학에너지와 열에너지가 에너지로 취급되었고 역학에너지와 열에너지가 어떻게 상호 보존되는지 밝혀졌다. 이후 전기에너지, 자기에너지, 화학에너지가 상호 교환된다는 것이 밝혀졌다. 가장 최근에는 질량과 에너지가 교환($E=mc^2$)될 수 있다는 것이 밝혀졌고 원자력의 시대를 열었다. 이와 같이 에너지는 기술의 발전정도에 따라서 인정되는 범위가 넓어진다.

1.1.2 에너지의 분류

에너지의 형태는 그 관점에 따라 여러 가지로 분류할 수 있다. 먼저 에너지를 그 본질에 따라 분류하면 물체의 운동, 위치와 관계되는 에너지인 외부에너지 그리고 계(system)를 구성하는 분자들이 가지는 에너지인 내부에너지로 구분되고 또 속성에 따라서 열에너지, 기계적에너지, 화학에너지, 핵에너지 등으로 나눠진다. 이들 에너지는 각기 특성을 지니고 있을 뿐만 아니라 서로 변환(conversion) 되면서 우리의 실생활에 필요한 열과 전기적, 기계적 에너지를 공급한다.

또 에너지를 자원에 따라 분류하면 석탄(고체), 석유(액체), 천연가스(기체) 등의 화석에너지 그리고 수력, 태양, 지열, 풍력, 해양, 생물(biomass) 등의 자연에너지로 구분하기도 한다. 에너지를 소모에 따라 분류하면 화석연료나 핵연료처럼 한번 사용하면 없어지고 마는 고갈성에너지와 수력, 태양, 생물, 풍력, 해양, 지열에너지처럼 사용해도 자연적으로 재생되는 재생(renewable)에너지로 나눌 수도 있다.

에너지를 그 자원으로부터 최종소비까지의 흐름에 따라 분류하면 1차, 2차 및 최종에너지 등으로 나누어진다. 1차 에너지(primary energy)는 어떤 변환도 하지 않고 직접 에너지로 쓸 수 있는 것을 말하며 화석연료 즉 석탄, 원유, 천연가스(LNG 포함)와 수력, 핵, 태양, 생물, 풍력, 해양, 지열에너지 등이 포함된다. 2차 에너지(secondary energy)는 1차 에너지의 변환으로 생산되는 에너지로서 전력과 각종 석유제품 등이 된다. 최종에너지(final energy)는 궁극적으로 소비자에게 공급되는 에너지를 말한다.

1.1.3 에너지 사용의 역사와 변천

원시시대에는 불, 가축의 힘, 물이나 바람 등 자연에너지가 이용되었다. 한편 인류가 사용하는 에너지는 기술진보에 따른 산업구조변화에 따라 변천했다. 산업혁명(18c) 이전에는 석탄류, 수력, 풍력 등이 주 에너지원이었으나 산업혁명기에 증기기관이 발명되었고 대대적인 석탄사용이 시작되었다. 19세기말부터 20세기초에는 전기가 사용되기 시작하였고 20세기에 들어 석유와 천연가스가 널리 사용되었다. 원자력은 1960년대에 들어서서 비로소 우리가 사용할 수 있는 에너지의 대열에 올랐다.

이러한 에너지의 변천과정을 살펴보면 몇 가지 특징을 알 수 있다. 첫째, 에너지의 사용은 과학과 기술의 발전에 따라 급속히 변화하고 있다. 원시시대부터 장기간 불, 가축의 힘, 물이나 바람 등이 사용되어오다가 산업혁명 이후 석탄으로, 20세기초 전기, 20세기 석유와 가스, 원자력 등으로 점진적으로 에너지의 범위가 넓어지고 있다. 둘째, 에너지는 점차 기술집약적인 에너지로 전환되고 있다. 이전의 에너지가 자원에 주로 의존하였던 반면에 점차 기술에 의존하는 에너지원으로 전환되고 있다. 셋째, 인구가 늘어나고 대규모 에너지가 요구됨에 따라서 저밀도에서 고밀도 에너지로 전환되고 있다. 넷째, 아직까지도 아무 에너지원도 고갈된 것은 없다. 고갈의 우려는 많았으나 고갈이 되어 다른 에너지원으로 변천되는 것이 아니라 더 값싸고 고밀도이고 편리한 에너지원이 나타나면 자연스럽게 이전하는 것이다.

에너지 사용에 큰 패러다임의 변화가 나타난 것은 1970년대 제1차 및 제2차 석유파동이다. 석유파동 이전에 에너지는 공급에 대한 불안이 없이 항상 가용한 것이었다. 그러나 석유파동을 경험하면서 에너지 공급이 안정적이지 않다는 인식을 하게 되었다. 이에 따라서 나타난 정책이 에너지원 다변화정책이다. 즉 여러 가지 에너지원의 포트폴리오를 구성함으로써 어느 한 가지 종류의 에너지원에 의존하는 것의 리스크를 줄이는 것이다. 또 국가적으로 에너지 선택에 있어서 안정적 공급이 매우 중요한 고려사항으로 등장하게 되었다.

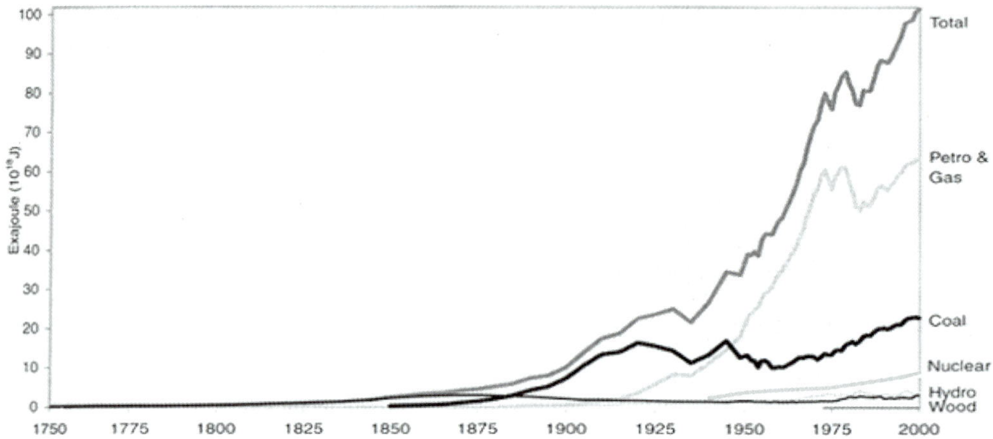

[그림1-1] 미국의 에너지 소비(1750-2000년)

주) 1 exajoule(10^{18}J)은 석유 약 1억6천7백만배럴 또는 석탄 약 3천7백만톤에 해당

그림 1-1은 1750년부터 2000년까지 미국의 에너지 소비를 보여준다. 이는 1900년 이후 에너지의 소비가 얼마나 급격하게 증가하고 있는지 보여준다. 1900년에 비해 2000년에는 에너지 소비가 10배 이상 증가한 것이 나타난다. 또 천연가스가 생산되는 미국의 경우이기 때문에 천연가스의 사용이 급격히 증가하는 것도 나타난다.

1.1.4 에너지의 기본이론

(1) 에너지단위 환산

우리가 사용하고 있는 에너지원들은 액체, 고체, 기체 등 여러 가지 형태를 취하며 이들의 무게나 부피를 단순 합산하거나 서로 비교할 수 없기 때문에 에너지원들의 역학적(동력)에너지나 열에너지의 양을 측정하여 에너지 단위로 사용하는 것이 바람직하다.

이러한 에너지 단위는 쥴(joule: J)과 칼로리(cal)이며, 이를 근거로 와트(watt: W), 킬로와트아워(kWh), 석유환산톤(tons of oil equivalent: TOE), 석탄환산톤(tons of coal equivalent: TCE), BTU(British thermal unit, 영국의 열량 단위) 등의 에너지 단위를 도출할 수 있다.

역학적 에너지(동력에너지)의 국제적 단위는 줄(1 J = 1 kg m^2/s^2)이다. 와트(W=J/s)는 일율의 단위이며 단위 시간당 수행한 일(역학적 에너지: J)을 나타낸다. 우리가 흔히 사용하고 있는 칼로리(cal)는 열에너지의 단위이다. 1 cal는 1그램(g)의 물을 섭씨 1도로 끓이는 데 소용되는 에너지를 말한다. BTU(영국 열량단위)는 물 1 lb의 온도를 1 ℉만큼 데우는 열량으로 약 1,054 J 즉 252 cal의 열량과 같다.

1톤의 석유(TOE)는 10,000톤의 물을 섭씨 1도 끓일 수 있는 에너지 양으로 9.98Gcal (9,980,000kcal), 약 10G cal의 열량을 가진다. 1톤의 석탄(TCE)은 6.995Gcal(약 7Gcal)의 열량을 가진다. 에너지 단위의 환산율 산식은 다음과 같다.

1 J = 0.2388 cal 또는 1cal = 4.1876 J

1 TOE = 9.98 Gcal = 41.79 GJ = 11.61MWh

1 BTU = 252 cal

1 kWh = 859.7 kcal = 3.6 MJ = 859.7×10^{-5} TOE

1 GJ = 238.8 Mcal = 278 kWh = 2.388×10^{-2} TOE

한편 우리정부는 원유를 비롯한 각종연료의 기준발열량등을 연료 및 열의 석유환산기준이란 제목으로 고시한다. 2012년 고시에는 발열량이 원유 10,730kcal/kg, 경유 9,010kcal/l,

[표 1-1] WEC(세계에너지협의회 ; World Energy Council) 환산계수

1칼로리(cal)	4.196 J	1 TCE	0.697 TOE
1쥴(J)	0.239 cal	천연가스 1000m^3	0.857 TOE
1석유환산톤(LHV)	42 GJ=1 TOE	1000kWh(1차에너지)	0.223 TOE
1석유환산톤(LHV)	29.3 GJ=1 TCE	땔나무 1톤	0.380 TOE
천연가스 1000m^3	36 GJ	우라늄 1톤(재래식원자로)	10,000 TOE
1000kWh(1차에너지)	9.36 GJ	우라늄 1톤(고속 증식로)	500,000 TOE
1 TOE	10,034 Mcal	석유 1배럴 (Bbl)	약 0.136 톤
1 TCE	7,000 Mcal	1 ft^3	0.0283m^3
천연가스 1000m^3	8,600 Mcal		
1000kWh (1차에너지)	2,236 Mcal		

프로판 12,050kcal/kg, 천연가스 10,430kcal/Nm^3(또는 13,040kg/kg), 무연탄 4,500 kcal/kg, 유연탄 6,160kcal/kg로 되고, 따라서 석유환산계수는 각각 원유 1.00kg/kg, 경유 0.84kg/l, 프로판 1.12kg/kg, 천연가스 0.97kg/Nm^3 (또는 1.22kg/kg), 무연탄 0.42kg/kg, 유연탄 0.57kg/kg으로 정해졌다.

1.1.5 세계 에너지 시장 동향

에너지는 국제사회에서 거래되는 재화로써 가격은 여러 가지 사정에 따라서 지속적으로 변화한다. 가장 영향을 많이 미치는 요소는 수요와 공급이다. 즉 경기가 좋아지면 에너지수요가 증가하고 이에 따라 가격이 올라간다. 또 주로 석유와 같은 자원이 집중된 중동지방의 지정학적인 문제도 에너지 가격에 영향을 준다. 리비아 내전, 시리아 반정부 시위, 이란 핵무기개발 의혹 등에 의하여 공급불안이 발생하거나 그리스 총선, 스페인의 금융 불안 등의 원인에 따라서도 에너지 가격이 변동된다. 석유 가격이 올라가면 대체재인 석탄에 대한 수요가 올라가고 이렇게 에너지원별 상호영향에 따라서 에너지에 대한 시장가격은 동반상승하거나 동반하강하는 경향을 보인다.

최근에는 에너지 자원을 이용하여 자국의 경제 및 정치적 위상을 높이려는 자원민족주의 경향이 부상하고 있다. 이에 따라서 에너지자원에 대한 국가통제를 강화하여 자국의 수익 증대, 시장지배력을 강화하게 되는데 자원을 많이 보유한 나라의 정책에 따라서 에너지 가격이 움직인다. 중국의 급격한 경제성장에 따라 경제발전에 필요한 에너지 확보를 위한 외교를 강화하면서 에너지 시장을 선점함에 따라서 가격변화의 요인으로 작용하기도 한다.

에너지 시장에 영향을 미치는 요소 가운데 새로이 부각되는 것은 기후변화협약 및 당사국총회의 영향이다. 2007년 발리에서 개최된 기후변화협약과 교토의정서 당사국총회에 따라 이산화탄소의 배출을 저감하기 위한 국제사회의 노력이 시작되면서 이산화탄소를 적게 배출하는 에너지원에 대한 수요가 증가할 예정이다. 이는 에너지원에 따라 차별적인 가격의 상승 또는 하강과 연계된다. 2011년 제 17차 남아공 더반 당사국총회에서 더반플랫폼에 합의하면서 기후변화협상에 있어 새로운 전기가 마련되었다. 더반플랫폼은 2020년 이후의(Post-2020)새로운 기후 시스템 구축을 위해 협상을 개시하여 2015년까지 협상을 완료하도록 하고 있다. 더반플랫폼에서 가장 주목받는 부분은 Post-2020 기후변화체제에서 선진국과 개도국이 모두 참여하는 단일체제의 설립이다. 기존에는 기후변화협약에 명기된 "공통의 차별화된 책임"원칙에 의거 온실가스 배출에 역사적 책임이 있고 기후변화대응에 필요한 재정과 기술을 가진 선진국이 주도적 역할을 맡는다는 점이 모든 합의에서 확인되어 왔다. 그러나 선진국만의 온실가스 감축만으로는 효과적 기후변화대응이 어렵다는 현실과 주요 개도국의 급격한 경제성장으로 인한 개도국에서의 온실가스 배출 급증으로 선진국과 개도국을 구분하고 있는 현재의 교토의정서 체제를 뛰어 넘는 새로운 Post-2020 기후변화체제가 요구되게 되었다.

이 밖에도 배출권 거래제도의 도입, 에너지절약시책의 강도 등이 에너지 가격에 변화를 주는 요인이 된다.

1.1.6 세계 총에너지 수요

세계 총에너지수요는 WEO(World energy outlook) 2013 신정책 시나리오 전망에 따르면 2011~2035년 동안 33% 증가하여 2035년에 17,387Mtoe를 상회할 것으로 전망된다. 총에너지 수요는 전망기간 동안 지속적으로 증가하지만, 증가율은 2020년까지 연평균 1.6%에서 2020~2035년간 1.0%로 둔화될 전망이다. 예상되는 수요 증가율은 신흥공업국의 경제성장과 인구성장의 둔화 및 에너지 효율 수준 향상에 따른 결과이다.

대다수 OECD국가의 에너지 수요는 정체되거나 감소할 것으로 예상되며, 특히, 유럽과 일본의 연평균 에너지 수요는 소폭 감소할 것으로 전망된다. 한편, 비 OECD 국가의 에너지 수요전망은 OECD국가와 대조적이다. 특히, 중국과 인도의 연평균 에너지 수요 증가율이 각각 연평균 1.6%와 3.0%로 크게 대비된다.

1.1.7 부문별 에너지 수요

에너지에 대한 부문별 수요를 고려할 때, 발전부문, 산업부문, 수송부문, 건물부문의 4가지로 구분한다. 2011년의 에너지 수요와 2035년 전망치를 보면 발전부문이 4,980MTOE에서 7,242MTOE로 증가한다. 산업부문은 연평균 1.3%가 증가하여 12,001MTOE에 이른다. 수송부문은 36%가 증가하여 3,319MTOE가 된다. 건물부문은 연간 1.0% 증가를 예상하고 있다.

[표 1-2] 세계 총에너지 소비실적 및 수요전망

(단위 : MTOE)

구 분	소비실적			수요전망				연평균 증가율 (%)
	1990	2000	2011	2020	2025	2030	2035	
OECD	4,521	5,292	5,304	5,486	5,474	5,457	5,465	0.1
아메리카	2,260	2,695	2,663	2,811	2,819	2,826	2,850	0.3
미국	1,915	2,270	2,189	2,281	2,264	2,246	2,242	0.1
유럽	1,630	1,765	1,778	1,763	1,741	1,719	1,709	-0.2
아시아/오세아니아	631	832	863	912	914	912	906	0.2
일본	439	519	461	470	458	450	443	-0.2
Non-OECD	4,058	4,475	7,406	9,136	9,972	10,709	11,435	1.8
러시아	880	620	718	755	779	806	841	0.7
아시아	1,589	2,248	4,324	5,548	6,107	6,584	7,045	2.1
중국	881	1,196	2,743	3,519	3,786	3,945	4,060	1.6
인도	317	457	750	971	1,146	1,336	1,539	3.0
중동	210	365	640	796	886	970	1,051	2.1
아프리카	388	496	698	836	901	962	1,026	1.6
라틴아메리카	331	429	586	729	806	876	941	2.0
브라질	138	184	267	352	398	441	480	2.5
세계	8,779	10,097	13,070	15,025	15,877	16,623	17,387	1.2
유럽연합	1,633	1,683	1,659	1,614	1,584	1,556	1,541	-0.3

1.1.8 에너지원별 수요

모든 에너지원에 대한 수요가 증가할 것이지만 에너지원에 따라서 그 정도는 다르다. 표 1-3은 에너지원별 수요전망을 보여준다.

석유의 수요는 증가하지만 1차 에너지 믹스에서 차지하는 비중은 다소 감소할 것이다. 발전 및 산업부문에서의 석유의 사용은 다른 에너지원으로 대체되는데 반하여 수송부문에서는 증가가 예상된다. 따라서 세계 경제의 석유 의존도는 줄지 않을 전망이다.

석탄의 경우, 중국과 인도 및 신흥 개도국의 수요증가로 인하여 지속적으로 증가하고 있다. 2020년까지 세계 석탄수요는 높이 증가하다가 이후 급속히 하락할 것으로 전망된다. 세계 에너지 믹스에서 석탄이 차지하는 비중은 초기 47%에서 2035년에는 39%로 감소될 전망이다. 이러한 감소는 천연가스에 대한 선호도 증가 그리고 이산화 탄소가격의 부과의 영향일 것이다.

[표 1-3] 에너지원별 수요전망

(단위 : MTOE)

구 분	소비실적		수요전망				연평균 증가율 (%)
	1990	2011	2020	2025	2030	2035	
석탄	2,231	3,773	4,202	4,312	4,379	4,428	0.7
석유	3,230	4,108	4,470	4,548	4,602	4,661	0.5
가스	1,668	2,787	3,273	3,576	3,846	4,119	1.6
원자력	526	674	886	979	1,053	1,119	2.1
수력	184	300	392	430	467	501	2.2
바이오에너지	893	1,300	1,493	1,604	1,719	1,847	1.5
재생에너지	36	127	309	426	559	711	7.4
합계	8,769	13,070	15,025	15,877	16,623	17,387	1.2

천연가스는 환경과 에너지 안보에 기여하며 연료로서 가지는 유연성 때문에 많은 국가와 부문에서 선호되는 연료이기 때문에 이에 대한 수요는 지속적으로 증가할 것으로 전망된다. 미국에서는 발전부문의 천연가스 수요가 증가하고 있다. 아시아 지역의 천연가스 수요는 산업 및 가정부문을 포함하여 다양한 부문에서 증가하고 있다. 세계 에너지 믹스에서 천연가스의 비중은 2011년 21%에서 2035년 24%로 소폭 증가할 전망이다. 이에 따라 2035년 이후에는 천연가스가 석탄수요의 약 93% 수준에 근접할 것으로 전망된다.

원자력 발전에 대해서는 에너지 정책에 따라 여러 가지 영향이 발생할 것으로 예측된다. 원자력은 2011년 2,584 TWh에서 2035년 4,294 TWh로 66% 증가가 예상되는데 이에는 비 OECD 국가의 원전 설비용량의 증가가 대부분의 요인이 된다. 한편 OECD 국가의 경우 계획지연, 원전폐쇄 정책 등으로 인하여 소폭 증가만이 예상된다.

신재생에너지 수요는 2011년 1,727 MTOE에서 2035년 3,059 MTOE로 증가하며 세계 1차 에너지 믹스에서 차지하는 비중도 13%에서 18%로 확대될 것으로 보인다. 그러나 신재생에너지에 대한 세계수요는 모든 재생에너지원을 합쳐도 화석연료의 개별수요에 미치지 못하여 주종 에너지가 되기는 어려울 것으로 전망된다.

1.2 국내 에너지 수급 동향

1.2.1 국내 에너지수급 개요

우리나라의 에너지소비는 경제성장과 경제구조의 변화와 밀접한 관련성이 있다. 석유파동기를 제외하고 1998년 외환위기 이전 한국경제는, 철강, 석유화학 등 중화학공업 위주의 성장으로, 지속적인 경제성장을 하였다. 외환위기로 경제가 마이너스 성장을 하고, 2000년대 들어서 과거와 달리 저성장 기조를 보임에 따라 에너지소비 증가세도 둔화되었다. 1990년대와 달리 에너지소비 증가율이 경제성장률보다 낮아졌는데 이는 외환위기 이후 중화학공업 위주에서 정보통신 등 새로운 산업으로 산업구조가 전환됨에 따른 결과이다.

[표 1-4] 주요에너지 지표

구분	단위	'90	'00	'05	'07	'08	'09	'10	'11	'12	'13(p)
1차에너지소비	백만TOE	93.2	192.9	228.6	236.5	240.8	243.3	263.8	276.6	278.7	280.4
(증가율)	%	14.1	6.4	3.8	1.3	1.8	1.1	8.4	4.9	0.7	0.6
최종에너지소비	백만TOE	75.1	149.9	170.9	181.5	182.6	182.1	195.6	205.9	208.1	210.6
(증가율)	%	14.0	4.7	2.9	4.5	0.6	-0.3	7.4	5.3	1.1	1.2
에너지 해외의존도	%	87.9	97.2	96.6	96.6	96.4	96.4	96.5	96.5	96.0	95.7
에너지수입액	억$	109	379	667	950	1415	912	1217	1725	1848	1787
(증가율)	%	45.1	66.6	34.5	11.0	49.0	-35.6	33.5	41.8	7.1	-3.3
총수입중 에너지비중	%	15.6	23.6	25.5	26.6	32.5	28.2	28.6	32.9	35.6	34.7

표1-4에서 주목하여 볼 것은 에너지의 해외의존도가 96.5%에 이르기 때문에 국산에너지의 비중을 높일 필요가 있다는 것이고 전체 수입 가운데 에너지수입의 비중이 30% 정도에 달한다는 것이다. 대부분의 국민이 체감하지 못하고 있겠지만 에너지를 수입하는데 막대한 국부가 유출되고 있는 것이다.

1.2.2 에너지원별 수급동향

에너지원별로는 1960년대에는 석탄과 신탄이 주요 에너지였으나 1970년대 들어서 중화학공업 육성 등으로 석유비중이 급격히 상승하면서 석유가 주요 에너지로 등장하였다. 1990년대 후반에 들어서면서 사용이 편리한 도시가스와 전기의 소비가 크게 증가하면서 석유소비의 비중은 축소되기 시작하였다. 우리나라 석유의존도는 2002년에 50% 이하로 2013년에는 37.8%까지 하락하였다. 1980년대 후반에 도입된 LNG는 1990년대에 연평균 20.1%라는 빠른 소비 증가세를 기록하면서 2013년에는 소비 비중이 18.4%로 확대되었다.

전력수요 증가에 따라 발전용 유연탄 소비도 빠른 증가세를 보였다. 2013년 유연탄은 총 에너지 소비의 27.1%를 차지하여 석유에 이은 제2의 에너지원의 위치를 유지하고 있다. 1960년대 에너지 소비의 40%를 담당하던 무연탄 소비는 1988년부터 감소하기 시작하여 2013년에는 비중이 2.1%로 감소하였다.

[표 1-5] 에너지원별(1차에너지) 소비 현황

구분		'90	'00	'05	'07	'08	'09	'10	'11	'12	'13
석유(백만B)		356.3	742.6	761.1	794.9	760.6	778.5	794.3	801.6	827.7	826.8
LNG(백만톤)		2.3	14.6	23.4	26.7	27.4	26.1	33.1	35.6	38.5	40.3
석탄(백만톤)	무연탄	21.5	6.2	9.0	9.7	10.2	9.8	10.1	11.2	10.5	10.7
	유연탄	21.9	60.3	75.8	84.4	94.0	98.6	110.9	119.7	117.7	118.8
	소계	43.4	66.5	84.8	94.1	104.2	108.4	121.0	130.9	128.1	129.6
수력(10억 kWh)		6.4	5.6	5.2	5.0	5.6	5.6	6.5	7.8	7.7	8.3
원자력(10억 kWh)		52.9	109.0	146.8	142.9	151.0	147.8	148.6	154.7	150.3	138.8
기타(백만TOE)		0.8	2.1	4.0	4.8	5.2	5.5	6.1	6.6	8.0	8.9
합계(백만TOE)		93.2	192.9	228.6	236.5	240.8	243.3	263.8	276.6	278.7	280.4

석유 소비는 1990년대에 연평균 7.6%의 비교적 높은 증가율을 기록하였으나, 2001년에서 2013년 사이 고유가의 영향으로 연평균 증가율이 0.9%로 크게 둔화되었다. 총 석유 소비에서 원료용으로 사용되는 납사를 제외할 경우, 2001년 이후 석유 소비는 오히려 연평균 1.6% 감소한 것으로 나타난다. 이는 난방용 에너지소비 부문에서 석유로부터 도시가스, 전력 등으로 연료대체가 진행된데 기인한다.

LNG 소비는 1990년대에 연평균 20.1%의 높은 증가율을 기록했는데 2000~2013년 기간에도 연평균 8.1%의 높은 증가세를 보였다. 2000년대에 들어 난방용 도시가스의 보급은 포화상태에 이르렀고 이에 따라 소비 증가세가 둔화되었으나 발전용 LNG 수요가 증가하고 있기 때문에 1차 에너지원 가운데 여전히 빠른 증가속도를 보인다.

무연탄 소비는 1986년 최고(2,700만 톤)를 기록한 후, 급격히 감소하여 1997년 420만 톤까지 줄었다. 이는 깨끗하고 사용이 편리한 고급에너지에 대한 선호증가로 설명된다. 한편 2000년대에 들어 산업용 수요가 증가하고 고유가에 따라서 가정 및 상업용 수요가 회복되면서 다시 연평균 4.3%의 증가세로 전환되었다. 발전용 무연탄의 소비는 2003년 이후 급격히 감소하고 있다.

유연탄 소비는 발전설비의 증가로 인하여 1990년대에 연평균 11.4%의 증가세를 보였고 2000년대에 들어서도 6.9%의 증가세를 보인다. 철강산업으로 인해 원료탄 소비도 연평균 3.9% 증가하고 있다. 2013년에는 증가율이 1%로 크게 둔화되는 것으로 보이나 이는 신규발전소 증설이 없었기 때문인 것으로 판단된다.

원자력은 1990년 이후 지속적으로 성장하여 주요 발전 에너지원으로 자리를 잡았다. 이는 가격경쟁력에 기인한다. 그러나 2005년 이후 신규 설비증설이 억제됨에 따라서 유연탄에 최대 발전원 자리를 내주어야 했다. 2009년 이후 국가적으로 이산화탄소 배출을 억제해야

[표 1-6] 에너지원별 발전전력량

(단위: GWh, %)

구 분	수력	무연탄	유연탄	석유	가스	원자력(점유율)	기타	발전량
'80	2.0	2.4	-	29.3	-	3.5 (9.4)	-	37.2
'90	6.4	5.0	17.4	16.4	9.6	52.9 (49.1)	-	107.7
'00	5.6	5.3	92.3	26.1	28.1	109.0 (40.9)	-	266.4
'02	5.3	5.1	112.9	25.1	38.9	119.1 (38.8)	-	306.5
'03	6.9	5.4	114.9	26.5	39.1	129.7 (40.2)	-	322.5
'05	5.2	4.5	129.2	17.7	58.1	146.8 (40.3)	3.2	364.6
'07	5.0	4.5	150.2	18.1	78.4	142.9 (35.5)	3.9	403.1
'08	5.6	5.5	168.2	10.1	75.8	151.0 (35.7)	6.4	422.4
'09	5.6	5.6	187.7	14.1	65.3	147.8 (34.1)	7.6	433.6
'10	6.5	4.4	193.5	12.9	96.7	148.6 (31.3)	12.1	474.7
'11	7.8	3.3	196.9	12.5	101.7	154.7 (31.1)	20.0	496.9
'12	7.7	7.1	191.7	15.1	114	150.3(30.0)	23.7	509.5
'13	8.3	3.8	195.5	15.7	126.8	138.8(27.0)	24.5	513.5

기타: 집단에너지, 풍력, 매립가스, 태양광 등

하기 때문에 신규원전에 대한 계획이 전력수급계획에 다수 포함됨에 따라서 다시 최대 발전원으로 자리매김할 것이다. 특히 가격경쟁력, 이산화탄소 배출저감, 에너지 안보의 측면에서 원자력을 대신할 발전원은 당분간 나타나기 어려울 것이다.

표 1-6을 살펴보면, 수력과 무연탄은 발전에는 매우 미미한 역할을 함을 알 수 있다. 석유는 2003년을 기준으로 발전부문에서 의존도를 줄여나가고 있음을 알 수 있다. 가스와 유연탄은 지속적 증가를 보이고 있다. 원자력은 2005년을 기준으로 정체되고 있음을 알 수 있다.

1.2.3 에너지 수입

에너지 수입을 별도로 다루는 것은 우리나라의 경우 특별한 의미를 가지기 때문이다. 체감하고 있지 못하지만 우리나라는 국내 에너지소비의 96.5%를 수입에 의존하고 있다. 이는 자동차와 반도체를 수출해서 얻은 금액을 상회하는 수준이다.

표 1-7을 살펴보면 원자력은 준국산에너지로서 에너지수입에 기여분이 거의 없음을 알 수 있다. 2013년 에너지 수입액은 원유도입단가하락과 경제성장 둔화로 인한 원유수입량 감소 등으로 전년대비 3.3%감소한 1.787억불로 추계되며 이는 국내 총수입액의 37.4%를 차지한다. 주요에너지원별 수입액은 원유가 8.3%감소한 993억불로 가장 많았으며 석유제품 346억불, LNG 306.5억불 순이다.

[표 1-7] 에너지수입현황

(단위: 억불, %)

구 분	'90	'00	'05	'06	'07	'08	'09	'10	'11	'12	'13
총에너지 수입액	109.1	378.9	667.0	855.7	949.8	1,414.8	911.6	1,216.5	1,724.9	1,848.0	1,787.0
에너지 수입액 비중	15.6	23.6	25.5	27.7	26.6	32.5	28.2	28.6	32.9	35.6	34.7
원유	63.9	252.2	426.1	558.7	603.2	858.6	507.6	686.6	1,008.1	1,083.0	993.3
석유제품	27.7	63.8	97.2	121.2	150.7	222.8	158.1	222.4	285.4	323.7	346.3
무연탄	0.5	0.7	4.3	4.1	4.5	.9	6.7	10.2	17.7	13.6	11.4
유연탄	12.2	20.3	48.0	47.0	56.8	111.6	90.0	114.3	160.5	147.1	116.3
LNG	4.6	38.8	86.5	119.2	126.5	198.1	138.7	170.1	238.6	273.6	306.5
우라늄	0.07	2.2	2.9	3.4	4.9	7.3	7.3	6.1	8.1	7.0	10.2

1.3 국가 전력수급기본계획

1.3.1 전력수급 개요

전기에너지는 다른 에너지와 달리 생산과 동시에 소비가 이루어지는 에너지이다. 다른 에너지의 경우 생산된 제품을 보관하고 있다가 필요할 경우 사용하는데 반하여 전력의 경우 마땅한 저장기술이 없기 때문에 대부분의 경우 소비를 위해서는 그 순간에 생산이 필요하다. 전력설비의 건설에는 상당한 기간이 소요되며 대체공급이 불가능하기 때문에 미래의 전력수요를 예측하고 이에 따라서 미리 공급능력을 확보해두지 않으면 전력이 필요할 때 전력을 공급할 수 없게 된다.

전력수요는 국민소득, 국가 경제발전, 기후 등의 변화에 따라 수시로 변화하는 특성을 가지고 있는 반면, 전력설비의 건설에는 막대한 재원과 장기간이 소요되며 공급설비의 건설과정에서 불확실성이 발생할 수 있기 때문에 정확한 수요예측과 적기 확충이 매우 중요하다.

장기적인 전력설비 건설계획을 수립할 때 전력수요예측, 수요관리, 예비전력의 수준 결정, 전원구성 등은 국가 에너지안보, 전력의 안정적인 공급과 자원배분, 환경정책 등에 미치는 영향이 지대하고, 전기사업자의 경영측면과 관련 산업체에 파급영향도 막대하기 때문에 합리적이고 정확한 의사결정이 매우 중요하다. 최근 하절기와 동절기의 전력수급의 불안은 전력수급계획을 제대로 수립하는 것이 얼마나 중요한지를 잘 보여준다.

전력수급기본계획은 안정적인 전력공급을 위하여, 전력수요를 예측하고, 이에 따라 전원별·시기별 건설계획을 수립한 것이다. 산업통상자원부는 전력거래소와 함께 2002년부터 매2년마다 전력수급기본계획을 수립한다. 이 계획은 과거 산업자원부의 중장기 전력수급계획을 모태로 하나 2001년 전력산업구조개편 이후 성격이 변화하고 있다. 이전의 계획은 유일한 발전사인 한국전력공사의 발전소 건설계획이었으나, 현재의 계획은 민영화된 발전사업자를 대상으로 정부가 제시하는 참조계획으로서 의미를 가진다. 발전회사들은 전력거래소에 공급설비확충 계획서를 제출하고 이는 전력수급기본계획 수립을 위한 분과별 실무 위원회의 등급 분류·심사를 통하여 우선순위가 결정된다. 전력수급기본계획 수립은 수요관리 목표설정, 수요예측, 발전설비계획 그리고 계통설비계획 순으로 이루어지며 발전설비계획을 세우기 위해서는 수요예측이 선행된다.

발전설비계획은 예측된 전력수요를 충족하도록 원자력, 석탄 및 LNG 발전소 등의 건설시기와 기수를 결정하는 것이다. 예를 들어 전력수요를 과소 예측하였을 경우 발전소 건설이 줄어들고 향후 전력공급에 지장을 초래할 것이다. 그와 반대로 과대 예측하였을 경우 불필요한 발전설비의 건설이 이루어지기 때문에 사회적 비용의 상승을 초래한다. 그러므로 전력수급 안정성과 사회적 비용 최소화의 원칙을 모두 만족시키기 위하여 정확한 수요예측과 이에 따른 발전설비 건설이 매우 중요하다. 이를 위하여 전력수급기본계획 수립의 방법론, 절차, 전산모형이 지속적으로 보완되고 있으며 민영화의 진행에 따라서도 전력수급기본계획의 의미와 수립방법이 진화하고 있다.

[표 1-8] 전력수급기본계획 수립을 위한 6개 실무소위원회 주요업무

실무소위	주 요 업 무	주 관
총괄정책	○ 수급계획의 성격 재정립 ○ 주요 전력 정책사항 심의 ○ 소위원회 안건총괄·소위 활동조정 ○ 전력수급기본계획시안 작성 ○ 공청회 개최 등	산업통상자원부 전력산업과
수요관리	○ 수요관리 정책방향 ○ 피크억제 및 효율향상	한전 수요관리실
수요예측	○ 수요예측 예측전제 수립 ○ 수요예측 예측모형 검토 및 확정 (전국 및 3개 지역별) ○ 수요예측(안) 도출	전력거래소 수요예측팀
발전설비계획	○ 기준 계획관련 기초자료 및 작성기준 ○ 연도별 전원 구성 및 예비력 검토 ○ 발전사업자 건설의향의 종합 및 조정 등	전력거래소 전원계획팀
계통계획	○ 송변전설비계획 및 투자계획 수립 ○ 지역별 계통 융통 검토 (수도권 및 제주융통전력 포함) ○ 남북/동북아 전력분야 협력방안 검토 등	한전 계통계획실
신재생에너지	○ 신재생에너지의 기술성, 경제성 등 특성조사 ○ 정책설비의 수급계획 반영기준 정립 ○ 기후변화협약의 대응 방안 검토	전력거래소 기술조사팀

1.3.2 전력수급기본계획의 수립절차

국내의 전력산업은 공기업인 한국전력공사가 송전·배전·판매 사업을 독점적으로 운영하여 왔으나 한국전력공사의 효율성 향상, 민간참여 촉진 등을 위하여 2001년부터 전력산업 구조개편이 추진되었으며, 전력회사의 분할 및 민영화가 진행되고 있다. 전력수급계획은 전력산업구조개편 이전에는 예측된 미래의 전력수요에 맞추어 발전설비 공급량을 결정하는 것에 반하여 전력산업구조개편 이후에는 다수의 발전회사에 의해 공급이 이루어지는 시장경쟁 체제에서 정부가 전력수급의 지침을 제공하는 개념으로 변화되었다.

전력수급기본계획의 수립절차는 계획기준 수립단계, 계획안 작성단계, 최종계획 확정단계로 구성된다. 계획기준 수립단계에서는 전력수급기본계획의 방향 설정, 실무 위원회 구성, 발전설비계획 기준수립, 전력수요예측 그리고 사업자 발전설비계획 의향조사를 수행한다. 계획안 작성단계에서는 사업자 건설의향 평가 및 전원별 발전소의 건설시기와 발전기수를 산정하여 발전설비계획에 반영한다. 마지막 최종계획 확정단계에서는 전력수급기본계획 보고서 작성 및 공청회를 개최하여 의견수렴을 하고, 전력수급기본계획을 확정 및 공고한다. 그림 1-2는 전력수급기본계획 수립의 절차를 총괄적으로 보여준다.

발전설비계획은 전력의 중·장기적인 공급량을 결정하는 부분으로서 전력수급기본계획에 있어서 가장 핵심적인 부분이다. 발전소 건설에는 계획부터 준공까지 10여년의 기간이 필요하나 전력수요는 국내·외 경기변동 등의 여건 변화에 따라 단기적으로 변한다. 전력수요량이 증가하는 경우, 공급량의 부족 즉 전력저하 사태가 발생하며 전력공급량이 수요를 크게 상회하는 경우 사회적 비용의 낭비가 초래된다. 따라서 발전설비 계획을 세우기 위해서는 정확한 수요예측이 선행되어야 한다.

발전설비계획은 전력시장의 발전부문의 경쟁 체제에 따라 각각의 발전회사가 제출한 건설의향서를 토대로 수립된다. 정부와 전력거래소는 각 발전사업자들의 건설의향 신청을 접수한 후, 사업추진 실현가능성, 평가 기본방향 적합성 등에 따라 사업자별 발전설비계획을 등급으로 분류한다.

현재의 전력수급기본계획 수립절차에서 전원혼합은 전력수급기본계획 수립과정의 결과물로 산출된다. 사회적 비용 최소화 그리고 설비용량 최소화의 원칙에 따라서 발전소 건설계획이 수립되기 때문이다. 이것이 거시적으로 또 장기적으로 볼 때, 우리나라의 전력산업에 바람직한 전원혼합이 되지 않을 수도 있다. 단기적으로 변하는 전력수요에 맞추다가 보면 장기적으로 바람직하지 않은 전원혼합에 도달할 가능성이 있기 때문이다. 전원혼합은 전력

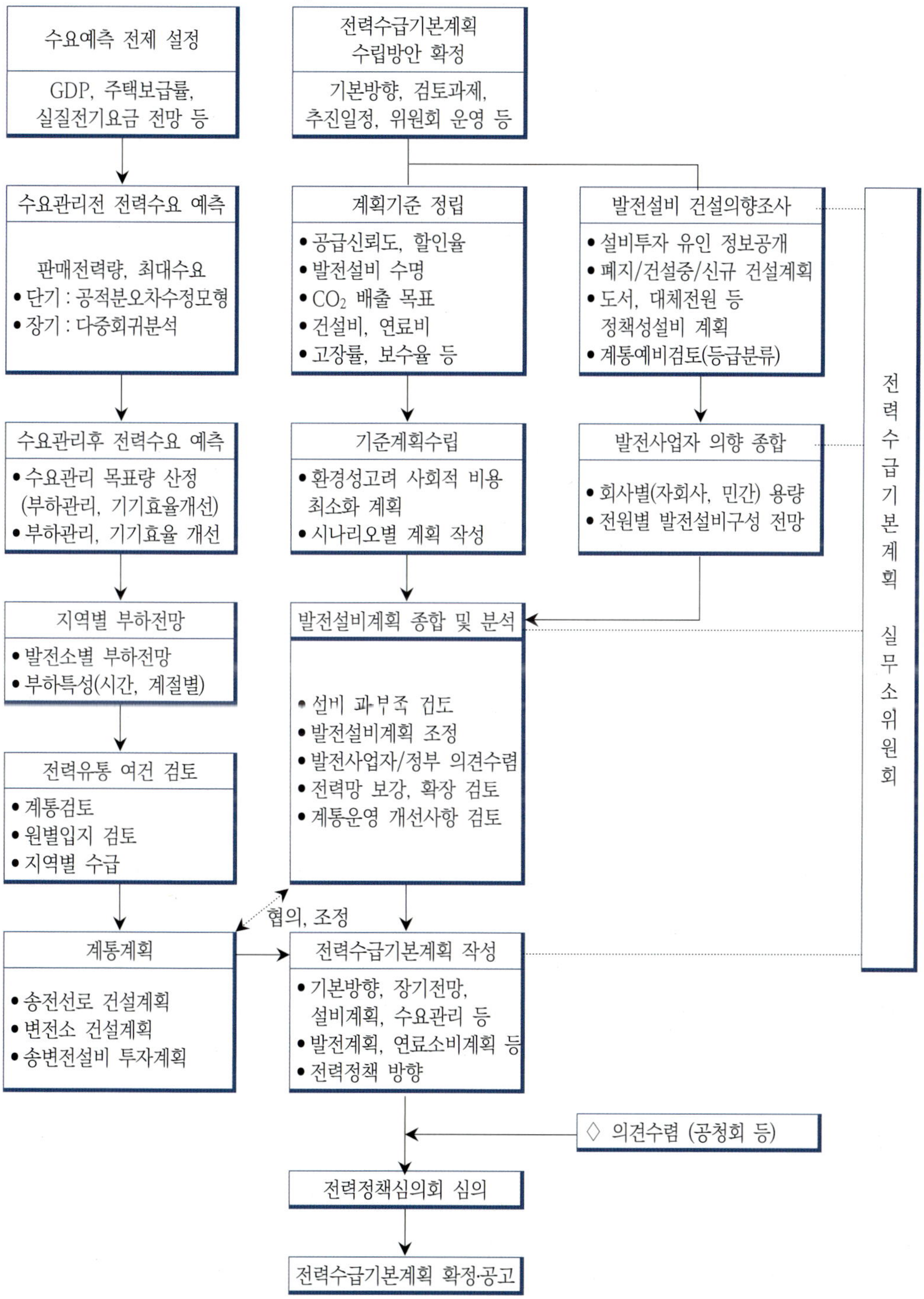

[그림 1-2] 전력수급기본계획 수립절차

수급기본계획의 수립과정에서 결과물로 산출되기보다 정책적 입력 자료이어야 할 필요성이 있다.

지난 5회의 전력수급기본계획에서 공히 전력수요는 과소 예측되었고 전력수요관리의 목표는 과대하게 설정되었으며 전력예비율을 낮게 유지됨에 따라서 차기계획에서 시급히 건설할 수 있는 공급원으로 배치하다가 보니 LNG와 같이 값비싼 발전소 건설이 원자력 석탄과 같은 값싼 발전소를 대체하게 되었고 사회적 비용이 증가하게 되었다. 또한 LNG 발전소 건설이 계획과 달리 차질을 보임에 따라서 하절기와 동절기 전력수급의 어려움을 겪고 있다.

1.3.3 제6차 전력수급기본계획

2013년 2월에 발표한 제6차 전력수급기본계획은 2013년부터 2027년까지 15년을 대상기간으로 하였다. 6차계획에서는 새로운 정책사항이 대두됨에 따라 지금까지의 계획과는 달리 커다란 변화가 있었다. 대두된 정책사항은 후쿠시마 원전사고, 미검증 부품논란 등으로 인하여 원전확대에 대한 사회적 수용성 저하, 온실가스 감축목표안 만족, 기저전원 부족에 따른 전기요금 상승 등이며, 해소해야 할 문제제점으로 전력수요예측 오차에 기인한 전력수급 부족, 계획반영 발전소 건설지연 문제, 발전소 건설부지 부족, 송전선로 건설 어려움 등이 크게 이슈화 되었다.

전력에 대한 기준수요를 도출하기 위한 경제성장 전망치는 한국개발연구원 자료를 사용하였고 연평균 3.5%의 경제성장을 반영하였다. 그 결과 전력소비량은 2013~2027년 기간 중 연평균 3.4% 증가하는 것으로 전망하였다. 전력수급계획을 수립하기 위한 기준수요(business as usual: BAU)에 효율향상기기의 보급, 전기요금체계 합리화, 스마트 그리드 조기확산 등을 고려한 목표수요도 함께 표 1-9에 나타내었다.

[표 1-9] 최대 목표수요 전망

연도	2013	2018	2024	2027	평균증가율 (10~24, %)
전력소비량 (GWh)	482,527	564,256	611,734	655,305	2.2
최대전력 (MW)	79,712	91,509	102,839	110,886	2.4

자료 : 2014 원자력발전백서(산업부, 한수원)

발전설비 계획은 경제규모에 걸맞은 예비설비를 확보하고자 하였으며, 대내외 환경여건을 감안하여 경제적 사회적 비용을 최소화한 전원 구성을 도출하였다. 또한 발전시설 확충에 있어 지역수용성과 계통여건을 고려하였다. 이렇게 수립된 에너지원별 구성비 전망치는 표 1-10에 나타내었다.

[표 1-10] 에너지원별 구성비 전망치

(단위 : MW, 구성비%)

연도	원자력	유석탄	무연탄	LNG	유류	양수	신재생	집단	합계
2015	24,516	27,169	1,125	31,372	3,901	4,700	9,277	6,373	108,433
	22.6	25.1	1.0	28.9	3.6	4.3	8.6	5.9	100
2020	30,116	43,669	725	33,594	3,849	4,700	20,066	7,434	144,154
	20.9	30.3	0.5	23.3	2.7	3.3	13.9	5.2	100
2025	35,916	44,669	725	31,794	1,249	4,700	29,178	7,434	155,666
	23.1	28.7	0.5	20.4	0.8	3.0	18.7	4.8	100
2027	35,916	44,669	725	31,794	1,249	4,700	32,014	7,434	158,502
	22.7	28.2	0.5	20.1	0.8	3.0	20.2	4.7	100

자료 : 2014 원자력발전백서(산업부, 한수원)

참고문헌

강경욱, 고봉진, 정범진. 전력수급기본계획 수립시 수요예측이 전원혼합에 미치는 영향, 에너지공학회지 2009;18(2):114-124.

강창순 등. 현대산업사회와 에너지, 서울대학교출판부, 1997.

전력거래소. 2010 전력수급기본계획 수립계획(안), 2010.

지식경제부. 2012 원자력발전백서, 2012.

제 2 장

원자력 발전

2.1 원자력발전 기초

2.1.1 원자와 원자핵

(1) 원자와 원자핵의 구조

원자(atom)는 물질을 구성하는 가장 기본적인 최소 단위로 화학적인 방법으로 더 이상 나눌 수 없는 입자로 정의된다. 따라서 지구상에 존재하는 모든 물질은 원자라고 하는 눈에 보이지 않는 아주 작은 입자로 구성되어 있다. 자연에 존재하는 원자의 종류는 가장 가벼운 수소원자로부터 가장 무거운 우라늄원자에 이르기까지 92가지로, 이러한 원자들이 여러 가지 다양한 형태로 결합하여 지구상의 모든 물질을 만들고 있다. 원자의 영어표기인 atom의 어원은 그리스의 철학자 Democritos가 명명한 그리스어인 'a(not) temnein(to cut)'에서 유래한 것으로 더 이상 작은 입자로 나눌 수 없다는 의미이다. 지구상의 대부분의 물질이나 자연현상은 이러한 원자와 원자들이 화학적으로 결합하여 만들어지는 분자(molecule) 단위에서 설명될 수 있다. 예를 들어 물분자(H_2O)는 2개의 수소원자와 산소원자 등 총 3개의 원자로, 알콜분자(C_2H_5OH)는 총 9개의 원자로 구성되어 있다. 금, 은, 철, 구리, 수은과 같이 한 개의 분자가 한 개의 원자로 구성되어 있기도 한다.

그러나 1897년 영국의 물리학자 J. J. Thomson의 전자(electron) 발견, 1911년 E. Rutherford(영국)의 원자모형 및 원자핵(nucleus)의 발견과 1914년 양자(proton) 발견, 1932년 J. Chadwick(영국)의 중성자(neutron) 발견에 이르는 현대 물리학의 발전은 원자가 물질의 최소 단위가 아니며, 이러한 원자를 구성하는 더 작은 단위의 입자가 있다는 사실을 밝혀내고 있다. 여기서 원자모형은 원자가 태양을 중심으로 지구나 화성과 같은 행성이 그 주변을 돌고 있는 형태를 띠고 있다는 것이다.

원자는 그림 2-1에서 보는 바와 같이 양전기(+)를 띠는 원자핵과 그 둘레를 돌면서 음전기(-)를 띠고 있는 전자로 구성되어 있다. 원자핵은 다시 양전기를 띠는 양성자(또는 양자)와 전하가 없는 중성자로 구성되어 있으며, 원자핵이 (+)전하를 갖는 것은 양자가 (+)전하를 띠고 있기 때문이다. 원자핵을 구성하고 있는 양자와 중상자 각각을 통틀어 핵자(nucleon)라고 한다. 원자는 몇 개의 전자궤도를 가지고 있으며 원자핵의 주위를 돌고 있는 전자를 궤도전자(orbital electron)라 부르고, 원자핵의 구속을 벗어나 자유롭게 이동하는 전자를 자유전자(free electron)라고 한다.

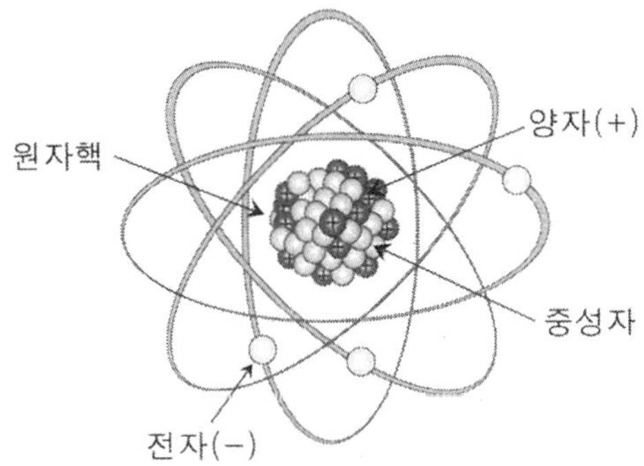

[그림 2-1] 원자의 구조

원자핵과 그 주변을 돌고 있는 전자의 궤도 사이는 비어 있는 공간이다. 이는 양전기를 띠고 있는 원자핵과 음전기를 띠고 있는 전자의 전기적인 작용과 전자가 원자핵 주위를 아주 빠른 속도로 회전하고 있으므로 다른 물질이 전자와 원자핵 사이를 통과할 수 없기 때문이다. 전자가 가지는 (-)전하의 총 전기량은 원자핵이 가지는 (+)전하의 총 전기량과 동일하므로 원자는 전기적으로 중성이다.

(2) 원자의 표기와 분류

원자핵 속에 있는 양자의 수를 원자번호(atomic number)라 부르고 Z로 나타내며, 중성자의 수를 N으로 나타낸다. 원자번호 Z의 값은 원소번호와 같고 또한 궤도전자의 수와도 동일하다. 양자수 Z와 중성자수 N의 합을 질량수(mass number)라 부르고 A(=Z+N)로 표기한다. 질량수 A는 핵자의 총수와 같다.

원자핵을 표기할 때 양자수 즉 원자번호는 원소기호(atomic symbol)의 왼쪽 아래에 질량수 A는 원소기호의 왼쪽 위에, 중성자수 N은 오른쪽 아래에 붙인다. 그러나 원자번호는 원소번호와 동일하고 중성자수는 질량수를 알면 쉽게 구할 수 있으므로(N=A-Z), 원자핵의 표

기에서 양자수 Z와 중성자수 N을 생략하고 원소기호(X)와 질량수만으로 표기하기도 한다. 예를 들면,

일반 표기 : ${}^{A}_{Z}X$, ${}^{Z}X$, $X-A$

탄소 표기 : ${}^{12}_{6}C$, ${}^{12}C$, $C-12$, 탄소−12

우라늄 표기 : ${}^{238}_{92}U$, ${}^{238}U$, $U-238$, 우라늄−238

원소에는 양자수는 같지만 중성자수가 다른 것들이 있다. 이러한 원소를 동위원소(isotope)라 한다. 예를 들면,

수 소 : ${}^{1}_{1}H$, ${}^{2}_{1}H$ (중수소 : deuterium), ${}^{3}_{1}H$ (삼중수소 : tritium)

탄 소 : ${}^{12}_{6}C$, ${}^{13}_{6}C$, ${}^{14}_{6}C$

우라늄 : ${}^{232}_{92}U$, ${}^{233}_{92}U$, ${}^{234}_{92}U$, ${}^{235}_{92}U$, ${}^{236}_{92}U$, ${}^{237}_{92}U$, ${}^{238}_{92}U$, ${}^{239}_{92}U$

동위원소 중에서 압력, 온도, 화학적 처리 등의 외부조건에 관계없이 스스로 방사선을 방출하며 다른 원소로 변환하는 원소를 방사성동위원소(radioisotope: RI)라 하고, 방사선을 내지 않은 원소를 안정동위원소(약 270여종)라 한다. 방사성동위원소에는 수소(H)-3, 탄소(C)-14, 포타슘(K)-40, 토륨(Th)-232, 우라늄(U)-238 등의 자연계에 존재하는 자연방사성동위원소(약 70여종)와 코발트(Co)-60, 요드(I)-131, 세슘(Cs)-137, 우라늄(U)-233, 플루토늄(Pu)-239 등 원자로나 가속기에서 인공적으로 만들어 내는 인공방사성동위원소(2,000여종 이상)가 있다. 자연에 존재하는 원소는 일정한 자연존재비(natural abundance)를 가진 몇 개의 동위원소로 구성된다. 예로서 수소(${}_{1}H$)는 99.985%의 $H-1$ (${}^{1}_{1}H$)과 0.0148%의 $H-2$ (${}^{2}_{1}H$)로 구성되어 있으며, 우라늄(${}_{92}U$)은 99.28%의 $U-238$ (${}^{238}_{92}U$), 0.71%의 $U-235$ (${}^{235}_{92}U$)와 0.0055%의 $U-234$ (${}^{234}_{92}U$)로 구성되어 있다.

핵종(nuclide)이란 양자나 중성자의 개수에 따라 구분하는 원자핵의 종류를 말하며, 동위원소 외에도 중성자수는 같으나 양자수가 다른 동중성자원소(isotone), 질량수는 같으나 양자수가 다른 동중원소(isobar), 양자와 중성자수는 같으나 에너지 준위가 다른 이성체(isomer) 등이 있다.

핵종의 특성과 성질을 나타내는 원자량, 핵반응 단면적, 자연에서의 존재 비율, 붕괴의 형태, 반감기 등의 물리상수는 여러 자료에서 찾을 수 있다. 그림 2-2는 General Electric에

서 발간한 'Chart of the Nuclides'에서 예시로 발췌한 것이다. 또한 Lederer 등이 발간한 'Table of Isotopes'에서도 핵종에 대한 정보를 제공하고 있으며 원소와 주요 방사성핵종의 물리상수도 수록하고 있다.

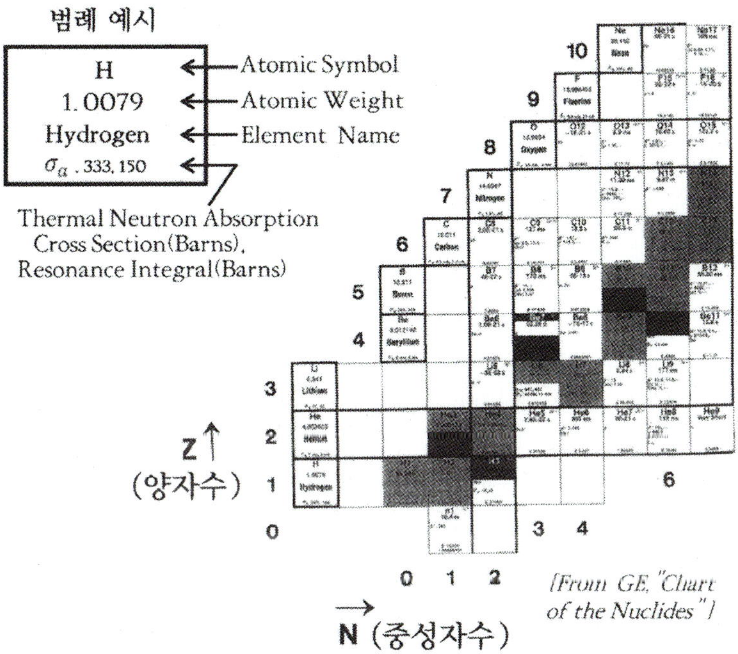

[그림 2-2] 방사성핵종의 물리상수 예시

(3) 원자의 질량과 크기

전자의 질량은 원소 중 가장 가벼운 수소원자 질량의 약 1,840분의 1 정도로 작기 때문에 원자의 질량을 원자핵의 질량과 거의 같다고 볼 수 있다. 원자의 기본입자인 양자, 중성자, 전자와 몇 가지 원자의 질량을 포함한 물리상수 값은 아래 표 2-1에서 보는 바와 같다.

원자의 질량은 일상적인 물질의 단위에 비해 극히 작으므로 취급상의 불편을 고려하여 새로운 단위인 원자질량단위(atomic mass unit: u)를 만들어 사용하고 있다. 탄소-12의 원자질량을 12u로 표시한다는 국제단위계(SI)의 기준에 따라, 12그램의 탄소-12에는 6.023×10^{23}개(아보가드로 수)의 원자가 있으므로, 원자질량단위는 다음과 같이 표시된다.

$$amu(\text{또는 } u) = 12 \times \frac{1}{6.023 \times 10^{23}} \times \frac{1}{12} = 1.6603 \times 10^{-24} gram$$

$$\left[\frac{gram}{mole}\right] \quad \left[\frac{mole}{atoms}\right] \quad \left[\frac{atoms}{u}\right]$$

[표 2-1] 원자와 기본입자의 물리상수

종 류	기 호	원자핵 전하	질 량 (gram)	원자량 (amu: u)	등가에너지 (MeV)
양 자	p	+1	1.672×10^{-24}	1.00727	938.28
중성자	n	0	1.675×10^{-24}	1.00866	939.57
전 자	e	-1	9.109×10^{-28}	0.00055	0.5114
수 소	${}^{1}_{1}H$	+1	1.673×10^{-24}	1.00782	938.78
헬 륨	${}^{4}_{2}He$	+2	6.645×10^{-24}	4.00260	3728.42
탄 소	${}^{12}_{6}C$	+6	1.992×10^{-23}	12.0000	11178.0
산 소	${}^{16}_{8}O$	+8	2.655×10^{-23}	15.9949	14899.2
우라늄	${}^{238}_{92}U$	+92	3.952×10^{-22}	238.050	221744.5

원자질량단위로 환산하여 표시한 원자의 질량을 원자량(atomic weight)이라 하며, 표 2-1에 몇 가지 예를 주고 있다. 아브가드로 수(Avogadro's number)는 1몰(mole)의 물질 속에 존재하는 입자(원자, 분자, 전자)의 수로써 N으로 표시하며, 물질의 종류에 관계없이 6.023×10^{23} 이다. 아보가드로 수는 일정 양의 질량을 가진 물질에 존재하는 원자의 수를 계산할 때 사용하며, 원자량 X의 원소가 M그램(gram)의 질량을 가질 때 존재하는 원자의 수는 M에 N/X를 곱하여 계산한다.

원자의 크기는 원자를 둥근 공 모양이라고 가정하면 원소에 따라 다르지만 옹그스트롬(Å=10^{-8}cm) 단위를 갖게 되며 아주 가벼운 원자를 제외하면 대개 반지름이 2×10^{-8}cm (2Å) 정도이다. 원자핵의 크기는 원자의 약 10만분의 1인 10^{-13}cm 정도로써 1fm(fermi = 10^{-13}cm) 단위로 표시하며, 질량수 A와 원자핵의 반지름 R(cm)과의 관계식은 아래와 같다.

$$R = R_o A^{1/3}$$

여기서 $R_o = 1.2 \times 10^{-13}\text{cm} = 1.2\text{fm}$

가장 가벼운 원자인 질량수 1의 수소원자와 질량수 238인 우라늄원자의 원자핵 반지름을

계산하며,

$$R(^{1}H) = 1.2 \times 1^{1/3} = 1.2 \text{ fm} = 1.2 \times 10^{-13} \text{ cm}$$
$$R(^{238}U) = 1.2 \times 238^{1/3} = 7.4 \text{ fm} = 7.4 \times 10^{-13} \text{ cm}$$

질량수 1의 수소원자와 질량수 238인 우라늄원자의 원자핵 밀도를 계산하면,

$$\rho(^{1}H) = \frac{1.673 \times 10^{-27}}{\frac{4}{3} \times 3.14 \times (1.2 \times 10^{-15})^3} = 2.31 \times 10^{17} \quad [\text{kg/m}^3]$$
$$\rho(^{238}U) = \frac{3.952 \times 10^{-25}}{\frac{4}{3} \times 3.14 \times (7.4 \times 10^{-15})^3} = 2.33 \times 10^{17} \quad [\text{kg/m}^3]$$

물의 밀도가 1×10^3kg/m^{3}이고 금의 밀도가 1.93×10^4kg/m^{3}임을 고려할 때 원자핵의 밀도는 엄청나게 크다는 것을 알 수 있다.

2.1.2 원자의 변화

(1) 원자의 여기와 전리

원자는 몇 개의 전자궤도를 가지고 있다. 전자궤도에는 각각의 반지름에 해당하는 에너지준위가 있으며 궤도의 반지름이 커짐에 따라 에너지준위도 높아진다. 원자에 열을 주는 등 외부에서 자극을 주지 않으면 전자는 각각 에너지준위가 정해진 궤도를 돌고 있다. 이러한 상태를 기저상태(ground state)라 부른다.

전자의 여기(excitation: 흥분상태 또는 들뜬상태)와 전리(ionization: 이온화)는 전자의 에너지준위와 원자핵에의 구속 여부와 관계되는 현상이다. 여기란 가열하거나 빛을 쬐어 원자를 자극하면 원자의 궤도전자가 에너지를 흡수하여 안정된 기저상태에서 에너지가 높은 상태로 옮겨가는 것을 뜻한다. 여기상태의 전자는 원자핵의 구속력을 벗어나지 않은 상태이면서 불안정하므로 그 수명이 10^{-8}초 정도로 짧아 곧 전자파(X선)를 방출하면서 기저상태로 되돌아간다.

한편 원자의 궤도전자는 원자핵과의 인력과 전자 자신의 원심력과의 균형으로 원운동을 하고 있다. 전리한 전자가 외부로부터 원자핵과의 결합에너지 이상의 에너지를 받아 원자핵을 구속력으로부터 완전히 벗어나는 것을 뜻한다. 이러한 궤도에서 벗어난 전자를 자유전자라 부르며, 이때 원자는 전자를 잃어 양이온으로 바뀌는데, 이 현상을 전리 또는 이온화라고 부른다. 이온화에 필요한 에너지는 원자나 분자의 종류에 따라 정해져 있으며, 수소원자의 경우 13.6eV, 질소와 수소로 이루어진 공기는 약 34eV이다. 그림 2-3은 원자의 여기와 전리 현상을 도식적으로 보여준다.

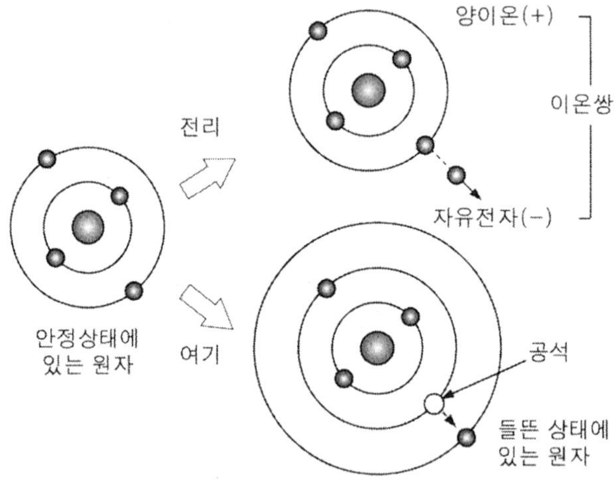

[그림 2-3] 원자의 여기와 전리

(2) 원자핵의 붕괴

원자핵에는 안정한 핵종과 불안정한 핵종이 있다. 원자핵이 외부조건에 관계없이 스스로 방사선을 방출하며 다른 원소로 변환하는 불안정한 핵종을 방사성핵종(방사성동위원소)이라 하고, 방사선을 내지 않은 핵종을 안정한 핵종이라 한다. 원자핵이 방사선을 방출하며 다른 종류의 원자핵으로 변환하는 현상을 붕괴(decay 또는 disintegration)라 하고, 원자핵이 붕괴할 때는 알파(α)선, 베타(β)선, 감마(γ)선과 같은 방사선을 방출한다. 붕괴 전의 원자핵을 어미핵종(mother nuclide), 붕괴 후에 새로 생성된 핵종을 딸핵종(daughter nuclide)이라 한다.

자연계에 존재하는 원자핵 중에서 안정한 핵종의 중성자는 양자수의 1~1.5배이다. 그림 2-4는 안정한 핵종과 불안정한(방사성) 핵종의 분포를 보여주고 있다. 안정한 핵종의 분포를 보면, 원자번호가 20 이하의 가벼운 원소에서는 중성자수가 양자수와 거의 같으나 원자번호가 커질수록 중성자수가 점점 많아진다. 즉 무거운 원자핵일수록 안정한 핵종의 중성자수가 많아지며, 따라서 원자가 무거울수록 중성자 수의 비율이 높아진다. 이는 양자수가 많아질수록 상호간에 반발력이 커지므로 중성자수의 비율을 높게 하여 핵력을 증가시킴으로써 원자핵의 붕괴를 막기 위해서다. 그림 2-4에서는 또한 불안정한 핵종의 거동을 보이고 있는데, 안정한 핵종의 위쪽에 있는 불안정한 핵종은 대개가 β^- 붕괴를, 아래쪽에 있는 핵종은 β^+ 붕괴를, 오른쪽 위부분에서는 α 붕괴를 일으키고 있다.

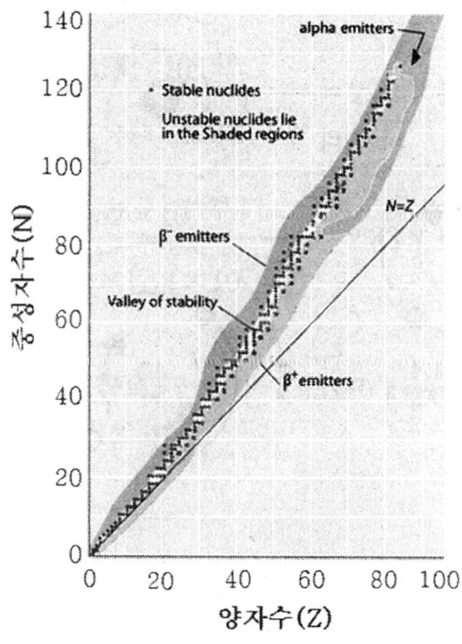

[그림 2-4] 안정한 핵종과 방사성핵종의 분포

(3) 붕괴의 형식

1) α 붕괴

아주 높은 원자번호(82 이상)를 가진 무거운 방사성핵종이 붕괴할 때 2개의 양자와 2개의 중성자로 구성된 헬륨입자(^4_2H)를 고속으로 방출하는 경우가 있는데 이 입자를 α 선이라 한다. 그림 2-5에서 보는 바와 같이 α 선이 방출되면 어미핵종보다 양자 2개와 중성자 2개가 줄어든 딸핵종이 생기는데 이와 같은 붕괴를 α붕괴라 한다. α붕괴의 결과로 딸핵종의 원자번호는 2가 줄고 질량수는 4가 줄어들므로 α붕괴의 일반적인 반응식은 다음과 같다.

$$^{A}_{Z}X \rightarrow {}^{A-4}_{Z-2}Y + {}^{4}_{2}He$$

α붕괴의 전형적인 예는 라듐(Ra)이 라돈(Rn)으로의 변환으로 반응식은 다음과 같으며, 그림 2-5는 이 반응을 개념적으로 보이고 있다.

$$^{226}_{88}Ra \rightarrow {}^{222}_{86}Rn + {}^{4}_{2}He$$

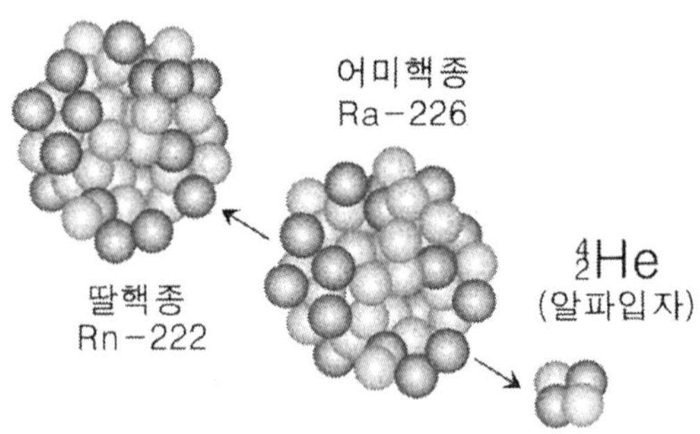

[그림 2-5] 라듐(Ra)-226의 α붕괴

α선은 +2e의 전하를 띠는 하전입자로써 전기장이나 자기장에서 굴절하고 쉽게 물질에 흡수되며 투과력이 매우 약하여 종이 한 장 또는 공기 수 cm를 투과할 수 있을 뿐이다.

2) β붕괴

원자핵에서 음전자(negatron)나 양전자(positron)의 방출을 수반하는 방사성핵종의 붕괴과정을 β붕괴라 한다. 원자핵에서 중성자가 양자로 변환하면서 고속의 음전자를 방출하는데, 이 음전자를 β^-선이라 한다. β^-선이 방출되면 어미핵종보다 양자 1개가 증가하고 중성자 1개가 줄어든 딸핵종이 생기는데, 결과적으로 딸핵종의 질량수는 동일하나 원자번호는 하나가 늘게 된다.

반대로 원자핵에서 양자가 중성자로 변환하면서 양전자가 방출되는데, 이 양전자를 β^+선이라 한다. β^+선이 방출되면 어미핵종보다 중성자 1개가 증가하고 양자 1개가 줄어든 딸핵종이 생기는데, 결과적으로 딸핵종의 질량수는 동일하나 원자번호는 하나가 줄게 된다. 양전자는 음전자와 질량은 같지만 부호가 반대인 같은 양의 전기를 가지며, 부근의 (-)전하를 가진 전자와 결합하여 아주 짧은 시간(10^{-6}초)에 소멸한다. 이러한 소멸과정에서 양전자와 음전자의 정지질량에 등가하는 에너지를 갖는 2개의 γ선을 방출한다. β선은 하전입자지만 전하량이 α입자의 1/2 정도이며, 투과력은 α입자보다 매우 강하여 공기 중에서 수 m까지 투과할 수 있다.

β^- 붕괴와 β^+ 붕괴의 일반적인 반응식은 다음과 같다.

$$ {}^{A}_{Z}X \rightarrow {}^{A}_{Z+1}Y + {}^{0}_{-1}\beta + \tilde{v} \qquad (\beta^- \text{ 붕괴}) $$
$$ {}^{A}_{Z}X \rightarrow {}^{A}_{Z-1}Y + {}^{0}_{+1}\beta + v \qquad (\beta^+ \text{ 붕괴}) $$

여기에서 $\tilde{v}$와 v는 반중성미자와 중성미자를 나타낸다. 이들 입자들은 동일한 입자이나 반대 스핀을 가지며, 전기가 없고 실질적으로 질량도 없다.

β붕괴의 예로서 인(P)-32는 β^- 붕괴를 거치면서 안정핵종인 황(S)-32로 변환하며, 나트륨(Na)-22는 β^+ 붕괴를 거치면서 네온(Ne)-22로 변환한다. 각각의 반응식은 다음과 같으며, 그림 2-6은 이 반응을 개념적으로 보이고 있다.

$$ {}^{32}_{15}P \rightarrow {}^{32}_{16}S + {}^{0}_{-1}\beta + \tilde{v} \qquad (\beta^- \text{ 붕괴}) $$
$$ {}^{32}_{15}Na \rightarrow {}^{32}_{14}Ne + {}^{0}_{+1}\beta + v \qquad (\beta^+ \text{ 붕괴}) $$

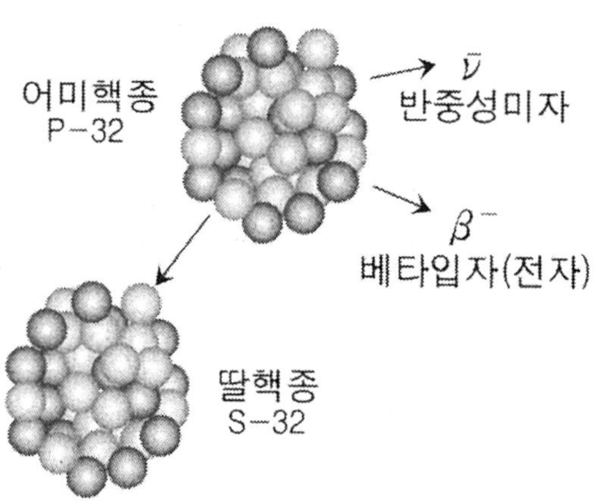

[그림 2-6] 인(P)-32의 β^- 붕괴

3) γ선 방출

원자핵의 붕괴 후에도 원자핵이 여기(excitation) 상태에 있는 경우가 있는데 대부분은 짧은 시간 내에 여분의 에너지(0.01~10MeV)를 전자파로 방출하고 안정한 상태로 돌아간다. 이와 같이 여기상태의 원자핵에서 방출하는 전자파를 γ선이라 하며, γ선은 방출되어도 원자핵의 변환이 일어나지 않기 때문에 γ붕괴라는 표현은 사용하지 않는다.

γ선은 빛(광자, 전자기파) 형태의 방사선으로 X선과 본질적으로 같은 종류이나 발견의 역사를 고려하여 원자핵 외부의 전자궤도에서 나오는 광자를 X선이라 하고 원자핵에서 나오는 광자를 γ선이라 한다. γ선은 하전입자가 아니므로 물질 내에서 흡수되는 정도는 약하나 투과력은 강하다. 일반적으로 고체물질 내에서 수 cm, 공기 중에서 수십 m까지 자유롭게 통과할 수 있다. 그림 2-7은 코발트(Co)-60이 β^- 붕괴 후 니켈(Ni)-60으로 변환하면서 γ선을 방출하는 과정을 개념적으로 보이고 있다.

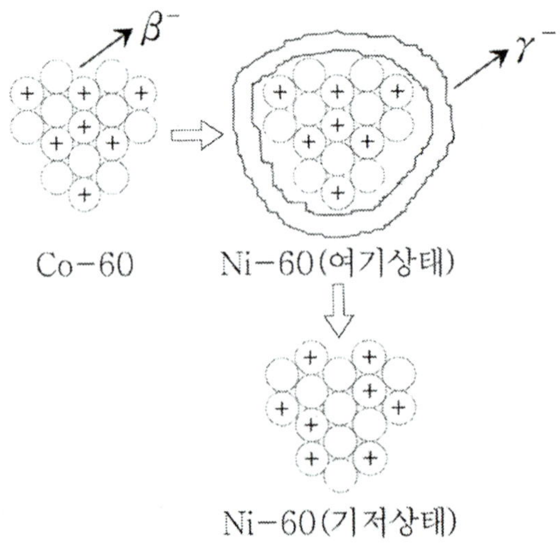

[그림 2-7] 코발트(Co)-60의 γ선 방출

4) 궤도전자 포획

원자핵 속에 있는 양자가 궤도전자를 포획하여 중성자로 변환하는 붕괴형식을 궤도전자 포획(electron capture)이라 한다. β^+ 붕괴와 같이 어미핵종보다 중성자 1`개가 증가하고 양자 1개가 줄어든 딸핵종이 생기는데, 결과적으로 딸핵종의 질량수는 동일하나 원자번호는 하나가 줄게 된다. 일반적인 붕괴식과 탈륨(Tl)-201의 변환식은 다음과 같으며, 그림 2-8은 이 과정을 개념적으로 보이고 있다.

$$ {}^{A}_{Z}X + {}^{0}_{-1}e \rightarrow {}^{A}_{Z-1}Y + v $$

$$ {}^{201}_{81}Tl + {}^{0}_{-1}e \rightarrow {}^{201}_{80}Hg + v $$

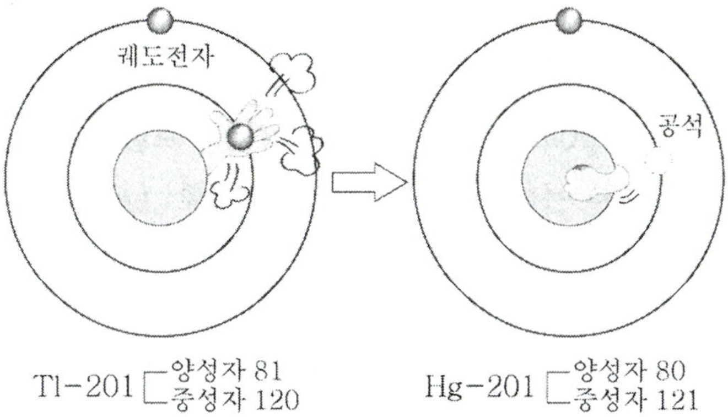

[그림 2-8] 탈륨(Tl)-201의 궤도전자 포획

2.1.3 원자의 에너지와 핵력

(1) 원자의 에너지

원자나 원자핵의 에너지를 나타내는 단위로 전자볼트(electron volt: eV)를 사용한다. 1eV는 단위전하(한 개의 전자가 갖는 전하)를 갖는 하전입자를 1볼트(V)의 전위차로 가속하였을 때 하전입자가 갖는 운동에너지를 뜻한다.

$$ \begin{aligned} 1\text{eV} &= \text{전하(e)} \times \text{전압(V)} \\ &= 1.602\times10^{-19}(\text{Coulomb : C}) \times 1(\text{V}) = 1.602\times10^{-19}\text{J} \end{aligned} $$

Einstein의 상대성 이론에 의하면 질량과 에너지는 서로 독립적인 개념이 아니라, 서로 동일하고 상호 변환될 수 있다. 즉 질량(물질)이 줄어들면서 에너지가 생성되거나, 반대로 에너지가 소멸되면서 물질이 생성될 수 있는 것으로, 에너지와 질량의 등가성을 나타내는 다음 관계식을 제시하였다.

$$E = m_0 \times c^2$$

여기서 m_0는 정지상태의 질량이며 c는 빛의 속도로써 2.997×10^8m/s의 크기이다. 이 식을 이용하여 1원자질량단위(amu)를 에너지로 변환하면,

$$E = 1.6603 \times 10^{-27}\ [\mathrm{kg}] \times (2.997 \times 10^8)^2\ [\mathrm{m^2/s^2}]$$
$$= 1.4913 \times 10^{-10}\ [\mathrm{J}] = 931.5\ [\mathrm{MeV}]$$

따라서 앞으로 질량을 에너지로 변환할 때에는 원자질량단위(amu: u)를 사용하고, 원자질량단위에 931.5를 곱하면 MeV 단위의 에너지를 구할 수 있다. 1그램의 질량(물질)이 사라지면서 에너지로 변환한다면 약 9×10^{13}J 또는 1.04×10^6kWd라는 막대한 에너지를 발생하게 된다. 이는 2천만 명이 50와트의 전등을 하루 동안 사용할 수 있는 에너지양이다.

(2) 핵력과 결합에너지

원자핵 속의 양자는 (+)전하를 띠고 있으므로 상호간에 전기적 반발력(Coulomb force: 쿨롬력)이 작용하고 있지만 흩어지지 않고 안정된 상태를 유지하는 것은 반발력보다 더 큰 결합력이 핵자(양자와 중성자) 사이에 작용하고 있기 때문이며 이 힘을 핵력(nuclear force)이라 한다. 핵력은 핵자 사이에 작용하여 원자핵을 형성시키는 힘으로, 쿨롬력보다 강한 인력을 가지며 원자핵의 직경 정도의 근거리(~10^{-13}cm)에서만 작용한다. 원자핵을 구성하는 핵자는 강한 핵력으로 결합하여 있는 상태가 흩어져 있는 상태보다도 위치에너지가 낮아지므로 안정적이다.

원자핵 속의 핵자를 흩어지게 하기 위해서는 핵자 사이에 작용하는 핵력을 끊을 수 있을 정도의 에너지를 외부에서 주어야 하며, 이 에너지를 결합에너지(binding energy)라 한다. 즉 결합에너지는 핵자의 결합된 상태와 흩어진 상태의 위치에너지 차이를 의미한다. 역으로 흩어져 있는 핵자들을 결합하여 원자핵을 형성하기 위해서는 결합에너지 크기의 에너지를 원자핵 바깥으로 방출하여 에너지가 더 낮은 안정상태로 되어야 한다.

원자핵은 양자와 중성자가 몇 개씩 결합한 것으로, 핵자의 질량 총 합은 이들 핵자로 구성된 원자핵의 질량보다 약간 무거워서, 이들 사이에 질량차가 생긴다. 이 질량차를 질량결손이라 한다. 그림 2-9는 원자핵의 질량결손을 헬륨원자의 예로서 보이고 있다.

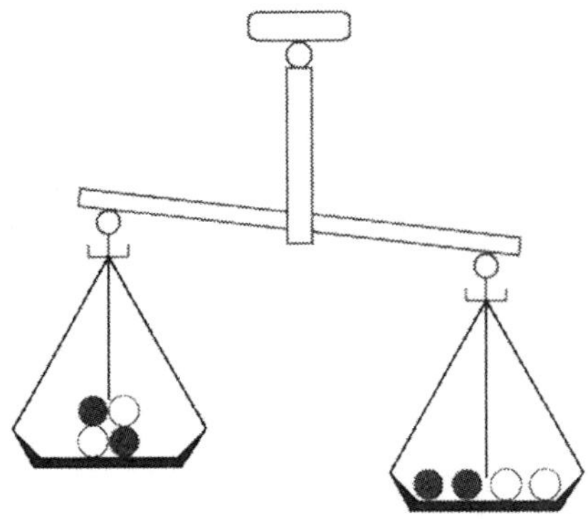

[그림 2-9] 원자핵(헬륨)의 질량결손 개념

질량결손을 질량-에너지 등가법칙에 따라 에너지로 변환하면 결합에너지를 구할 수 있다. 결합에너지를 핵자수로 나눈 것을 핵자당 평균결합에너지라 한다. 양사의 실량을 m_p, 중성자의 질량을 m_n, 이들로 구성된 원자핵의 질량을 $m(A, Z)$라 하면, 원자핵 ^A_ZX의 질량결손($\triangle m$), 결합에너지(E_B), 핵자당 평균결합에너지(f_B)는 다음 식으로 구한다.

$$\triangle m = [Z \times m_p + (Z - A) \times m_n\} - m(A, Z)$$
$$E_B = \triangle m \times c^2$$
$$f_b = \frac{E_B}{A}$$

예로서 헬륨-4(^4_2He)의 질량결손, 결합에너지와 핵자당 평균결합에너지를 구해보면,

$$\triangle m = \{2 \times 1.00727 + 2 \times 1.00866\} - 4.0026 = 0.0293[u]$$
$$E_B = \triangle m \times c^2 = 0.0293[u] \quad \times 931.5\left[\frac{MeV}{u}\right] = 27.29[MeV]$$
$$f_b = \frac{27.29}{4} = 6.82[MeV]$$

이 예에서 알 수 있는 것은 양자 2개와 중성자 2개가 결합하여 한 개의 ^4_2He 원자를 만들

때 0.0293u(4.86×10^{-26}그램)의 질량결손이 생기면서 27.29MeV의 에너지를 방출한다는 것이다.

원자핵의 안정도는 결합에너지의 크기에 의해 결정되는데 결합에너지가 클수록 잘 깨어지지 않으며 안정된 원자핵이라 할 수 있다. 원자핵의 핵자당 평균결합에너지를 질량수에 따라 그래프로 표시하면 그림 2-10과 같다. 핵자당 평균결합에너지는 아주 적은 질량수에서의 불규칙적인 변동을 제외하면 질량수가 많을수록 커지고 ^{56}Fe 에서 최대가 된 후 점점 감소한다. 그림에서 알 수 있는 것은 에너지를 생성하기 위해서는 질량수의 양 끝에서 중앙의 에너지 최대치로 향하는 핵반응을 일으켜야 하며, 가벼운 원소에서는 핵융합을 무거운 원소 쪽에서는 핵분열을 일으켜야 한다는 것이다.

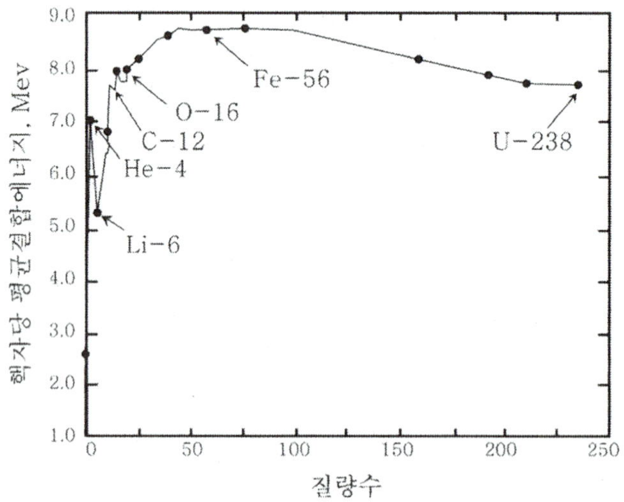

[그림 2-10] 핵자당 평균결합에너지

2.1.4 핵분열 반응

(1) 핵분열 반응의 형태

질량수가 많은 무거운 원자핵이 2개 이상의 원자핵으로 분열하는 현상을 핵분열이라 한다. 핵분열에 대한 연구는 1938년 독일 태생 Otto Hahn이 최초로 우라늄-235에 중성자를 충돌시키면 질량이 비슷한 두 개의 바륨(Ba) 동위원소로 쪼개지고 중성자 2~3개를 방출하면서 엄청난 에너지가 발생한다는 것을 발견하면서 시작되었다. 핵분열은 구체적으로 원자핵이 중성자와 충돌하여 불안정해지면서 원래의 원자핵보다 가벼운 핵자들로 쪼개지고, 이 과정에서 질량이 줄어들고 에너지가 발생하는 핵반응이다.

우라늄(U)-235, 플루토늄(Pu)-239, 넵투늄(Np)-237, 폴로늄(Po)-210 등은 낮은 에너지(~0.025eV)를 가진 저속(~2.2km/sec)의 중성자인 열중성자(thermal neutron)와 충돌하여 핵분열을 일으키고, 우라늄(U)-238, 토륨(Th)-232, 라듐(Ra)-236 등은 높은 에너지(0.5~100MeV)를 가진 고속중성자(fast neutron)와 충돌하여 핵분열을 일으킨다. 핵분열에서 중성자를 이용하는 것은 중성자가 전기적으로 중성이므로 원자핵에 쉽게 접근할 수 있기 때문이다. 일반적인 핵분열 반응식은 다음과 같다.

$$ {}_{Z}^{A}X + {}_{0}^{1}n \rightarrow {}_{1}^{A+1}X \rightarrow Y + W + v{}_{0}^{1}n $$

여기에서 ${}_{Z}^{A+1}X$은 불안정한 동위원소이며, Y와 W는 핵분열 후에 생성되는 핵종들로써 핵분열조각(fission fragment)이라 한다. v는 핵분열 후에 방출되는 핵분열중성자(fission neutron)의 개수로, 보통 2~3개가 방출된다.

핵분열중성자는 넓은 범위의 운동에너지를 가지며, 평균 약 2MeV 값을 가지면서 20,000 km/sec의 극히 빠른 속도로 움직이는 고속중성자이다. 열중성자와 핵분열중성자의 에너지 분포는 그림 2-11에서 보는 바와 같다.

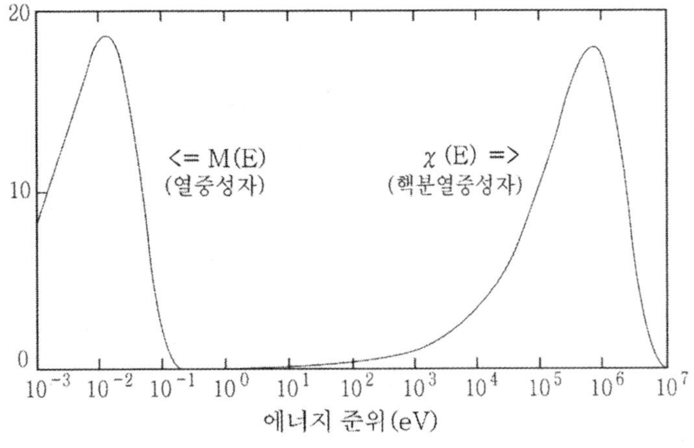

[그림 2-11] 열중성자와 핵분열중성자의 에너지 분포

(2) 핵분열생성물

핵분열 후에 생성되는 핵분열조각은 양자수에 비하여 중성자수가 많기 때문에 불안정하다. 따라서 핵분열조각은 평균 3회의 β^- 붕괴를 통하여 양자수를 늘려서 안정한 원자핵으로 변환한다. 핵분열생성물(fission product)은 핵분열조각과 방사성붕괴로 생성되는 핵종이 총칭이다.

예로서 우라늄(U)-235의 대표적인 핵분열과 붕괴 반응식은 다음과 같으며, 그림 2-12는 핵분열 반응을 개념적으로 보여주고 있다.

$$\text{핵분열}: {}^{235}_{92}U + {}^{1}_{0}n \rightarrow {}^{236}_{92}U \rightarrow {}^{140}_{54}Xe + {}^{94}_{38}Sr + 2({}^{1}_{0}n)$$

$$\text{붕 괴}: {}^{140}_{54}Xe \xrightarrow{\beta^-} {}^{140}_{55}Cs \xrightarrow{\beta^-} {}^{140}_{56}Ba \xrightarrow{\beta^-} {}^{140}_{57}La \xrightarrow{\beta^-} {}^{140}_{58}Ce \quad \text{(안정핵종)}$$

$$\text{붕 괴}: {}^{94}_{38}Sr \xrightarrow{\beta^-} {}^{94}_{39}Y \xrightarrow{\beta^-} {}^{944}_{40}Zr \quad \text{(안정핵종)}$$

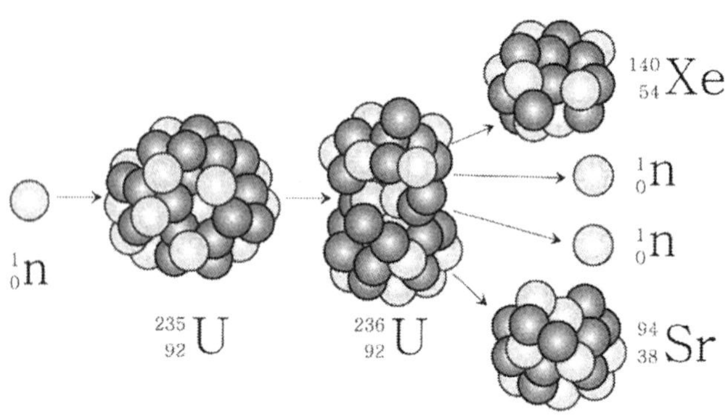

[그림 2-12] 우라늄(U)-235의 핵분열 반응

그림 2-13은 우라늄-235가 수 eV 수준의 낮은 에너지를 가진 저속의 중성자와 충돌했을 때 핵분열조각의 질량수 분포를 보이고 있다. 그림에서 보는 바와 같이 우라늄-235의 핵분열로 생기는 핵분열조각은 80종 이상이 가능한데 그 질량수는 72에서 160에 걸쳐 있으며, 질량수 95부근(80~100)의 가벼운 핵종과 140부근(125~155)의 무거운 핵종이 한 쌍으로 생성된다. 만약 수 십MeV의 높은 에너지를 가진 중성자와 충돌한다면 질량수 115 근처에 존재하는 계곡모양은 완만해질 것이다. 즉 높은 에너지의 중성자가 충돌했을 경우 질량수가 비슷한 핵종이 한 쌍으로 생성될 확률이 높아진다.

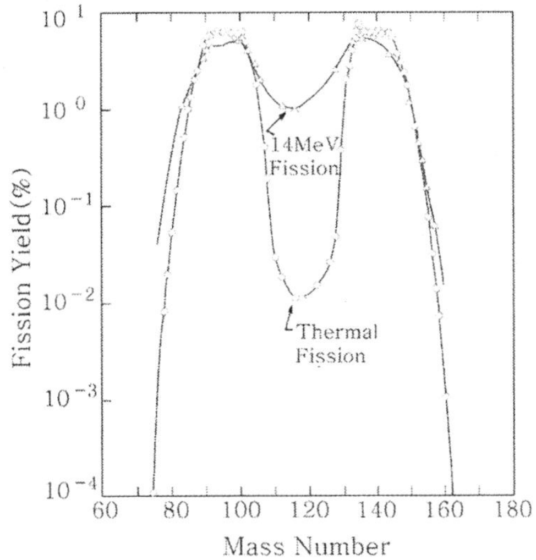

[그림 2-13] 우라늄(U)-235의 핵분열조각 질량수 분포

(3) 핵분열 반응에너지

우라늄-235의 대표적인 핵분열 반응에서 방출되는 에너지를 계산하면 표 2-2에서 보는 바와 같다.

[표 2-2] 우라늄(U)-235 핵분열 반응에너지 산출 예시

반응식 : ${}^{235}_{92}U + {}^{1}_{0}n \rightarrow {}^{140}_{54}Xe + {}^{94}_{38}Sr + 2({}^{1}_{0}n)$			
핵반응 전 질량 (amu : u)		핵반응 후 질량 (amu : u)	
${}^{235}_{92}U$	235.044	${}^{140}_{54}Xe$	139.910
		${}^{94}_{38}Sr$	93.8939
${}^{1}_{0}n$	1.00866	$2({}^{1}_{0}n)$	2.01732
총 질량	236.052	총 질량	235.821
질량 결손 = 236.052 - 235.821 = 0.231u			
방출에너지 = 0.231 × 931.5 = 215.2MeV			

이 결과를 이용하여 1그램의 우라늄-235가 핵분열 반응에서 방출되는 에너지를 구하면,

$$\begin{array}{cccccc} 215.2\times & 1 & \times\dfrac{1}{238.03} & \times(6.023\times10^{23}) & \times(1.602\times10^{-19}) & =8.72\times10^{4} \\ \left[\dfrac{MeV}{atom}\right] & [gram] & \left[\dfrac{mole}{gram}\right] & \left[\dfrac{atoms}{mole}\right] & \left[\dfrac{MJ}{MeV}\right] & [MJ] \end{array}$$

이 에너지는 1.009MWd로 환산할 수 있으며, 이는 2만 명이 50와트의 전등을 하루동안 사용할 수 있는 에너지양이다.

핵반응은 우리가 일상에서 경험하고 있는 화학반응과는 차이가 있다. 어떤 물질이 반응에 의하여 높은 에너지 상태에서 낮은 에너지 상태로 변환하고 그 과정에서 에너지를 방출한다는 점에서는 두 반응이 동일하나, 화학반응은 물질을 구성하는 원소의 전자나 원자 자체의 상호작용이지만, 핵반응은 원자핵의 상호 작용에 의한 반응이라는 점에서 차이가 있다(그림 2-14). 두 반응이 원리적으로는 유사하나, 핵반응에 의하여 발생하는 에너지는 화학반응에 의한 것보다 약 백만 배 정도나 더 많다. 예로서 탄소의 화학적 연소반응 $C+O_2\rightarrow CO_2$ 에 의한 에너지는 4.2eV이므로, 위에서 계산한 우라늄-235의 핵분열에서 나오는 에너지(215.2MeV)와 비교하면 그 차이는 엄청나다.

하나의 핵분열 반응에서 생성되는 에너지는 대개 200MeV 정도로 대부분 핵분열조각들의 운동에너지로 나타난다. 이 중 약 8%는 핵분열 후의 방사성붕괴에 의하여 생성되므로, 핵분열이 중단된 후에도 계속적으로 열이 발생한다.

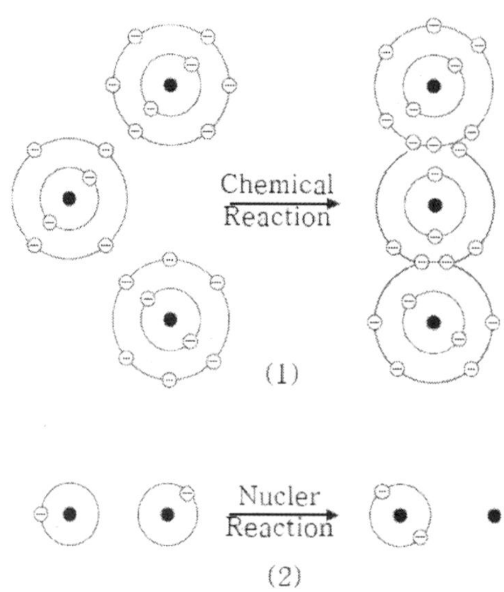

[그림 2-14] 화학반응과 핵반응의 차이

(4) 핵분열성 물질

핵분열 반응에서 중요한 개념 중의 하나는 반응이 얼마나 쉽게 일어날 수 있느냐는 정도이다. 1개의 입자를 다수의 원자들로 구성된 물질에 입사시킬 때 원자와 충돌할 확률은 원자의 수에 비례한다. 이 비례상수를 핵반응 단면적(cross section)이라 하고, σ로 표기하며 면적의 단위로 b(barn)를 사용한다. 1b는 $10^{-24}cm^2$이다. 원자핵의 기하학적 단면적은 $10^{-24}cm^2$ 정도이며, 핵반응 단면적은 10^{-22}~$10^{-23}cm^2$ 범위에 많이 분포한다. 중성자가 핵반응 단면적이 가장 크고 핵반응을 가장 잘 일으키는 것은 중성자가 전하를 띠지 않으므로 원자핵의 반발력을 받지 않고 원자핵에 접근하기 쉽기 때문이다. 또한 저속중성자가 핵반응을 잘 일으키는 것은 속도가 늦기 때문에 원자핵 속에 머무는 시간이 길어 핵반응의 기회가 많기 때문이다.

어떤 준위가 에너지를 가진 중성자와 반응하더라도 핵분열을 일으키는 물질이나 핵종을 핵분열성 물질(fissile material) 또는 핵분열성 핵종(fissile isotope)이라 하고, 우라늄(U)-235, 우라늄(U)-233, 플루토늄(Pu)-239, 넵투늄(Np)-237 등이 여기에 속한다. 중성자를 흡수하여 방사성붕괴에 의하여 핵분열성 물질로 변화할 수 있는 물질을 핵원료물질(Fertile Material)이라 하며, 우라늄(U)-238, 토륨(Th)-232, 라듐(Ra)-236, 플루토늄(Pu)-240 등이 여기에 속한다. 핵원료물질도 높은 에너지를 가진 고속중성자와 충돌하면 직접 핵분열을 일으킬 수 있으나, 그 자체적으로 핵분열 연쇄반응을 유지할 수는 없다. 핵분열성 물질과 핵원료물질을 핵분열 가능물질(fissionable material) 또는 핵물질이라 한다. 핵분열성 핵종을 함유하는 물질로써 원자로에 넣었을 경우 핵분열 연쇄반응을 실현할 수 있는 물질을 핵연료(nuclear fuel)라 한다.

2.1.5 핵융합 반응

(1) 핵융합 반응 형태

물질의 온도가 10^7℃ 이상의 고온상태가 되면 핵자(양자와 중성자)와 궤도전자들의 운동에너지가 매우 커지므로 원자를 이루지 못하고 자유로이 운동을 하는 상태가 된다. 이러한 상태를 플라즈마(plasma)라고 하며, 이 상태에 있는 가벼운 원자핵들은 높은 압력에서 보다 무거운 원자핵으로 융합하는데 이 현상을 핵융합(nuclear fusion)이라 한다. 질량수가 많은 무거운 원자핵이 중성자와 충돌하여 2개의 가벼운 원자핵들로 쪼개지는 핵분열과는 반대로, 가벼운 원자핵 2개가 합쳐져 하나의 무거운 원자핵으로 변환하는 반응이다. 이 과정에서도 핵분열 반응과 같이 질량이 줄어들고 에너지가 발생하게 된다. 핵융합은 표면온도 약 6,000℃의 태양 내부에서 일어나고 있으며, 수소폭탄도 이러한 원리를 이용한 것이다.

핵융합이 가능한 반응은 여러 형태가 있으나 방출에너지가 크면서 반응률도 커야 하므로, 가장 바람직한 반응은 삼중수소인 ${}^{3}_{1}H$ (tritium: T)와 중수소인 ${}^{2}_{1}H$ (deuterium: D)가 반응하여 헬륨(${}^{4}_{2}He$)을 생성하는 T-D 반응으로 다음과 같이 표시한다.

$$ {}^{3}_{1}H + {}^{2}_{1}H \rightarrow {}^{4}_{2}He + {}^{1}_{0}n $$

삼중수소와 중수소가 핵융합 반응을 일으키기 위해서는 극히 가까이 접근해야 하는데 두 핵종이 양전기를 갖고 있으므로 가까이 접근할수록 전기적 반발력이 매우 강하다. 이를 극복하기 위해서는 삼중수소와 중수소를 아주 고온으로 유지하여 운동에너지를 크게 해야 한다. 핵융합 반응 자체는 이미 가속기를 이용하여 성공하고 있지만 그 반응을 지속시켜 실용화하기 위해서는 원자를 고온의 플라즈마 상태에서 고밀도로 가두어 두어야 하는데, 이를 위해서는 섭씨 약 1억도의 온도를 유지해야 한다. 그림 2-15는 T-D 핵융합 반응을 개념적으로 보이고 있다.

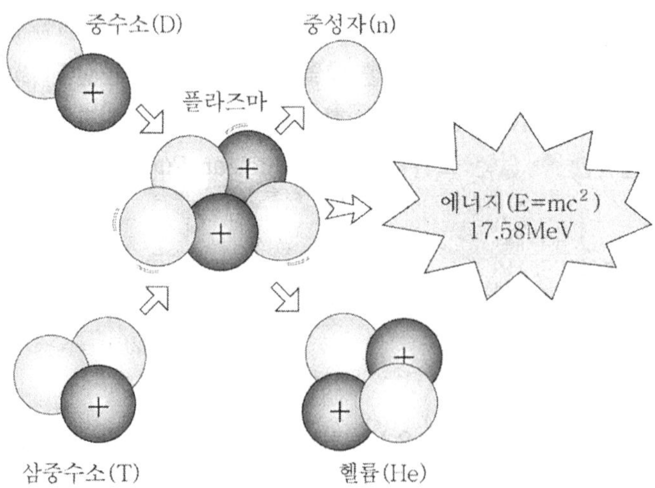

[그림 2-15] T-D 핵융합 반응 개념도

(2) 핵융합 반응에너지

T-D 반응에 사용되는 중수소는 바닷물 속에 무진장하게 있으며, 삼중수소는 원자로에서 일단 생성해야 하지만 이를 소모하지 않고 증식시킬 수도 있다. 즉 T-D 반응에서 생성된 중성자를 리튬(Li)-6에 충돌시키면 삼중수소의 증식이 가능하다.

$$^{6}_{3}Li + ^{1}_{0}n \rightarrow ^{3}_{1}H + ^{4}_{2}He$$

위에서 언급한 두 가지 핵반응을 한 묶음으로 나타내고, 이 핵반응에서 나오는 에너지를 산출해 보면 표 2-3과 같다.

[표 2-3] 핵융합 반응에너지 산출 예시

반응식 : $^{2}_{1}H + ^{6}_{3}Li \rightarrow 2(^{4}_{2}H)$			
핵반응 전 질량 (amu : u)		핵반응 후 질량 (amu : u)	
$^{2}_{1}H$	2.01410	$2(^{4}_{2}He)$	8.00520
$^{6}_{3}Li$	6.01512		
총 질량	8.02922	총 질량	8.00520
질량 결손 = 8.02922 - 8.00520 = 0.02402u			
방출에너지 = 0.02402 × 931.5 = 22.375MeV			

이 결과를 이용하여 1gram의 핵융합 반응에서 방출되는 에너지는 구하면,

$$\begin{array}{cccccccccccc} 22.375 & \times & 1 & \times & \dfrac{1}{8.0052} & \times & (6.023\times10^{23}) & \times & (1.602\times10^{-19}) & = & 2.697\times10^{5} \\ \left[\dfrac{MeV}{atom}\right] & & [gram] & & \left[\dfrac{mole}{gram}\right] & & \left[\dfrac{atoms}{mole}\right] & & \left[\dfrac{MJ}{MeV}\right] & & [MJ] \end{array}$$

이 에너지는 3.12MWd로 환산할 수 있으며, 이는 약 6만 명이 50W의 전등을 하루동안 사용할 수 있는 에너지양이다.

2.2 원자력발전 일반

2.2.1 원자로의 분류

원자력발전소의 형태는 사용되는 연료의 종류, 냉각재의 종류, 감속재의 종류, 냉각재의 비등 여부 등에 의해 가압경수로, 가압중수로, 비등수로, 액체금속로, 가스냉각로 등으로 나뉜다.

2.2.2 가압경수로(PWR)의 개요

가압경수로(pressurized water reactor: PWR)는 세계적으로 가장 많이 건설되고 운영되는 원자력발전소이다. 원자로의 설계시 가장 먼저 고려되는 사항은 냉각재이다. 냉각재로서 가장 널리 사용되고 있는 것이 물이다. 물의 장점은 가격이 저렴하고 쉽게 구할 수 있다는 점이며, 물의 물리적, 화학적 특성이나 열역학적인 특성이 역사적으로 매우 잘 알려져 있다는 점이다. 또한 물은 비열이 매우 높은 물질 중의 하나여서 많은 양의 에너지를 손쉽게 전달 할 수 있는 장점이 있다.

이런 측면에서 수냉각로(water cooled reactor)가 역사적으로 가장 활발히 개발되었다는 것은 당연한 결과이다.

물을 냉각재로 선택한 경우에, 물은 감속재로서의 기능도 같이 하게 된다. 중성자의 관점에서 보면 수소원자는 중성자에 대한 감속 능력이 크기 때문에 고속중성자를 사용할 수 있는 가능성이 떨어지게 된다. 열중성자(저속 중성자)는 고속중성자에 비해 η값이 작기 때문에 증배인자 k가 작아질 수 있다. 아울러 물은 중성자의 감속의 기능을 수행하지만, 중성자를 흡수하는 부작용도 있다.

이러한 이유로 물을 냉각재와 감속재로 사용하는 수냉각로에서는 천연우라늄을 핵연료로 사용한다면 연쇄반응을 일으키기 충분한 증배인자 k를 얻기가 어렵다. 그래서 가압경수로에서는 ^{235}U가 0.7%정도 함유된 천연우라늄 대신에 ^{235}U를 3% 정도로 농축한 저농축핵연료를 사용하게 된다.

발전계통에서 높은 열효율을 얻기 위해서는 고온부의 온도를 높게 유지하여야 한다. 물을 1기압에서는 100℃의 증기밖에 얻을 수 없는데, 이 정도의 온도로는 매우 낮은 열효율을 가질 수밖에 없다. 따라서 물을 냉각재로 사용하는 모든 발전소에서 증기의 온도를 높게 설정하고, 그에 따라 계통의 압력이 높아질 수밖에 없다.

수냉각로는 원자로의 열을 이용해 직접 증기를 생산하는 비등수로와 원자로의 물로 1차 냉각수를 가열한 후, 이 물로 증기발생기를 통해 2차 측의 급수를 끓이는 가압경수로로 구분할 수 있다. 즉, 비등수로에서는 원자로에서 증기를 곧바로 생산하지만, 가압경수로에서는 1차계통의 폐쇄루프를 통해 증기발생기에서 증기를 생산하는 것이다. 열효율 측면이나 계통의 단순성 측면에서는 비등수로가 유리하지만, 방사성물질의 오염 방지 측면에서는 가압경수로가 더 유리하다.

이렇게 1차계통의 폐쇄루프를 이용하는 수냉각로에서는 1차측의 냉각수를 액체상태로 유지하기 위해, 계통의 압력을 높게 유지하므로 가압경수로라는 명칭을 사용하게 된 것이다. 그림 2-16에 가압경수로의 개념도를 제시하고, 표 2-4에 가압경수로의 특징을 요약하여 정리하였다.

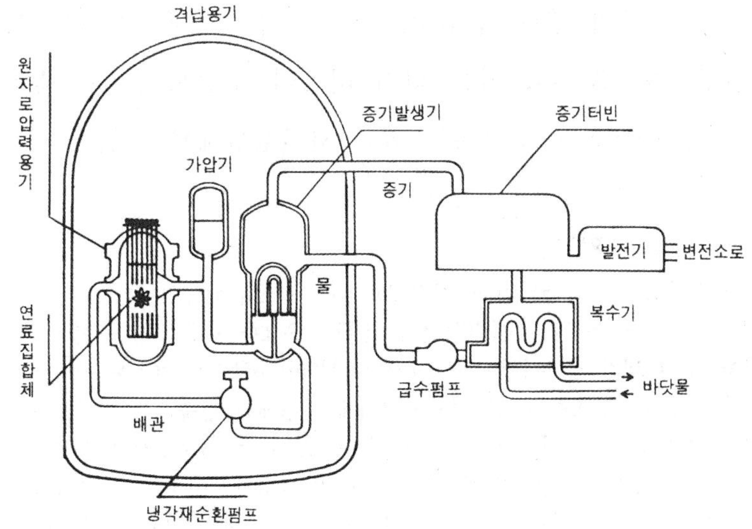

[그림 2-16] 가압경수로(PWR)의 개념도

[표 2-4] 가압경수로의 특징

구 분	내 용
냉 각 재	물(H_2O)
감 속 재	물(H_2O)
핵 연 료	저농축우라늄
핵연료 교체	1년 이상 주기
기 타	가압기, 증기발생기

2.2.3 가압중수로(PHWR)의 개요

가압중수로(pressurized heavy water reactor: PHWR)는 캐나다에서 개발된 원자로이다. 원자로 개발 단계에서 부딪친 문제는 캐나다가 ^{235}U 핵연료의 농축기술을 가지고 있지 못하다는 것이었다. 물을 냉각재와 감속재로 사용하는 기존의 수냉각로에서는 천연우라늄을 사용해서는 연쇄핵반응에 필요한 충분한 증배인자를 얻기가 어렵다.

이러한 문제를 해결하기 위해서 캐나다 원자로 개발팀에서는 냉각재는 물을 사용하되 감속재는 물(H_2O) 대신에 중수(D_2O)를 사용하는 기발한 전략을 내놓았고, 이렇게 해서 개발된 원자로가 CANDU 중수로이다.

중수(D_2O)는 물(H_2O)에 비해 중성자 흡수반응단면적이 작기 때문에, 중수로는 경수로에 비해서 (10)식으로 표현되는 연료 활용도(fuel utilization) f를 크게 유지할 수 있는 것이다. 이에 따라 천연우라늄을 사용하면서도 연쇄반응에 요구되는 증배인자 k를 얻을 수 있게 된 것이다. 물론 자연계에서 중수(D_2O)는 매우 낮은 함량으로 존재하기 때문(0.015%)에 값비싼 중수소 농축과정이 요구되는 것이 중수로의 단점 중에 하나이다. 표 2-5에 감속재로서의 중수(D_2O)와 물(H_2O)의 장단점을 비교하였다.

[표 2-5] 감속재로서 중수와 경수의 특징

구 분	물(H_2O)	중수(D_2O)
열중성자 σ_a	0.664b	0.001b
장 점	열전달 특성이 좋음 냉각재로 겸용	열중성자 흡수가 적음 냉각재 겸용 불가
단 점	열중성자 흡수가 많음	값이 비쌈

CANDU 중수로의 또 다른 특징은 가동 중 핵연료교체(online refueling) 기능이다. 천연우라늄을 핵연료로 사용하는 경우, 여유 반응도 ρ가 그리 크지 않기 때문에 단기간의 ^{235}U 연소에 의해서도 k가 미임계상태로 될 수가 있다. 이를 방지하기 위해서 CANDU 중수로에서는 원자로를 가동하면서 며칠간격으로 사용한 핵연료봉을 새로운 핵연료봉으로 교체하게 된다. 그림 2-17에 가압중수로의 개념도를 제시하고, 표 2-6에 가압중수로의 특징을 정리하였다.

[표 2-6] 가압중수로의 특징

구 분	내 용
냉 각 재	물(H_2O)
감 속 재	중수(D_2O)
핵 연 료	천연우라늄
핵연료 교체	매일 교체
기 타	가압기, 증기발생기

여러 가지 독창적이고 참신한 아이디어에도 불구하고, 원자로 개발 국가인 캐나다에서조차 원자력산업이 위축되는 영향으로 세계 원자력시장에서 CANDU 중수로의 비중은 점차 축소되고 있다.

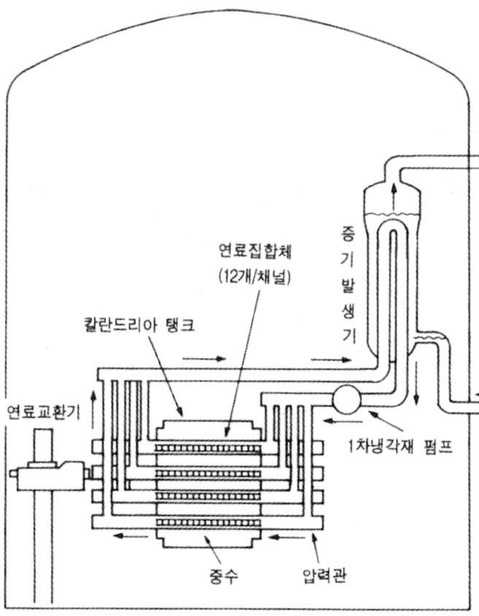

[그림 2-17] 가압중수로(PHWR)의 개념도

2.2.4 비등수로(BWR)의 개요

수냉각로의 일종인 비등수로(boiling water reactor: BWR)는 가압경수로와 함께 세계 원자력발전소 시장의 주류를 이루고 있다. 비등수로는 가압경수로처럼 물을 냉각재와 감속재로 사용하고, 저농축우라늄 핵연료를 사용한다.

비등수로와 가압경수로의 결정적인 차이는 증기를 공급하는 방식이다. 비등수로에서는 증기발생기라는 중간 단계를 거치지 않고 원자로에서 직접 물을 끓여서 증기를 생산하고, 이 증기를 이용하여 터빈을 돌린다. 이렇게 중간 열교환 단계를 거치지 않음으로서 비등수로는 가압경수로에 비해 높을 열효율을 얻을 수 있는 장점이 있으며, 중간단계를 생략함으로서 시스템이 단순화되는 장점이 있다.

하지만, 방사성을 띠는 노심을 통과한 냉각수를 증기로 만들어 발전계통에 공급함으로서 전 계통의 방사성 오염 준위가 가압경수로에 비해 높아지는 경향이 있다. 또한 가압경수로의 중간루프가 생략됨으로서 방사성물질의 환경방출 위험도 가압경수로보다 크다고 할 수 있다.

그림 2-18에 비등수로의 개념도를 제시하고, 표 2-7에 비등수로와 가압경수로의 특징을 비교하여 제시하였다.

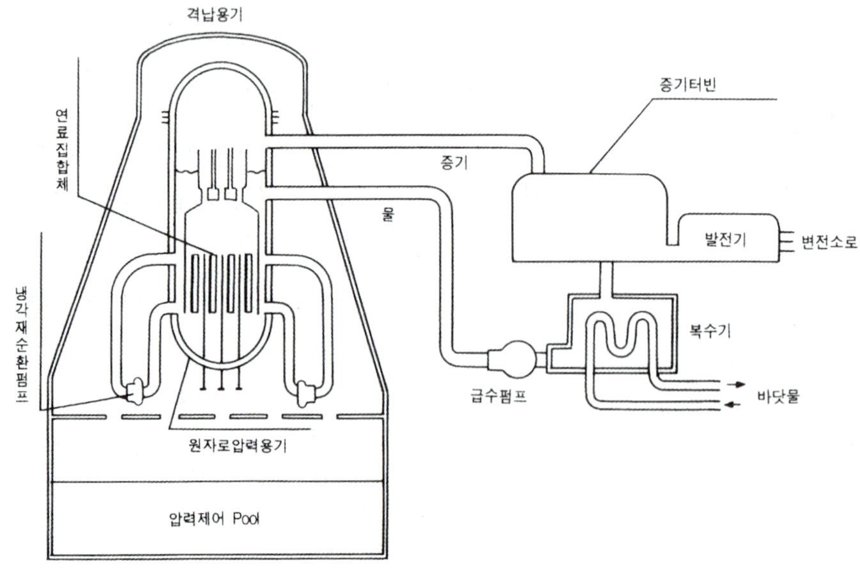

[그림 2-18] 비등수로(BWR)의 개념도

[표 2-7] 비등수로와 가압경수로의 특징 비교

구 분	비등수로(BWR)	가압경수로(PWR)
냉 각 재 감 속 재 핵 연 료 핵연료 교체 증기생산	물 물 저농축우라늄 1년이상 주기 원자로	물 물 저농축우라늄 1년이상 주기 증기발생기
장 점	열효율이 높음 시스템이 간단함	방사성물질 격리가 좋음 작업자 피폭이 낮음

2.2.5 기타 원자로

물론 발전로의 주류는 가압경수로, 비등수로, 가압중수로 등의 수냉각로이지만, 역사적으로 다른 유형의 다양한 원자로들이 개발되었다. 본 절에는 이러한 다양한 원자로에 대한 간단한 특징들을 소개하기로 한다.

(1) 흑연감속원자로(Gas Cooled Reactor: GCR)

인류 최초의 원자로인 CP-1은 흑연감속재를 이용한 원자로이다. 흑연은 값이 싸고 쉽게 구할 수 있으며, 비교적 감속작용이 큰 물질로서 초기 원자로 개발에 많이 사용되었다. 흑연을 감속재로 사용하는 경우 물이나 중수보다 감속능력이 떨어지기 때문에 감속재의 부피가 커지며 그에 따라 노심의 크기가 커지는 경향이 있다.

초창기의 흑연감속로는 핵연료로 천연우라늄을 사용하고 냉각재로 이산화탄소를 사용하는 경우가 많았다. 냉각재로 이산화탄소를 사용하는 경우, 증기발생기에서 열전달 능력이 떨어지기 때문에 증기발생기의 사이즈가 수냉각로에 비해 대형이 된다.

이후 감속재는 흑연을 사용하되, 핵연료로 천연우라늄 대신에 저농축우라늄을 사용하거나 냉각재로 가스 대신에 물을 사용하는 변형들이 개발되었다. 하지만 체르노빌 원자력발전소에서 보여준 흑연 감속재의 화재 발생 위험은 흑연감속원자로의 안전성에 대한 큰 위험으로 대두되었다.

또한 대형화가 요구되는 원자로용기와 증기발생기 등으로 인해 수냉각로에 비해 경제성이 떨어지는 것으로 평가되어 추가적인 개발이 주춤한 상태이다.

(2) 고속증식로(Fast Breeder Reactor: FBR)

고속증식로는 핵분열시 발생되는 중성자를 연쇄반응에 사용하고 여분의 중성자를 이용해 ^{238}U을 ^{239}Pu으로 변환하여 새로운 핵연료를 생산해 내는 개념이다. 지구상에 우라늄 자원은 많지만, 이중에 fissile 핵연료인 ^{235}U은 0.7% 이하로서 가용한 fissile 핵연료 자원이 매우 한정되어 앞으로 60년 정도 사용이 가능하다고 추정되고 있다. 하지만, 존재비가 99.3%에 이르는 ^{238}U을 핵연료로 활용할 수 있다면 현재 발견된 우라늄 자원만으로도 인류가 수천년간 사용할 수 있는 에너지를 공급할 수 있게 된다. 문제는 ^{238}U가 fissionable but nonfissile하기 때문에 그 자체로 핵연료로 쓰는 것이 불가능하다는 것이다.

그런데 ^{238}U은 원자로의 운전 중에 중성자를 포획하여 새로운 fissile 핵연료인 ^{239}Pu을 만들어 내게 된다.

$$n + {}^{238}U \rightarrow {}^{239}U(\beta\ decay) \rightarrow {}^{239}Np(\beta\ decay) \rightarrow {}^{239}Pu$$

수냉각로에서도 원자로 운전 시에 ^{238}U의 ^{239}Pu으로의 변환이 일어나지만, 연쇄반응에 사용되고 남는 여분의 중성자가 충분하지 않기 때문에 핵분열에 사용된 ^{235}U의 양보다 적은 소량의 ^{239}Pu가 생산된다.

핵분열에 사용된 ^{235}U의 양보다 많은 량의 ^{239}Pu을 생산하기 위해서는 중성자의 증식에 주의를 기울여야 한다. 중성자의 증식과 직접적인 관계가 있는 η인자의 값을 보면 높은 중성자의 에너지에서 비교적 큰 값을 보여준다. 따라서 중성자의 증식을 위해서는 핵분열을 일으키는 중성자의 에너지를 가능한 한 큰 값으로 유지시켜야 한다. 즉, 원자로에서 중성자의 감속을 최대한 억제하여야 한다. 이를 위해서 원자번호가 낮은 물질은 감속성능이 좋으므로 감속능력이 떨어지는 높은 원자번호의 물질을 냉각재로 사용하여야 하는 것이다.

고속증식로에서는 원자번호가 높은 액체금속을 냉각재로 사용하여 핵반응을 일으키는 중성자의에너지를 가능한 한 높게 유지하고, 그에 따라 높은 η인자를 유지하여, 연쇄반응에 사용되고 남는 충분한 여분의 중성자를 이용하여 ^{238}U를 ^{239}Pu로 변환하는 것이다.

^{238}U처럼 스스로는 fissile 핵연료가 아니지만 fissile 핵연료로 변환될 수 있는 핵연료를 fertile 핵연료라 하며, ^{232}Th과 ^{238}U이 대표적인 fertile 핵연료이다. 또한 연소에 사용한 fissile 핵연료보다 더 많은 새로운 fissile 핵연료를 만들어내는 원자로를 증식로(breeder)라고 부른다.

고속증식로의 냉각재로 사용되는 대표적인 액체금속은 나트륨 금속이다. 나트륨은 98℃ 이상에서는 액체상태로 된다. 나트륨의 흡수반응단면적은 비교적 낮으며, 원자번호가 커서 중성자를 거의 감속시키지 않는다. 다만, 상온에서 고체상태가 되기 때문에 원자로 정지 시에도 항상 배관을 가열해 주어야 하는 불편함이 있다. 또한 나트륨은 공기에 노출되거나 물과 접촉할 경우에 강력한 화학반응을 일으키기 때문에 취급에 매우 주의해야 한다.

아직까지는 ^{235}U 핵연료의 수급이 양호하고, ^{239}Pu 재처리 비용이 높기 때문에 고속증식로가 가압경수로에 비해서 경제성이 떨어진다고 할 수 있다. 또한 재처리에서 얻어지는 ^{239}Pu 은 원자폭탄의 원료로 사용될 수 있어 핵확산금지 측면에서의 우려도 크다고 할 수 있다. 그럼에도 불구하고, ^{235}U이 점차 고갈되는 다음 세대에 있어서 고속증식로의 개발 필요성은 점차 커질 것이다.

2.3 가압경수로

지금까지 상업적으로 개발된 원자로들 중에 가장 성공적인 원자로로 가압경수로를 꼽을 수 있다. 세계적으로 운전되고 있는 원자로의 50% 이상이 가압경수로이고, 우리나라에서 운전되고 있는 원자로는 4기의 가압중수로를 제외하고 모두가 가압경수로이다.

본 절에서는 가압경수로 핵연료에서 핵분열에 의해 에너지를 생산하여 발전기에서 전기를 생산하기까지의 개략적인 과정을 살펴보기로 한다. 가압경수로의 개념도를 그림 2-19에 도시하였다.

그림 2-19에 제시된 격납용기 내부를 통칭하여 1차측(primary system) 또는 핵증기공급계통(nuclear steam supply system: NSSS)이라고 부르며, 1차측의 냉각기능을 강조하는 측면에서는 원자로냉각계통(reactor cooling system: RCS)이라고 부르기도 한다.

한편 격납용기 내부를 제외한 외부를 2차측(secondary system) 또는 BOP(balance of plant)라고 부른다.

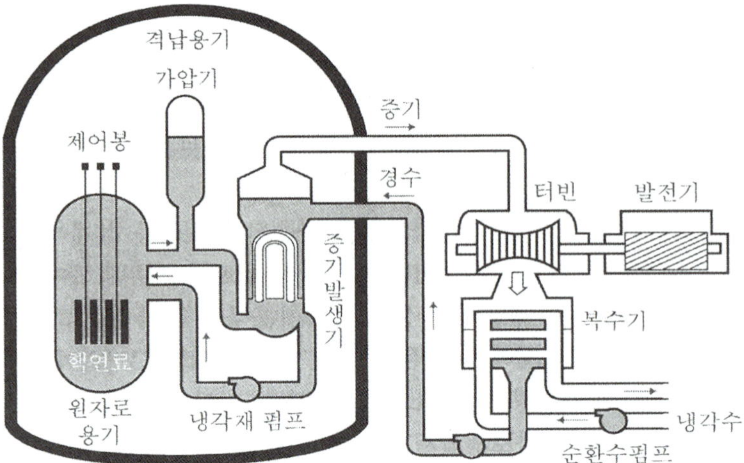

[그림 2-19] 가압경수로(PWR)의 개념도

2.3.1 핵증기공급계통(NSSS)

핵증기공급계통의 주요 부품은 원자로(reactor), 가압기(pressurizer), 증기발생기(steam generator), 원자로냉각재펌프(reactor coolant pump: RCP)로 구성되어 있으며 두꺼운 철근콘크리트로 만들어진 격납건물 내부에 설치되어 물리적인 보호를 받는다.

핵증기공급계통의 주요 기능은 핵연료에서 생성된 핵분열에너지를 이용하여 물을 끓여서 발전을 하기 위한 증기를 공급하는 것이다.

이외에도 핵증기공급계통은 원자로에서 생산되는 대량의 열에너지를 제거하는 중요한 안전기능을 수행한다. 이러한 안전상의 이유로 핵증기계통의 냉각재순환회로는 2개 이상의 다중회로를 설치한다. 정상 운전 중에는 2개 이상의 냉각재순환회로가 작동하는데, 고장 등의 원인으로 냉각재순환회로 중의 1개가 고장이 나더라도 다른 냉각재순환회로를 사용해 원자로의 열을 충분히 제거할 수 있도록 설계되어 있다. 그림 2-20(a)에 핵증기공급계통의 냉각재순환회로 개념도를 제시하였고, 그림 2-20(b)에 한국형 표준원자로인 OPR1000의 핵증기공급계통 개요를 제시하였다. 핵증기공급계통 개념에 총 2개의 냉각재순환회로를 사용하고, 1개의 원자로와 1개의 가압기, 4개의 냉각재펌프와 2개의 증기발생기가 설치되어 있는 것을 볼 수 있다.

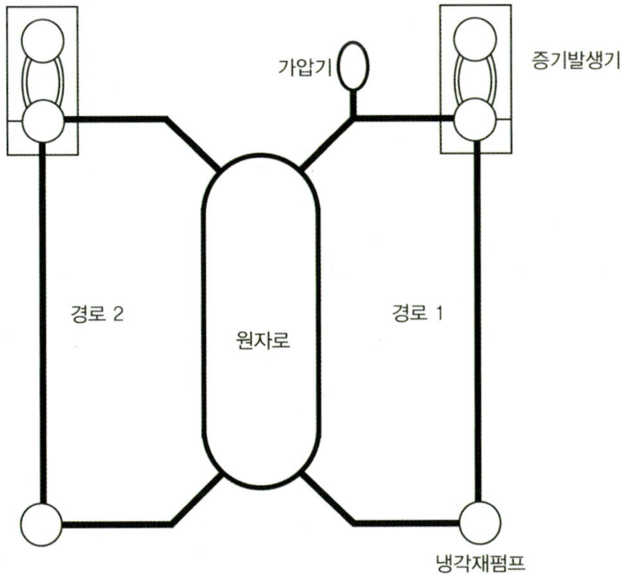

[그림 2-20(a)] 핵증기공급계통의 냉각재순환회로 개념도

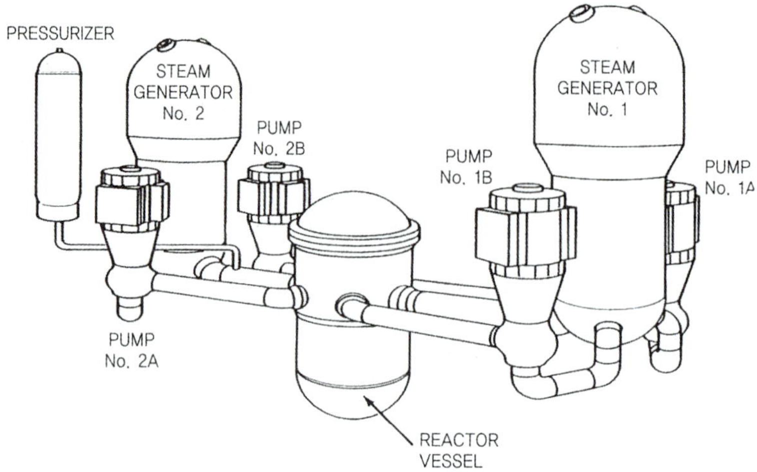

[그림 2-20(b)] OPR100의 핵증기공급계통 개요도

(1) 원자로(Reactor)

원자로 내에는 핵분열을 위한 핵연료 다발이 설치되어 있고, 원자로의 운전을 위한 제어봉이 설치되어 있어, 원자로를 기동하거나 정상운전, 또는 정지의 기능을 수행한다. 원자로 용기는 핵분열시 원자로에서 방출되는 방사선을 차폐하는 기능도 수행한다. 그림 2-21(a)에 원자로의 개요도를 나타내고, 그림 2-21(b)에 OPR1000의 원자로기기 및 내부 구조물을 제시하였다.

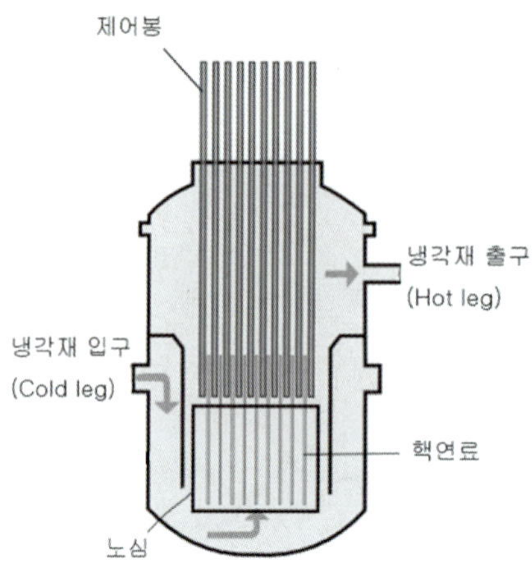

[그림 2-21(a)] 원자로의 개요도

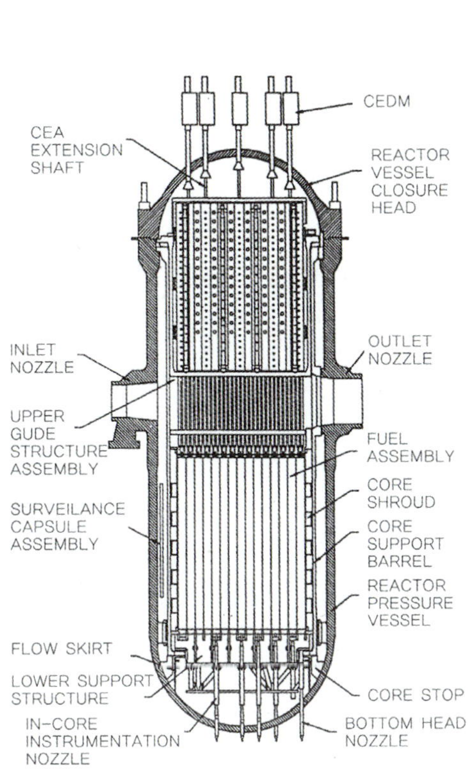

[그림 2-21(b)] OPR1000의 원자로용기 및 내부구조물 개요도

원자로에서는 발생하는 대량의 핵분열 에너지는 원자로냉각재를 이용하여 제거해 주게 되며, 그에 따라 냉각재의 온도는 상승하게 된다. 그림 2-22에 원자로에서 냉각재의 유동을 개념적으로 나타내었다.

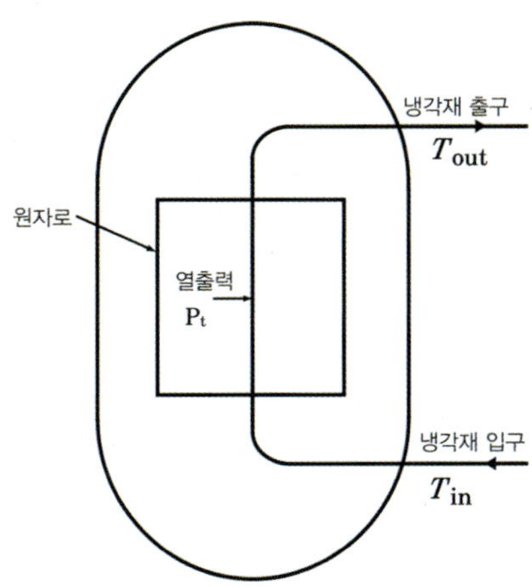

[그림 2-22] 원자로에서 냉각재 흐름의 개요도

노심의 열출력이 P_t(W)이고, 냉각재의 질량유량이 $\dot{m}$(kg/s)일 때, 노심 열출력과 냉각재의 온도 상승과의 관계는 다음 식으로부터 구할 수 있다.

$$P_t = \dot{m}(h_{out} - h_{in})$$

여기서, h_{in}과 h_{out}은 각각 원자로 입구와 출구에서 냉각재의 엔탈피(J/kg)이다. 엔탈피의 변화는 정압비열 C_p(J/kg/℃)을 이용하여 온도의 변화로 바꾸어 표현할 수 있다.

$$P_t = \dot{m}C_p(T_{out} - T_{in})$$

원자로 내에는 핵분열을 위한 핵연료 다발이 설치되어 있고, 원자로의 운전을 위한 제어봉이 설치되어 있어, 원자로를 기동하거나 정상운전, 또는 정지의 기능을 수행한다.

(2) 가압기(Pressurizer)

비등수로(boiling water reactor; BWR)에서는 노심을 통과한 냉각수를 곧바로 증기로 만들어 터빈에 공급한다. 반면에 가압경수로에서는 1차측의 냉각수를 고온 고압의 액체 상태로 유지하며, 증기발생기를 통해서 터빈에 증기를 공급한다.

노심에서 냉각수를 직접 끓이는 대신에 증기발생기를 통해서 증기를 생산하는 이유는 핵분열생성물에 의해 오염의 가능성이 높은 1차 냉각계통을 전기를 생산하는 2차측과 격리시킴으로서 2차측의 오염 가능성을 차단하고, 방사성 물질의 환경으로의 방출 가능성을 줄이기 위함이다.

1차측을 고온으로 유지하는 이유는, 증기의 온도가 높을수록 열역학 싸이클의 효율이 좋아지기 때문이다. 1차측은 온도를 고온으로 높인 상태에서 1차측의 압력이 낮은 상태가 되면 1차측 냉각수는 끓게 되어, 노심의 열제거 측면에서 어려움이 발생하기 때문에 1차측에 높은 압력을 걸어주어 냉각수가 끓는 것을 방지하는 것이 가압경수로의 설계 개념이다. 이러한 이유로 인해서 가압경수로에는 비등수로에는 설치되어 있지 않는 가압기가 설치되어 있다. 가압기는 1차측의 최고온부 상태에 설치되어 있으며, 압력을 올리거나 내리는 기능을 수행한다. 가압기의 하부는 물로 차 있고 상부는 증기로 차있는 구조이다.

1차측의 압력을 높일 때에는 가압기 내부에 설치되어 있는 전열기를 가열하여 가압기 내부에 증기를 생산하여 이 증기압으로 1차측에 압력을 가하는 원리를 사용한다. 반대로 압력을 낮출 때에는 가압기의 스프레이 장치를 이용하여 증기 공간에 찬 물을 뿌려 증기를 제거함으로서 1차측의 압력을 떨어뜨리는 원리를 사용한다. 급속하게 압력을 떨어뜨릴 필요가 있을 경우에는 가압기 상단에 설치된 안전감압밸브를 열어서 가압기의 증기를 외부로 방출함으로서 1차측의 압력을 급속히 떨어뜨린다. 그림 2-23(a)에 가압기의 개요도를 제시하고, 그림 2-23(b)에 OPR1000의 가압기 개념도를 제시하였다.

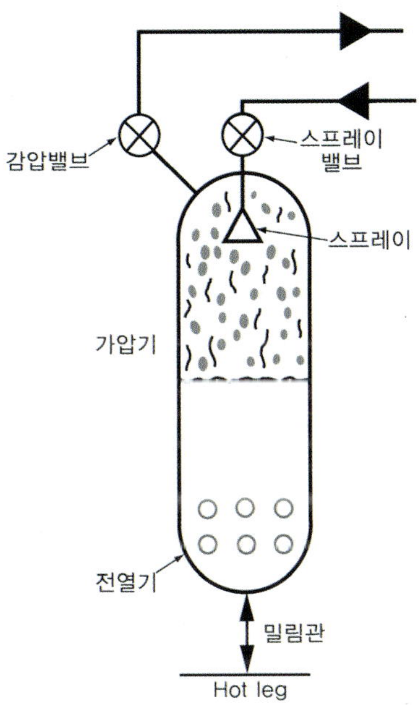

[그림 2-23(a)] 가압기의 개요도

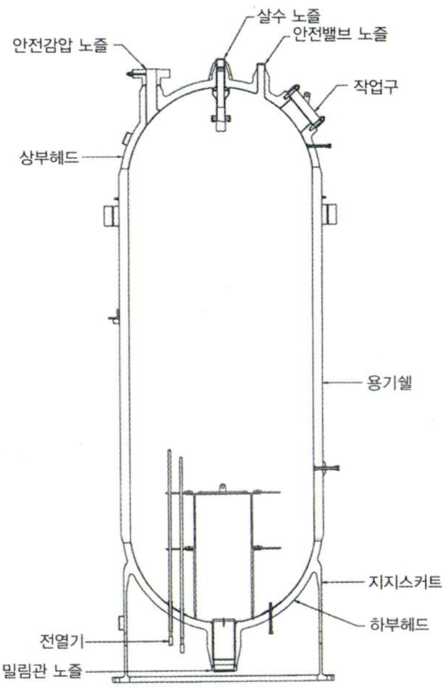

[그림 2-23(b)] OPR1000의 가압기 개념도

(3) 증기발생기(Steam Generator)

증기발생기는 높은 압력과 온도의 1차측 냉각수를 사용하여, 비교적 낮은 압력과 온도의 2차측 물(급수)을 끓여 증기를 생산하는 장치이다. 증기발생기에는 ∩ 형태의 가는 관다발(U튜브)이 설치되어, 관 내부로는 1차측의 뜨거운 냉각재가 흐르고, 관 바깥쪽에는 2차측의 급수가 공급된다.

1차측의 열에너지는 U튜브의 벽을 통해 2차측으로 전달된다. 증기발생기에서 열을 빼앗긴 냉각수는 펌프를 통해 다시 원자로 안으로 보내진다. 이렇게 1차측과 2차측이 증기발생기 U튜브에 의해 물리적으로 격리됨으로서 2차측의 방사성오염과 방사성물질의 환경으로 방출을 최소화할 수 있는 것이다.

2차측의 온도는 1차측에 비해 낮지만, 2차측의 계통압력이 1차측의 계통압력에 비해 낮기 때문에 2차측의 급수는 끓게 된다. 증기발생기에서 생산된 증기는 습분분리 과정을 거친 후, 터빈으로 보내지게 된다. 그림 2-24(a)에 증기발생기의 개요도를 제시하고, 그림 2-24(b)에 OPR1000의 증기발생기 구조도를 제시하였다.

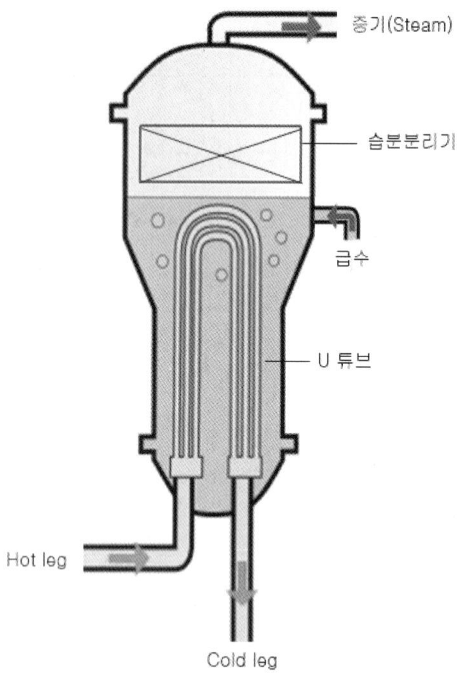

[그림 2-24(a)] 증기발생기의 개요도

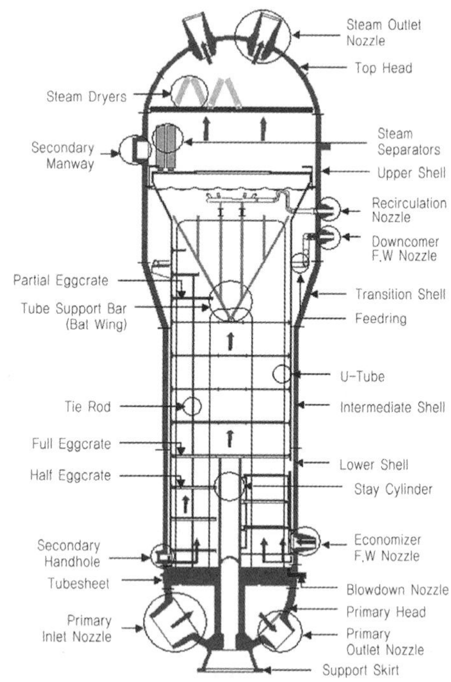

[그림 2-24(b)] OPR1000의 증기발생기 구조도

(4) 원자로냉각재펌프(Reactor Cooling Pump)

원자로에서는 대량의 핵분열에너지가 생산되기 때문에 이를 냉각시키기 위해서 대량의 냉각수가 공급되어야 한다. 원자로냉각재펌프는 원자로에 대량의 냉각재를 공급하는 중요한 역할을 담당하고 있다. 그림 2-25에 OPR1000의 원자로냉각재펌프 개요도를 제시하였다.

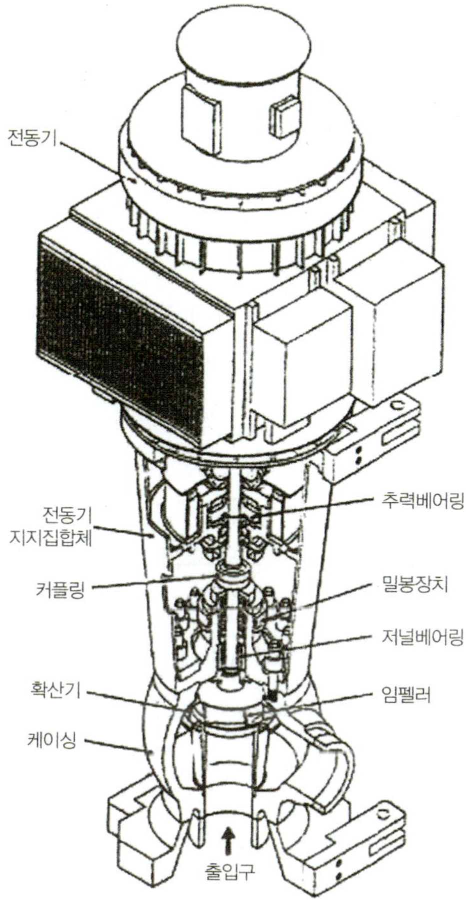

[그림 2-25] OPR1000의 원자로냉각재펌프 개요도

2.3.2 2차측(Secondary System)

2차측은 1차측에서 공급받은 증기를 이용하여 발전을 하는 계통으로 BOP(balance of plant)라고도 부른다. 2차측의 주요 부품은 터빈(turbine), 발전기(electric generator), 응축기(condenser), 급수가열기(feedwater heater), 급수펌프(feedwater pump)등으로 구성되어 있다.

2차측의 부품들은 보조건물(auxiliary building) 내에 설치되어 있다. 2차측의 계통 개념도를 그림 2-26에 제시하였다.

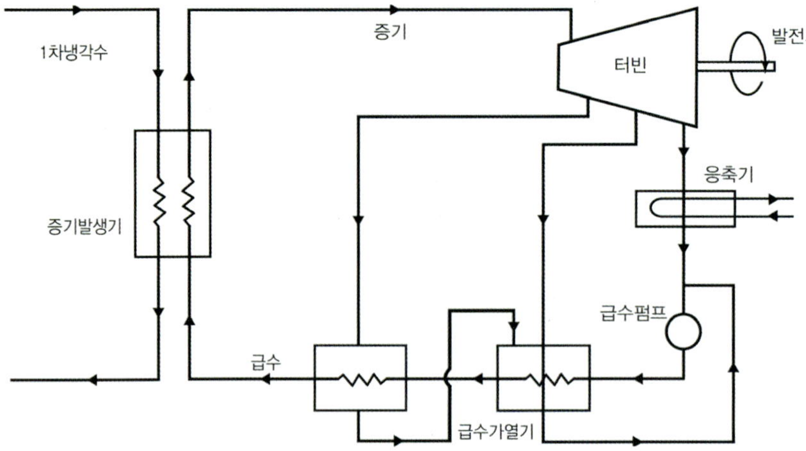

[그림 2-26] 2차측 개요도

(1) 터빈(Turbine)

터빈은 증기발생기로부터 증기를 공급받아 증기의 열에너지를 터빈축의 회전운동에너지로 바꾸어 주는 역할을 한다. 터빈은 고압터빈, 저압터빈으로 구성되어 있고 터빈의 회전축은 발전기의 회전축에 연결되어 있어, 터빈의 회전력을 이용하여 발전기를 회전시켜 전기를 생산한다. 그림 2-27에 OPR1000의 터빈 및 발전기 개요도를 제시하였다.

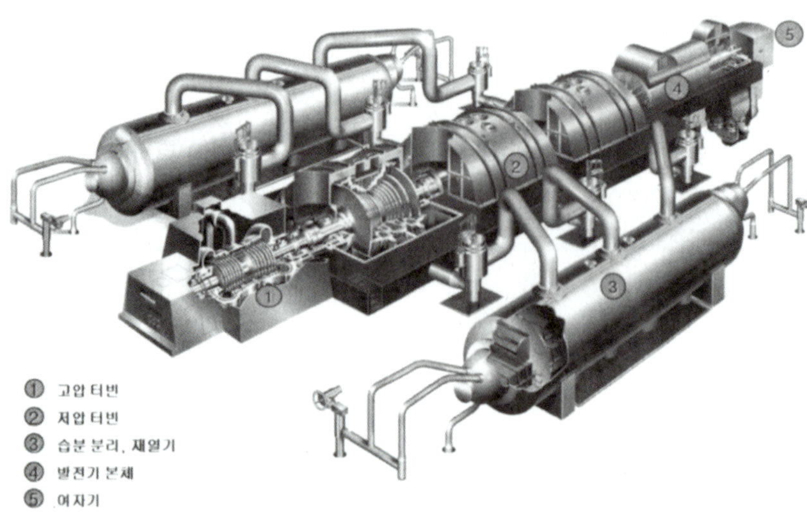

[그림 2-27] OPR1000의 터빈, 발전기 개요도

(2) 응축기(Condenser)

응축기는 터빈으로부터 나온 낮은 에너지의 증기를 물로 응결시켜 열역학적 싸이클을 완성시키는 역할을 한다. 응축기에서 증기를 물로 응결시키는 냉각원은 강물이나 바닷물을 사용하며, 2차측의 급수와 바닷물은 응축기 관 벽으로 물리적으로 격리되어 있다. 이렇게 냉각원을 통해 바다로 버려지는 물을 온배수라고 한다.

(3) 급수가열기(Feedwater Heater)

급수가열기는 터빈으로부터 추출한 일부 증기(추기라고도 함)를 이용해 응축기에서 나온 급수를 예열하는 장치로서 2차계통의 열역학적인 효율을 높이기 위해 설치되어 있다. 급수가열기에서는 추기와 응축수가 혼합된다.

(4) 급수펌프(Feedwater Pump)

급수펌프는 응축기에서 나온 응축수를 증기발생기에 공급하는 역할을 한다.

2.3.3 공학적안전설비(Engineered Safety Features)

공학적 안전설비(engineered safety features)는 원자로에 사고 등의 원인으로 원자로에 이상상태가 발생할 경우에 원자로의 냉각기능을 유지하거나 방사성물질의 환경으로의 방출을 막기 위해 설치된 설비이다.

(1) 안전주입계통(Safety Injection System)

안전주입계통은 누설 등에 의해 1차 측의 냉각재가 상실된 냉각재상실사고(loss of coolant accident: LOCA)시에 원자로심에 긴급하게 붕소가 함유된 냉각수를 공급하여 원자로심을 미임계상태로 만들고 노심을 충분히 냉각시킬 수 있도록 설치된 계통으로 비상노심냉각계통(emergency core cooling system: ECCS)이라고도 부른다. 안전주입계통은 세부적으로는 고압안전주입계통, 저압안전주입계통, 안전주입탱크, 재순환계통으로 구분되어 있으며, 원자로 냉각재 상실시 1차 측의 압력이 떨어지면, 고압안전주입계통, 저압안전주입계통, 안전주입탱크, 재순환계통의 순서로 작동하게 된다.

(2) 정지냉각계통(Shutdown Cooling System)

원자로는 정지 후에도 핵분열 생성물에서 발생하는 붕괴열 때문에 정지 초기에는 정상운전시의 7%에 해당하는 막대한 붕괴열이 원자로에서 발생한다. 따라서 원자로가 정상적으로 정지된 후에 1차측에서 발생하는 잔열 또는 붕괴열을 제거하기 위한 정지냉각계통이 설치되어 있다.

(3) 보조급수계통(Auxiliary Feedwater Supply System)

1차측의 에너지는 증기발생기를 통해 2차측으로 전달된다. 원자력발전소에서는 증기발생기에 공급되는 급수(Feedwater)가 사고로 인해 공급이 되지 않는 급수상실사고(loss of feedwater accident: LOFA)시에 대비하여 보조급수공급계통이 설치되어 있다.

(4) 격납용기(Containment)

격납용기는 사고 시 1차측에서 방출되는 방사성물질을 환경과 격리시키는 역할을 한다. 격납용기는 철근콘크리트로 제작되며 내부에 철판이 들어있는 형태로서 정상운전 시에 완전히 밀봉되어 운전 중 발생하는 방사성기체가 환경으로 방출되지 못하도록 완전히 차단하는 역할을 하며, 가상사고시에 1차측 냉각재계통으로부터 발생하는 고온과 고압에도 견딜 수 있도록 설계되어 있다. 아울러 외부로부터의 물리적인 공격으로부터 원자로 1차측의 주요 부품을 보호하는 기능을 수행한다. 그림 2-28에 원자로 격납용기 개요도를 제시하였다.

(5) 기타

위에서 설명한 주요한 공학적 안전설비 이 외에도 원자력발전소에는 사고 시 격납용기의 압력을 떨어뜨리기 위한 격납용기 살수계통, 사고 후 격납용기에 모이는 수소가스를 제거하여 수소폭발을 방지하기 위한 수소연소기, 운전원이 거주하는 제어실에 공급되는 공기를 정

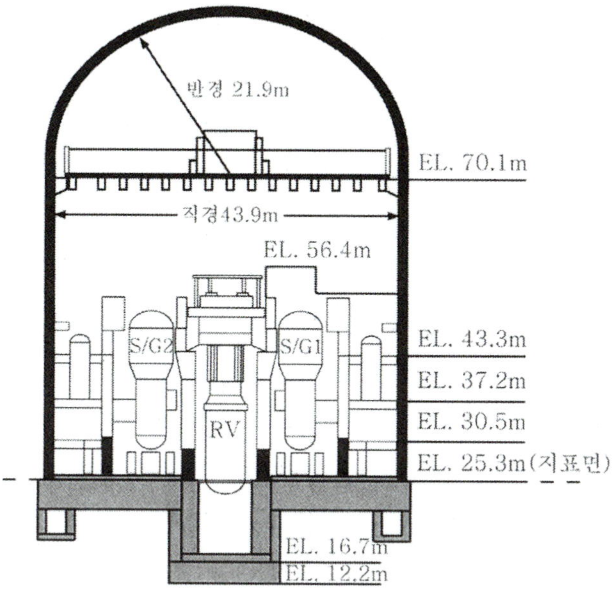

[그림 2-28] 원자로 격납용기 개요도

화하는 중앙제어실 공기조화계통, 주제어실의 사용이 불가능해지는 비상사고 시에 원격으로 원자로를 조정할 수 있는 원격정지 패널들의 공학적 안전설비가 구비되어 있다.

2.3.4 기타 계통

(1) 원자로보조계통

원자로보조계통은 원자로 정상운전 시에 원자로 냉각계통이 원활하게 작동될 있도록 보조적인 기능을 수행하는 것으로 세부적으로 화학 및 체적제어계통, 붕산회수계통, 기기냉각수계통, 기기냉각해수계통, 사용후핵연료 저장조(정화 및 냉각 포함) 등이 있다.

① 화학 및 체적제어계통

1차측 냉각수의 수질을 관리하고, 1차측 냉각재 재고량을 조절한다.

② **붕산회수계통**

격납용기 내부에 유출된 1차 냉각수 중에 포함된 붕산을 수집, 회수하여 재사용할 수 있도록 한다.

③ **기기냉각수계통**

정상운전 또는 사고시에 작동하여 열을 발생하는 모든 기기로부터 열을 제거하여 기기해수냉각계통으로 전달함으로서 기기의 건전성을 유지시키는 역할을 한다.

④ **기기냉각해수계통**

기기냉각계통에서 전달된 열을 바닷물을 이용하여 최종 열제거원인 바다로 방출하는 기능을 한다.

⑤ **사용후핵연료 저장조**

원자로 가동 후 발생되는 사용후핵연료를 저장하는 수조로서 사용후핵연료에서 방출되는 붕괴열을 제거할 수 있도록 냉각 기능이 설치되어 있고 사용후핵연료에서 발생되는 방사성물질을 정화하는 기능이 포함되어있다.

(2) 발전소보호계통

발전소보호계통은 원자로 정상운전 시나 사고 시에 발전소를 안전하게 정지시키고 발전소의 상태를 안전한 상태로 유도하기 위한 설비이다. 원자로정지신호의 발생, 제어봉의 구동, 공학적 안전설비의 구동 등의 기능을 한다.

① **원자로보호계통**

설정된 운자로 정지신호 발생 시에 원자로를 신속히 정지시킨다.

② **공학적안전설비 작동계통**

발전소 변수 값들이 설정치 한계치를 초과하면, 공학적 안전설비들에 대한 작동신호를 발생시킴으로서 발전소를 보호하는 기능을 한다.

③ 다중보호계통

원자로보호계통의 작동 불능시를 대비하여, 원자로보호계통과 전혀 다른 방식으로 원자로보호계통이 하는 역할을 수행한다. 이러한 안전설계 개념을 다중성이라 부른다.

(3) 발전소감시계통

주로 발전소의 상태에 대한 자료를 수집하고 감시하여, 운전원에게 필요정보를 제공하는 기능을 한다. 노심의 출력이나 온도 같은 주요 노심운전 변수들에 대한 감시, 노내외 핵계측기에 의한 출력감시, 노심 냉각 성능의 적절성 감시, 방사선 농도 및 누출 감시 등의 다양한 기능이 포함되어 있다.

(4) 발전소제어계통

발전소는 특별한 이상상황이 발생하지 않는 한 운전원의 개입 없이 자동적으로 원자로계통을 제어한다. 세부적으로는 제어봉구동장치제어계통, 주급수제어계통, 터빈증기 우회 제어계통, 원자로 출력 급감발계통, 가압기압력제어계통, 가압기수위제어계통 등이 있으며, 이러한 계통들은 자동으로 해당 운전 변수들을 조절한다.

2.4 원자력발전 현황

2.4.1 우리나라의 원자력발전

(1) 우리나라의 원자력발전소 현황

우리나라 최초의 원자력발전소인 고리1호기가 1978년 4월 29일 역사적인 첫 상업운전을 시작한 이래로 우리나라에는 고리(신고리 포함), 한빛, 한울(신한울 포함), 월성(신월성 포함)의 4개의 부지에 총23기의 원전이 가동 중이며, 신고리, 신월성, 신한울 부지에 총 5기의 원전이 건설 중이다. 장기전원개발 계획에 의해 2014년까지 14기가 추가로 건설될 예정이며, 2030년까지 총 원전 38기로 설비기준 전력분담율을 41%로 확대할 계획이다. 현재 운전 중인 원자로의 노형은 월성에 가압중수로 4기가 가동 중이며, 이외의 모든 원전(19기)은 가압경수로이며 총 설비용량은 2만MW에 이르고 있다. 표 2-8과 그림 2-29에 우리나라 원자력발전소의 현황을 나타내었다.

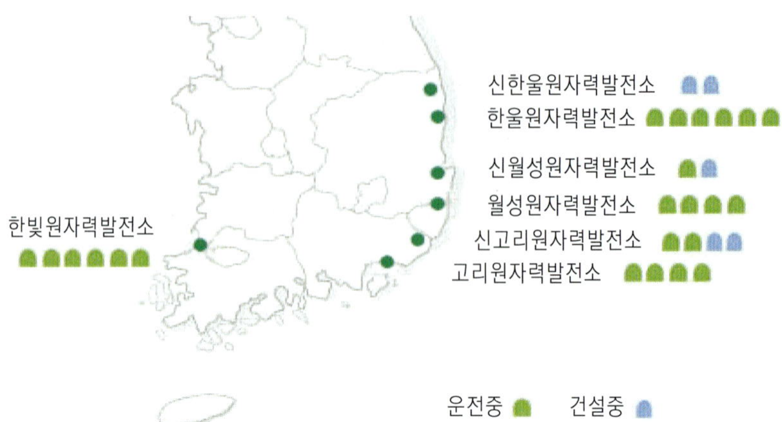

[그림 2-29] 우리나라 원자력발전소의 현황(2013년 12월 기준)

[표 2-8] 우리나라의 가동중인 원자력발전소 현황(2013년 12월 기준)

구 분	가압경수로(PWR)	가압중수로(PHWR)	합 계
가동중 원전수	19기	4기	23기
설비용량	17,937MWe	2,779MWe	20,716MWe

① 고리원자력본부(부산광역시 기장군)

1978년 우리나라 최초의 원자력발전소인 고리1호기가 건설된 이후에 고리원자력본부에는 2013년 12월 현재까지 총 6기의 원전이 운전 중이고, 4기의 원전이 건설 중에 있어 명실공히 우리나라 원자력발전소의 대표적인 메카라 할 수 있다. 표 2-9에 고리원자력본부 현황을 제시하고, 그림 2-30에 고리원자력본부 위치와 전경을 제시하였다.

[표 2-9] 고리원자력본부 현황(2012년 12월 기준)

발전소 명칭	설비용량(MWe)	상업운전일	원자로제작사	노 형
고리 1호기	587	1978. 4. 29	웨스팅하우스	PWR
고리 2호기	650	1983. 7. 25	웨스팅하우스	PWR
고리 3호기	950	1985. 9. 30	웨스팅하우스	PWR
고리 4호기	950	1986. 4. 29	웨스팅하우스	PWR
신고리 1호기	1000	2011. 2. 28	두산중공업	PWR
신고리 2호기	1000	2012. 7. 20	두산중공업	PWR

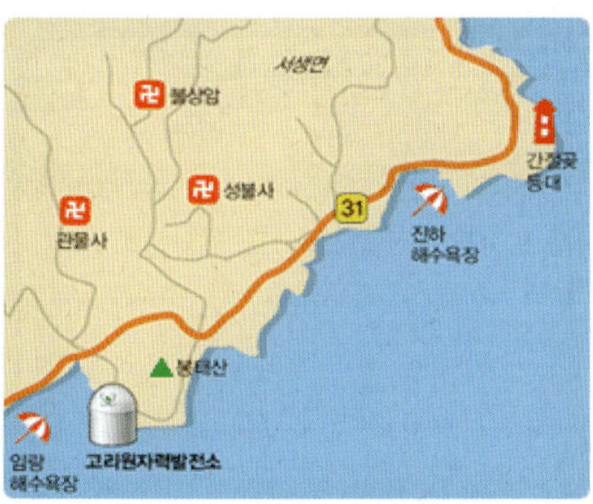

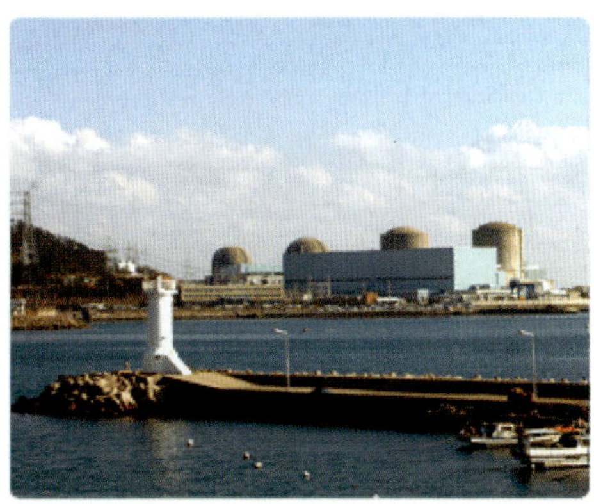

[그림 2-30] 고리원자력본부 위치와 전경

② 월성원자력본부(경북 경주시)

1983년 우리나라 최초의 가압중수소로인 월성1호기는 원자로가 캐나다의 AECL에 의해 제작 설치된 후에 총 4기의 가압중수형 원자로가 건설되었다. 이후 신월성 1호기에는 한국표준형원자로인 OPR1000 가압경수로가 건설되었다. 2013년 12월 현재까지 총 5기의 원전이 운전 중이고, 1기의 원전이 건설 중에 있다. 표 2-10에 월성원자력본부 현황을 제시하고, 그림 2-31에 월성원자력본부 위치와 전경을 제시하였다.

[표 2-10] 월성원자력본부 현황(2013년 12월 기준)

발전소 명칭	설비용량(MWe)	상업운전일	원자로제작사	노 형
월성 1호기	679	1983. 4.22	AECL	PHWR
월성 2호기	700	1997. 7. 1	AECL/한중/한원연	PHWR
월성 3호기	700	1998. 7. 1	AECL/한중	PHWR
월성 4호기	700	1999.10. 1	AECL/한중	PHWR
신월성 1호기	1000	2012. 7.31	두산중공업	PWR

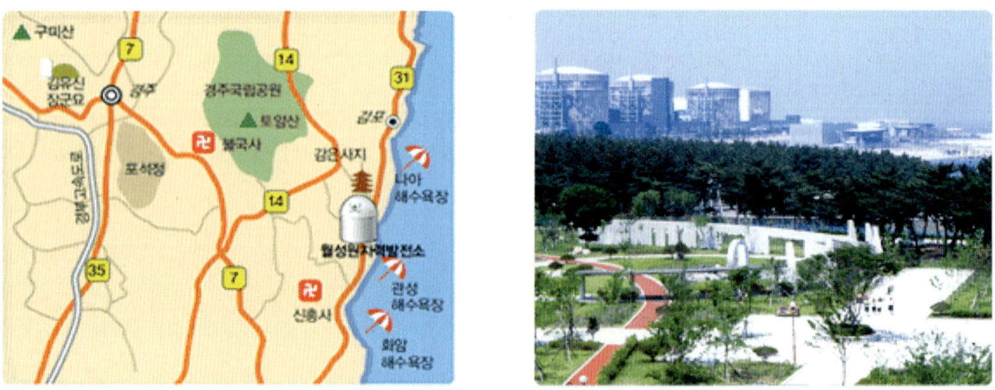

[그림 2-31] 월성원자력본부 위치와 전경

③ 한빛원자력본부(전남 영광군)

1986년 미국의 웨스팅하우스사가 제작한 가압경수로인 한빛1호기가 가동되기 시작한 이후로 총 6기의 가압경수로가 건설되어 운영되고 있다. 특기할 사항은 1995년 건설된 한빛3호기는 가압경수로 국산화의 효시가 되는 원자력발전소로서 미국 CE사와 한국중공업, 한국원자력연구소가 공동으로 원자로를 제작하고, 터빈발전기는 미국 GE사와 한국중공업이 공동으로 제작하며, 기술용역공급에는 미국 S&L과 한전기술이 공동으로 참여하게 됨에 따라 이

후에 한국표준형원자로인 OPR1000과 이를 더욱 개량한 신형경수로 APR1400을 개발하게 되는 기초를 닦게 된다. 표 2-11에 한빛원자력본부 현황을 제시하고, 그림 2-32에 한빛원자력본부 위치와 전경을 제시하였다.

[표 2-11] 한빛원자력본부 현황(2013년 12월 기준)

발전소 명칭	설비용량(MWe)	상업운전일	원자로제작사	노 형
한빛 1호기	950	1986. 8.25	웨스팅하우스	PWR
한빛 2호기	950	1987. 6.10	웨스팅하우스	PWR
한빛 3호기	1000	1995. 3.31	CE/한중/한원연	PWR
한빛 4호기	1000	1996. 1. 1	CE/한중/한원연	PWR
한빛 5호기	1000	2002. 5.21	CE/한중/한기	PWR
한빛 6호기	1000	2002.12.24	CE/한중/한기	PWR

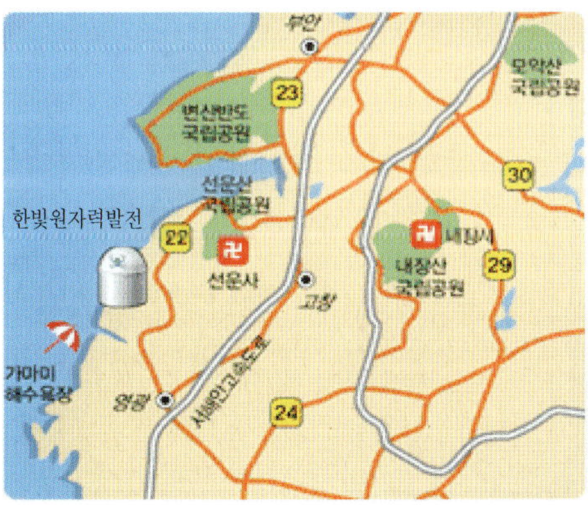

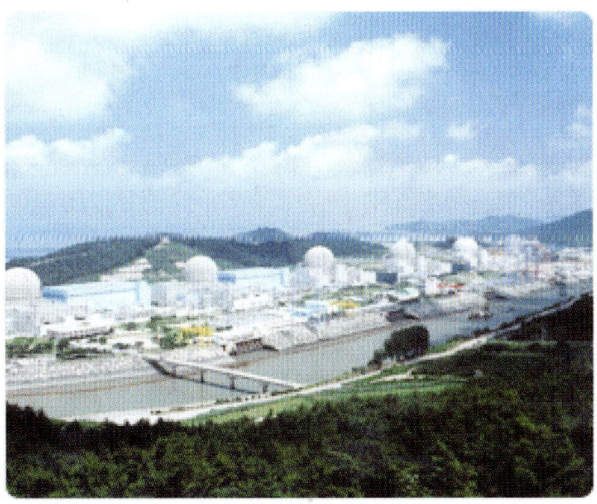

[그림 2-32] 한빛원자력본부 위치와 전경

④ 한울원자력본부(경북 울진군)

1988년 프랑스의 Frametome 사가 제작한 가압경수로 원자력발전소인 한울1호기가 건설된 이래로 총 6기의 가압경수로가 건설되어 운영 중이고, 신한울 1, 2호기가 건설 중에 있다. 특기할 사항은 1998년 건설된 한울3호기는 한빛 3, 4호기를 참조로 하여 개발된 최초의 한국표준형원전(Korea Standard Nuclear Power Plant: KSNP)으로서 OPR1000 (Optimized Power Reactor)이라는 브랜드를 달게 된다. 한국표준형원전으로는 건설된 순서대로 한울3호기, 한울4호기, 한빛5호기, 한빛6호기, 한울5호기, 한울6호기, 신고리1호기, 신고리2호기, 신월성1호기, 신월성2호기(건설중) 등 총10기가 건설 운영되고 있다. 이후 지속적인 기술개발을 통해 개량형 경수로인 신형원자로 APR1400을 독자 개발하여 신고리3,4호기와 신한울1,2호기를 건설 중에 있다. 표 2-12에 한울원자력본부 현황을 제시하고, 그림 2-33에 한울원자력본부 위치와 전경을 제시하였다.

[표 2-12] 한울원자력본부 현황(2013년 12월 기준)

발전소 명칭	설비용량(MWe)	상업운전일	원자로제작사	노 형
한울 1호기	950	1988. 9.10	Frametome	PWR
한울 2호기	950	1989. 9.30	Frametome	PWR
한울 3호기	1000	1998. 8.11	한중/한기/CE	PWR
한울 4호기	1000	1999.12.31	한중/한기/CE	PWR
한울 5호기	1000	2004. 7.29	두산중공업	PWR
한울 6호기	1000	2005. 4.22	두산중공업	PWR

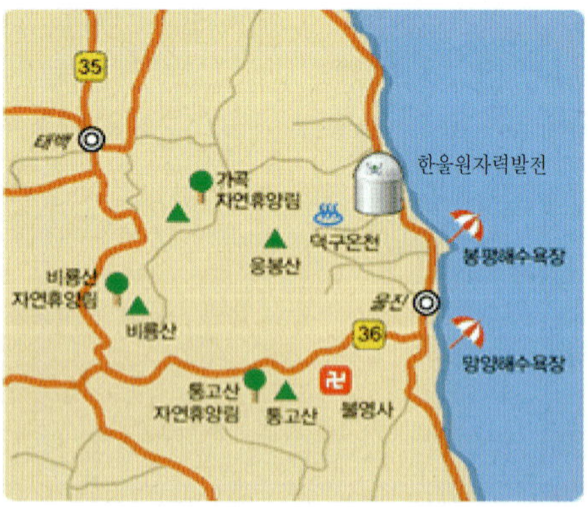

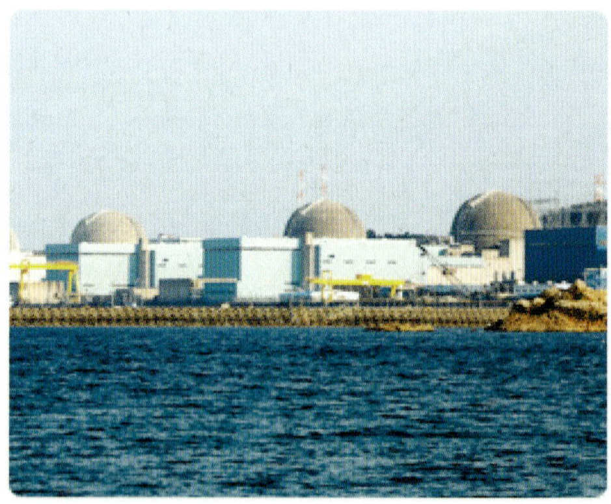

[그림 2-33] 한울원자력본부 위치와 전경

(2) 우리나라의 원자력기술 개발 역사

우리나라 원자력발전의 초기에는 원자로의 제작 및 설계 등을 모두 외국에서 수입하는 Turn Key 방식으로 원자력발전소를 수입하여 건설하였다. 미국 웨스팅하우스, 캐나다 AECL, 프랑스 Frametome 회사가 원자로를 공급하였고, 터빈제작이나 기술용역도 전적으로 외국 회사에 의존하는 방식이다.

그러다가 1984년 정부차원에서 수립한 원전기술자립계획에 따라서 국내 실정에 맞는 원전개발에 착수하게 되었고, 한빛3,4호기 도입 당시에 미국 CE사와 공동으로 원자로 개발을 하는 협약을 체결하고 한빛3,4호를 건설하게 됨으로서 원전기술 국산화의 길을 열게 된다.

이후 한울3,4호기와 한빛5,6호기 건설 시에는 우리나라 기업이 주계약자로서 CE와 함께 원자로를 건설하며 한국표준형원자로(KSNP)의 시대를 열어간다. 이후 한울5,6호기, 신고리1,2호기, 신월성1,2호기는 우리나라 기업 단독으로 한국표준형원전을 건설하게 된다. 표 2-13에 우리나라 원전 기술 발전과정을 정리하였다.

[표 2-13] 우리나라 원자력발전소 건설기술 발전 과정

유 형	해당 원전	비 고
Turn Key	고리1,2,3,4호기, 한빛1,2호기, 한울1,2호기, 월성1호기	100% 외국 기술
기술도입	월성2,3,4호기, 한빛3,4호기 한울3,4호기, 한빛5,6호기	공동기술 KSNP
독자기술	한울5,6호기, 신고리1,2호기, 신월성1,2호기 신고리3,4호기, 신한울1,2호기	KSNP(OPR1000) APR1400

① 한국표준형원전(KSNP)

한국표준형원전은 우리나라 자체기술로 개발한 1000MW급 가압경수로로서 OPR1000이라는 자체 상표를 달고 있다. ABB-CE에서 개발한 1,300MW급 경수로인 System 80을 토대로 하여 1,000MW급 한빛3,4호기를 ABB-CE와 공동으로 개발한 후, 축적된 경험과 기술력을 기반으로 기존 원전보다 안전성과 경제성을 크게 개선한 한국표준형원전을 개발하게 된다. 이후 동일한 로형을 반복적으로 건설하게 됨에 따라 높은 수준의 기술축적을 이루고 설계비와 건설비를 대폭 저감하여 높은 경제성을 확보하게 된다. 한국표준형 원전으로 한울3,4호기, 한빛5,6호기, 한울5,6호기, 신고리1,2호기, 신월성1,2호기 등 총 10기의 원전이 건설되었다. 그림 2-27에 한국표준형원전의 구조도를 제시하였다.

② 신형경수로1400(APR1400)

APR1400은 한국표준형원전의 설계, 건설, 운영 경험을 기반으로 하여, 출력을 1,400 MW로 증가시켜 경제성을 더욱 개선하였고, 설계수명을 60년으로 증가시키고, 지진에 견딜 수 있는 능력도 강화하였으며, 인간의 개입 없이 원자로가 스스로 안전하게 작동하는 다양한 피동안전의 개념을 도입하는 등 경제성과 안전성을 획기적으로 개선한 원자력발전소이다.

현재 건설 중인 신고리3,4호기와 신한울1,2호기가 APR1400이며, 동 원자력발전소는 2009년 12월 UAE 수출(4기)에 성공한 노형이기도 하다.

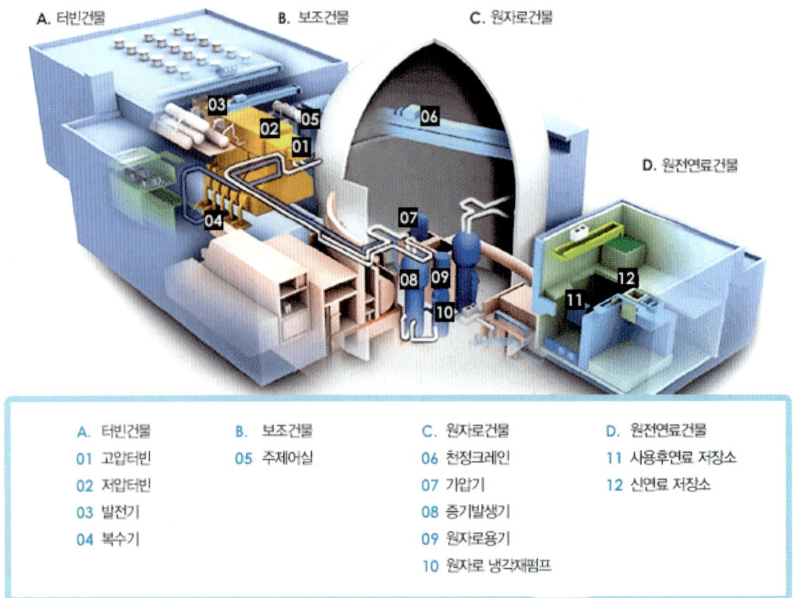

[그림 2-34] 한국표준형원전의 구조도

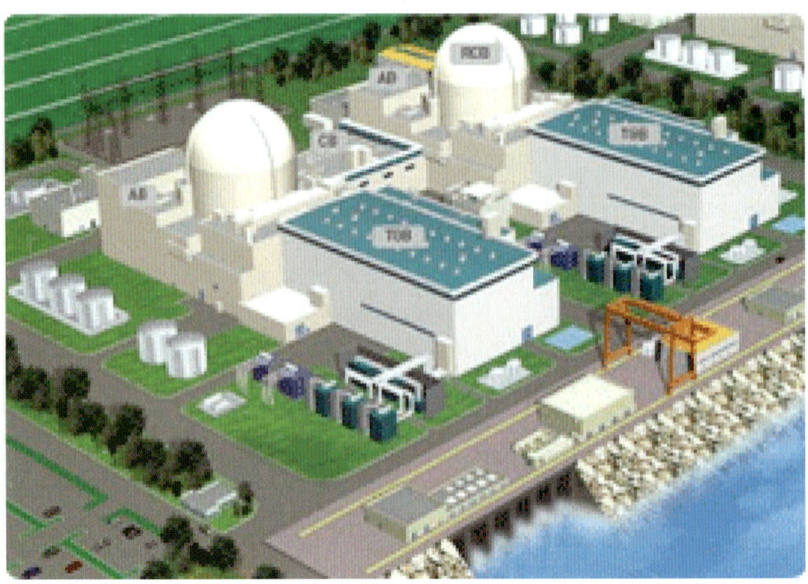

[그림 2-35] APR1400 조감도

2.4.2 세계의 원자력발전

1956년 세계 최초의 상업용 원자력발전소인 영국의 콜더홀 원자력발전소가 최초로 가동된 이래로 세계 각국에서 원자력발전이 차지하는 비중은 꾸준히 증가되었다. 2014년 9월 현재 전 세계 31개 국가에서 총 437기의 원전이 가동되고 있으며, 설비용량으로는 374.5GW에 이르고 있고, 전체 발전에서 차지하는 발전량의 비중은 14%에 이르고 있다.

현재 가동 중인 원자력발전소의 규모는 설비 용량을 기준으로 미국이 100기에 99GW로 1위, 프랑스가 58기에 63GW로 2위, 일본이 48기에 42GW로 3위, 러시아가 33기에 24GW로 4위, 그리고 우리나라가 23기에 21GW로 5위를 차지하고 있다.

현재 건설 중인 원자력발전소의 규모는 총15개 국가에서 68기의 원자력발전소가 건설되고 있으며, 설비용량으로는 65GW에 이르고 있다. 설비 용량을 기준으로 중국이 27기에 27GW로 1위, 러시아가 10기에 8GW로 2위, 우리나라가 4기에 6GW로 3위, 인도가 6기에 4GW로 4위를 차지하고 있다. 중국과 인도 그리고 우리나라와 일본 등 아시아 지역을 중심으로 급증하는 전력수요를 충족시키기 위해서 원자력발전소의 건설이 활발하게 추진되고 있음을 알 수 있다. 표 2-14에 IAEA 자료에 따른 세계 각국의 원자력발전량, 현재 가동가능한 원자력발전설비용량, 현재건설 중인 원자력발전소 설비용량을 나타내었다.

[표 2-14] 국가별 원전 현황(2014. 9월 IAEA PRIS 기준)

순위	국명	운영중				건설중	
		설비용량(MW)	기수	'13년발전량(GWh)	점유율(%)	설비용량(MW)	기수
1	미국	99,081	100	789,017	19	5,633	5
2	프랑스	63,130	58	403,700	73	-	-
3	일본	42,388	48	13,947	2	1,325	2
4	러시아	23,643	33	161,380	18	8,382	10
5	대한민국	20,721	23	132,465	28	6,370	4
6	중국	18,056	22	110,710	2	26,756	27
7	캐나다	13,500	19	96,971	16	-	-
8	우크라이나	13,107	15	78,000	44	1,900	2
9	독일	12,068	9	92,142	15	-	-
10	스웨덴	9,474	10	63,723	43	-	-
11	영국	9,243	16	64,130	18	-	-
12	스페인	7,121	7	54,313	20	-	-
13	벨기에	5,927	7	40,632	52	-	-
14	인도	5,308	21	30,293	4	3,907	6-
15	체코	3,884	6	29,004	36	-	-
16	스위스	3,308	5	24,871	36	-	-
17	핀란드	2,752	4	22,698	33	1,630	1
18	불가리	1,906	2	13,316	31	-	-
19	헝가리	1,889	4	14,527	51	-	-
20	브라질	1,884	2	14,645	2	1,245	1
21	남아공	1,860	2	13,615	6	-	-
22	슬로바키아	1,815	4	13,952	52	880	2
23	아르헨티나	1,627	3	5,732	4	25	1
24	멕시코	1,330	2	11,377	5	-	-
25	루마니아	1,300	2	10,696	20	-	-
26	이란	915	1	3,894	2	-	-
27	파키스탄	690	3	4,397	4	630	2
28	슬로베니아	688	1	5,036	34	-	-
29	네덜란드	482	1	2,737	3	-	-
30	아르메니아	375	1	2,168	19	-	-
31	아랍에미리트					4,035	3
-	대만	5,032	6	40,079	19	2,600	2
계		374,504	437	2,364,167	711	65,318	68

참고문헌

한국원자력산업회의. 원자력입문, 1988.

한국원자력안전기술원. 가압경수로원전계통 전문과정, KINS/TR-173, 2009.

Connolly TJ. Foundations of Nuclear Engineering, John Wiley & Sons, 1979.

GE Nuclear Technology. Nuclides and Isotopes, Chart of the Nuclides, Fourteenth Edition, 1989.

Glasstone S, Sesonske A. Nuclear Reactor Engineering, Third Edition, Van Nostrand Reinhold Company, 1981.

IAEA. Nuclear Reactors in the World, Reference Data Series No. 2, 2010.

Lamarsh J, Baratta AJ. Introduction to Nuclear Engineering, 3rd Edition, Prentice Hall, 2001.

Lederer CM, Hollander JM, Perlman I. Table of Isotopes, Sixth Edition, Wiley, New York, 1960.

Lewis EE. Fundamentals of Nuclear Reactor Physics, Academic Press, 2008.

Liverhant SE. Elementary Introduction to Nuclear Reactor Physics, Wiley, New York, 1960.

Rust JH. Nuclear Power Engineering, Haralson Publishing Company, 1979.

제3장
원자력안전 및 방사선관리

3.1 원자력안전 개념과 원칙

3.1.1 원자력안전 개념

(1) 원자력안전의 특성

안전은 위험이라는 것의 존재를 전제로 하여 생기는 개념으로, 안전이란 위험을 뒤집어 놓은 것이라고 할 수 있다. 우리가 어떤 사물 또는 어떤 상태를 안전하다고 결론지었다고 해서 위험이 전혀 없다는 것을 의미하는 것은 아니다. 오히려 위험은 존재하나 그 위험의 정도가 무시할 수 있다든가 아니면 허용할 수 있는 정도임을 뜻하는 것이다. 이러한 안전의 판단은 인간이 하는 것이며 이를 판단하기 위해서는 위험을 측정할 척도나 기준이 필요하게 된다.

현대 과학기술을 이용한 에너지의 생산과 활용은 문명의 발달과 인간의 삶의 질 향상 등에 큰 역할을 하지만, 그 반대급부로 인체와 환경에 해를 끼치는 부산물의 생성 등 부정적인 요인도 야기하고 있다. 따라서 과학기술의 활용에서 중요한 것은 이에 따른 큰 편익을 누리기 위하여 반대급부의 부정적인 요인을 어떻게, 어느 정도 수준으로 통제하느냐는 것이다. 원자력발전소도 일반 산업시설과 다를 바 없으나, 안전의 관점에서 중요하게 다루어야 할 2가지의 특징적인 요소가 있다. 하나는 에너지의 생성과정에서 방사성물질이 발생하는 것이며, 다른 하나는 원자로가 정지된 이후에도 핵연료에서 방사성핵종의 붕괴에 의한 붕괴열이 오랜 기간 동안 발생한다는 것이다.

원자력발전소는 원자로에 장전된 핵연료에서 핵분열 반응에 의하여 막대한 열에너지를 발생하기 때문에 계통이나 기기의 이상이 발생할 경우 즉각적으로 원자로의 반응도를 조절하여 운전을 중지하고 에너지의 발생을 중단시켜야 한다. 또한 원자로정지 이후의 붕괴열을 제거하기 위하여 지속적으로 냉각을 수행하여 핵연료의 온도상승에 의한 손상을 방지하고, 방사성물질이 외부로 유출되지 않도록 물리적 방벽들이 제 기능을 수행할 수 있도록 해야 한다. 방사성 붕괴열은 원자로정지 후 원자로 정격출력의 약 8%에서 시간에 따라 감소하고 있으나 그 크기는 상당히 높은 수준이다.

원자력발전소는 일반 산업시설과 달리 핵분열 반응의 과정에서 방사성물질인 핵분열생성물을 발생하고 있으며, 방사선의 종류나 방사능의 세기에 따라 인체나 환경에 심각한 영향을 초래할 수 있기 때문에 원자력발전소의 잠재적 위험은 무엇보다도 방사선에 기인한다고 할 수 있다. 한편 방사선은 우리 사회에서 질병의 진단과 치료 등 의학 분야를 포함하여 농학, 공학 등의 다양한 분야에 널리 활용되고 있으며, 또한 태양 및 지각 등에서 자연방사선이 발생되고 있어 인간은 방사선에 항상 노출되어 있다. 이처럼 인간이 인위적 또는 자연적 요인에 의하여 방사선피폭을 지속적으로 받고 있으나, 그 크기가 일정 수준 이하일 경우에는 인체에 해로운 영향을 주지 않는다. 따라서 원자력발전소의 안전은 사고를 포함한 제반 운영과정에서 방사성물질의 외부 환경으로의 유출을 최소화하고, 작업자와 인근 주민의 방사선피폭을 일정 수준으로 제한하는 것이 무엇보다도 중요한 요소이다.

원자력에 의한 재해는 일반 산업재해와 그 특성이 다르다. 원자력사고는 발생확률은 희박하나 재해의 심각도는 매우 높으며, 재해의 범위도 광역적으로 때로는 국경을 초월하는 범위까지 진행될 수 있어 종사자를 포함한 다수의 일반대중이 피해의 대상이 될 수 있다. 또한 원자력에 의한 피해는 그 영향이 장기간에 걸쳐 발생한다는 특징이 있다. 이러한 원자력 위험의 특성 때문에 원자력의 안전은 작업자의 안전과 함께 일반 공중의 안전에 초점이 맞추어져야 함을 보여준다.

(2) 방사성물질의 발생과 외부 유출

원자력시설에서 발생하는 방사성물질의 대부분은 원자로 내의 핵분열 반응에 의한 핵분열생성물로써 다양한 방사성핵종으로 나타나고 있다. 고체 핵분열생성물은 원자로냉각재로 빠져나가는 극히 일부를 제외하고는 대부분이 산화우라늄 소결체인 핵연료펠렛에 위치하고 있으며, 불활성기체(noble gas)는 핵연료펠렛과 피복재 사이의 공간에 머무르고 있다. 그러나 핵연료봉이 손상되면 핵분열생성물은 원자로냉각재로 빠져나와 머무르거나 또는 격납건물로 유출할 수 있다. 한편 원자력발전소 2차 측에는 직접적인 방사성물질의 생성원은 없다. 다만 1차 측과 경계를 이루는 증기발생기 전열관에서의 극히 미세한 누설로 방사성물질이 존재할 수는 있으나, 그 양은 미미하여 무시할 수 있을 정도이다.

원자력발전소에는 방사성물질의 외부 유출을 막기 위하여 핵연료펠렛, 피복재, 원자로냉각재계통 압력경계, 격납건물과 같은 다중의 물리적 방벽을 유지하고 있다. 따라서 원자력발전소의 정상적인 운전 상태에서는 원자로냉각재계통과 핵연료에 머무르는 방사성물질의 외부

환경으로의 유출은 무시할 수 있을 정도이다. 그러나 사고조건에서는 사고의 형태에 따라 물리적 방벽이 그 기능을 상실하여 원자로냉각재계통과 격납건물의 방사능 준위가 상승하고, 또한 방사성물질의 외부환경으로의 유출을 위한 다양한 경로가 형성될 수 있다.

(3) 원자력과 위험 프로파일

일상적으로 위험이 없으면 안전하다고 말하나 우리 사회는 어떻게 보면 위험과 더불어 살고 있다. 이러한 위험의 존재를 알면서도 그들을 활용하는 것은 종국적으로 더 안전한 삶을 영위하고자 하는 의도의 표현이다. 원자력의 위험도 우리 주변에 산재하는 수많은 위험요소 가운데 하나이며, 이러한 환경에서 절대 안전이란 무의미한 것이며 위험은 상대적으로 평가되는 것이 필연적이다. 통계적으로 나타난 현대사회에서의 원인별 개인위험을 비교하면 질병, 사고사 그리고 자연재해의 순으로 위험도가 작아진다. 일상생활에서 보편적으로 이용하는 자동차의 사고 위험도는 1.4×10^{-4}/년으로 1년 동안 10,000명 중 1.4명이 사망하는 것으로 나타나고 있다. 현대 산업사회에서 일반적으로 일상생활에서 용인하기 어려운 위험의 수준은 10^{-4}/년(10,000명당 1명의 사망률), 거의 위험으로 인식하지 않는 위험 수준은 대체로 10^{-6}/년으로 간주되고 있으며, 그리고 10^{-7}/년 이하이면 사소한 위험으로 번개에 맞아 사망하는 정도의 위험으로 간주되고 있다.

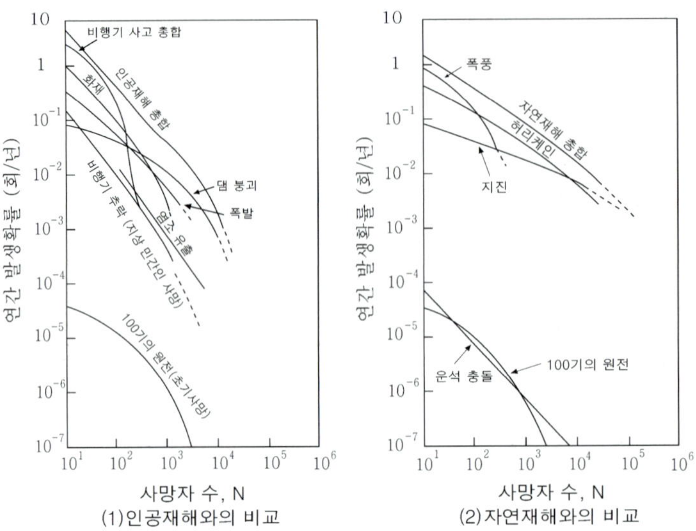

[그림 3-1] WASH-1400의 위험도 개요

1975년 미국원자력규제위원회(USNRC)가 발간한 WASH-1400 보고서에 의하면 가압경수로의 노심용융사고 빈도를 6×10^{-5}으로 계산하고 있으며, 이러한 노심용융사고가 일어나고 발전소 격납용기가 파손되어 발전소 주변의 개인이 사망할 확률을 3×10^{-9}으로 제시하고 있다. 이 수치는 확률론적 해석에서 계산된 값이지만, 원자력 사고와 다른 요인의 사고에 의한 위험도를 비교해 볼 수 있다. 그림 3-1은 WASH-1400 보고서에서 제시하고 있는 100개 원자력발전소의 운영에 따른 위험도를 비행기, 화재, 폭발 등의 요인에 의한 인공적인 재해, 그리고 폭풍, 지진 등의 자연재해에 의한 위험도와 비교한 위험도 개요이다. 가로축은 사고로 인한 사망자수(N)를, 세로축은 N명 이상의 사망을 유발하는 사고의 발생가능성을 표시하고 있다. 그림에서 원자력발전소의 위험도가 다른 요인에 의한 것보다 0.1% 이하의 수준임을 알 수 있으며, 이는 원자력 안전목표의 설정에 중요한 지표를 제시하고 있다.

3.1.2 원자력 안전목표와 안전원칙

(1) 안전과 안전목표의 의미

'안전하다'는 것은 무엇을 의미하는가? 안전의 반대 개념인 위험의 범위가 워낙 넓기 때문에 어디까지가 안전하고 어디까지가 위험한 것인지 그 경계가 불분명하다. 그림 3-2에서 보는 바와 같이 위험과 안전의 경계는 명확한 것이 아니라 그 중간에 불확실한 회색지대로 연결된다. 이러한 회색지대가 개입됨으로써 안전에 대한 판단에는 상당한 정도의 주관이 개입될 소지가 크고, 이것이 안전에 대한 객관적인 판단을 혼란스럽게 만드는 요인이 된다.

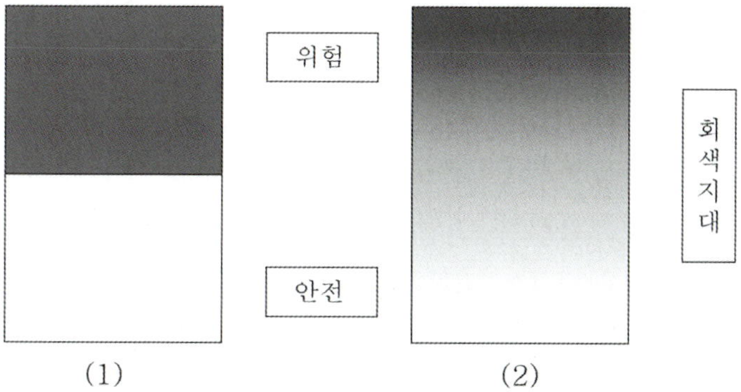

[그림 3-2] 안전과 위험의 경계

현대 산업사회에서 거의 위험으로 인식하지 않는 위험의 수준은 대체로 10^{-6}/년으로 간주하고 있다. 따라서 이 수준의 위험은 그림 3-3에서 무조건적으로 용인되는 위험에 해당한다고 볼 수 있다. 한편 일반적으로 일반인이 일상생활에서 용인하기 어려운 위험의 수준은 10^{-4}/년으로 조사되고 있으므로 어떤 행위의 위험에 대한 목표를 설정한다면 10^{-6}/년과 10^{-4}/년 사이에 있는 값이 합리적일 것이다.

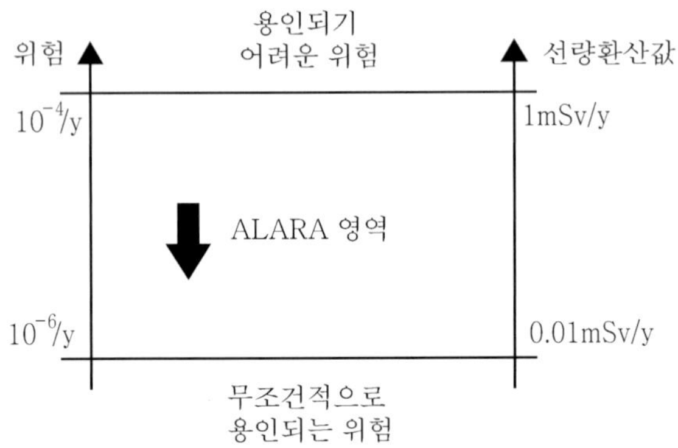

[그림 3-3] 위험의 용인도와 방사선량

원자력 위험이란 궁극적으로 방사선 위험과 연계되므로 위험을 방사선량으로 환산하여 보는 것도 의미가 있다. 국제방사선방호위원회의 권고에서 일반인에 대한 선량한도를 설정한 정량적 근거는 위험을 10^{-4}/년에 두고 있고, 그 결과로 일반인에 대한 선량한도를 1mSv/년으로 채택하고 있다. 선량한도의 개념이 그러하듯이 이 값은 원전의 정상운영에 대한 안전목표의 상한선으로 간주할 수 있다[이재기, 1998]. 이 값의 도출에 적용된 개념을 무조건 용인되는 위험 수준인 10^{-6}/년에 적용한다면 선량 값으로는 0.01mSv/년이 된다. 자연방사선 피폭량이 평균적으로 연간 2.4mSv이므로 이 선량은 자연방사선 피폭의 0.5% 수준으로 무시되는 것이 당연하며, 이 값이 원자력발전소의 정상운영에 대한 안전목표의 하한선으로 볼 수 있다.

그림 3-3의 상한선과 하한선 사이의 어느 위치에 정량적 안전목표가 설정되어야 하느냐의 문제는 최적화의 문제가 된다. 위험이란 상존하는 것이고 위험의 경감을 위해서는 비용의 부담이 있기 때문에 경제적 사회에서는 일정한 범위 내에서 위험과 비용의 교환이 불가피하기 때문이다. 따라서 경제적·사회적 인자를 고려하여 합리적으로 위험을 최소화한다는 ALARA(as low as reasonably achievable) 개념이 적용되어 최적의 방호수준을 결정하는 선이 곧 정상운영에 대한 정량적 안전목표가 된다. 그러나 원자력발전소라는 거대한 시스템을 하나로 하여 최적화를 모색하는 것은 현실적으로 용이하지 않으므로 적절히 구분하여 최

적화를 도모한다. 즉 원전 종사자에 대한 직업상 피폭에 대해서는 환경으로 방출되는 방사능에 의한 일반인의 피폭과 별개로 최적화하는 접근을 따르고 있다.

사고 상황에 대비한 안전은 한층 더 어려운 문제를 수반한다. 정상운영에 대한 안전은 필연적으로 일어나는 상황, 즉 확률 1의 상황이므로 결정론적 해석이 가능하지만 사고는 그 자체가 우연적(확률적) 사건이기 때문에 불확실성이 크게 증가한다. 원론적으로는 사고 상황에서 예상되는 잠재 위험도에 대한 방호도 그 위험도가 정상 상황의 위험도 수준에 준하도록 한다는 개념이 적용된다. 잠재 위험도는 그 위험을 초래할 사고가 발생할 확률과 그 사고가 발생한 경우의 조건부 위험(결말)의 곱으로 표현되므로 만약 정상운영에 대한 안전목표가 10^{-6}/년이고 어떤 사고의 발생확률이 10^{-3}/년이라면 그 사고로 인한 위험은 10^{-3}보다 작아야 한다. 이를 그림 3-3의 스케일에 따라 선량으로 환산한다면 10mSv보다 낮도록 공학적 안전계통이 설계되어야 한다는 의미이다. 같은 논리를 따른다면 선량이 1Sv 수준에 이를 수 있는 중대사고의 확률은 10^{-5}/년 이하가 되어야 한다.

그러나 문제는 이렇게 단순하지만은 않다. 즉 어떤 사고가 일어날 확률을 알아야 하는데 이것이 말처럼 쉽지 않다는 점이다. 오늘날 신뢰도 공학이나 확률론적 안전성분석 기법에 많은 발전이 있고, 이 방법이 확률의 문제에 접근하는 훌륭한 수단이기는 하지만 근원적으로 확률이 낮은 사건에 대해서는 아무래도 그 불확실성의 한계를 벗어날 수 없다. 이러한 불확실성의 문제가 본질적으로 과학과 기술이 갖는 한계로 엄연히 존재한다고 볼 때, 용인 가능한 불확실성의 범위가 어느 정도인가에 대한 논의와 합의를 토대로 안전목표가 설정되어야 할 것이다.

(2) 기본안전목표 및 기본안전원칙

국제원자력기구(IAEA)는 2006년 방사선리스크를 야기하는 모든 원자력 시설 및 활동에 공히 적용하는 통일되고 일관성 있는 안전목표와 안전원칙을 설정하였다. 단일 안전기본문서로 발간된 '기본안전원칙'(Fundamental Safety Principles, SF-1, 2006)에서는 정성적인 기본안전목표와 10개의 기본안전원칙을 제시하고 있다.

기본안전목표는 부지선정에서부터 설계, 건설, 운전, 해체 등에 이르는 원자력시설의 전주기 동안에 원자력 시설 및 활동에서 궁극적으로 성취해야 할 안전의 지향 목표를 규정하고 있다. 기본안전목표를 '방사선 위해로부터 인간과 환경을 보호하는 것'으로 제시하고, 원자력 시설의 운전과 원자력활동의 수행이 합리적으로 가능한 최상의 안전수준을 달성하기 위하여 무엇을 해야 하는가를 다음과 같이 제시하고 있다.

- 방사성물질의 환경으로의 유출과 인간의 방사선피폭 제어

• 원자로 노심, 핵연쇄반응, 방사선원의 제어기능 상실을 야기할 수 있는 사건의 발생가능성 제한
• 이러한 사건이 발생하더라도 그 사고의 결말 완화

안전원칙은 안전목표를 달성하기 위하여 원칙적으로 다루어야 할 안전의 주안점을 제시하면서, 안전기준의 설정과 안전을 위한 제반 활동의 기본적인 철학을 제공하고 있다. 국제원자력기구가 제시하는 10개의 기본안전원칙은 다음과 같다.

① 안전에 대한 책임 : 안전에 대한 궁극적인 책임은 방사선 위험을 야기하는 시설이나 활동에 책임이 있는 개인이나 조직에 있다.
② 정부의 역할 : 독립적인 규제기관을 포함하여 안전을 위한 효과적인 법적 및 행정 체계를 수립하고 유지해야 한다.
③ 안전을 위한 지도력과 경영 : 방사선 위험과 관련된 조직과 위험을 야기하는 원자력 시설 및 활동에는 안전을 위한 지도력과 경영계획을 수립하고 유지해야 한다.
④ 행위의 정당화(justification) : 방사선피폭은 이를 수반하는 어떤 행위나 작업으로 인한 손해 또는 위험보다 이로부터 얻어지는 이득이 클 경우에만 정당화될 수 있다.
⑤ 방호의 최적화(optimization) : 개인의 방사선피폭, 피폭자의 수, 개인과 집단의 잠재피폭(potential exposure) 가능성은 경제적·사회적 요소를 고려하여 합리적으로 달성 가능한 한 낮게(as low as reasonably achievable: ALARA) 유지되어야 한다.
⑥ 개인선량의 한도(dose limitation) : 개인의 피폭은 선량한도 이하로 제한되어야 하며, 잠재피폭과 관련된 개인의 위험은 사회에서 용인하는 수준 이하로 제한되어야 한다.
⑦ 현재와 미래 세대의 보호 : 현재와 미래의 인간과 환경을 방사선 위험으로부터 보호해야 한다.
⑧ 사고의 예방 : 원자력 또는 방사선 사고를 예방하고 완화하기 위한 모든 실질적인 노력을 경주해야 한다.
⑨ 비상대책 및 대응 : 원자력 및 방사선 사건에 대한 비상대책과 대응을 위한 체계를 수립해야 한다.
⑩ 현존하는 또는 규제되지 않았던 방사선 위험의 감소를 위한 방호조치 : 현존하는 또는 과거에 규제되지 않았던 방사선 위험의 감소를 위한 방호조치를 정당화하고 최적화해야 한다.

이상에서 논의한 안전목표와 안전원칙은 정성적이고 포괄적이며 함축적으로 표현되어 있

어 정성적 안전목표의 달성 여부를 측정할 수 있는 정량적인 척도가 필요하다. 국제원자력기구가 설정한 정량적 안전목표는 현재 운전 중인 기존의 원자력발전소와 향후 신규로 건설할 발전소에 대하여 달리 적용하고 있다. 기존 발전소에 대한 정량적 안전목표는 다음과 같다.

i) 원자로 노심손상 발생빈도(core damage frequency: CDF)는 10^{-4}/RY 이하이어야 한다. 즉 발전소의 운전년수 10,000년에 노심손상 발생 가능성은 한 번 이하이어야 한다. 여기서 RY는 원자로·년(Reactor Year)을 나타내며, 원자로의 일년 동안 운전을 의미한다.

ii) 방사성물질의 대규모 초기 외부유출빈도(large early release frequency: LERF)는 10^{-5}/RY 이하이어야 한다.

신규 발전소에 대한 안전목표는 노심손상 발생빈도 10^{-5}/RY 이하, 방사성물질의 대규모 초기 외부유출빈도 10^{-6}/RY 이하로 설정하고 있다. 신규 발전소의 목표 값을 기존 발전소보다 각각 1/10로 낮춘 것은 앞으로 발전소의 기수와 운전년수가 증가하더라도 이로 인한 전체적인 위험도가 현재의 수준 보다 낮아지도록 유지하기 위해서이다.

(3) 원자력발전소 심층방어

심층방어(defence in depth)는 원자력발전소의 안전성 확보에 가장 중요하고 특징적인 개념이다. 심층방어는 원래 군사용어로 최전선에서 후방에 이르기까지 다단계의 방비 대책을 마련한다는 의미이며, 다중방어 또는 다층방어라고도 한다. 심층방어는 방사성물질의 주 생성원인 핵연료펠렛에서 외부환경에 이르기까지 방사성물질의 유출을 억제하기 위하여 연속적으로 다양한 전략과 수단을 제공하여 안전목표를 달성하자는 개념이다.

심층방어 개념은 운전원의 실수 또는 기계적 고장에 대비하여 방사성물질의 환경으로 유출을 방지하기 위한 물리적 다중방벽(multiple barriers)을 포함한 다단계 방호(multiple levels of protection)를 통하여 이행된다. 궁극적으로 심층방어 개념은 사고의 예방과 완화를 위한 전략이며, 원자로 반응도 제어, 핵연료 냉각, 방사성물질의 격납과 외부 유출차단 등 3가지 기본안전기능이 효과적으로 수행될 수 있도록 지원하는 개념이다.

물리적 다중방벽은 방사성물질이 생성되는 위치에서부터 외부 환경 사이에서 방사성물질의 외부 유출을 차단하기 위하여 연속적으로 설치된 방벽으로, 핵연료펠렛(제1방벽), 핵연료피복재(제2방벽), 원자로냉각재 압력경계(제3방벽) 그리고 격납건물(제4방벽)로 구성된다(그림 3-4). 제한구역으로 설정된 지역은 물리적인 방벽은 아니나 일반인의 거주가 허용되지 않기 때문에 가상의 방벽 역할을 할 수 있다. 4개의 물리적 방벽들 중에서 어느 하나라도 건전성을 유지하면 방사성물질의 대량 외부유출은 발생하지 않는다.

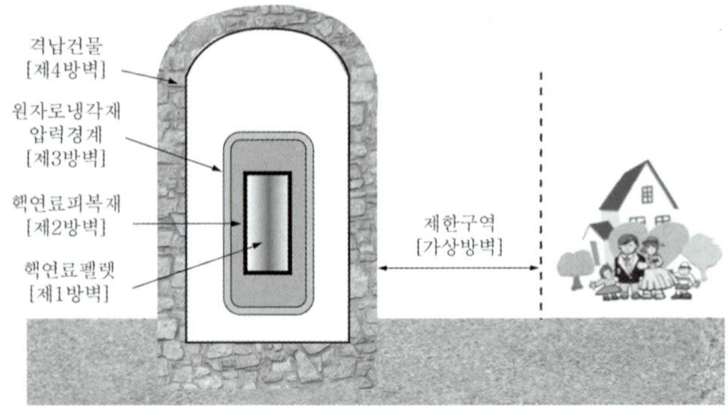

[그림 3-4] 심층방어의 물리적 다중방벽

심층방어의 다단계 방호는 정상상태 유지, 비정상상태 제어, 사고예방, 사고완화, 소외 비상대응의 5단계로 구성되어 있으며, 각 단계별 목표와 이를 달성하기 위한 수단은 표 3-1에서 보는 바와 같다. 다단계 방호의 제1단계부터 제3단계까지는 설계기준 범주 이내에서 안전설비의 구조적 건전성을 유지하고 대중에 대한 방사선 위해를 제한하는 기능을 수행한다. 제4단계와 제5단계는 설계기준의 범주를 초과한 상태에서 심각한 발전소상태를 제어하고 방사성물질의 외부 유출을 최소화하면서 외부의 대중을 보호하기 위한 역할을 수행한다.

[표 3-1] 심층방어의 다단계 방호

단계	목표 및 기능	핵심수단
1 단계	• 정상상태의 유지 - 비정상 운전상태 및 계통 손상의 방지	• 보수적인 설계 • 품질의 건설, 운전 및 보수 • 공학적 관행, 안전문화
2 단계	• 비정상상태의 제어 - 비정상 운전상태 제어 및 계통 손상 탐지 - 사고조건으로의 진전 방지	• 제어 및 보호계통 • 감시 설비
3 단계	• 사고 예방 - 사고의 설계기준 범주로 제어	• 공학적 안전설비 • 비상절차서
4 단계	• 사고 완화 - 중대사고 조건의 제어 - 방사성물질 유출 최소화	• 격납건물 • 사고관리절차서
5 단계	• 소외 비상대응	• 제한구역, 비상대책(본부)

3.1.3 원자력 안전문화

(1) 안전문화 개념

원자력시설에서 발생하는 많은 문제들이 어떤 형태로든 인간의 실수에서 비롯되나, 그럼에도 인간은 문제를 인지하고 해결하는데 가장 효과적인 존재이다. 통계적으로 원자력발전소의 고장이나 사고의 20~30%가 인간의 실수에 원인이 있는 반면에, 원자력발전소가 우수한 운영실적을 보이는 것도 인간이 중요한 기여를 하고 있기 때문이다. 또한 안전문화의 동기를 제기한 체르노빌 원전사고나 최근의 후쿠시마 원전사고에서 경험한 바와 같이 원전의 안전에 대한 인간의 역할과 책임이 긍정적인 측면과 부정적인 측면에서 매우 중요하다는 것을 상기시키고 있다.

원자력발전소의 안전성 확보에는 발전소 안전설비와 같은 하드웨어적인 요소와 운전절차나 품질활동과 같은 소프트웨어적인 요소도 중요하지만, 원자력안전에 관여하는 조직과 개개인의 자세를 포함하는 안전문화가 안전성 확보를 위한 기본요소로 인식되면서 그 중요성이 부각되었다. 따라서 원자력발전소의 안전에 관여하는 개개인과 이들을 경영하는 조직들은 안전문화를 정착하여 인간의 실수를 방지하고 인간행위의 긍정적인 장점을 최대한 활용함으로써 원자력의 안전을 최상의 수준으로 유지할 수 있도록 노력해야 할 것이다.

(2) 안전문화 구성 요소

안전문화는 '원자력안전을 최우선으로 고려하는 조직이나 개개인의 특성과 자세의 결집'으로 정의되고 있다. 조직이나 개개인의 모든 활동에서 고려해야 할 안전문화의 보편적인 특성으로 다음을 강조하고 있다.

- 안전의 중요성에 대한 개개인의 인식
- 개개인의 훈련과 교육을 통한 높은 수준의 지식과 직무수행 능력
- 안전을 최우선시하는 고위 경영층의 솔선수범과 안전 공동목표에 대한 개개인의 수용
- 지도력, 상벌제도와 개개인의 자발적인 태도를 통한 동기 부여
- 감사나 검토 관행을 포함하여 개개인의 의문을 갖는 태도를 기꺼이 수용하는 자세
- 공식적인 업무분장과 개개인의 직무에 대한 이해

안전문화는 조직체제와 각 경영계층의 책임, 조직체제에 속하는 각 계층 종사자의 태도 등 두 가지 일반적인 요소로 구성되며, 조직체제와 책임은 정책차원과 관리자차원으로 세분된다. 그림 3-5는 안전문화의 구성요소를 정책차원, 관리자, 개인의 이행사행으로 구분하여 보여주고 있으며, 각각의 구성요소에 대한 세부적인 요건을 예시하고 있다.

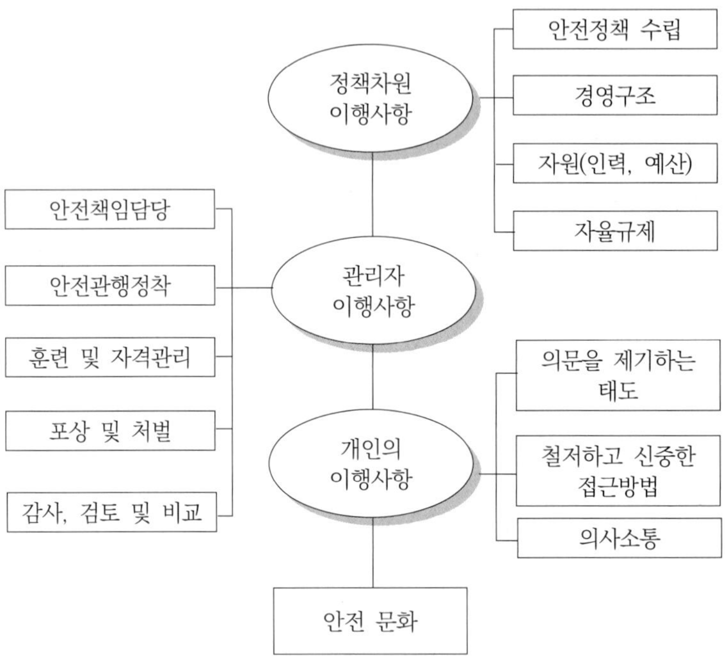

[그림 3-5] 원자력 안전문화의 개념

(3) 안전문화 추진 현황

국제원자력기구는 1994년부터 조직안전문화평가지침(ASCOT Guidelines)을 개발하여 회원국의 안전문화 실천에 대한 이행현황을 평가하고, 효과적인 안전문화 이행을 위한 안전문화 검토서비스를 제공하여 왔다. 초기에는 조직안전문화평가팀(ASCOT)을 구성하여 운영하였으나, 안전문화의 평가범위를 확대하고 안전문화평가팀(Safety Culture Assessment Review Team: SCART)으로 명칭을 변경하여 운영하고 있다.

국제원자력기구는 2008년 보다 체계적이고 효과적인 안전문화 평가서비스를 제공하기 위하여 안전문화 평가지침서(SCART Guidelines)를 발간하였다. 이 지침서에는 5개의 평가범주와 37개의 평가요소를 규정하고 있다. 평가범주는 안전에 대한 확고한 가치의 인식, 안전에 대한 명확한 리더십, 안전에 대한 명확한 책임, 안전의 모든 활동에의 고려, 안전에 대한 지속적 학습 등을 포함하고 있다. 국제원자력기구가 주관하고 국제적 전문가 6명으로 구성된 안전문화평가팀은 회원국의 요청에 따라 약 2주 동안에 안전문화 이행실태를 평가하고 권고와 제안사항, 추천할 만한 모범사례를 포함하는 평가보고서를 제공하여 자체적인 안전문화의 개선에 활용하도록 하고 있다.

3.1.4 원자력안전의 국제적 공조 체제

원자력에 대한 안전관리 책임과 권한이 해당 국가에 있는 것은 당연한 일이지만 세계적인 원자력안전성 확보를 위해서는 해당 국가에만 전적으로 의존할 수 없다는 인식과 함께 원자력안전에 대한 국제적 공조체제가 활발히 진행되고 있다. 이에 따라 각 국가별로 추진해 온 원자력 안전성확보 개념과 함께 세계중심의 안전성확보 개념을 병행함으로써 원자력 안전과 규제에 대한 국제적 수준의 조화를 도모하고 있다.

국제적 공조체제를 위한 노력과 활동은 원자력안전기준의 국제 규범화, 원자력 안전과 규제 활동에 대한 국제적 전문가그룹에 의한 검토와 지원, 국제협약을 통한 신속한 정보교류와 상호지원, 그리고 원자력안전의 국가간 교차검토를 통한 안전수준의 조화 등의 다양한 형태로 활발히 전개되고 있다. 특히 국제원자력기구가 주관하고 있는 '원자력안전협약'과 '사용후 핵연료 및 방사성폐기물 안전관리 공동협약'은 국제규범화를 통하여 원자력안전과 규제에 대한 국제적 수준의 조화를 이루는데 큰 기여를 하고 있다.

(1) 국제원자력기구

국제원자력기구는 원자력의 평화적 이용을 촉진하여 세계의 평화, 보건과 번영에 공헌하고, 원자력 활동이 군사적으로 이용되지 않도록 하기 위하여 1957년 7월 29일 국제연합(UN) 산하의 기구로 발족하였다. IAEA의 주요 기능은 크게 원자력의 평화적 이용 촉진, 핵물질에 대한 사찰과 검증, 원자력안전에 대한 국제규범으로서의 안전기준 개발로 구분할 수 있다. 2011년 11월 기준으로 152개국이 회원국으로 참여하고 있으며, 우리나라는 IAEA 발족시 가입하였다. 의결기구로 총회와 이사회가 있으며, 집행조직으로 사무총장과 6명의 사무차장 그리고 2,300여명의 사무직원이 있다. IAEA의 조직은 그림 3-6에서 보는 바와 같이 사무총장 산하에 6개의 '부' (Department)를 두고 있으며, 각 '부'는 사무차장이 관장하고 있다. 이 중에서 안전과 직접적으로 관련되는 조직은 '원자력안전·보안부'와 '안전보장조치부'이다.

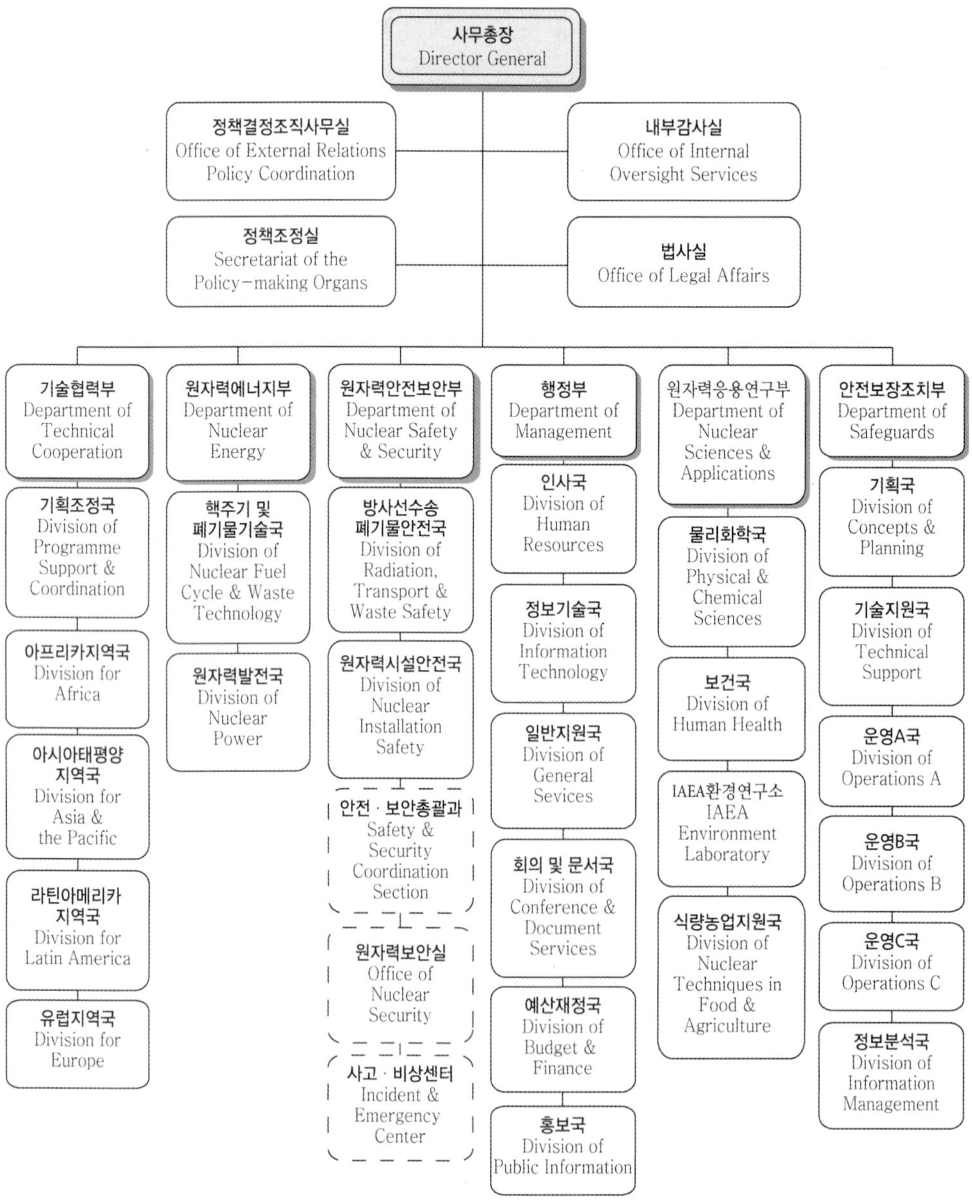

[그림 3-6] 국제원자력기구(IAEA) 조직

국제원자력기구는 산하에 많은 위원회를 운영하고 있으며, 안전 및 보안과 관련된 위원회로는 국제원자력안전그룹, 안전보장조치이행자문단, 안전기준위원회가 있다. 국제원자력안전그룹(International Nuclear Safety Group: INSAG)은 사무총장에게 원자력안전 분야의 주요 현안에 대한 자문을 위하여 1985년 구성된 국제원자력안전자문그룹(International Nuclear Safety Advisory Group: INSAG)의 위상을 강화하고 독립성을 부여하기 위하여, 2003년 10월 그 명칭을 변경하여 설립되었다. 사무총장이 임명하는 위원장을 포함하여 11~18명의 위원으로 구성되며, 임기는 4년이다. 안전보장조치이행자문단(Standing Advisory Group on Safeguard Implementation)은 안전보장조치 분야의 현안에 대하여 사무총장을 자문하기 위하여 1975년 구성되었으며, 현재 14개국에서 24명의 전문가가 3년 임기의 위원으로 활동하고 있다. 안전기준위원회(Commission on Safety Standards)는 IAEA의 모든 원자력 분야의 안전기준 개발에 대한 검토와 승인과정을 총괄하고 있으며, 1996년 1월에 설치되어 매년 2회의 정기회의를 갖고 있다. 위원회 산하에는 4개의 분야별 기준위원회(원자력안전, 방사선안전, 폐기물안전, 수송안전)를 두고 있다.

원자력 안전기준 및 지침의 개발은 국제원자력기구의 주요 활동 중의 하나로써, 원자력안전의 국제 규범화에 중요한 역할을 하고 있다. 안전기본문서, 안전기준, 안전지침, 기술보고서로 안전기준 문서체계(그림 3-7)를 구성하고 있으며, 현재 약 96개의 안전문서가 개발되어 있다.

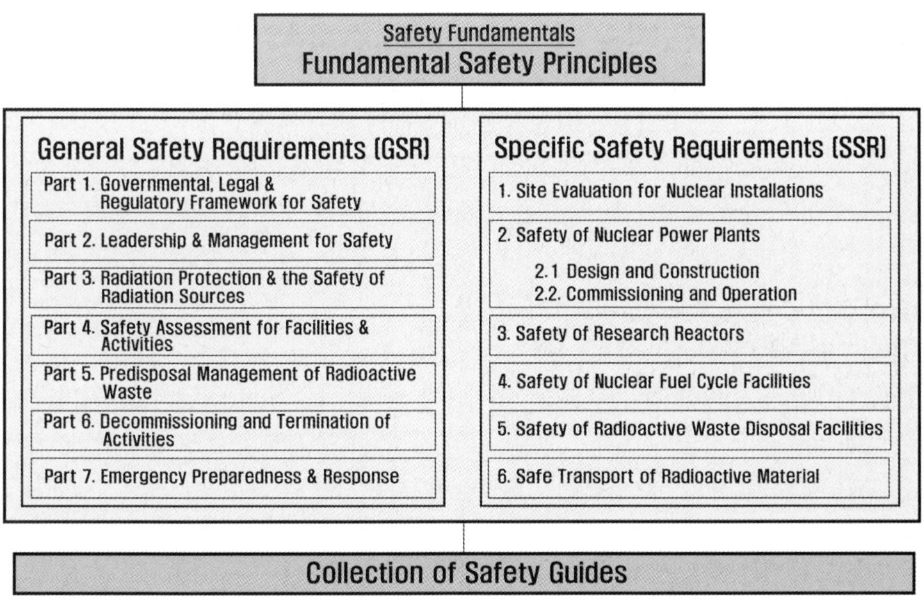

[그림 3-7] 국제원자력기구의 안전문서 체계

국제원자력기구는 주요 활동으로 회원국의 원자력 안전과 규제에 대한 다양한 검토서비스를 제공하고 있다. 검토서비스는 회원국의 요청에 의하여 수행되며, 해당 분야의 국제적인 전문가로 팀을 구성하여 일정기간 현지에서 검토를 수행한다. 검토는 IAEA의 해당분야 안전기준 및 지침과 국제적 관행에 따라 수행된다. 수행결과는 일반적으로 안전기준에 부합하지 않는 경우의 권고사항(recommendation)과 안전지침 및 국제적 관행을 토대로 효과성과 효율성을 제고하기 위한 제안사항(suggestion)으로 분류되어 회원국에 제공하게 된다. 주요 검토서비스로써 통합규제검토서비스(integrated regulatory review services: IRRS)는 회원국의 안전규제 체계와 인·허가심사, 규제검사 등 규제기능의 수행현황을 평가하여 규제의 효과성을 제고하기 위하여 회원국의 초청에 의하여 수행된다. 또한 가동안전성 검토서비스는 가동안전성평가팀(Operational Safety Review Team)을 구성하여 국제원자력기구 안전기준을 토대로 가동 중인 원전의 안전성을 평가하는 것으로, 1982년부터 수행해 오고 있다.

(2) 원자력안전협약

1986년 4월 발생한 체르노빌 원전사고를 계기로 국경을 초월하는 피해의 광범위성과 심각성을 실감한 국제사회는 원자력안전을 보장하기 위하여 국제적인 공동노력이 체계적으로 수행되어야 한다는데 인식을 함께 하게 되었다. 이에 따라 국제원자력기구가 주관하는 '원자력안전협약'(Convention on Nuclear Safety)이 1996년 10월 24일에 공식 발효되었다. 2011년 12월 기준으로 우리나라를 포함한 72개국이 체약국으로 가입되어 있으며, 원자력발전소를 보유하고 있는 모든 국가가 참여하고 있다.

'원자력안전협약'은 원자력시설의 잠재적 위해에 대한 효과적인 방어대책의 수립과 사고의 미연 방지 및 완화를 위하여 체약국의 자체적인 노력과 국제협력을 증진함으로써 세계적으로 높은 수준의 안전성 확보에 그 목적을 두고 있다. 협약은 육상의 민수용 원자력발전소를 대상으로 하고 있으며, 발전소에서 발생하는 방사성폐기물의 처리 및 처분 시설의 경우 발전소부지 내에 위치할 경우 협약 대상에 포함한다.

안전협약의 주요 내용으로는 안전규제요건의 제도적 구비, 규제기관의 독립성, 원전운영자의 안전관리책임, 안전우선원칙, 부지선정에서부터 설계, 건설 및 운전단계에서의 안전성 확보와 관련된 의무사항 등을 규정하고 있다. 특히 가동원전에 대해서는 조속히 안전성을 평가하여 필요한 개선조치를 취하고, 보완이 불가능한 경우 가동중지계획을 수립·시행해야 한다는 특별 조항을 두고 있다. 무엇보다도 '원자력안전협약'의 주요 초점은 이러한 의무사항들에 대한 이행현황을 각 체약국은 국가보고서로 작성하여 3년마다 국제원자력기구에 제출하여야 하며, 이에 대한 교차검토가 3년 주기의 검토회의를 통하여 체약국들에 의하여 수행된다는 점에 있다. 1999년 4월 국제원자력기구 본부에서 개최된 제1차 검토회의를 시작으로 2011년 4월 제5차 검토회의가 개최되었다.

'원자력안전협약'의 발효는 원자력안전의 국제규범화 시대가 본격적으로 도래하였음을 의미한다. 즉 원전에 대한 안전관리의 책임이 원전보유국에 있음은 어느 누구도 부인하지 못하지만, 안전관리에 대한 제반 활동들이 국제규범의 측면에서 평가되고 국제질서 속에서 조화를 이루면서 수행되어야 함을 의미하는 것이다. 특히 협약의 의무사항으로 제출되는 국가보고서는 자국의 원자력시설에 대한 안전관리 전반의 실태를 국제사회에 진술하는 공식문서로써, 이에 대한 국제적인 평가는 그 나라의 원자력안전관리에 대한 평가로 볼 수 있다. 비록 의무조항의 준수여부가 물리적 제재를 수반하고 있지는 않지만, 원자력안전관리활동의 투명성을 조장하고 원자력안전에 대한 국제적 토론의 새로운 장을 제공하고 있다는 점에서 시사하는 바가 매우 크다고 할 수 있다.

3.2 원자력 안전해석과 중대사고

3.2.1 원자력 안전해석 개요

(1) 안전해석의 목적과 범위

안전해석(safety analysis)이란 원자력 시설 및 활동에 연관된 잠재적 재해를 평가하는 것으로 정의되며, 안전성평가의 일부로 수행된다. 안전해석은 정상운전, 예상운전과도상태, 사고조건과 사고 후의 상태 등 원자력시설의 모든 상태에 대한 시설의 대처능력을 해석하는 것으로, 설계기준사고와 이를 초과하는 사고(중대사고)를 포함한다.

안전해석은 결정론적 및 확률론적 방법으로 수행해야 한다. 결정론적 방법은 보수적이고 결정론적인 기준을 설정하여 적용하는 것으로, 해석결과가 이 기준을 만족하면 종사자나 대중 개개인에 대한 방사선 위험이 허용할 수 있는 낮은 수준이라는 확신을 제공할 수 있어야 한다. 이 방법은 기기의 성능, 해석모델, 해석에서의 가정 등에서 야기될 수 있는 불확실성을 보상하기 위하여 충분한 안전여유도를 제공하는 개념이다. 확률론적 방법은 방사선 위험을 야기할 수 있는 모든 요소를 결정하고, 설계가 확률론적 안전기준을 만족하는지를 평가하는 방법이다. 이 방법은 결정론적 방법에 의하여 평가할 수 없는 원자력시설의 성능, 설계의 취약점, 원자력시설의 위험도에 대한 통찰력(insights)을 제공할 수 있다.

(2) 안전해석 수행 절차

안전해석의 전체적인 수행과정은 그림 3-8에서 보는 바와 같이 발생 가능한 또는 가상적인 사건에 대하여 사건 전개과정(시나리오)을 구성하고, 예비적으로 설정한 원자력시설 설계자료, 운전 제한치와 조건, 운전원조치 등의 입력자료를 토대로 수치적 해석을 수행하여 해석결과가 해당 사건의 허용기준을 만족하는지를 평가한다. 해석결과가 허용기준을 만족하면 입력자료를 확정하고 안전보고서를 작성하게 되나, 그렇지 못할 경우에는 입력자료를 변경하여 다시 해석을 수행하고 허용기준을 만족할 수 있는 입력자료를 산출함으로써 원자력시설의 설계를 완결하게 된다.

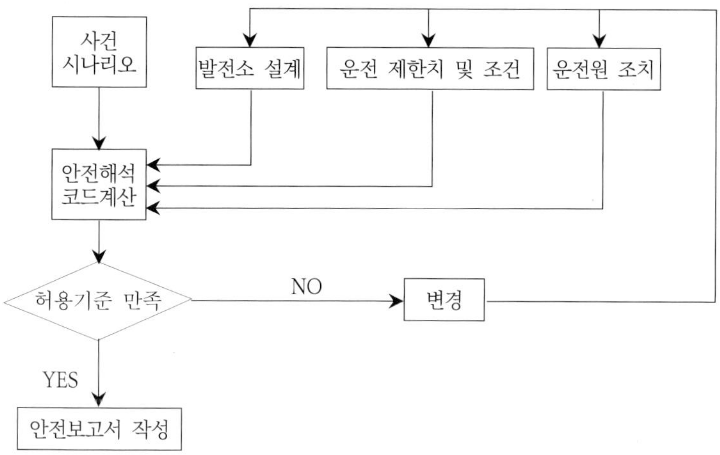

[그림 3-8] 안전해석 수행 개념도

안전해석은 원자력시설의 설계자 또는 운영자에 의하여 수행되고, 그 결과는 규제기관에 제출되어 검토되어야 한다. 규제기관은 검토과정에서 원자력시설의 안전성을 재확인하기 위하여 자체적인 해석 코드와 방법을 사용하여 독립적인 검증해석을 수행한다. 규제기관은 검증해석을 통하여 ⅰ)제출된 안전해석 결과가 합리적이고 완벽한 방법으로 수행되었는지, ⅱ)안전기준을 충족하기 위하여 필요한 설비의 성능과 운전원조치가 안전해석에서 적절히 반영되었는지를 확인하고, ⅲ)설계기준사고에 대한 원자력시설의 거동과 설계에 대한 이해를 높인다.

안전해석을 수행하기 위하여 해석의 대상이 되는 초기사건을 도출하여 발생빈도에 따라 또는 적절한 방법으로 분류하고, 해당 사건에 대한 허용기준을 설정해야 한다. 또한 해석방법과 해석코드가 사전에 마련되어야 한다.

3.2.2 초기사건의 도출과 사건분류

(1) 원자력발전소 상태 분류

발전소의 상태는 그림 3-9에서 보는 바와 같이 크게 운전상태와 사고조건으로 구분된다. 운전상태는 정상운전 상태와 예상운전과도로 나누어지고, 사고조건은 설계기준사고와 이를 초과하는 중대사고로 구분된다.

정상운전은 발전소가 규정된 운전제한치와 조건에서 운전되고 있는 상태로써, 발전소의 기동과 출력운전, 원자로정지, 원자로정지운전, 보수 및 시험 등 제반 정상적인 활동을 포함한다. 예상운전과도는 정상운전을 벗어난 상태의 운전으로써 발전소의 수명기간 동안 적어도 한번 이상 발생할 수 있으나, 안전에 중요한 설비에 심각한 손상을 일으키지 않으며 사고상태로 진전되지 않는 사건을 말한다. 설계기준사고는 발전소의 계통·기기 및 구조물의 설계기준이 되는 사고로써, 이러한 설비들이 설정된 설계기준을 만족하고 핵연료의 손상이나 방사성물질의 유출을 제한치 이내로 유지할 수 있는 사건을 의미한다. 중대사고는 설계기준을 초과하는 사고로써 심각한 노심손상을 야기하는 사고를 뜻한다.

<table>
<tr><td colspan="6">발전소 상태 (Plant States)</td></tr>
<tr><td colspan="2">운전상태 (Operating States)</td><td colspan="4">사고조건 (Accident Conditions)</td></tr>
<tr><td>정상운전
(Normal Operation)</td><td>예상운전과도
(Anticipated Operational Occurrences: AOO)</td><td>(a)</td><td>설계기준사고
(Design Basis Accidents)</td><td>(b)</td><td>중대사고
(Severe Accidents)</td></tr>
</table>

(a) 설계기준사고로 분류하지 않으나 고려하는 사고
: 원자로정지불능예상과도(Anticipated Transients without Scram), 전원완전상실사고(Station Blackout)

(b) 심각한 노심손상을 야기하지 않는 설계기준초과사고
: 급수완전상실사고(Loss of Total Feedwater)

[그림 3-9] 원자력발전소 상태 분류

(2) 초기사건의 도출

초기사건(initiating event)은 예상운전과도상태 또는 사고조건을 야기하는 사건으로써, 설계와 해석의 반복되는 일련의 계산과정, 공학적 판단, 발전소의 설계와 운전경험을 통하여 설계단계에서 도출해야 한다. 초기사건은 다중으로 설치된 기기 중에서 한 기기의 기능상실

과 같은 경미한 결말을 초래하는 사건으로부터 원자로냉각재계통의 주요 배관 파단과 같은 심각한 결말을 야기하는 사건을 포함하여 광범위한 스펙트럼을 가지며, 발전소의 내부사건과 외부사건을 포함해야 한다.

내부사건은 계통과 기기의 손상, 불완전한 보수나 제어기기의 부적절한 설정 등을 포함하는 운전원의 실수, 그리고 화재, 폭발, 침수 등의 내부적 요인으로 발전소의 안전계통에 미치는 영향을 고려해야 한다. 외부사건은 지진, 홍수, 폭풍, 지진해일과 심각한 기상조건을 포함하는 자연적 위해와 더불어 비행기 충돌, 유독가스, 화재 등 외부의 산업활동으로 발전소에 영향을 미칠 수 있는 인위적 위해를 고려해야 한다.

(3) 초기사건의 분류

사건의 분류에는 다양한 방법이 있으나, 일반적으로 예상되는 발생빈도 또는 기능적 형태에 따라 분류할 수 있다. 예상되는 발생빈도별 사건분류는 나라마다 약간의 차이가 있으나, 우리나라에서도 개념적으로 채택하고 있는 미국의 분류방식에 따르면 그림 3-10에서 보는 바와 같다. 원자력시설의 인·허가에 대한 요건을 규정하고 있는 미국의 연방규제규칙

<table>
<tr><th rowspan="2">Event Frequency [/RY]</th><th colspan="2">USNRC</th><th colspan="2">ANS</th></tr>
<tr><th>10CFR50</th><th>RG 1.70</th><th>51.1-1973</th><th>51.1-1983</th></tr>
<tr><td>계획운전
(Planned Operation)</td><td>정상
(Normal)</td><td>정상
(Normal)</td><td>Condition Ⅰ</td><td>PC-1</td></tr>
<tr><td>10^{-1}</td><td rowspan="2">예상운전과도
(Anticipated Operational Occurrences: AOOs)</td><td>보통 빈도 사건
(Incidents of Moderate Frequency)</td><td>Condition Ⅱ</td><td>PC-2</td></tr>
<tr><td>10^{-2}</td><td>희귀 빈도 사건
(Infrequent Incidents)</td><td>Condition Ⅲ</td><td>PC-3</td></tr>
<tr><td rowspan="3">10^{-3}
10^{-4}
10^{-5}
10^{-6}</td><td rowspan="3">사고
(Accidents)</td><td rowspan="3">제한사고
(Limiting Faults)</td><td rowspan="3">Condition Ⅳ</td><td>PC-4</td></tr>
<tr><td>PC-5</td></tr>
<tr><td>Not decided</td></tr>
</table>

주) 10FR50 : Domestic licensing of production and utilization facilities
RG 1.70 : Standard format and content of safety analysis report for NPPs

[그림 3-10] 발생빈도에 따른 사건 분류

(USNRC) 10CFR50에서는 정상, 예상운전과도, 사고로 분류하고 있으며, 미국원자력규제위원회의 규제지침 RG 1.70에서는 정상, 보통빈도사건, 희귀빈도사건, 제한사고로 분류하고 있다. 또한 미국원자력학회(ANS)에서는 4개 또는 5개의 범주로 분류하기도 한다.

10CFR50의 분류는 발전소의 상태분류(그림 3-9)와 큰 차이가 없으나, RG 1.70과 ANS에서는 예상운전과도를 보통빈도사건과 희귀빈도사건으로 세분하고 있다. 발생빈도별 사건분류의 정의와 사건 사례는 다음과 같다.

i) 정상운전(Condition I) : 발전소가 규정된 운전 제한치와 조건에서 사전에 설정한 계획대로 운전되고 있는 상태로써, 발전소 출력운전, 원자로 기동과 정지, 보수, 시험, 핵연료 장전 등을 포함한다.

ii) 보통빈도사건(Condition II) : 발전소의 수명기간 동안 여러번 일어날 수 있는 사건으로, 터빈트립, 주급수유량상실, 원자로냉각재유량의 감소 등이 여기에 포함된다.

iii) 희귀빈도사건(Condition III) : 발전소의 수명기간 동안 한번 일어날 수 있는 사건으로, 소형 원자로냉각재상실사고, 핵연료집합체의 부적절한 장전과 운전, 핵연료취급사고 등이 포함된다.

iv) 제한사고(Condition IV) : 발전소 수명기간 동안 발생하지 않을 것으로 예상되나 방사성물질의 심각한 유출 가능성 때문에 고려하는 가상적인 사건으로, 주급수관 파단사고, 주증기관 파단사고, 대형 원자로냉각재 상실사고, 원자로냉각재펌프 회전자 고착사고 등이 포함된다.

기능적 사건분류는 발전소의 기본안전기능을 저해하는 주원인에 따른 분류로서, 같은 그룹의 사건들은 기본안전기능을 저해하는 요인이 동일하므로 그룹의 모든 사건들을 해석하지 않고 가장 심각한 영향을 미치는 사건에 대하여 경계치해석(bounding analysis)을 수행할 수 있는 장점이 있다. 2차 계통에 의한 열제거 증가 또는 감소, 원자로냉각재 유량 감소, 반응도 및 출력분포 이상, 원자로냉각재 재고량 증가 또는 감소, 부속 계통 또는 기기로부터 방사성물질 유출 등으로 분류할 수 있으며, 원자력발전소 안전성분석보고서의 사고해석에서는 해석의 편의성을 고려하여 이 분류를 택하고 있다.

3.2.3 사건의 허용기준과 안전해석 코드

(1) 허용기준의 개념

안전해석을 위하여 안전을 판단할 수 있는 기준을 설정해야 하며, 이 기준은 안전목표의 달성, 안전원칙의 적용, 그리고 관련 설계기준과 규제기준에 충분히 부합해야 한다. 대개의 기준은 법령의 형태로 규정되어 있으며, 규제기관이 사업자의 안전활동에 대한 규제의 판단기준으로 사용하기 때문에 규제기준이라고도 한다.

허용기준은 방사성물질의 유출을 억제하는 물리적 방벽의 손상을 예방하고 허용할 수 없는 방사성물질의 유출을 방지함으로써 적절한 수준의 심층방어가 유지되고 있음을 입증하기 위하여 각 사건에 적용되는 안전의 척도이다. 각 사건의 위험도(발생빈도×결말)가 동일한 수준이어야 한다는 원칙에 따라 예상되는 발생빈도가 높은 사건은 경미한 결말을 야기해야 하며, 심각한 결말을 야기하는 사건은 그 발생빈도가 매우 낮아야 한다.

따라서 발생빈도가 높은 사건은 그 결말을 작게 하기 위하여 엄격한 허용기준을 적용해야 하며, 발생빈도가 낮은 사건은 상대적으로 완화된 기준을 적용할 수 있다. 예로서 보통빈도사건(Condition II)에 대해서는 핵연료의 손상을 허용하지 않으나, 제한사고(Condition IV)에 대해서는 핵연료피복재의 일부 손상을 허용하고 있다.

(2) 허용기준의 형태

허용기준은 일반적으로 일반 허용기준과 특정 허용기준으로 구분할 수 있다. 일반 허용기준은 작업종사자와 공중의 개인별 및 집단적 방사선 피폭선량, 방사성물질의 유출에 대한 물리적 방벽의 건전성, 그리고 기본안전기능의 수행에 요구되는 계통의 성능이나 운전원의 능력에 대한 기준이다. 특정 허용기준은 안전해석에서 계산된 변수들의 제한치(예: 핵연료피복재 온도, 핵연료피복재 산화율), 사고 전·후의 발전소의 상태(예: 장기간 안전상태의 유지), 계통·기기 및 구조물의 성능요건(예: 안전주입 유량) 등을 포함한다.

방사선피폭선량에 대한 허용기준으로 작업종사자의 경우 연간 50mSv 그리고 5년에 100mSv를 초과하지 않아야 하며, 일반인에 대해서는 연간 1mSv로 제한하고 있다. 사고 상황에서는 부지 제한구역 경계에서의 제한치로 설정된 사고 후 2시간 동안의 전신 피폭선량 0.25Sv 및 갑상선 피폭선량 3Sv의 10%~100%를 적용하고 있다.

핵연료의 건전성과 관련한 허용기준으로 핵연료의 임의 위치에서의 핵비등이탈률(departure from nucleate boiling ratio: DNBR) 또는 핵연료중심선 온도가 설계제한치인 핵연료 허용손상한계를 만족해야 한다. 여기서 핵비등이탈률은 임계열유속(critical heat flux: CFR)과 실제 열유속과의 비율을 말하며, 핵비등이탈률이 제한치(대개 1.2~1.3) 이상이어야 한다는 것은 실제 열유속이 임계열유속보다 작아야 핵연료가 건전성을 유지한다는 의미이다. 핵비등이탈률 제한치는 열유속의 계산에서 존재하는 불확실도를 고려하여 95%확률에 95%신뢰도를 고려하여 설정된다. 원자로냉각재계통의 건전성과 관련한 허용기준으로 계통압력을 설계압력의 110~120%로 제한하고 있다.

(3) 허용기준과 안전여유도

각 사건에 적용되는 허용기준은 물리적 방벽의 손상예방과 방사성물질의 유출방지를 위하여 충분한 안전여유도를 가지고 설정되어야 한다. 이는 물리적 방벽의 건전성과 방사성물질의 유출에 따른 영향을 예측하는데 상당한 불확실성이 존재하고, 사건에 따른 발전소의 거동과 현상을 수치적으로 해석하는데 있어 많은 불확실성이 수반되기 때문이다. 그림 3-11은 허용기준과 안전여유도에 대한 관계를 개념적으로 보이고 있다. 임의 사건의 안전해석 결과는 허용기준을 만족해야 하므로 일차적인 안전여유도가 생기며, 허용기준은 방벽의 손상을 야기할 수 있는 한계보다 낮게 설정되기 때문에 이차적인 안전여유도가 확보될 수 있다.

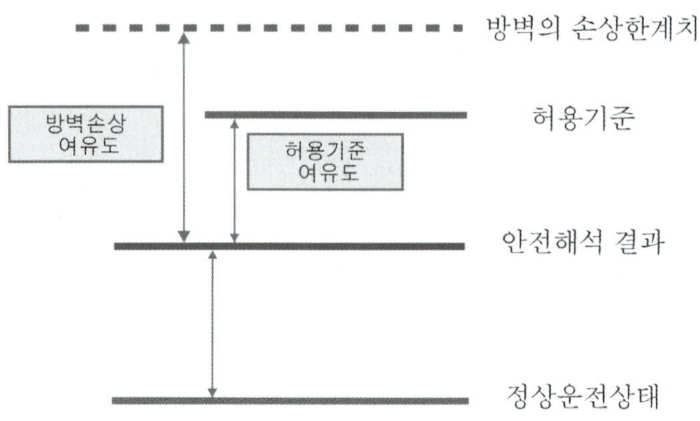

[그림 3-11] 허용기준과 안전여유도

(4) 안전해석코드의 종류

원자력발전소의 운전과도상태 및 설계기준사고의 안전해석을 위하여 필수적으로 구비해야 하는 전산코드로는 노물리 해석코드, 핵연료 해석코드, 계통 및 부수계통의 열수력 해석코드, 격납건물 해석코드, 방사선원 해석코드, 구조건전성 해석코드 등이 있다. 이들의 용도와 상호 연계는 그림 3-12에서 보는 바와 같다.

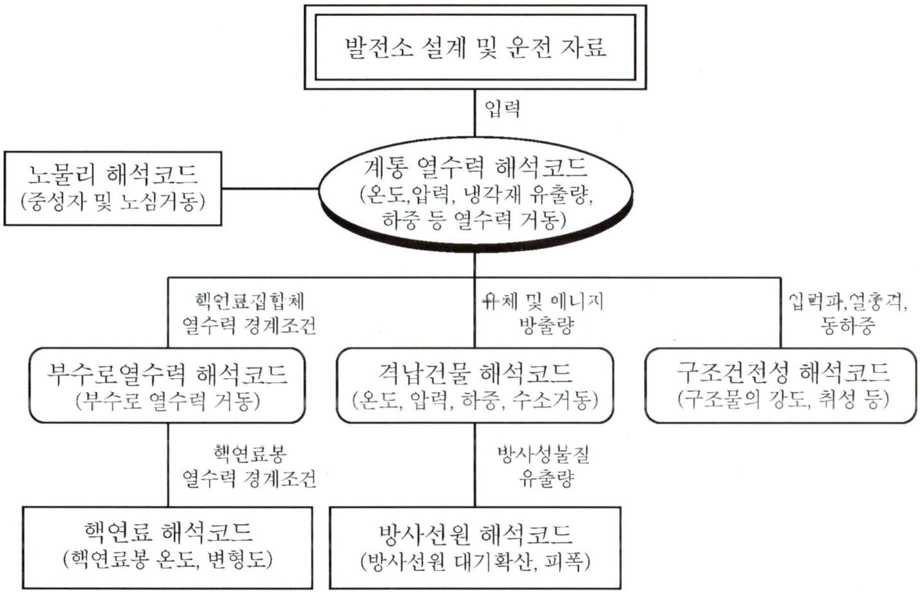

[그림 3-12] 안전해석코드의 상호 연계도

3.2.4 원자력사건 등급분류

(1) 국제 원자력사건 등급분류 체계 및 기준

원자력발전소의 설계 또는 안전해석에서 고려해야 하는 사건의 분류와는 달리 원자력시설에서 발생한 사건을 일반인들이 쉽게 이해할 수 있도록 하고, 일관된 기준 아래에서 체계적으로 관리하기 위하여 국제적인 원자력 사건분류 체계가 마련되어 있다. 국제원자력기구(IAEA)와 경제협력개발기구/원자력기구(OECD/NEA)는 1990년부터 평가지표로서 '국제 원자력사건 등급'(International Nuclear Event Scale: INES) 체계를 도입하여 원자력시설에서 발생한 사건들에 대한 등급평가를 수행하고 있다. 이 지표는 현재 70개 국가에서 사용하고 있으며, 우리나라는 1993년부터 적용하고 있다.

INES는 표 3-2에서 보는 바와 같이 원자력시설에서 발생한 사건을 안전 중요도에 따라 1등급에서 7등급까지로 분류하고 있으며, 1~3등급 사건을 고장(Incident), 4등급 이상의 사건을 사고(Accident)로 정의하고 있다. 또한 안전에 중요하지 않은 사건에 대해서는 등급이하(0등급/Below Scale)라 하여 경미한 이탈(Deviation)로 분류하고 있으며, 안전과 무관한 사건은 등급외 사건(Out of Scale)으로 규정하고 있다.

[표 3-2] INES 평가 체계 및 기준

분류	등급	기준-1 소외 영향	기준-2 소내 영향	기준-3 심층방어 기능저하	사건 사례
사고	7 대형사고	방사성물질 대량 외부방출 $\geq 5\times10^{16}$Bq (I-131환산)			구소련 체르노빌 원전사고(1986), 일본 후쿠시마 원전사고(2011)
	6 심각한사고	방사성물질 대량 외부방출 $\geq 5\times10^{15}$Bq			
	5 소외 위험사고	방사성물질 한정적인 외부 방출 $\geq 5\times10^{14}$Bq	원자로노심 중대손상		영국 윈드스케일 원자로사고 (1957), 미국 TMI 원전 노심용융사고(1979)
	4 소내 위험사고	방사성물질 소량 외부방출 $\geq 5\times10^{13}$Bq, (1mSv피폭)	원자로노심 상당수준 손상, 종사자 치사량 피폭 (약 5Gy)		프랑스 생로랑 원전사고(1980), 일본 JCO핵임계 사고(1999)
고장	3 심각한고장	방사성물질 극소량 외부 방출 (0.1mSv피폭)	방사성물질의 소내 중대오염, 급성방사선장해발생 종사자피폭(약 1Gy)	심층방어 손상	스페인 반델로스원전 화재사고(1989)
	2 고장		방사성물질의 소내 상당량오염, 종사자선량한도 초과피폭(50mSv)	심층방어 상당수준 기능저하	일본 미하마원전 증기발생기전열관 손상사고(1991)
	1 단순고장			운전제한 범위이탈	
등급 이하	0 경미한 이탈	안전에 중요하지 않은 사건			
등급 외	Out of Scale	안전에 관계없는 사건			

INES 체계에서의 원자력사건 등급 평가기준은 사건으로 인한 소외영향, 소내영향 그리고 심층방어 기능저하 등 3가지의 주요한 안전성 기여인자에 의해 분류하고 있다. 소외영향은 사건의 발생으로 인하여 원자력시설 외부로 방출되는 방사성물질의 양에 따라 3등급에서 7등급까지로 분류하고, 소내영향은 사건에 의한 시설의 손상정도와 방사성물질에 의한 발전소 내부의 오염과 종사자의 피폭정도에 따라 2등급에서 5등급까지로 분류한다. 또한 심층방어 기능저하는 방사성물질의 소내·외 방출을 방지하기 위한 물리적 방벽의 손상과 다단계 방호 기능의 상실정도에 따라 0등급에서 3등급까지로 분류한다. 사고(Accident)와 고장(Incident)의 분류기준은 일반적으로 사건의 발생이 결과적으로 종사자와 주변 주민에게 방사선 영향을 미치는지의 여부이며, 영향을 미치지 않는 사건을 고장으로 분류하고 있다.

(2) 국제적 사건의 분류와 주요 사건 현황

INES 체계에 따라 등급평가를 시작한 1992년부터 지금까지(2011년 8월) 각 국가에서 국제원자력기구에 보고한 사건은 총 599건이다. 등급별로 분류하면 7등급 1건, 3등급 16건, 2등급 137건, 1등급 186건, 0등급 223건으로 평가되어 있으며, 36건이 등급외 사건으로 분류되어 있다. 표 3-2에 등급별 대표적인 사건 사례로 명시한 체르노빌 원전사고(1986년) 등 일부 사건은 1992년 이전에 발생한 사건으로 이 통계에 포함되어 있지 않다.

주요한 사건으로는 우리에게 잘 알려진 미국의 스리마일 아일랜드(TMI) 원전사고(5등급), 구 소련의 체르노빌 원전사고(7등급), 그리고 최근에 발생한 일본의 후쿠시마 원전사고(7등급)가 대표적인 사례가 될 수 있다.

(3) 우리나라 사건등급분류 현황

우리나라는 원자력사건의 체계적인 관리와 등급평가의 세부적인 사항을 규정하기 위하여 1992년 12월 1일 과학기술처고시 제92-18호 '원자력이용시설의 사고·고장 발생시 보고·공개 규정'(현재 원자력안전위원회고시 제2012-11호로 변경)을 제정하였다. 고시에서는 원자력사업자가 원자력시설의 운영이나 방사성물질의 취급 중에 사고나 고장이 발생할 경우 정부에 보고해야 하는 대상 사건, 보고방법과 절차를 포함하여 사건의 등급평가에 관한 사항을 규정하고 있다. 또한 사업자는 1등급 이상 사건을 포함하여 중요한 사건에 대해서는 언론에 공개하도록 규정하고 있다.

사건의 등급평가를 시작한 1993년부터 지금까지 총 325건의 사건이 발생하여 13건이 1등급으로 2건이 2등급으로 분류되었으며, 3등급 이상의 사건은 한 건도 발생하지 않았다. 2

등급 사건으로 최근(2009년 9월 17일) 신고리1호기의 시운전과정에서 원자로냉각재 423톤이 원자로건물(격납건물)로 37분간 살수된 원자로냉각재 살수사건이 있다. 이 사건은 신고리1호기가 고온정지상태에서 살수계통 운전절차서 오류(설계변경 사항 미반영)로 인해 전단의 격리밸브가 개방된 상태에서 주제어실 운전원의 스위치 조작 오류와 현장시험원의 현장기기 임의조작으로 발생하여, 방사선비상계획에 따라 '백색비상'이 발령되었다.

3.2.5 중대사고와 사고관리

(1) 중대사고 진행과정

중대사고는 설계기준사고를 초과하는 사고로써, 심각한 노심손상을 초래하고 방사성물질의 외부 유출을 억제하는 물리적 방벽들의 건전성을 손상시킬 수 있는 사고로 정의한다. 중

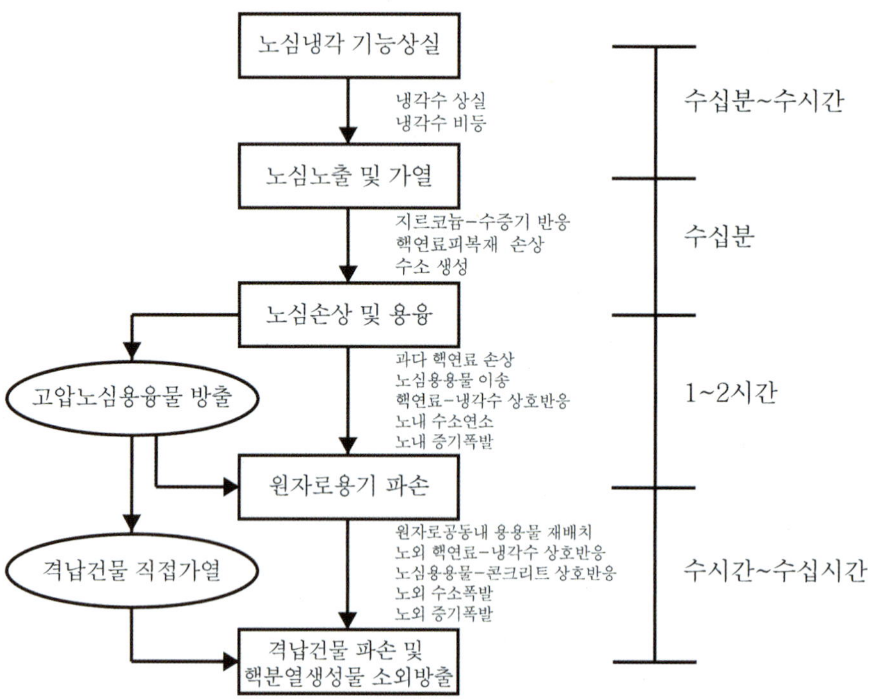

[그림 3-13] 중대사고 진행과정과 주요 현상

대사고는 냉각재상실사고 및 과도상태 등의 초기사건의 발생에 따른 사고의 진전을 억제하기 위하여 설치된 공학적안전설비의 기능상실과 운전원의 오작동 등의 요인에 의하여 발생할 수 있으며, 비록 그 발생확률은 낮으나 다양한 사고시나리오로 전개되어 진다. 중대사고에서는 핵연료의 용융 뿐만 아니라 설계기준사고 영역에서는 발생하지 않는 수소폭발, 냉각수-핵연료 상호반응, 노심용융물-콘크리트 상호반응 등과 같은 여러 가지 복잡한 현상이 일어날 수 있다.

중대사고의 일반적인 진행과정과 주요 현상을 도식화하면 그림 3-13에서 보는 바와 같으며, 노심냉각 기능상실, 노심노출과 가열, 노심손상과 용융, 원자로용기 파손, 격납건물 기능상실(파손 포함)과 핵분열생성물 방출로 사고가 진전되어 간다.

(2) 중대사고 주요 현상

중대사고에서 발생할 수 있는 주요 현상을 살펴보면 다음과 같다[김효정, 2012].

① 노심냉각 기능상실과 노심가열 : 원자로냉각재계통의 배관파단에 의한 냉각재상실사고나 비상노심냉각계통을 포함한 안전계통의 기능상실 등의 원인에 의하여 원자로 냉각수가 고갈되면 노심냉각 기능이 상실될 수 있다. 원자로 냉각수의 고갈은 냉각수의 비등과 함께 핵연료의 노출과 가열을 초래하며 핵연료의 급격한 온도상승을 야기하게 된다. 이러한 온도상승은 핵연료 피복재인 지르코늄과 증기의 반응($Zr+2H_2O \rightarrow ZrO_2+2H_2$)에 의하여 핵연료 피복재의 산화와 함께 수소를 발생하게 된다.

② 노심용융과 원자로용기 파손 : 핵연료가 가열되면 피복재가 팽창(balooning)하면서 파손되며, 가열로 인해 핵연료의 온도가 액화(liquification) 또는 용융 온도(2,000℃)에 도달하게 되면서 핵연료와 함께 노심이 용융되기 시작한다. 고온의 노심용융물(corium)은 원자로용기의 하부헤드에 남아 있는 차가운 냉각수와 접촉하면서 부서져 입자화 되며, 열전달 면적이 급속히 증가하면서 핵연료-냉각수 상호반응(fuel-coolant interaction)에 의하여 증기가 폭발적으로 발생할 수 있다. 이 증기폭발은 원자로 내에서 발생하므로 노내 증기폭발(in-vessel steam explosion)이라고 한다. 원자로용기 하부헤드는 다양한 메커니즘에 의해 파손될 수 있는데, 노심용융물에 의한 원자로용기 하부 벽면에 위치한 계측기관통부와 관통부 지지 용접부에 대한 열충격, 원자로용기의 크리이프(creep) 파손 등이 주요 요인이 될 수 있다. 한편 핵연료피복재 및 구조물과 증기의 산화반응에 의해 생성된 수소는 일정농도 이상에서 충격파를 수반하는 수소연소(hydrogen burning)를 원자로 내에서 일으킬 수 있으며

원자로용기의 건전성에 상당한 위협을 가할 수 있다.

③ 격납건물 파손 : 원자로용기 하부의 파손으로 흘러내린 고온의 노심용융물이 원자로용기 주변의 원자로공동(reactor cavity)에 존재하는 냉각수와 반응하여 발생하는 증기폭발(그림 3-14) 등의 급격한 위협에 의하여 조기파손(early containment failure)이 일어날 수 있다. 또한 노심용융물이 원자로공동의 바닥이나 벽면의 콘크리트와 반응하여 수소 등의 가연성 기체를 생성하거나 격납건물의 압력을 증가시킴으로써 격납건물의 건전성을 위협하게 된다. 원자로냉각재계통의 고압상태(2MPa 이상)에서 원자로용기에 균열이 생기면 노심용융물이 격납건물 내로 분사되듯이 방출되어 격납건물의 온도와 압력을 급격히 상승시켜 격납건물의 건전성에 직접적인 위협이 될 수 있다. 이 현상을 격납건물 직접가열(direct containment heating: DCH)이라 부르기도 한다 이러한 현상들은 점진적인 과압에 의한 후기파손(late containment failure) 또는 격납건물 바닥의 침식에 의한 관통(basemat melt-through) 등으로 진행될 수 있다. 격납건물의 파손이 원자로용기의 파손 후 비교적 오랜 시간(수시간~수십 시간)이 지난 후에 발생하게 되는 것은 방대한 자유체적(free volume)을 갖도록 설계되어 있는 격납건물의 특성 때문이다.

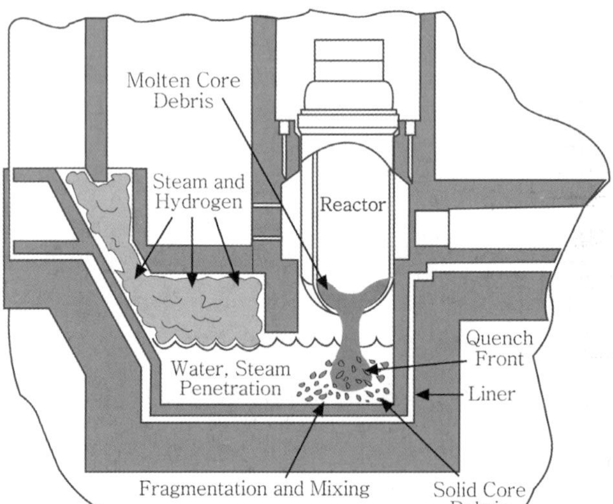

[그림 3-14] 노외 증기폭발의 개념도

(3) 중대사고 대처설비

중대사고 대처설비는 설계기준사고를 초과하는 중대사고의 예방과 사고완화를 위하여 설치되는 설비를 말하며, 설계기준사고에 대처하기 위하여 설치되는 안전계통에 추가하여 중대사고 고유의 현상과 거동을 제어하기 위하여 설치된다. 중대사고 대처설비의 대표적인 사례로는 원자로냉각재계통의 과압방지설비, 격납건물 건전성 유지를 위한 수소제어설비와 원자로공동 구조물의 최적화 설계, 추가적인 비상전원공급계통 등이 있다.

① 안전감압계통 : 중대사고의 진행과정에서 2차 측의 열제거 기능이 상실된 경우, 노심붕괴열은 주입-방출 운전에 의해 제거될 수 있다. 주입-방출 운전은 안전감압계통을 통한 원자로냉각재의 방출과 고압안전주입펌프를 사용한 비상냉각수의 주입으로 이루어진다. 신고리1호기의 경우 안전감압계통은 가압기의 상부에 2개의 유로로 설치되어 있으며, 각 유로에는 가압기에 부착된 10cm 크기의 노즐과 두개의 연속된 전동구동 밸브, 격납건물로 방출되는 배관으로 구성되어 있다.

② 대체 교류전원 : 발전소 내·외로부터 전력공급이 상실될 경우, 안전등급의 비상 디젤발전기가 작동하여 주요 안전계통에 전력을 공급하게 된다. 그러나 소외전력 및 다중의 비상디젤발전기(보통 2대)를 이용할 수 없는 발전소정전(station blackout) 사고에 대비하여 각 발전소에는 1~2대의 대체 교류디젤발전기가 추가로 설치되어 있다. 이 대체 교류디젤발전기는 일반적으로 발전소의 두개 호기에 공용으로 5,500~7,200kW의 용량을 가지고, 발전소정전 사고시 8시간 동안 교류전력을 공급할 수 있다.

③ 수소 제어설비 : 설계기준사고에서의 수소제어를 위하여 수소재결합기(hydrogen recombiner)와 수소점화기(igniter)가 설치되지만, 중대사고에서의 수소생성량을 고려하여 많은 점화기가 추가로 설치된다. 또한 최근에는 전원상실의 경우를 고려하여 작동에 전원이 필요하지 않는 피동촉매형 수소재결합기(passive auto-catalytic recombiner: PAR)를 설치하고 있다. 특히 일본 후쿠시마 원전사고 이후에는 피동촉매형 수소재결합기의 설치가 본격화되고 있다.

④ 원자로공동 구조물 설계 : 중대사고시 원자로용기 하부의 파열부분을 통해 격납건물로 방출되는 노심용융물을 격납하고 냉각능력을 충분히 확보하기 위하여 원자로공동(reactor cavity)의 바닥 넓이를 대개 0.02m^2/MWth 이상으로 설계하며, 바닥의 콘크리트 두께는 기본적으로 90cm로 설계한다.

(4) 중대사고 관리

중대사고 관리란 중대사고가 발생하는 경우에 노심손상의 진행을 억제하고, 격납건물의 건전성을 유지하여 소외로 방사성물질의 유출을 최소화하기 위해 운전원이 취해야 할 제반 조치행위를 말하며, 사고관리를 위해 사전에 마련된 종합적인 계획을 사고관리계획이라 한다. 사고관리계획에는 사고관리전략의 개발, 전략이행을 위한 절차와 지침의 개발, 중대사고에 대처하기 위한 발전소 설비의 가용성 평가, 사고예방 및 완화를 위한 교육훈련, 의사결정의 규정 등이 포함된다.

사고관리계획의 가장 핵심적인 요소인 사고관리전략은 발전소에 대한 위협으로부터 상태를 회복시키거나 위협을 완화하기 위하여 운전원이 기기나 설비를 사용하여 취하는 행위나 조치사항을 의미한다. 일반적으로 사고관리전략은 노심손상을 방지하기 위한 사고예방전략과 노심손상 후 그 영향을 최소화하기 위한 사고완화전략으로 구분될 수 있다. 대부분의 사고예방전략은 비상운전절차서에 반영되어 있으며, 사고예방과 더불어 사고완화전략은 중대사고 관리절차서에 기술되어 있다. 사고관리전략은 취해질 행위나 조치사항, 발전소에 대한 위협, 사용될 기기 등의 3가지로 구성되며, 일반적인 전략으로 원자로냉각재계통으로의 냉각수 주입, 원자로냉각재계통의 감압, 증기발생기 감압, 격납건물 살수, 격납건물로의 냉각수 주입, 격납건물 수소제어 등이 있다.

중대사고 관리지침서(severe accident management guidance)는 대표원전을 참조하여 원자로 형식에 따라 개발하는 것으로, 중대사고 주제어실 지침서, 기술지원실(technical support center) 전략수행제어도와, 기술지원실 지침서 등으로 구성되어 있다. 또한 중대사고 관리절차서(severe accident management procedure)는 중대사고 관리지침서를 사용하여 해당 개별원전에 대해 그 발전소의 특성과 설계 및 운전자료를 반영하여 개발된다. 중대사고 관리절차서를 개발할 때에는 마지막 단계로 확인과 검증을 수행한다. 예로서 사고추이와 전략의 수행이 명확하지 않을 경우에는 전산코드로 모사하여 발전소의 거동을 파악함으로써 그 효율성을 확인해야 한다. 또한 실제와 유사한 비상훈련 상황에서 여러 가지 사고시나리오를 모사한 후 사용자들에 의해 이 절차서가 효율적으로 사용되는지를 검증해야 한다.

3.3 원자력 안전규제

3.3.1 원자력 안전규제의 특성

(1) 원자력 안전규제 개념

원자력 안전규제란 '원자력의 개발과 이용에 수반될 수 있는 방사선 위해로부터 공중과 환경을 보호하기 위하여 국가가 기업과 개인의 행위를 세약하는 것'이라고 할 수 있으며, 이는 일반 산업안전이 근로자의 안전을 대상으로 하는 것과 구별되는 것이다. 원자력 안전규제의 대상은 잠재적 위험이며 현존화한 위험은 안전규제의 대상이라기보다는 비상대응의 대상이 된다. 그런데 원자력 위험은 발생가능성은 희박하지만 한번 발생하면 피해가 크다는 특성을 가지고 있다. 그러나 발생가능성이 희박하므로 안전규제의 효과는 통상 잘 드러나지 않게 되고, 사업자들은 원자력 안전규제를 불필요한 규제로 오해하게 되며, 경제성을 악화시키는 규제로 불평하게 되는 현상이 발생한다. 이럴 경우 원자력사업자는 여러 가지 수단을 동원하여 규제기관에 압력과 영향력을 행사하여 규제를 완화하고자 한다. 이때 규제의 독립성 문제가 발생하게 된다.

한편 원자력은 기술집약적 산업이며 안전성 확보를 위해 최신의 기술을 적용하고 있어 원자력의 안전규제를 위해서는 고도의 전문성을 필요로 한다. 만약 규제기관이 피규제기관보다 전문성이 뒤질 경우 규제기관은 피규제자의 정보와 기술에 의존해야 하는 경우가 발생하며 이럴 경우 규제기관의 포획현상이 나타나기도 한다.

(2) 규제기관의 포획

일반적으로 정부규제를 담당하는 규제기관은 당연히 공익목적을 위해 규제업무를 효과적으로 수행해야 하나 실제에 있어서는 당초의 목적으로부터 유리되거나 일탈하여 규제업무를 수행하는 현상이 흔히 발생한다. 이를 보통 시장실패를 치유하기 위한 규제가 실패한다고 하여 규제실패로 부른다. 이러한 현상이 발생하는 이유로 규제기관의 관료가 부패할 경우, 규제기관이 무능할 경우, 규제기관이 피규제자에 포획될 경우로 대별할 수 있다. 규제실패의 보편적이면서도 고질적인 원인을 야기하는 규제기관의 포획현상(regulatory capture)은 규제기관의 피규제자 정보 의존, 규제기관과 사업자의 자원 불균형, 규제기관의 갈등 회피 및 외부신호 의존 등의 원인에 의하여 일어 날 수 있다.

(3) 원자력 안전규제 독립성

원자력 안전규제에서 이러한 포획현상을 막기 위해 일찍이 규제의 독립성을 확보하기 위한 지속적인 노력이 경주되어 왔다. 규제기관의 독립성은 일반대중의 입장에서 규제기관을 얼마나 신뢰하느냐에 대한 중요한 척도가 될 수 있다. 원자력안전규제에서 독립성의 중요성을 감안하여 국제원자력기구는 원자력안전협약, 기본안전원칙(SF-1), 안전기준문서인 '안전을 위한 정부, 법적 및 규제 체계'(GSR Part 1) 등의 국제 규범을 통하여 회원국들이 규제기관의 독립성을 확보할 것을 요구하고 있다. 이와 함께, 국제원자력기구는 안전지침문서인 '원자력시설에 대한 규제기관의 조직과 인적 구성'(GS-G-1.1)에서 원자력 안전규제의 독립성 확보를 위한 6개의 구체적 요소를 다음과 같이 제시하고 있다.

i) 정치적 요소 : 규제기관은 안전에 관한 의사결정에서 정치적 영향이나 압력을 받아서는 안된다.

ii) 법적 요소 : 규제기관의 기능과 독립성은 법령의 형태로 규정되어야 하며, 안전규제 요건의 개발, 의사결정과 규제집행에 관한 권한을 포함해야 한다.

iii) 재정적 요소 : 규제기관은 주어진 책임을 완수하기 위하여 적합한 인력과 재원을 확보해야 하며, 규제기관의 예산에 대하여 원자력의 이용 또는 진흥을 책임지는 정부부처가 검토나 승인을 해서는 안된다.

iv) 전문능력 요소 : 규제기관은 안전을 책임지는 분야에 대한 독립적인 기술적 전문성을 확보해야 한다.

v) 정보공개 요소 : 규제기관은 규제의 투명성과 신뢰성 확보를 위하여 규제요건과 규제결정, 그리고 그 배경을 대중에게 독립적으로 공개할 수 있는 권한을 가져야 한다.

vi) 국제협력 요소 : 규제기관은 규제정보의 상호 교환과 협력을 증진하기 위하여 타국의 규제기관이나 국제기구와 협력할 수 있는 권한을 가져야 한다.

(4) 원자력 안전규제 전문성

원자력 안전규제에서 전문성의 확보는 피규제산업에 포획되지 않기 위해서나 안전규제의 효율적인 수행을 위해 필수적인 것이다. 특히 규제기관이 정부조직으로 구성되어 있으면 관료들의 잦은 이직과 보직전환으로 전문성 저하가 발생하는데 이를 보완할 수 있는 수단이 강구되어야 한다. 이에 규제기관은 규제전문기관을 설치하여 기술적이고 전문적인 업무를 위임하여 수행하기도 하며, 외부의 전문가에게 자문을 구할 수도 있다.

세계 각국의 규제기관들은 규제의 전문성 확보를 위하여 기술지원 기관이나 기술지원 체제를 갖추고 원자력 안전규제와 관련된 독자적인 연구를 위탁 또는 자체 수행하고 있다. 이를 통해 안전규제를 위한 기술기준을 제정하거나 안전현안을 해결하는 등 규제판단을 위한 독립적인 분석능력과 전문성을 확보하기 위해 노력하고 있다. 한편으로 다양한 전문가로 구성된 자문위원회의 활동을 활성화하여 규제의 전문성과 더불어 객관성 및 공정성을 확보하고 있다.

3.3.2 원자력 안전규제 법령 체계

(1) 법령의 개념

법령이란 사회규범 또는 사회통제의 유형이며, 그 공통적인 특징은 일반인이나 조직에 대하여 작위(作爲)나 부작위(不作爲) 등을 명령함으로써 일반적 사회관계를 법률관계로 규율하는 것으로, 이를 위반하는 경우에는 형벌이나 손해배상 등의 제재가 가해지도록 하는 것이다. 원칙적으로 입법기관에 의해 제정되어 법원에 의해 권위적인 판단의 기준으로 사용되는 규범을 의미하는 것이라고 볼 수 있다. 보통은 헌법, 법률, 조약, 명령, 조례, 규칙 등의 성문법 전체를 말하나, 좁은 의미로는 법률과 명령만을 가리킨다. 물론 각 실정법상에서 그 목적에 따라 법령의 정의를 규정하여 입법적 해석이 가능하도록 하고 있다. 예로서 '법령 등이란 법률, 대통령령, 총리령, 부령과 그 위임을 받는 고시 등을 말한다'라는 「행정규제기본법」에서의 정의처럼 고시도 법령의 정의에 포함하는 규정을 들 수 있을 것이다.

(2) 원자력 관련 법률 분류

우리나라의 원자력 관련 법률은 그림 3-15에서 보는 바와 같이 크게 원자력에 관한 사항을 전적으로 다루기 위하여 제정된 원자력 관계법률과, 타 분야 목적으로 제정되었으나 원자력에 관련된 사항을 일부 포함하고 있는 여타법률의 두 가지로 분류될 수 있다. 원자력 관계법률에는 원자력 안전·규제 관련 법률, 원자력 이용·진흥 관련 법률, 원자력 손해배상 관련 법률이 있다.

원자력 관련 여타법률들로서는 행정조직 관련 법률, 에너지 관련 법률, 건설과 국토개발 관련 법률, 환경과 폐기물 관련 법률, 의료와 보건 관련 법률, 재해와 재난 관련 법률, 항공·선박과 해양 관련 법률 등 약 40여개 법률들이 있다. 여기에서는 원자력 안전과 규제와 관련한 법률 현황을 살펴보기로 한다.

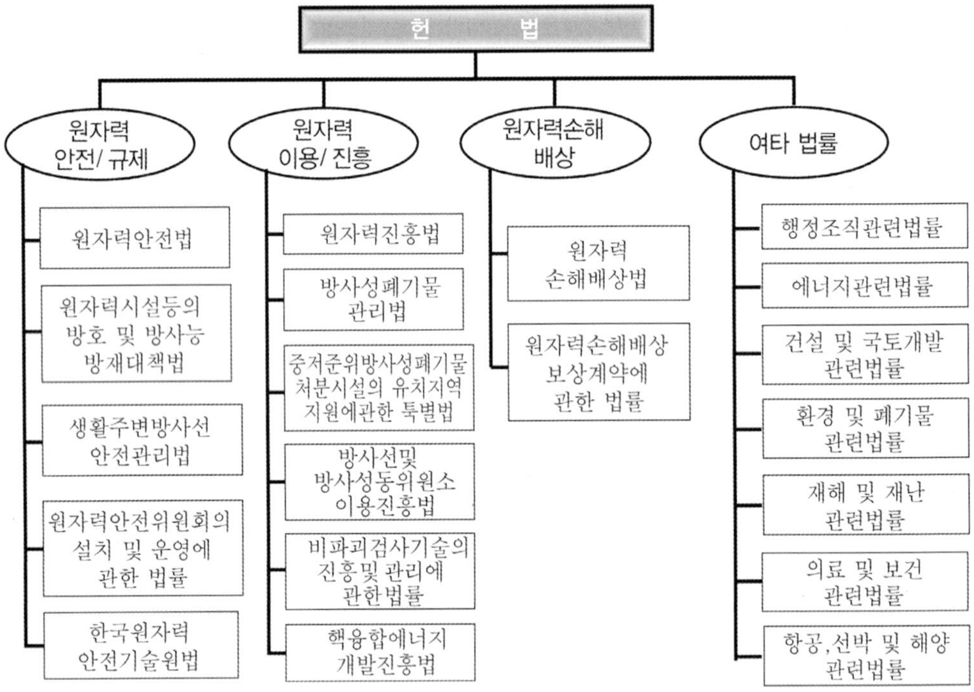

[그림 3-15] 원자력 관련 법률

(3) 원자력안전법

2011년 7월 25일 「원자력법」 제26차 개정에서 「원자력법」의 명칭을 「원자력진흥법」으로 변경하여 원자력의 이용·개발에 관한 사항만 이 법에서 규정하고, 이 법에서 규정하고 있던 원자력 안전관리에 관한 사항은 「원자력안전법」의 제정(2011년 10월 26일 시행)으로 별도로 분리하였다. 이 법은 원자력의 연구·개발·생산·이용에 따른 안전관리에 관한 사항을 규정하여 방사선에 의한 재해의 방지와 공공의 안전을 도모함을 목적으로 하고 있으며, 총 11장 121조로 구성되어 있다. 이 법의 주요 규정 내용을 살펴보면, 5년 단위의 원자력안전종합계획 수립, 원자력시설과 핵물질에 대한 인·허가 및 규제검사 등의 규제절차, 규제요건, 기술기준과 벌칙, 방사선장해의 방지조치, 공무원의 시정조치 및 수시검사권한, 방사선환경영향평가서 작성에서의 주민 의견수렴과 공청회 제도 등이 있다.

「원자력안전법」의 종적체계는 그림 3-16에서 보는 바와 같이 이 법의 시행에 필요한 행정적인 사항을 규정한 시행령(대통령령), 법 및 시행령의 이행에 필요한 상세한 규제절차, 규제방법, 기술기준 등을 규정한 규칙, 기술기준과 행정절차에 관한 사항을 상세히 규정한 고시의 4단계로 구성되어 있다.

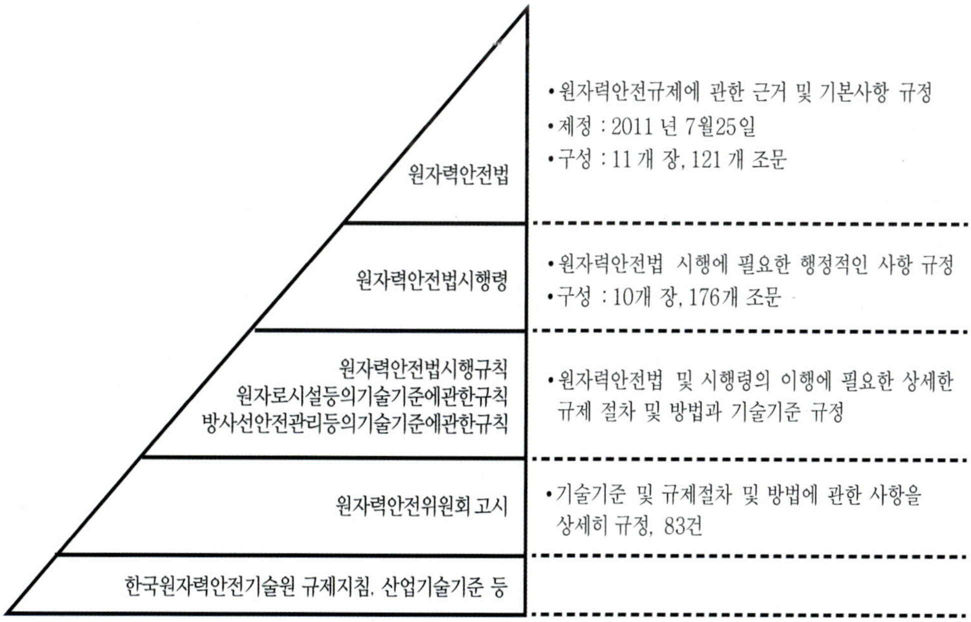

[그림 3-16] 원자력안전법의 종적 체계

원자력 관련 시설과 활동에 대한 허가기준으로 「원자로시설 등의 기술기준에 관한 규칙」과 「방사선안전관리 등의 기술기준에 관한 규칙」이 있다. 또한 「원자력안전법」, 시행령, 시행규칙 및 기술기준규칙에서 위임한 사항과 그 시행에 필요한 세부 규제요건 및 기술기준을 규정하기 위하여 총 83건의 고시가 활용되고 있으며, 원자로, 방사선, 폐기물, 방사선량, 면허, 규제, 보칙 등의 7개 분야로 구분하여 발간되어 있다.

(4) 원자력시설 등의 방호 및 방사능방재대책법

핵물질 및 원자력시설의 안전한 운영을 위한 방사능방재와 시설 방호체계를 강화하고, 방사능재난에 효율적으로 대처할 수 있는 방사능재난관리체제를 구축하기 위하여 2003년 5월 15일 제정되었으며, 총 5장 52조로 구성되어 있다. 이 법의 주요 규정 내용을 살펴보면 핵물질 및 원자력시설에 대한 정부의 물리적 방호체제 수립, 원자력사업자의 물리적 방호운영체제, 방호규정과 방호비상계획의 수립, 방사능사고시 정부의 긴급조치와 방사능재난 선포 등이 있다.

(5) 생활주변방사선 안전관리법

생활주변에서 일상적으로 접할 수 있는 방사선으로부터 국민의 건강과 환경 보호를 위하여 2011년 7월 25일 제정(2012년 7월 26일 시행)되었다. 이법은 생활주변에서 접할 수 있는 방사선의 안전관리에 관한 사항을 규정함으로써 국민의 건강과 환경을 보호하여 삶의 질을 향상시키고 공공의 안전에 이바지함을 목적으로 하고 있으며, 총 6장 31조로 구성되어 있다. 이 법의 주요 규정 내용을 살펴보면 생활주변 방사선방호 종합계획의 수립, 원료물질 또는 공정부산물의 취급자 등록과 수출입 관리, 항공승무원에 대한 안전관리체계, 공항과 항만에 방사선·방사능 감시기 설치와 재활용고철에 대한 방호체계 구축 등이 있다.

3.3.3 원자력발전소 안전규제 체계

(1) 안전규제 체계

우리나라 원자력발전소 수명주기 동안의 인·허가, 규제검사 및 안전성평가의 전체적인 규제체계를 종합하면 그림 3-17에서 보는 바와 같다. 원자력발전소의 허가는 크게 건설허가 및 운영허가의 2단계로 구분하고 있다. 부지사전승인 신청은 사업자의 선택사항으로 건설허가의 일환으로 다루고 있다. 또한 특정핵물질의 계량관리규정, 물리적 방호규정, 방사선비상계획 및 발전소해체에 관한 승인 규정을 두고 있다.

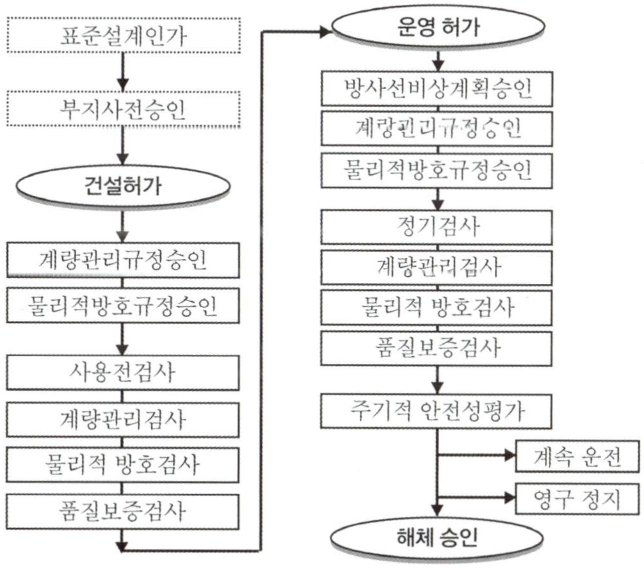

[그림 3-17] 원자력발전소의 안전규제 전체 체계

건설허가 이후 발전소의 건설과 기기설치에 따른 사용전 검사가 수행되며, 검사결과는 운영허가에 대한 규제심사에 활용된다. 발전소설치자는 운영허가와 더불어 방사선비상계획, 계량관리규정, 물리적 방호규정 등의 승인을 받은 후에 발전소의 운전을 개시할 수 있다. 운영허가 이후에는 정기검사와 주기적 안전성평가를 수행해야 하며, 설계수명이 만료된 발전소에 대해서는 주기적 안전성평가 결과를 토대로 계속운전 여부를 결정해야 한다. 이러한 규정 사항은 「원자력안전법」에 근거를 두고 있으나, 물리적 방호규정 승인과 방사선비상계획 승인에 관한 사항은 「원자로시설 등의 방호 및 방사능 방재대책법」에서 규정하고 있다.

(2) 규제심사와 인·허가

원자력발전소의 인·허가를 위한 제반 절차 및 요건에 대해서는 「원자력안전법」에서, 허가기준에서 명시한 기술기준에 대해서는 「원자로시설 등의 기술기준에 관한 규칙」에서 규정하고 있으며, 상세한 규정에 대해서는 원자력안전위원회의 고시에서 다루고 있다. 원자력발전소의 인·허가를 위하여 사업자가 제출해야 하는 서류와 허가기준은 표 3-3에서 보는 바와 같으며, 주요 인·허가 사항의 내용과 절차를 살펴보면 다음과 같다.

[표 3-3] 원자력발전소 인·허가 제출서류와 허가기준

인·허가	제출 서류	허가 기준
표준설계 인가	• 표준설계기술서 • 원자로 사용목적 설명서 • 원자로 설계에 관한 기술능력 설명서 • 표준설계안전성분석보고서 • 비상운전절차서 작성계획서	• 위치 · 구조 · 설비 및 성능에 관한 기술기준 • 방사성물질로부터 국민건강 및 환경상 위해방지 기준
부지 사전승인	• 방사선환경영향평가서 • 부지조사보고서	• 위치에 관한 기술기준
건설허가	• 예비안전성분석보고서 • 방사선환경영향평가서[1)] • 건설에 관한 품질보증계획서 • 원자로 사용목적 설명서 • 원자로시설 설치에 관한 기술능력 설명서	• 건설에 필요한 기술능력 확보 • 위치 · 구조 및 설비에 관한 기술기준 • 방사성물질로부터 국민건강 및 환경상 위해방지 기준 • 품질보증에 관한 기술기준
운영허가	• 최종안전성분석보고서 • 운영기술지침서 • 방사선환경영향평가서[2)] • 운전에 관한 품질보증계획서 • 원자로 운전에 관한 기술능력 설명서 • 핵연료 장전계획 설명서 • 비상운전절차서 작성 기술적 근거 및 검증방법 설명서	• 운영에 필요한 기술능력 확보 • 발전소 성능에 관한 기술기준 • 방사성물질로부터 국민건강 및 환경상 위해방지 기준 • 품질보증에 관한 기술기준
해체승인	• 해체계획서	-

1) 부지사전승인을 받았을 경우에는 제출하지 않아도 됨.
2) 건설허가시 제출한 서류의 내용과 달라진 부분만 기술

① 표준설계인가 : 동일한 설계를 반복적으로 적용하여 원자력발전소를 건설하는 경우 사전에 표준설계의 인가를 받을 수 있도록 하여 건설에 따른 규제의 효율성과 인·허가의 안정

성을 제고하기 위하여 설정된 규정으로, 사업자의 선택적 사항이다. 인가의 유효기간은 10년으로, 인가된 설계내용에 대해서는 건설허가 또는 운영허가 제출서류에 그 내용을 기재하지 않아도 되므로 심사에서 제외된다. 그러나 유효기간 중이라도 설계의 안전성에 중대한 영향이 있을 경우에는 인가받은 사항에 대하여 시정 또는 보완을 요구할 수 있다.

② 부지사전승인 : 원자력발전소를 건설하고자 하는 사업자는 건설허가 신청 전에 일정범위의 공사를 하기 위하여 부지사전승인을 신청할 수 있으며, 이는 사업자의 선택사항이다. 여기에서 일정범위의 공사는 발전소를 설치할 지점의 굴착과 그 지점의 암반 보호와 보강을 위한 콘크리트 공사를 말하며, 발전소의 안전성을 높이기 위하여 필요한 경우 공사범위를 조정할 수 있다.

③ 건설허가 : 원자력발전소의 건설허가 신청자가 동일 부지 안에 동일한 종류·열출력 및 구조의 발전소를 둘 이상 건설하려는 경우 하나의 신청서로 신청할 수 있다. 부지사전승인을 받았을 경우에는 방사선환경영향평가서를 제출하지 않아도 되며, 그렇지 않은 경우에는 방사선환경영향평가서 초안을 작성하여 주민 공람과 필요시 공청회를 개최해야 한다.

④ 운영허가 : 운영허가의 절차는 동일 부지 내에 둘 이상의 동일 발전소에 대한 하나의 허가신청서, 서류의 적합성 검토, 허가의 처리기간, 위원회의 심의, 안전성분석보고서 기재내용 등에 관하여 건설허가와 동일하게 규정을 적용하고 있다. 방사선환경영향평가서에는 건설허가시 제출한 서류의 내용과 달라진 부분만 기술하면 된다. 원자로시설의 운영 중에 시설의 안전에 영향을 주거나 줄 우려가 있는 사고해석과 운영기술지침서의 변경 등 운영허가 사항을 변경하고자 할 경우에는 그 변경 전에 원자력안전위원회로부터 변경허가를 받아야 한다.

⑤ 해체승인 : 원자로시설 운영자가 원자로시설을 해체하고자 할 경우에는 해체계획서를 작성하여 원자력안전위원회의 승인을 받아야 하며, 이를 변경하려는 때에도 경미한 사항을 제외하고는 승인을 받아야 한다.

(3) 안전규제검사

원자력발전소의 건설과 운영기간에 수행되는 안전규제검사는 「원자력안전법」에 의한 발전소의 설치에 관한 사용전 검사, 가동중 발전소의 정기검사, 품질보증검사, 특정핵물질(국제규제물자 중 핵물질)의 계량관리 검사, 주재관 일상검사와 특별검사 등으로 구분된다. 그림 3-18은 원자력발전소의 건설 및 운영허가 절차와 관련 기관의 역할, 이와 관련하여 수행되는 규제검사와의 절차상 연계를 나타내고 있다.

또한 「원자력시설 등의 방호 및 방사능 방재대책법」에 의한 물리적 방호검사, 사업자의 방사능재난 예방·확산방지·수습 조치에 관한 검사, 방사능재난 대응시설과 방사능방재 교육 및 훈련에 대한 검사가 있다. 주요 규제검사 사항의 내용과 절차를 살펴보면 다음과 같다.

① 사용전 검사 : 사용전 검사는 원자로시설이 건설허가를 받은 사항에 일치되게 건설되는지를 확인하고, 완공된 원자로시설이 수명기간 동안 안전하게 운전될 수 있는지를 확인하기 위하여 수행된다. 이 검사는 원자로시설의 공사와 성능에 대하여 4단계의 각 공정별로 입회검사와 서류검사의 방법으로 수행된다.

② 정기검사 : 정기검사는 원자로시설이 운영허가를 받은 사항에 일치되게 운영되고 있는지를 점검하고, 원자로시설의 내압 및 내방사선 등의 성능이 사용전 검사에 합격한 상태로 유지되고 있는지를 확인하기 위하여 수행된다. 발전용원자로의 경우 최초로 상업운전을 개

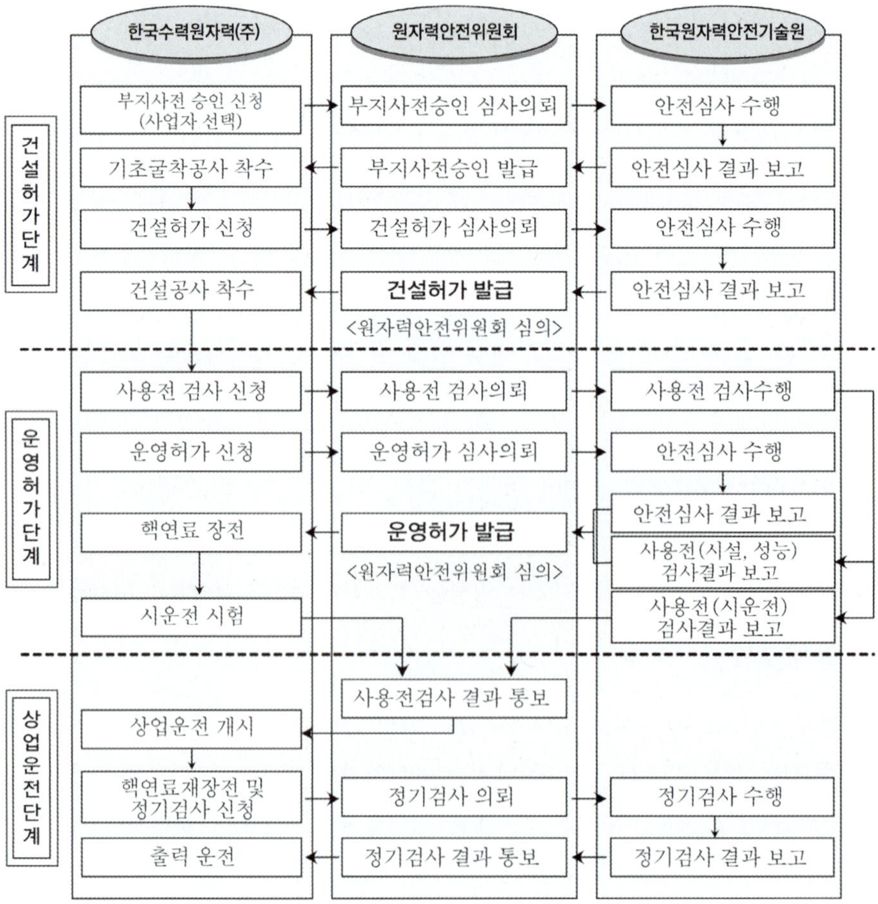

[그림 3-18] 원자력발전소 허가와 규제검사의 절차상 연계

시한 후 또는 정기검사를 받은 후 20개월 이내에 정기적으로 수행되어야 한다. 가압경수로의 경우 핵연료교체기간 중에, 가압중수로의 경우 정기보수기간 중에 입회검사와 서류검사의 방법으로 수행된다. 원자로의 임계 전까지 실시한 검사결과가 관련 규정을 만족할 경우 원자로의 출력상승 시험을 위한 원자로의 임계를 허용할 수 있다.

③ 품질보증검사 : 품질보증검사는 승인된 품질보증계획서에 일치되게 원자로시설의 설계, 건설 및 운전단계에서 사업자의 품질보증활동이 적절히 수행되고 있는지를 확인하는 검사이다. 가동 중인 원자로에 대해서는 2년 주기로 건설 중인 원자로에 대해서는 1년 주기로 실시되고 있다.

④ 특정핵물질 계량관리 검사 : 원자력사업자는 특정핵물질(국제규제물자 중 핵물질)을 보유한 시설에 대하여 계량관리에 관한 검사를 받아야 한다. 원자력안전위원회는 사업자가 계량관리검사에 관하여 국제원자력기구의 검사를 받은 경우에는 검사를 생략할 수 있다.

⑤ 주재관 일상검사 및 특별검사 : 원자력발전소 부지에 상주하고 있는 주재관의 일상검사는 건설 및 가동 중인 원자로시설의 일상점검이 주목적으로, 주요 정기점검사항에 대한 입회조사, 원자로의 이상사태 발생시 조치사항 조사, 원자로시설 운영자의 방사선 안전관리 이행여부 확인 등이 포함된다. 특별검사는 중요한 안전현안과 원자로정지사고 등 주요 사건발생시 이에 대한 조사와 잠재적 사고에 대비한 현장에서의 점검 등이 포함된다.

(4) 행정조치

원자력안전위원회는 원자력안전을 위하여 필요하다고 인정할 때에는 원자력사업자에게 그 업무에 대한 보고와 서류의 제출을 요구할 수 있으며, 서류의 현장 확인을 위하여 검사를 수행하고 그 결과 위반되는 사항이 있을 때에는 시정 또는 보완을 명할 수 있다. 또한 변경허가를 받지 않고 허가사항을 변경한 경우, 허가기준에 미달하게 되거나 허가조건을 위반한 경우, 원자력안전위원회의 시정 또는 보완 명령을 위반한 경우 등 법령상의 규정을 위반한 경우에는 건설 또는 운영허가를 취소하거나, 1년 이내의 기간을 정하여 그 사업의 정지를 명할 수 있다.

또한 위원회는 원자력발전소의 성능이 운영허가의 기술기준에 적합하지 않거나 운영에 관한 안전조치가 미흡할 경우 사업자에게 발전소의 사용정지, 개조, 수리, 이전, 운영방법의 지정 또는 운영기술지침서의 변경이나 오염제거와 그 밖의 안전을 위하여 필요한 조치를 명할 수 있다. 한편 「원자력안전법」에 명시된 관련 규정을 위반하였을 경우 그 위반의 정도에 따라 부과되는 벌칙과 과태료에 관한 규정이 「원자력안전법」에 명시되어 있다.

3.3.4 원자력발전소 주기적 안전성평가와 계속운전

(1) 주기적 안전성평가 배경 및 목적

국제원자력기구는 가동원전의 안전수준 저하를 방지하고 나아가 실행가능한 정도까지 안전수준을 개선시키기 위해서는 주기적으로 체계적이고 종합적인 안전성평가를 수행하는 것이 가장 효과적인 방책임을 인식하고, 1994년 주기적 안전성평가에 관한 안전지침(50-SG-O12)을 제시하였다. 또한 1996년 10월 24일 발효한 국제원자력기구 주관의 '원자력안전협약'에서도 원전의 수명기간 동안 포괄적이고 체계적인 안전성평가의 수행과 안전성평가에서 운전경험과 최신정보의 지속적인 반영을 체약국의 의무사항으로 규정하였다.

안전지침에서는 주기적 안전성평가(periodic safety review: PSR)를 10년 주기로 수행하도록 권고하고 있으며, 안전성평가시 고려해야 할 11개의 안전인자를 제시하고 있다. 또한 수행절차에 있어서 평가수행의 책임은 원전운영자에게 있으며, 규제자는 이행요건을 설정하고 수행결과에 따른 시정조치 또는 적절한 인·허가 조치를 취할 책임과 그 결과를 국민에게 알릴 책임이 있음을 규정하고 있다.

우리나라는 1999년 12월 21일 제11차 원자력안전위원회에서 가동원전의 안전성 확인과 향상을 위하여 국제원자력기구의 안전지침을 참조하여 주기적 안전성평가 추진방안을 확정하였으며, 고리1호기부터 시범 적용하기로 하였다. 이 제도는 2001년 1월 「원자력법」 개정을 통하여 법제화되었으며, 원자력발전소에 대해서만 적용하고 있다.

(2) 주기적 안전성평가 평가인자 및 수행방법

우리나라는 국제원자력기구에서 제시한 안전지침과 국제적 관례의 적극적인 수용이 원자력안전에 대한 국제적 신인도 확보와 국민의 신뢰도 확보에도 유익할 것으로 판단하고, 국제원자력기구의 안전지침을 대부분 수용하고 있다. 안전성평가의 범위로 안전지침에서 제시하고 있는 11개 안전인자를 채택하고 있다(표 3-4).

원자력발전소 운영자는 해당 원자로시설의 운영허가일부터 10년마다 안전성을 종합적으로 평가하고, 평가보고서를 작성하여 원자력안전위원회에 제출해야 한다. 건설허가와 운영허가를 동시에 받은 경우(고리1호기 및 월성1호기)에는 원자로가 최초로 임계에 도달한 날을 운영허가일로 본다. 평가보고서는 원자로시설마다 별도로 작성하되, 최종안전성분석보고서를 공유하는 원자로시설에 대해서는 먼저 설치된 원자로시설의 평가일정에 따라 평가를 동시에 수행하여 하나의 보고서로 제출할 수 있다. 이 경우 원자로시설의 운전기간에 따른 설비노후의 정도와 운전조건의 차이 등을 평가에서 별도로 고려해야 한다. 평가보고서는 운영허가일로부터 매 10년이 되는 날을 평가기준일로 하여 기준일부터 1년 6개월 이내에 제출해야 한다.

위원회가 평가보고서를 제출받은 경우에 업무위탁기관인 한국원자력안전기술원에서 12개월 이내에 심사하고, 위원회는 그 결과를 운영자에게 통보해야 한다. 위원회는 평가결과 또는 그에 따른 안전조치가 미흡하다고 인정되는 때에는 운영자에게 시정이나 보완을 명할 수 있으며, 운영자는 3개월 이내에 이행계획을 수립해야 한다. 그림 3-19는 주기적 안전성평가와 계속운전 수행절차를 도식화하고 있다.

[표 3-4] 기존 및 개정된 주기적 안전성평가 안전인자

기존 안전인자 (50-SG-O12 : 1994)	개정 안전인자 (NS-G-2.10 : 2003)
원전의 실제 물리적 상태	① *발전소 설계*
	② *구조물·계통·기기의 실제 상태*
기기 검증	③ *기기 검증*
경년열화	④ *경년열화*
안전성분석	⑤ *결정론적 안전성 평가*
	⑥ *확률론적 안전성평가*
	⑦ *위해도 분석*
안전 성능	⑧ *안전 성능*
운전경험/연구결과 활용	⑨ *운전경험/연구결과 활용*
조직 및 행정	⑩ *조직 및 행정*
절차서	⑪ *절차서*
인적인자	⑫ *인적인자*
비상계획	⑬ *비상계획*
환경영향	⑭ *방사선 환경영향*

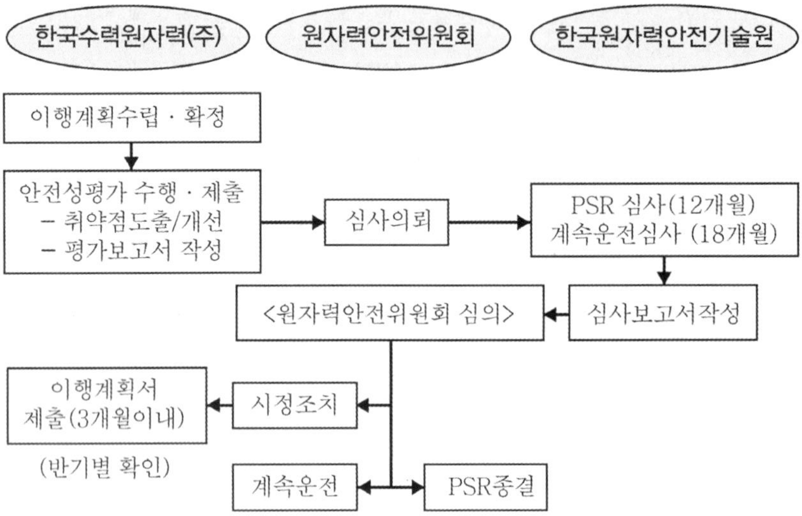

[그림 3-19] 주기적 안전성평가(PSR)와 계속운전 수행절차

(3) 주기적 안전성평가 지침의 개정

국제원자력기구는 지금까지 수행된 주기적 안전성평가 경험을 반영하고, 현행 안전기준과 관행에 따른 원자력발전소 설계·운영의 평가와 원전 수명기간 동안의 최상의 안전 수준을 유지하기 위하여 2003년 주기적 안전성평가 지침(NS-G-2.10)을 개정하였다. 이는 유럽 국가를 중심으로 주기적 안전성평가 결과를 원전 계속운전 및 수명연장의 허용여부 판단을 위한 주요 기술적 근거자료로 활용함에 따라, 이를 수용할 수 있는 안전인자의 확대와 평가 범위 및 내용을 명확히 하기 위한 의도가 내포되어 있었다.

개정된 주요 내용은 안전성평가 범위를 나타내는 안전인자를 기존의 11개에서 14개로 확대한 것이다. 표 3-4에서 보는 바와 같이 '원전의 실제 물리적 상태'를 '발전소설계' 및 '구조물·계통·기기의 실제 상태'로 확대하고, '안전성분석'을 '결정론적 안전성평가', '확률론적 안전성평가' 및 '위해도 분석'의 3개 안전인자로 확대하였다.

(4) 원자력발전소 계속운전의 개념

원자력발전소의 수명은 운영허가기간 또는 설계수명기간으로 구분될 수 있다. 운영허가기간이란 사업자가 규제기관으로부터 인·허가 절차에 따라 운영을 허가받은 기간을 말한다. 설계수명기간은 발전소 설계에서 설정한 운영의 목표기간으로써 발전소의 안전과 성능 기준을 만족하면서 안전성평가에 의하여 설정된 운전 가능한 최소한의 기간을 의미하며, 안전성분석보고서에 명시되어 있다. 설계수명기간은 발전소의 기기공급 기관과 설계기관의 기술과 경험에 의하여 결정되며, 실제 운전 가능한 기간은 정비·보수·관리·고장이력 등의 운영경험과 환경조건에 따라 달라질 수 있다.

따라서 원자력발전소의 수명연장은 일반적으로 "가동원전을 운영허가기간 또는 안전성평가에 의하여 설정된 기간(설계수명기간)을 초과하여 수용가능한 수준의 안전도를 유지하면서 계속 운전하는 것"으로 정의하고 있다. 수명연장은 '설계수명 이후의 계속운전', '장기운전' 또는 '운영허가기간 갱신' 등으로 표현하기도 하지만, 나라마다 수명연장에 대한 제도적 성격에 따라 선택적으로 사용하고 있다. 우리나라의 법규에서는 발전소의 설계수명기간이 만료된 후에 계속하여 운전하는 것을 '계속운전'으로 표현하고 있다.

(5) 우리나라의 계속운전 제도

우리나라는 원자력발전소의 운영허가시 운영허가기간을 명시하지 않고, 허가서류로 제출된 안전성분석보고서에 명시되어 있는 설계수명을 발전소의 운영기간으로 간주하고 있다. 따라서 고리1호기의 설계수명이 2008년에 도래하게 되어 설계수명 이후의 계속운전에 대한 제도화가 요구됨에 따라, 2005년 9월 14일 「원자력법」(현재 「원자력안전법」) 시행령과 시행규칙의 개정을 통하여 계속운전에 대한 제반 절차와 요건이 규정화되었다. 또한 2005년 12월 1일 '원자력시설의 계속운전 평가를 위한 기술기준 적용에 관한 지침'이 과학기술부고시 제2005-31호(원자력안전위원회고시 제2012-25호로 개정)로 제정되었다.

계속운전 제도의 주요 내용으로 원자력발전소 운영자는 설계수명기간 만료일 5년 내지 2년 이전에 평가보고서를 원자력안전위원회에 제출해야 하며, 10년 단위로 계속운전을 신청할 수 있도록 규정하고 있다. 특기할 사항은 계속운전 대부분의 요건과 절차가 주기적 안전성평가의 요건과 직접적으로 연계되어 있으며, 11개 안전인자를 포함하여 다음에 기술한 발전소 주요기기의 수명평가와 방사선환경영향평가를 추가로 규정하고 있다는 것이다.

i) 수명평가는 계속운전기간동안 주요 계통·기기·구조물의 기능이 확보되어 있는지를 확인하는 것으로 평가항목은 수명평가 대상인 계통·기기·구조물의 분류 및 선정, 계통·기기·구조물의 수명에 대한 영향분석, 주변 영향을 고려한 계통·기기·구조물의 수명평가를 포함하고 있다.

ii) 방사선환경영향평가는 계속운전이 환경에 미치는 방사선영향을 평가하기 위한 것으로 평가항목은 부지특성의 변화, 부지주변의 환경변화, 방사성폐기물처리 관련계통의 주요 설계변경사항, 계속운전으로 인한 주변 환경에의 영향, 환경감시계획을 포함하고 있다.

원자력안전위원회가 평가보고서를 제출받은 경우에 업무위탁기관인 한국원자력안전기술원에서 18개월 이내에 심사하고, 위원회는 그 결과를 원전 운영자에게 통보해야 한다. 위원회는 평가결과 또는 그에 따른 안전조치가 미흡하다고 인정되는 때에는 운영자에게 시정 또는 보완을 명할 수 있으며, 운영자는 3개월 이내에 이행계획을 수립해야 한다. 운영자가 원자로시설을 계속운전하지 않으려면 그 원자로시설의 영구정지를 위하여 운영허가에 대한 변경허가를 신청해야 한다. 계속운전의 절차는 그림 3-19에 도식화되어 있다.

3.4 방사선방호와 안전관리

3.4.1 방사선방호 원칙과 국제규범

국제방사선방호위원회(ICRP)는 방사선피폭으로 인한 인체의 장해를 방지하고 제한하여 인류의 건강을 보호하고 환경을 보전하기 위하여 방사선방호에 관한 기본 원칙과 지침을 마련하여 제공하고 있다. 위원회에서 제공하는 권고는 상세성이 있는 것은 아니지만, 세계적으로 방사선방호 분야에 관한 독보적인 지침서로 많은 국가들과 국제기구에서 이를 수용하고 있다. 우리나라는 국제방사선방호위원회가 1990년에 발간한 권고(ICRP-60)를 수용하여 원자력 관계 법령에 반영하고 있다. ICRP-60 권고를 중심으로 국제 규범화되고 있는 방사선방호에 관한 목표와 원칙, 방사선방호 체계, 방사선방호의 선량한도 등은 다음과 같다.

(1) 방사선방호 목표

국제방사선방호위원회에서는 방사선방호의 기본목표를 다음과 같이 제시하고 있다. ⅰ)방사선피폭을 수반하는 행위가 이득을 가져올 경우 이 행위를 부당하게 제한하지 않으면서 인체의 안전을 확보하며, ⅱ)방사선피폭의 유해한 결정론적 영향의 발생을 예방하고, ⅲ)방사선피폭의 확률론적 영향을 사회에서 용인가능한 수준까지 제한한다.

이러한 기본목표를 달성하기 위하여 국제방사선방호위원회는 방사선피폭의 결정론적 영향이 일어나는 문턱선량 이하로 선량한도를 충분히 낮게 설정하거나, 확률론적 영향의 발생을 사회에서 용인할 수 있는 수준으로 제한하기 위한 방사선방호 체계를 제시하고 있다. 방사선방호 체계는 방사선피폭을 증가시키는 인간 활동으로서의 행위(practice)와 방사선피폭을 감소시키는 인간활동으로서의 개입(intervention)으로 구분하여 설정하고 있다.

(2) 행위에 대한 방사선방호 체계

행위에 대한 방호체계는 사전예방적인 성격을 갖고 있으며, 다음과 같은 원칙을 제시하고 있다.

i) 행위의 정당화(justification) : 방사선피폭은 이를 수반하는 어떤 행위나 작업으로 인한 손해 또는 위험보다 이로부터 얻어지는 이득이 클 경우에만 정당화될 수 있다.

ii) 방호의 최적화(optimization) : 개인의 방사선피폭, 피폭자의 수, 개인과 집단의 잠재피폭(potential exposure) 가능성은 경제적·사회적 요소를 고려하여 합리적으로 달성 가능한 한 낮게(as low as reasonably achievable: ALARA) 유지되어야 한다.

iii) 개인선량의 한도(dose limitation) : 개인의 피폭은 선량한도 이하로 제한되어야 하며, 잠재피폭과 관련된 개인의 위험은 사회에서 용인하는 수준 이하로 제한되어야 한다.

이 원칙들은 각각 독립적으로 적용되기 보다는 상호 연관되어 작용한다. 즉 방사선의 이용과정에서 발생하는 순이득의 관점에서 방사선피폭이 정당화된다 하더라도 개인선량 한도를 초과하지 않는 조건에서 합리적으로 달성 가능한 한 충분히 낮게 유지되어야 한다는 것이다.

(3) 개입에 대한 방사선방호 체계

개입에 대한 방호체계는 피폭의 경로(선원-환경-사람)가 이미 존재할 경우에 적용하는 것으로, 개입의 구체적인 조치로 사고시의 실내 대피, 피난이나 라돈농도가 높은 건물에 대한 대책 등이 포함된다. 이 체계는 사후조치적인 성격을 갖고 있으며, 다음과 같은 원칙을 제시하고 있다.

i) 개입의 정당화 : 개입의 도입은 손해보다는 이익이 더 커야 한다. 즉 선량저감에 의한 손해의 저감은 사회적 비용을 포함한 개입에 따른 손해와 비용을 정당화할 수 있어야 한다.

ii) 개입의 최적화 : 개입의 종류, 규모와 기간은 선량저감의 순이득이 최대가 될 수 있도록 최적화되어야 한다.

(4) 방사선방호 선량한도

국제방사선방호위원회는 방사선방호의 한도로 일차(기본)한도, 이차(보조)한도, 유도한도, 인정한도 및 운영한도를 명시하고 있다. 일차한도(기본한도)는 개인이나 인구집단에 적용되며, 국제방사선방호위원회가 제시한 확률론적 영향과 결정론적 영향에 대한 연간선량한도(annual dose limit: ADL)가 기본한도이다. 이차(보조)한도는 일차한도를 직접 적용할 수 없을 때 일차한도와 부합하는 것을 입증하기 위하여 사용되는 한도로써, 외부방사선피폭 관리의 실용량인 개인선량한도와 내부방사선피폭 관리를 위한 방사성물질의 연간섭취한도, 공기중 및 수중의 최대 허용농도 등이 이차한도에 속한다.

유도한도(derived limit)는 보통 모델링에 의하여 유도되며 이 한도를 준수하면 기본한도가 만족되는 것으로, 연간섭취한도로부터 유도되는 유도공기중 농도, 표면오염한도, 선량률한도 및 유도방출한도 등이 있다. 인정한도(authorized limit)는 위에서 언급한 한도의 범위 내에서 규제기관에 의하여 재설정되는 한도이다. 우리나라는 일차, 이차 및 유도한도의 대부분이 법정 인정한도로 적용되고 있다. 운영한도(operational limit)는 규제기관에서 정한 인정한도를 준수하기 위하여 사업자가 인정한도 이하로 재설정하는 실무측면의 한도로 사업자의 방사선안전관리 관련규정에 적용된다.

3.4.2 방사선방호 안전규제

방사선방호와 안전관리에 관한 규정은 「원자력안전법, 시행령과 시행규칙」, 「방사선안전관리 등의 기술기준에 관한 규칙」 등의 법령에 근거하고 있으며, 이 법령에서 위임한 기술기준 등의 세부사항에 대해서는 원자력안전위원회 고시에서 규정하고 있다. 「원자력안전법」에서는 방사선방호의 대상이 되는 방사성물질을 핵연료물질, 사용후핵연료, 방사성동위원소 및 핵분열생성물로 정의하고 있다. 따라서 방사선방호에 관한 안전규제는 원자력시설을 운영하거나 방사성물질을 사용하는 모든 원자력사업자를 대상으로 공통적으로 적용된다. 발전용원자로에 대해서는 방사성물질의 규모와 이에 따른 위험도를 고려하여 종사자와 주민의 방사선피폭을 가능한 한 최소화하기 위하여 방사선피폭을 일으키는 모든 활동을 관리하고 평가하는 방사선방호계획을 별도로 수립하도록 하고 있다.

한편 방사성동위원소 및 방사선발생장치의 이용은 비록 원자로에 비하여 소규모의 방사성물질을 사용하고는 있으나 다양한 분야에서 많은 사업자가 관여되어 있고, 생활 주변에 널리 분포되어 있어 일반인의 접근성이 용이하며 사소한 사고의 발생도 심각한 사회적 우려를 야기할 수 있기 때문에 방사선방호에서 각별히 관심을 기울어야 할 대상이다.

(1) 방사선방호 선량한도

방사선방호의 선량한도에 관한 규제규정은 국제규범의 수용 측면에서 앞에서 언급한 국제방사선방호위원회의 1990년 권고(ICRP-60)를 대부분 따르고 있다. 「원자력안전법」과 이에 따른 관계 법령에서 규정하고 있는 내용은 다음과 같다.

① 개인의 연간선량한도 : 개인의 연간선량한도(ADL)는 외부에 피폭하는 방사선량과 내부에 피폭하는 방사선량을 합한 연간 개인에게 허용되는 피폭방사선량의 상한값으로, 표 3-5에서 보는 바와 같이 방사선작업종사자, 수시출입자와 운반종사자, 일반인으로 구분하여 규정하고 있다. 여기서 수시출입자는 방사선관리구역에 업무상 출입하는 사람(일시적 출입자 제외)으로 작업종사자 이외의 사람을 말한다. 이 선량한도는 ICRP-60에서 권고하고 있는 한도와 실질적으로 동일하다. 긴급작업에 종사하거나 사고의 진압 등 피해의 확대를 방지하기 위하여 불가피한 작업에 참여하는 자에 대해서는 유효선량 0.5Sv, 피부의 등가선량 5Sv까지 허용할 수 있으며, 인명의 구조를 목적으로 하는 긴급작업에 대해서는 선량의 제한을 두지 않는다.

[표 3-5] 개인의 연간선량한도 규제기준

구 분		방사선작업종사자	수시출입자 및 운반종사자	일반인
유효선량한도		연간 50mSv 이하로 5년간 100mSv	12mSv	1mSv[1)]
등가선량한도	수정체	150mSv	15mSv	15mSv
	손, 발, 피부	500mSv	50mSv	50mSv

1) 일반인의 경우 5년간 평균하여 연 1mSv를 넘지 않는 범위에서
단일한 1년에 대하여 1mSv를 넘는 값이 인정될 수 있다.

② 허용표면오염도 : 허용표면오염도는 물체나 인체 표면의 방사성오염도로써 알파선을 방출하는 방사성물질에 대해서는 4kBq/m^2, 알파선을 방출하지 않는 방사성물질에 대해서는 40kBq/m^{2}를 적용한다.

③ 연간섭취한도 : 연간섭취한도는 방사선작업종사자가 1년 동안 섭취할 경우 피폭선량이 선량한도에 이를 것으로 예상되는 방사능의 양을 말한다. 단일 방사성핵종일 경우의 흡입과 경구섭취에 대한 연간섭취한도는 '방사선방호 등에 관한 기준'(원자력안전위원회 고시 제2012-29호)에서 각 핵종별(약 800여개의 핵종과 그 화합물)로 규정하고 있다.

④ 유도공기중 농도 : 유도공기중 농도는 방사선작업종사자가 1년 동안 흡입할 경우 방사능 섭취량이 연간섭취한도에 이를 것으로 보이는 공기 중의 농도이다. 단일 방사성핵종일 경우의 유도공기중 농도는 '방사선방호 등에 관한 기준'(원자력안전위원회 고시 제2012-29호)에서 각 핵종별(약 800여개의 핵종과 그 화합물)로 규정하고 있다.

(2) 방사선방호 관련 구역의 설정

방사선방호의 목적으로 원자력시설에서는 방사선 관리구역, 보전구역 및 제한구역을 설정하여야 한다. 방사선관리구역은 방사선 안전관리를 위하여 사람의 출입을 관리하고 출입자에 대해서 방사선장해의 방지를 위한 조치가 필요한 구역을 말한다. 이 구역은 외부의 방사선량률이 1주당 400μSv를, 공기 중의 방사성물질의 농도가 유도공기중 농도를, 또는 오염된 물질의 표면오염도가 허용표면오염도를 초과할 우려가 있는 곳으로 설정한다. 방사선관리구역은 벽·울타리 등의 구획물로 구획하여 그림 3-20에서 보이는 표지를 부착함으로써 다른 장소와 구별하고, 방사선작업종사자 이외의 사람이 이 구역에 출입하는 경우에는 방사선작업종사자의 지시에 따르도록 해야 한다. 표지에는 「방사선안전관리 등의 기술기준에 관한 규칙」에서 정하는 바와 같이 방사성동위원소 생산시설, 사용시설, 저장시설, 처리시설, 배출시설 등으로 구분하고, 구분에 따라 표지의 반경(R)을 2.5~15cm로 해야 한다.

보전구역은 원자력시설의 보전을 위하여 특별한 관리가 필요한 장소를 말한다. 보전구역에는 표지를 설치하는 등 다른 장소와 구별하고 관리의 필요에 따라 출입제한, 열쇠관리, 물품반출제한 등의 조치를 해야 한다.

원자로시설, 핵연료주기시설 또는 폐기시설을 설치하는 경우 방사선에 따른 인체·물체 및 공공의 재해를 방어하기 위하여 일정 범위의 제한구역을 설정하고, 제한구역에는 일반인의 출입이나 거주를 제한해야 한다. 제한구역은 방사선관리구역 및 보전구역의 주변 구역으로, 원자력시설의 사고발생부터 2시간 동안에 원자력시설에서 배출된 방사성물질에 의한 제한구역 경계에서의 개인의 피폭선량이 전신 0.25Sv, 갑상선 3Sv를 초과하지 않는 장소를 말한다.

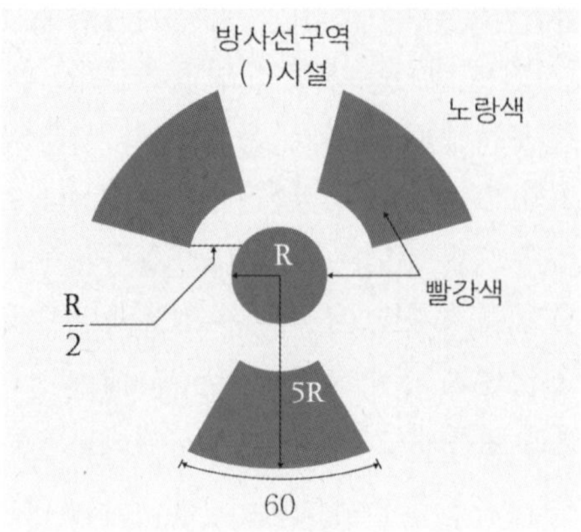

[그림 3-20] 방사선관리구역의 표지

(3) 방사선장해 방지조치

원자력사업자는 방사선장해를 방지하기 위하여 방사선장해의 우려가 있는 장소와 원자력시설 출입자에 대한 방사선량과 방사성물질에 의한 오염상황을 측정해야 한다. 오염상황의 측정은 방사선작업종사자, 수시출입자, 방사선관리시설에 일시적으로 출입하는 자로서 선량한도(표 3-5)를 초과하여 피폭될 우려가 있는 자를 대상으로 수행해야 한다. 이 경우 방사선작업종사자와 수시출입자의 손·발·작업복·보호구와 그 밖에 오염의 우려가 있는 부위의 표면을 대상으로 해야 한다.

원자력사업자는 방사선작업종사자에 대한 건강진단을 실시해야 하며, 검사내용은 말초혈액 중의 백혈구·적혈구의 수 및 혈색소의 양, 심폐기능을 포함해야 한다. 건강진단은 최초 방사선작업에 종사하기 전, 방사선작업에 종사중인 자에 대해서는 선량한도를 초과한 때와 그리고 매년 정기적으로 실시해야 한다.

원자력사업자는 방사성물질의 방출량과 피폭방사선량을 가능한 한 합리적으로 낮게 유지하기 위하여 필요한 조치를 해야 한다. 원자력시설의 정상운전 및 비정상상태(사고는 제외)에서 방사선작업종사자 및 수시출입자와 시설 주변 주민의 방사선피폭을 최소화하기 위하여 방사선 작업특성에 부합하는 방호조치, 방사선차폐와 시설의 적절한 배치, 선량저감에 효과적인 재료 및 기기의 사용과 적절한 작업공간을 확보해야 한다.

원자력사업자는 방사선작업종사자 또는 수시출입자가 방사선장해를 받았거나 받은 것으로 보이는 경우 지체 없이 의사의 진단 등 필요한 보건상의 조치를 해야 한다. 또한 방사선장해의 정도에 따라 방사선관리구역 출입시간의 단축, 출입금지 또는 방사선피폭 우려가 적은 업무로의 전환 등의 조치를 해야 한다.

(4) 방사선장해 방어조치

원자력사업자는 지진·화재·홍수·태풍 및 유해가스 누출 등의 재해로 원자력시설이나 방사성물질에 위험이 발생하거나 발생할 염려가 있을 경우, 그리고 방사선작업종사자가 안전운영과 관련된 직무를 수행하는데 위협을 받을 경우에는 그 원인을 제거하고 피해 확대방지를 위한 조치를 해야 한다. 또한 원자력시설에 고장이 발생하여 시설의 안전성이 위협을 받을 경우에는 고장의 원인을 제거하여 정상상태로 복구해야 하며, 정상복구가 불가능할 경우에는 고장의 확대방지를 위한 조치를 해야 한다.

방사성물질이 비정상적으로 누설되어 시설경계(또는 제한구역경계)에서 공기중 및 수중 농도가 '방사선방호 등에 관한 기준'(원자력안전위원회 고시 제2012-29호)에 규정된 배출관리기준치를 초과하거나, 방사선작업종사자 또는 수시출입자가 선량한도를 초과하여 피폭된 경우에는 다음의 조치를 해야 한다.

- 원자력시설 및 제한구역 내부 또는 부근의 사람에 대한 피난경고
- 방사선장해를 받은 또는 우려가 있는 사람의 구출·피난 등 긴급조치
- 방사성물질로 오염이 발생한 경우 오염의 확대 방지 및 제거
- 방사성물질을 다른 장소에 옮길 여유가 있을 경우 안전한 장소로의 이전과 그 장소 주위에 표지 설치 및 관계자 이외의 출입 또는 접근의 금지
- 방사선긴급작업을 하는 경우에는 적절한 보호용구의 사용과 방사선피폭시간 단축 등으로 작업종사자에 대한 방사선피폭의 방지

원자력사업자는 방사선장해가 발생한 경우 안전조치를 하고 그 사실을 지체 없이 원자력안전위원회에 보고해야 한다. 위원회는 사업자에게 원자력시설의 사용정지, 방사성물질의 이전과 오염의 제거 등 방사선장해를 방지하기 위하여 필요한 조치를 명할 수 있다. 원자력사업자는 원자력시설에 사고 또는 재해가 발생하거나 심각한 방사선장해가 발생하여 긴급작업을 수행할 경우에는 다음의 절차에 따라야 한다.

i) 긴급작업으로 예상되는 피폭선량을 피할 대안이 없거나 현실적으로 불가능한 극히 예외적인 상황일 경우에만 이를 승인해야 한다.

ii) 긴급작업 참여자는 작업 시작 전에 사업자의 서면 승인을 받아야 한다.

iii) 긴급작업 참여자의 피폭선량을 가능한 한 합리적으로 낮게 유지하기 위하여 필요한 방사선방호 조치를 취해야 한다.

iv) 긴급작업의 승인을 하기 전에 작업 참여자에게 계획된 긴급작업의 목적, 예상되는 피폭선량, 잠재적 위험도, 구체적인 방사선준위 또는 작업조건, 방사선방호 조치에 관한 구체적 지침을 통보해야 한다.

(5) 피폭관리와 판독특이자

원자력사업자는 방사선작업종사자와 수시출입자의 피폭방사선량이 선량한도를 초과하지 않도록 피폭방사선량을 평가하고 관리해야 한다. 방사선작업종사자와 수시출입자가 방사선관리구역에 출입하는 때에는 피폭방사선량을 평가하기 위하여 개인선량계를 착용하도록 해야 한다. 방사선작업종사자가 착용하는 개인선량계는 감광(흑화) 등의 화학작용을 이용한 선량계의 경우 1개월 마다, 형광 또는 섬광의 여기작용을 이용한 선량계 등의 경우는 3개월 마다 교체하여 판독해야 한다.

신체의 외부에서 피폭하는 방사선량의 판독에 관한 업무는 판독업무자가 수행해야 하며, 판독업무자는 원자력안전위원회에 등록해야 한다. 판독업무자는 방사선량의 판독에서 판독특이자가 발생한 경우에는 판독특이자의 인적사항과 선량판독 결과 등을 즉시 한국원자력안전기술원장에게 보고해야 한다. 여기서 판독특이자는 선량한도를 초과하여 방사선에 피폭된 사람, 선량계의 훼손·분실 등으로 선량판독이 불가능하게 된 사람, 선량계 교체주기를 2개월 이상 지난 후 선량계를 제출한 사람을 말한다. 판독특이자가 발생한 사업소의 사업자는 발생 사실을 인지한 날로부터 20일 이내에 보고서를 작성하여 한국원자력안전기술원장에게 보고해야 하며, 판독특이자의 피폭방사선량이 확정될 때까지 선량한도가 초과하지 않도록 판독특이자에 대한 피폭을 최소화하기 위한 조치를 취해야 한다.

(6) 의료분야 방사선 안전관리

의료분야에서 방사선발생장치, 밀봉된 방사성동위원소(밀봉선원), 밀봉선원이 내장된 기기, 밀봉되지 않은 방사성동위원소(개봉선원)를 사용할 경우에는 방사성동위원소 및 방사선발생장치의 시설기준과 취급기준을 준수해야 하며, 의료분야의 안전관리를 위한 사항도 함께 준수해야 한다. 의료분야의 안전관리에 관한 규제사항은 「방사선 안전관리 등의 기술기준에 관한 규칙」과 '의료분야의 방사선 안전관리에 관한 기술기준'(원자력안전위원회고시 제2012-37호)에서 규정하고 있다.

진료의 목적으로 방사성동위원소 또는 방사선발생장치를 인체에 사용하는 의료기관은 환자의 피폭방사선량을 의사의 처방대로 유지해야 하며, 치료용 방사선 진료장비를 품질관리, 안전요건, 기기교정 등의 규정에 따라 유지·관리해야 한다. 치료용 방사선 조사장비의 취급, 선량측정, 품질관리 등은 방사성동위원소취급자 특수면허를 소지한 방사선진료전문의 또는 방사선안전과 장해방지에 필요한 교육을 받은 자로서 방사선진료전문의의 지시·감독을 받는 자가 수행해야 한다. 또한 물리학, 원자력공학 분야의 석사학위 소지자로서 방사선진료전문의의 지도 아래 치료분야 실무경험이 4년 이상이거나 물리학, 원자력공학 분야의 박사학위 소지자로서 방사선진료전문의의 지도 아래 치료분야 실무경험이 2년 이상인 자(의학물리사)는 이 업무에 참여할 수 있다.

진료의 목적으로 방사성동위원소를 인체에 투입 또는 투여하여 환자의 체내에 잔류하는 방사성동위원소로 인하여 다른 개인의 유효선량이 5mSv를 초과할 가능성이 있는 경우에는 일반환자와 격리하여 수용해야 한다. 방사성동위원소를 인체에 사용하는 의료기관은 환자의 입원실에 전용화장실을 설치해야 하며, 진료환자의 배설물을 배출하는 경우에는 '방사선방호 등에 관한 기준'(원자력안전위원회 고시 제2012-29호)에서 각 핵종별로 규정하고 있는 배출관리기준을 초과하지 않아야 한다.

3.4.3 방사선방호와 안전관리 현황

원자력발전소를 운영하는 원자력사업자는 「원자력안전법」과 관련 법령에서 규정하고 있는 원자로시설의 운영과 방사성물질의 사용에 따른 방사선방호와 안전관리에 관한 사항을 발전소의 설계와 운영에 반영하고, 최종안전성분석보고서에 수록하여 운영허가 서류로 규제기관에 제출하여 그 적합성을 평가받고 있다. 또한 운영상의 중요한 사항을 운영기술지침서에 규정하여 종사자가 준수하도록 하고 있다.

(1) 방사선방호 설계

방사선방호 설계의 주요 목표는 방사선피폭을 합리적으로 달성 가능한 한 낮게(ALARA) 유지하는 것이다. 구체적으로 방사선관리구역 작업자의 정비빈도와 작업시간의 최소화, 소내 상시 출입구역과 기기주변의 방사선준위 최소화, 기기의 선정과 설치위치 결정, 계통과 구조물 설계에서 정비로 인한 작업자 피폭 최소화를 세부목표로 설정하고 있다. 이러한 세부목표를 달성하기 위하여 설계 고려사항으로 기기와 배관들에 대한 가장 보수적인 운전모드와 방사선원 결정, 기기와 배관의 위치·방향 및 격리, 직사 방사선의 저감, 방사성물질의 제어, 방사선구역의 설정, 일반출입구역에 대한 설계선량률과 이의 만족을 위한 차폐체 및 차폐벽 두께 결정, 작업자와 작업장비의 제염, 공기조화계통과 방사선감시계통의 설치 등이 포함된다.

(2) 방사선방호구역 설정

원자력발전소를 운영하는 원자력사업자는 「원자력안전법」의 규정에 따라 방사선관리구역, 보전구역과 제한구역을 설정하고, 각 구역에 따른 방사선방호 조치를 이행하고 있다. 사업자는 방사선관리구역을 그림 3-21에서 보는 바와 같이 원자로건물(격납건물), 보조건물 일부, 복합건물 일부, 핵연료건물, 방사성폐기물 임시저장고로 설정하고 있다. 또한 방사선관리구역과 보전구역을 정상운전시와 사고시의 예상 방사선준위와 작업자의 예상 체류시간을 고려하여 특정방사선구역으로 세분하여 차등화된 방사선방호 조치를 하고 있다.

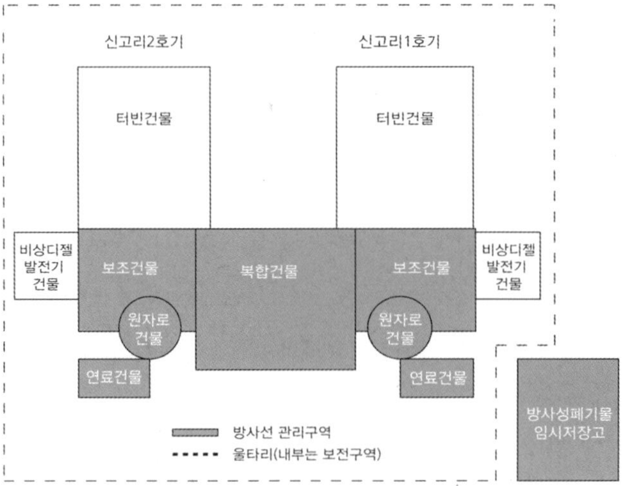

[그림 3-21] 방사선관리구역과 보전구역

방사선관리구역의 출입은 방사선작업허가서가 발급된 자에 한해서 출입하도록 하고 있으며, 일시적인 방문자가 방사선관리구역에 들어갈 때는 방문부서의 감독자 또는 방사선안전관리원이 동행하고 있다. 또한 방사선관리구역에 출입하는 자는 개인선량계와 작업용품을 착용하고, 작업 후 퇴거시는 전신오염검사기 또는 휴대용 표면오염측정기로 오염검사를 받고 있다. 오염된 경우 즉시 방사선안전관리원이 오염제거 등의 필요한 조치를 하고 있다. 방사선관리구역에 처음 출입하는 종사자와 수시출입자에 대해서는 출입 전에 방사선방호교육과 건강진단 및 전신피폭 검사를 하고 있다.

보전구역은 그림 3-21에서 점선으로 표시한 구역으로 표지를 설치하는 등 다른 장소와 구별하고 있으며, 관리의 필요에 따라 사람의 출입제한, 열쇠관리, 물품반출 제한 등의 조치를 하고 있다. 또한 보전구역에는 경비원을 배치하여 발전소 근무자 이외의 자에 대하여 출입을 제한하고 있다. 제한구역의 경계에는 울타리와 표지를 설치하고 있으며, 경비원을 배치하여 업무상 출입하는 자 이외의 자에 대하여 출입을 제한하고 있다.

원자로시설, 핵연료주기시설 또는 폐기시설을 설치하는 경우 방사선에 따른 인체·물체 및 공공의 재해를 방어하기 위하여 일정 범위의 제한구역을 설정하고, 제한구역에는 일반인의 출입이나 거주를 제한해야 한다. 제한구역은 방사선관리구역 및 보전구역의 주변 구역으로, 원자력시설의 사고발생부터 2시간 동안에 원자력시설에서 배출된 방사성물질에 의한 제한구역 경계에서의 개인의 피폭선량이 전신 0.25Sv, 갑상선 3Sv를 초과하지 않는 장소를 말한다.

(3) 방사선방호계획의 수립과 방사선 피폭관리

원자력발전소 운영자는 방사선방호의 목표와 책임을 포함하는 방사선방호계획을 최초 핵연료장전 전까지 수립하여 종사자가 방사선작업에서 준수하도록 하고 있다. 방사선방호의 목표로 방사선피폭을 합리적으로 달성 가능한 한 낮게(ALARA) 유지하고, 방사선작업종사자와 수시출입자의 피폭선량과 발전소의 운영으로 인해 일반인이 받는 피폭선량이 선량한도를 초과하지 않도록 설정하고 있다. 방사선방호의 일차적인 책임은 종사자 개인에게 있으며, 발전소의 방사선안전관리 부서장은 방사선방호계획에 따라 종사자와 수시출입자의 피폭선량 관리와 발전소 외부로 배출되는 방사성물질을 관리하는 책임을 지도록 하고 있다.

방사선피폭선량의 측정 및 평가와 연간피폭선량한도, 방사선장해를 받은 경우의 조치 등에 대하여는 「원자력안전법」의 요건에 따라 운영기술지침서에 명시하여 준수하고 있다.

(4) 방사선관리구역에서의 작업관리와 방사성물질 반·출입 제한

방사선관리구역 내의 작업자는 방사선작업허가를 신청하여 방사선 안전관리 부서장의 승인을 받아야 한다. 작업허가서에는 작업장소, 작업내용, 작업기간, 개인선량계와 작업장구 착용요건, 방사선/능 준위, 작업자 인적사항과 연간집적선량, 방사선 안전관리 준수사항을 포함하고 있다. 작업장의 방사선량률이 1.0mSv/hr 이상이고 예상집단선량이 10man·mSv를 초과할 경우에는 방사선작업허가서에 추가하여 방사선작업계획서를 작성해야 한다. 방사선작업계획서에는 작업장소, 작업내용, 방사선/능 준위와 작업중 예상피폭선량 계산내용 등을 포함하고 있다.

방사선작업허가서에 따라 방사선관리구역 내에서 작업을 할 경우 작업책임자와 작업자는 방사선방호절차에 따라 안전하게 작업을 수행할 책임이 있으며, 작업 중 비정상상태 등이 발생하였을 경우 즉시 방사선안전관리원에게 통보해야 한다. 방사선관리구역 내에서는 음식물 섭취와 흡연을 금지하고 있다. 개인의 피폭선량이 1.0mSv/hr를 초과하는 고방사선구역은 구획물을 설치하여 주위와 구분하고 입구에 고방사선구역임을 알리는 표지를 설치하는 등 특별관리를 하고 있다.

(5) 핵연료물질 안전관리

핵연료물질을 운반할 때에는 어떠한 경우에도 임계에 도달할 위험이 없도록 하고, 사용후 핵연료를 운반할 때에는 용기의 표면온도가 정해진 온도를 초과하지 않도록 하고 있다. 신 핵연료 및 사용후핵연료를 운반할 때에는 방사선관리구역 내에서 운반할 때를 제외하고는 반드시 규격 수송용기를 사용하고, 용기표면에 핵연료물질의 종류와 양을 명시한 표지를 부착하고 있다. 사용후핵연료는 일정한 수위를 유지하는 사용후핵연료 저장조에 저장하고 냉각을 위한 필요한 조치를 취하고 있으며, 저장조 수면에서의 공간선량률이 설계선량률을 초과하는 경우에는 냉각수 정화계통을 운전하고 있다. 핵연료물질의 저장은 임계에 도달할 위험이 없도록 필요한 조치를 하고, 저장시설이 잘 보이는 곳에 저장상 필요한 주의사항을 게시하고 있다.

(6) 방사선 방호설비와 감시계통

방사선방호를 위한 설비는 발전소의 오염가능지역으로의 출입이 편리한 장소에 위치하고 있으며, 방사선/능 계측실, 보건물리실 및 출입관리 통제소, 작업자 제염설비, 방호의류 및 방호장구 저장시설, 방사선감시계통, 전신오염감시기와 휴대용 오염측정기 등을 포함하고 있다.

실험실용 방사선 측정장비로써 액체섬광계측기, 알파계측기, 베타계측기, 감마핵종 분석장비가 있으며, 휴대용 방사선 측정기기로는 광역, 중간영역 및 협역의 베타와 감마선측정기, 중성자측정기, 휴대용 표면오염 측정기, 베타입자 공기감시기, 그리고 이동형 미립자, 요오드와 가스 감시기가 있다. 비상시를 대비하여 방사선량률 측정기, 표면오염 측정기, 공기시료채집기, 개인선량계, 호흡방호장비를 비상기술지원실 등에 보관하고 있다.

발전소 내의 방사선감시계통은 특정지역의 공간선량률을 측정·감시하는 지역방사선감시기, 방사성물질을 함유하는 계통의 방사능농도를 감시하는 공정계통감시기, 그리고 소외로 방출되는 배수와 배기 중의 방사능농도를 측정·감시하는 방출물감시기로 구성되어 있는 발전소의 필수적인 설비이다. 감시계통은 방사선준위가 비정상적으로 증가될 경우 음향과 표시램프로 방사선 위험경보를 발생시켜 운전원이나 작업자에게 사전에 적절한 조치를 취할 수 있도록 한다. 방사선감시계통의 주요 설비요건으로 주제어실과 현장에 지시계와 경보장치가 설치되어 현장 작업자에게 방사선준위를 알릴 수 있어야 한다. 또한 지시계는 보기 쉬운 곳에 설치하여 정확한 값을 읽을 수 있어야 하며, 고장, 저준위, 최대 눈금초과에 대한 경보를 설정하여 감시기의 이상 여부를 알릴 수 있어야 한다.

(7) 개인 방사선 안전관리와 감시

개인 방사선 안전관리의 기본원칙은 적절한 개인선량계의 착용, 피폭선량의 정확한 기록, 판독치의 적절한 평가, 그리고 필요에 따라 의학적·생체학적 검사와 전신계측을 실시하는 것이다. 외부 방사선량의 측정을 위한 개인선량계로는 열형광선량계와 직독식 개인선량계 등이 있으며, 모든 방사선작업자들은 고유번호를 가진 열형광선량계를 발급받아 방사선관리구역 내에 체류하는 동안 착용하고 있다. 열형광선량계는 월 단위로 판독하여 평가하지만 종사자가 사고로 인해 피폭된 경우나 개인의 피폭이 의심스러울 경우에는 그 때마다 판독하며, 종사자는 판독이 완료될 때까지 추가피폭이 제한된다. 또한 방사선관리구역에 들어가는 종사자는 직독식 개인선량계를 발급받으며, 작업 후 즉시 판독값을 기록하고 있다.

방사선작업종사자는 방사선관리구역에 최초로 출입하기 전에 건강진단과 체내 피폭 여부에 대한 전신계측 검사를 받고 있다. 방사선관리구역에서 일하는 작업자의 체내 방사성물질 침적은 전신계측 또는 뇨분석에 의해 평가되며, 뇨분석은 방사선 안전관리 부서장이 필요하다고 인정할 경우 실시하고 있다. 또한 방사선작업자는 적어도 매년 전신계측을 받으며, 체내 방사선량이 있을 것으로 추정될 경우 방사선안전관리원은 특별 전신계측을 요청한다.

3.5 환경방사능 안전관리와 방재대책

3.5.1 방사선 환경영향 평가

방사선은 지구의 탄생에서부터 환경 중에 천연상태로 존재하여 왔으며, 인간은 방사선과 더불어 살아가고 있다고 하여도 과언이 아니다. 그러나 원자력시설의 운영과 핵물질의 사용으로 다양한 방사성핵종이 환경으로 유출되어 발생시킬 수 있는 인공방사선에 대해서는 국민건강과 환경보전 차원에서 엄격히 통제되고 감시되어야 한다.

환경영향평가는 대규모 시설의 설치·운영으로 야기될 수 있는 환경에의 영향을 사전에 조사하고 예측·분석하여, 예상되는 해로운 영향을 제거하거나 최소화하기 위한 방안을 체계적이고 지속적으로 이행함으로써 환경을 보전하기 위하여 수행되는 활동이다. 따라서 환경영향평가는 원자력시설의 부지선정 단계에서 시작하여 해체에 이르는 원자력시설 수명주기 동안에 지속적으로 수행되어야 한다. 시설의 설치단계에서 수행되는 환경영향평가는 사전예방적인 성격을 띠고 있는 반면에, 운영단계에서 수행하는 조사·평가는 사후조치적 성격을 갖고 있다. 환경영향평가에 무엇이 포함되어야 하고, 어떠한 방법으로 수행되어야 하며, 어느 정도의 수준을 유지해야 하는가는 규제의 일환으로 요건화 되어야 하고 지속적으로 확인되어야 한다.

(1) 방사선 환경영향평가 규제요건

발전용원자로, 연구용원자로, 핵연료주기시설과 방사성폐기물 폐기시설의 인·허가 신청 첨부서류로 원자력사업자는 방사선환경영향평가서를 제출해야 한다. 방사성환경영향평가서에는 시설과 부지 주변지역의 환경현황, 주변환경에 미치는 방사선영향 예측, 방사선환경 감시계획, 사고로 인한 환경에 미치는 방사선영향, 주민의견수렴 결과를 기재해야 한다. 평가서의 작성요령은 '원자력이용시설 방사선환경영향평가서 작성 등에 관한 규정'(원자력안전위원회고시 제2012-04호)에 각 시설별로 규정하고 있다.

환경영향평가서의 작성은 과학적인 사실에 근거를 두고 객관적·논리적으로 작성되어야 하며, 환경현황은 직접 조사함을 원칙으로 하되 필요한 경우에는 기존의 문헌이나 공신력이 있는 기관의 자료 등을 인용할 수 있다. 또한 동일부지 내에 다수의 원자력시설을 건설·운영하는 경우에는 기존의 원자력시설에 의한 영향을 포함하여 복합적으로 평가해야 한다.

(2) 주민의견 수렴

발전용원자로의 건설허가(부지사전승인 포함) 또는 방사성폐기시설(방사성폐기물 처분시설 및 사용후핵연료 저장시설)의 건설·운영 허가를 신청할 경우 원자력사업자는 방사선환경영향평가서 초안을 작성하여 부지인근의 주민에게 공람하고, 주민의 요구가 있을 경우에는 공청회를 개최해야 한다. 여기서 부지인근 주민은 원자력시설의 비상계획구역 내의 주민과 비상계획구역 경계를 포함하는 읍·면·동(의견수렴 대상지역)의 주민을 말한다. 의견수렴 대상지역을 관할하는 특별자치도지사·시장·군수 또는 구청장은 평가서초안을 의견수렴 대상지역의 주민 등에게 공람하고 의견을 수렴해야 한다.

공청회 개최가 필요하다는 의견을 제출한 주민이 30명 이상인 경우, 또는 5명 이상 30명 미만인 경우로 초안에 대한 의견을 제출한 주민 총수의 100분의 50 이상인 경우 원자력사업자는 공청회를 개최해야 한다.

3.5.2 환경방사능 감시

환경방사능 조사와 감시는 환경에 존재하는 자연 및 인공 방사선량 또는 방사선량률 준위와 방사성물질의 방사능농도 현황을 조사하여 환경에 미치는 영향을 평가하고, 예상되는 환경피해를 제거하거나 최소화하기 위한 방안을 이행함으로써 국민건강과 환경보전을 위하여 수행되는 활동이다. 이러한 기본적인 목적 외에도 핵실험에 의한 방사능 낙진의 조사와 영향평가, 방사성물질의 해양투기에 따른 방사능오염 감시를 위한 활동도 포함하고 있다.

우리나라의 환경방사능 감시체계는 감시대상과 목적에 따라 원자력시설 주변의 환경방사능 감시와 전국토 환경방사능 감시의 2가지로 구분할 수 있다. 원자력시설 주변의 환경감시는 그 시설을 운영하는 사업자가 수행하고, 그 결과를 규제기관이 확인하는 체계로써 안전규제의 일환으로 수행되고 있다. 최근에는 원자력발전소와 방사성폐기물 처분시설에 대하여 시설이 위치하는 지역의 지방자치단체에서 운영하는 민간환경감시기구가 상설로 설치되어 시설주변 지역의 환경방사능 조사와 감시활동을 수행하고 있다. 반면에 전국토 환경방사능 감시는 규제기관인 원자력안전위원회의 주도하에 업무를 위탁받은 한국원자력안전기술원에서 수행하고 있는 체계로써 안전규제가 아닌 정부 주도의 환경감시 활동이다.

원자력시설의 인·허가 단계에서 수행하는 방사선환경영향평가와 더불어 시설의 운영단계에서도 원자력사업자는 원자력시설 주변의 방사선환경조사 및 방사선환경영향평가를 주기적으로 실시하도록 법령에 규정하고 있다. 방사선환경조사 및 방사선환경영향평가의 세부적인 사항은 「원자력안전법」과 시행규칙의 위임에 따라 '원자력이용시설 주변의 방사선환경조사 및 방사선환경영향평가에 관한 규정'(원자력안전위원회고시 제2012-05호)에서 규정하고 있다.

「원자력안전법」에서 발전용원자로, 연구용원자로(열출력 100kW이상), 핵연료주기시설 또는 방사성폐기물처분시설(사용후핵연료 중간저장시설 포함)을 운영하는 원자력사업자는 3년마다 방사선환경조사계획을 수립하여 시료채취 위치와 방사성핵종에 따라 주기적으로 방사선환경을 조사하고, 그 결과를 바탕으로 방사선환경영향평가를 실시하여 원자력안전위원회에 보고하도록 규정하고 있다. 위원회는 사업자의 결과를 확인하기 위하여 필요하면 방사선환경조사를 실시할 수 있으며, 방사선환경조사 결과 그 주변환경에 나쁜 영향을 미칠 우려가 있다고 판단되면 사업자에게 환경보전에 필요한 조치를 명할 수 있다.

(1) 원자력발전소 운영자의 발전소 주변 환경방사능 감시

원자력발전소 운영자인 한국수력원자력(주)은 「원자력안전법」과 고시에서 정하는 환경조사계획을 수립하고 환경방사능감시활동을 수행하고 있다. 방사선환경조사를 위한 조사항목, 시료채취지점의 선정과 환경시료별 조사 및 분석 주기는 시설주변의 인구분포, 방사성물질의 착지 예상 최대농도, 해상조건, 지형, 방위, 기상조건과 대기확산인자 등을 일차적으로 고려하고, 각 시설별 고유의 설계특성과 방사성물질의 방출형태 등을 감안하여 결정하고 있다. 예로서 중수로형인 월성 원자력발전소의 경우 원자로 특성상 H-3와 C-14가 다른 원전에 비하여 상대적으로 많이 생성된다는 점을 감안하여 대기와 빗물 시료에 대한 이들 핵종을 중점적으로 감시하고 있다.

원자력발전소 운영자는 전반기 조사결과를 당해 연도 9월까지, 1년 동안의 환경조사 및 환경영향평가 결과를 다음 연도 3월까지 보고서로 작성하여 원자력안전위원회에 제출하고 있다. 또한 조사결과를 홈페이지에 게재하여 일반에 공개하고 있다.

(2) 규제기관의 원자력시설 주변 환경방사능 감시

원자력안전위원회의 업무위탁에 따라 한국원자력안전기술원은 원자력사업자와는 독립적으로 주요항목에 대하여 선별적으로 원자력시설 주변의 환경방사능 감시를 수행하고 있다. 원자력안전기술원은 원자력발전소 주변의 환경방사선을 실시간으로 감시하기 위하여 공간감마선량률계를 발전소 부지마다 1개씩 설치하여 연중 계속 감시하고 있다. 연속적으로 측정된 공간감마선량률은 지역주민이 현장에서 볼 수 있도록 수치표시판에 표시함과 동시에 통신망을 통하여 실시간(15분 주기)으로 국가환경방사선자동감시망(IERNet)을 통하여 일반에 공개하고 있다.

(3) 전국토 환경방사능 감시

「원자력안전법」에서는 원자력안전위원회가 국내외 방사능 비상사태를 조기에 탐지하여 방사선으로부터 국민의 건강을 보호하고 환경을 보전하기 위하여 국토 전역에 대하여 환경상의 방사선과 방사능을 감시하고 그 결과를 평가하도록 규정하고 있다. 또한 감시업무를 체계적으로 수행하기 위하여 중앙방사능측정소와 지방방사능측정소를 설치·운영할 수 있으며, 전국토 환경방사선 자동감시망을 운영해야 한다.

국가 환경방사능 감시망은 한국원자력안전기술원에서 운영하는 중앙방사능측정소를 중심으로 서울을 포함하여 전국의 주요 인구밀집지역 12개소에 설치된 지방방사능측정소와 울릉도, 독도, 백령도 등 도서지역를 포함한 국토 전역에 설치된 59개의 간이방사능측정소 등 총 71개의 측정소로 구성되어 있다. 지방방사능측정소는 12개 지역의 대학교에 설치되어 있으며, 간이방사능측정소는 원자력발전소 주변(4개), 군부대(19개), 각 지역의 기상대 또는 기상관측소(34개)와 기타 지역(백령도, 독도)에 설치되어 있다. 그림 3-22는 각 방사능측정소의 실제 모습을 보이고 있다.

지방방사능측정소에서는 전담 측정요원이 상주하면서 대기 부유진, 낙진, 빗물 등의 시료의 채취와 방사선 분석업무를 수행하고 있으며, 환경방사선량률의 준위 변동을 신속하게 탐지하기 위하여 무인 측정기를 설치하여 공간감마선량률을 실시간으로 측정하고 있다. 간이측정소에서는 무인 측정기를 설치하여 공간감마선량률을 실시간으로 측정하고 있다.

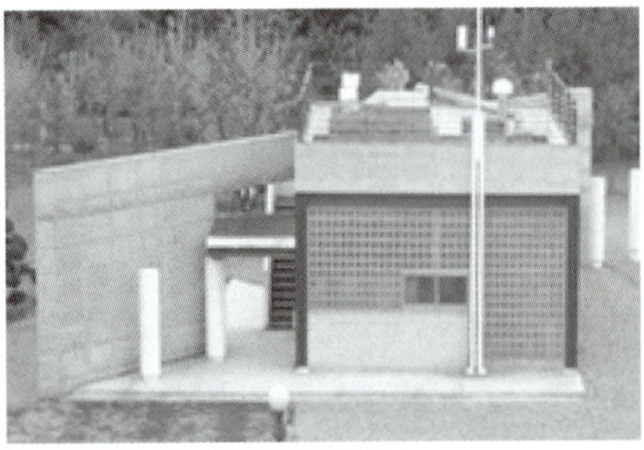

(1) 중앙방사능측정소

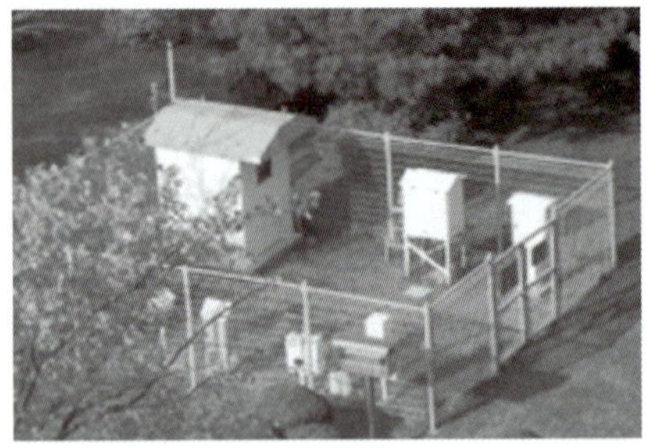

(2) 지방방사능측정소

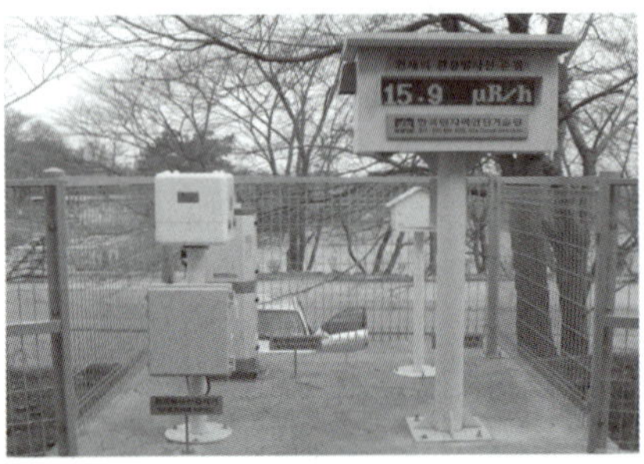

(3) 간이방사능측정소

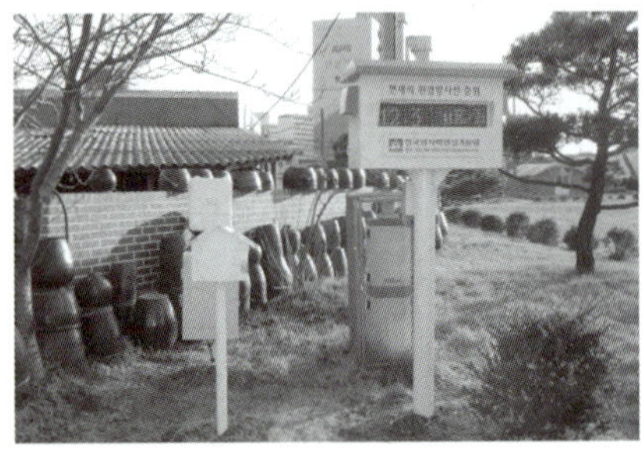

(4) 원자력발전소주변측정소

[그림 3-22] 방사능측정소 실제 모습

(4) 해양 방사능 감시

1993년 러시아의 방사성폐기물 동해 투기사건을 계기로 우리나라 주변 해역에 대한 해양 환경방사능 감시 필요성이 제기되었다. 이에 따라 한국원자력안전기술원은 1995년 부터 국립수산과학원 산하의 동·서·남해 수산연구소의 협조로 20여개 해상 정점에서 해수 시료를 채취하여 연 2회 정밀 방사능분석을 하고 있다. 특히 2005년부터는 해양의 깊이에 따른 층별 해수, 해양생물과 해저퇴적물에 대해서도 방사능감시를 수행하고 있다.

(5) 핵활동 탐지분석체계

정부에서는 주변국의 핵실험 진위여부를 판단하기 위한 독자적 기술 확보를 위해 공기중 방사성제논 탐지장비(SAUNA II-IMS)와 이동식 방사성제논 포집기(SAUNA II-OSI) 및 분석기(SAUNA II-Lab)를 운용하고 있다. 고정식 방사성제논 탐지장비는 핵실험 탐지 측정소에서 12시간 마다 공기중 방사성 제논동위원소(Xe-131m, Xe-133, Xe-133m, Xe-135)를 측정하고, 그 비율과 기류분석 등을 통해 생성기원을 판별하여 주변국 핵실험 실시의 진위여부를 판단하는데 사용된다. 이동식 방사성제논 포집기는 평상시 휴전선 인근, 동해 해상과 울릉도 등에서 주기적으로 공기시료를 포집하여 우리나라의 방사성제논 배경준위를 확보하기 위하여 사용되고, 비상시에는 기류분석 결과를 바탕으로 최적의 장소로 이동하여 공기중 방사성제논의 농도를 측정하는데 사용된다. 한국원자력안전기술원은 정부로부터 업무의 위탁을 받아 2007년 9월부터 연중무휴로 주변국의 핵활동을 감시하고 있다.

3.5.3 핵물질과 원자력시설의 물리적 방호

원자력의 이용이 다양한 분야로 확대됨에 따라 핵물질 및 원자력시설의 사고와 더불어 방사성물질을 이용한 방사능테러 등의 위협 요인이 날로 증가하고 있다. 국제원자력기구에서는 테러의 유형에서 원자력시설에 대한 공격이나 방사성물질을 이용한 방사능폭탄(dirty bomb)을 가정하고, '핵물질 및 원자력시설의 물리적 방호'에 관한 안전지침과 '핵물질의 물리적 방호에 관한 국제협약'을 개정하였다.

방사선사고나 방사능테러는 방사선장해를 일으킬 뿐만 아니라 방사능에 대한 공포심으로 인해 심각한 사회적 혼란을 유발할 수 있으므로 이를 사전에 예방하고 이에 대응할 수 있는 방호체계의 구축은 필히 갖추어야 할 중요한 요소이다. 우리나라의 방호체계는 2003년 5월 제정된 「원자력시설 등의 방호 및 방사능 방재대책법」에 따라 구축되어 이행되고 있으며, 이 법은 국제원자력기구의 안전지침서인 '핵물질 및 원자력시설의 물리적 방호'와 '핵물질의 물리적 방호에 관한 국제협약'의 내용을 반영하여 제정되었다.

이 법에서의 정의에 따르면 '물리적 방호'란 핵물질과 원자력시설에 대한 안팎의 위협을 사전에 방지하고, 위협이 발생한 경우 신속하게 탐지하여 적절한 대응조치를 하며, 사고로 인한 피해를 최소화하기 위한 모든 조치를 말한다. 여기서 '위협'이란 사보타주, 사람의 생명·신체를 해치거나 재산·환경에 손해를 끼치기 위하여 핵물질을 사용하거나, 개인이나 조직에 어떤 행위를 강요하기 위하여 핵물질을 취득하는 것을 말한다. 또한 '사보타주'란 정당한 권한 없이 방사성물질을 배출하거나 방사선을 노출하여 사람의 건강·안전과 재산 또는 환경을 위태롭게 할 수 있는 행위들로써, 핵물질 또는 원자력시설을 파괴·손상하거나 그 원인을 제공하는 행위와 원자력시설의 정상적인 운전을 방해하거나 방해를 시도하는 행위를 말한다.

(1) 정부의 책임과 역할

정부는 핵물질 및 원자력시설에 대한 물리적 방호시책을 마련해야 하며, 여기에는 핵물질의 불법이전에 대한 방호, 분실되거나 도난당한 핵물질을 찾아내고 회수하기 위한 대책, 핵물질 및 원자력시설에 대한 사보타주의 방지와 이에 따른 방사선 영향에 대한 대책을 포함해야 한다. 원자력안전위원회는 물리적 방호시책을 이행하기 위하여 3년마다 핵물질 및 원자력시설에 대한 위협을 평가하고, 위협요인, 위협발생 가능성, 위협발생에 따른 결과를 고려하여 위협별 대응기준(위협대응 설계기준)을 설정해야 한다. 또한 설정된 위협대응 설계기준을 반영하여 핵물질 및 원자력시설에 대한 물리적 방호체제를 수립해야 한다.

「원자력시설 등의 방호 및 방사능 방재대책법」 시행령에서는 물리적 방호의 대상이 되는 핵물질을 잠재적 위험의 정도에 따라 3개의 등급으로 분류하도록 규정하고 있다. 또한 불법이전과 사보타주와 관련하여 사용·저장 중인 핵물질과 운반 중인 핵물질로 구분하여 각 등급별 방호요건을 규정하고 있다.

(2) 원자력사업자의 의무

원자력사업자는 다음에 명시한 사항에 대하여 핵물질 및 원자력시설의 사용개시 5개월 전에 원자력안전위원회의 승인을 받아야 하고, 위원회는 승인 또는 변경승인을 할 때 원자력시설이 보안측정 대상시설에 해당하는 경우에는 사전에 국가정보원장과 협의해야 한다.

- 물리적 방호를 위한 시설·설비 및 운영체제
- 핵물질 및 원자력시설의 물리적 방호를 위한 규정(물리적 방호규정)
- 핵물질의 불법이전과 핵물질 및 원자력시설의 위협에 대한 조치계획(방호비상계획)

원자력사업자는 핵물질 및 원자력시설의 물리적 방호에 대하여 원자력안전위원회의 검사를 받아야 한다. 검사의 종류는 최초검사, 정기검사(2년 주기), 운반검사, 특별검사가 있으며, 검사의 특성상 대개 입회검사로 수행해야 한다. 검사의 방법과 범위 등의 세부사항은 '원자력시설 등의 방호검사에 관한 규정'(원자력안전위원회고시 제2012-45호)에서 규정하고 있다.

(3) 물리적 방호 이행 현황

원자력안전위원회는 물리적 방호업무의 전담부서로 방재환경과를 설치하여, 국가 물리적 방호 관련 정책수립 및 물리적 방호의 이행과 평가를 총괄하고 있다. 또한 물리적 방호 관련 중요 정책과 방호체제 등을 심의하는 물리적방호협의회를 구성하고 있으며, 지역별 원자력시설의 물리적 방호 이행상태 점검과 재난발생시 현장대응을 위해 각 원자력발전소(월성, 한빛, 한울, 고리)와 연구용원자로(대전)의 방사선비상계획 구역 외부에 현장방사능방재지휘센터를 운영하고 있다. 핵물질 및 원자력시설의 물리적 방호에 관한 제반 규정의 승인을 위한 안전심사와 방호검사, 교육·훈련 등의 업무는 「원자력시설 등의 방호 및 방사능 방재 대책법」의 규정에 따라 한국원자력통제기술원에서 원자력안전위원회의 업무를 위탁받아 수행하고 있다.

3.5.4 방사능방재 대책

(1) 방사선비상계획 구역과 방사선비상의 종류

방사능방재 대책은 원자력시설의 방사선비상과 방사능재난에 대응하기 위한 계획으로 「원자력시설 등의 방호 및 방사능방재 대책법」, 「민방위 기본법」과 「재난 및 안전 관리 기본법」에 법적 근거를 두고 있다. 여기서 '방사선비상'이란 방사성물질 또는 방사선이 누출되거나 누출될 우려가 있어 긴급한 대응조치가 필요한 상황을 말하며, '방사능재난'이란 방사선비상이 국민의 생명과 재산 그리고 환경에 피해를 줄 수 있는 상황으로 확대되어 국가적 차원의 대처가 필요한 재난을 말한다.

방사선비상계획 구역은 원자력시설에서 방사선비상이나 방사능재난이 발생할 경우 주민보호 등의 비상대책을 집중적으로 마련하기 위하여 설정하는 구역을 말한다. 이 구역은 원자력안전위원회가 원자력시설별로 정하여 고시하는 지역(원자력발전소의 경우 반경 8~10km)을 기초로 하여, 원자력사업자가 그 지역을 관할하는 광역지방자치단체장과 협의 후 설정한다. 사업자는 비상계획 구역의 설정시 인구분포, 도로망과 지형 등 지역 고유 특성과 비상대책의 실효성을 고려해야 하며, 원자력안전위원회의 승인을 얻어야 한다.

핵물질 및 원자력시설에 대한 방사선비상의 종류는 사고의 심각성과 상황에 따라 백색비상, 청색비상과 적색비상으로 구분하며, 그 기준과 대응조치는 표 3-6에서 보는 바와 같다.

비상발령 기준은 원자력시설의 상태, 운전변수와 원자력시설 내·외의 방사선준위에 근거하고 있으며, 원자력사업자는 비상발령 상황을 원자력안전위원회와 지방자치단체에 보고하여야 한다.

[표 3-6] 방사선비상의 종류 및 기준

종 류	기 준
백색비상	방사성물질의 밀봉상태가 손상하거나, 원자력시설의 안전상태 유지를 위한 전원공급기능에 손상이 발생 또는 발생할 우려가 있는 등의 사고로써 방사성물질의 누출로 인한 방사선영향이 원자력시설의 건물 내에 국한될 것으로 예상되는 비상사태
청색비상	백색비상에서 안전상태로의 복구기능의 저하로 원자력시설의 주요 안전기능에 손상이 발생하거나 발생할 우려가 있는 등의 사고로써 방사성물질의 누출로 인한 방사선영향이 원자력시설 부지 내에 국한될 것으로 예상되는 비상사태
적색비상	노심의 손상이나 용융 등으로 원자력시설의 최후방벽에 손상이 발생하거나 발생할 우려가 있는 사고로써 방사성물질의 누출로 인한 방사선영향이 원자력시설 부지 밖으로 미칠 것으로 예상되는 비상사태

백색비상의 경우 원자력사업자는 방사선비상에 대한 정보의 공개, 방사선사고 방지를 위한 방사선방호조치와 방사선비상 대응시설을 운영해야 한다. 또한 청색 및 적색 비상의 경우 방사선비상계획에 따른 비상대책본부를 설치·운영하고, 방사능에 오염되거나 방사선에 피폭된 자에 대한 응급조치를 취해야 한다.

한편 원자력안전위원회는 청색 및 적색 비상의 경우 국가방사능방재계획에 따라 중앙방사

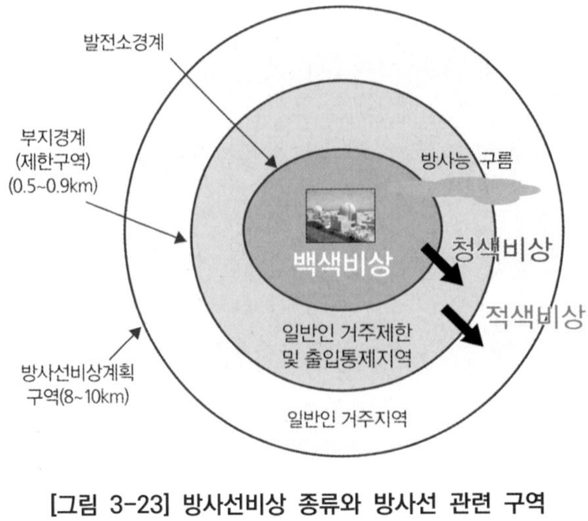

[그림 3-23] 방사선비상 종류와 방사선 관련 구역

능방재대책본부와 현장방사능방재지휘센터를 설치·운영하고, 중앙재난안전대책본부 등 유관부처에 보고·전파하여 협력체계를 가동해야 한다. 그림 3-23은 방사선비상의 종류와 원자력 시설경계, 부지경계(제한구역), 방사선비상계획 구역과의 관계를 보이고 있다.

(2) 방사능방재계획과 방사능재난의 선포

원자력안전위원회는 방사선비상 및 방사능재난 업무에 관한 국가방사능방재계획을 수립하여 매년 8월 31일까지 국무총리에게 제출하고, 국무총리는 이를 「재난 및 안전관리기본법」에 따른 중앙안전관리위원회의 심의를 거쳐 확정하여 관계 중앙행정기관의 장에게 매년 9월 30일까지 통보해야 한다. 방사선비상계획 구역의 전부 또는 일부를 관할하는 광역 및 기초 지방자치단체장은 국가방사능방재계획에 따라 지역방사능방재계획을 수립해야 한다.

원자력안전위원회는 방사능사고와 방사능오염확산으로 긴급한 조치가 필요한 경우 방사능오염원의 제거, 방사능오염의 확산방지 등을 위하여 필요한 조치를 취할 수 있으며, 중앙행정기관, 관련 기관과 개인에게 긴급조치를 위하여 필요한 사항을 요청하거나 명할 수 있다 또한 위원회는 다음과 같은 방사능재난이 발생하였을 때에는 지체 없이 방사능재난이 발생한 것을 선포해야 한다.

- 원자력시설 부지경계에서 판독한 피폭방사선량이 전신선량을 기준으로 시간당 10mSv 이상이거나 갑상선선량을 기준으로 시간당 50mSv 이상인 경우
- 원자력시설 부지경계에서 측정한 공간방사선량률과 오염도가 시간당 1R(렌트겐) 이상인 경우

원자력안전위원회는 방사능재난을 선포한 경우, 관할 광역 및 기초 지방자치단체장이 방사선영향을 받거나 받을 우려가 있는 지역의 주민에게 방사능재난의 발생상황과 주민행동요령을 즉시 알리게 하고, 대피, 소개, 음식물 섭취제한, 갑상선 방호약품 배포, 식·음료품과 농·축·수산물의 반출이나 소비 통제 등 긴급 주민 보호조치를 취하게 해야 한다. 주민 보호조치는 관계 중앙행정기관, 지방자치단체와 관련기관의 관계관으로 구성된 합동방재대책협의회의 의견을 들어 현장방사능방재지휘센터장이 결정한다.

(3) 방사능방재 조직체계

우리나라의 국가 방사능방재 체계는 그림 3-24에서 보는 바와 같으며, 원자력안전위원회는 방사능방재에 관한 긴급대응조치를 위하여 그 소속으로 중앙방사능방재대책본부를 설치해야 한다. 중앙대책본부는 원자력안전위원회 위원장을 의장으로 관련 부처의 차관과 한국원자력안전기술원장, 한국원자력의학원장 등을 위원으로 구성한다. 또한 위원회는 방사선비상 및 방사능재난의 신속한 지휘와 상황관리, 재난정보의 수집과 통보를 위하여 발전용 원자로, 2MW 이상의 연구용 원자로, 사용후핵연료 저장·처리시설이 있는 인접지역에 현장방사능방재지휘센터를 설치해야 한다. 현장지휘센터에는 방사선비상 및 방사능재난에 대한 정확하고 통일된 정보를 제공하기 위하여 연합정보센터를 설치·운영한다.

방사선비상계획구역의 전부 또는 일부를 관할하는 광역 및 기초 지방자치단체장은 방사선비상이나 방사능재난의 경우 지역방사능방재대책본부를 각각 설치해야 한다. 또한 방사능재난의 수습에 필요한 기술적 사항을 지원하기 위하여 한국원자력안전기술원장 소속으로 방사

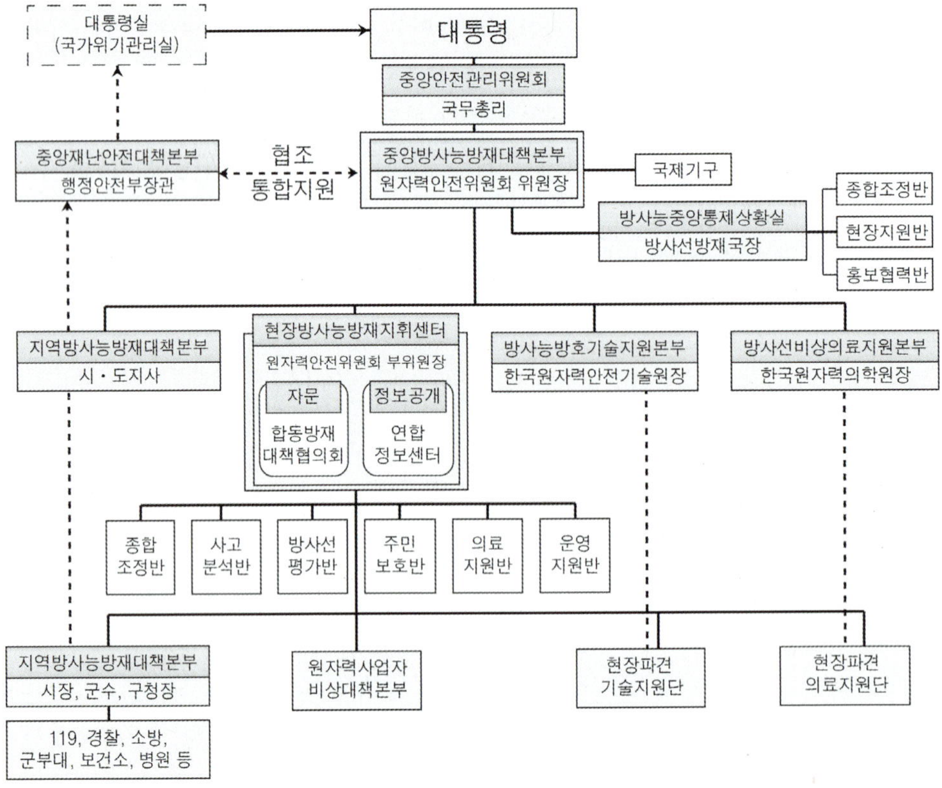

[그림 3-24] 국가 방사능방재 체계

능방호기술지원본부를 두고, 방사능재난으로 인하여 발생한 방사선 상해자나 상해우려자에 대한 의료상의 조치를 위하여 한국원자력의학원장 소속으로 방사선비상의료지원본부를 둔다.

(4) 방사능방재 훈련

원자력안전위원회는 5년마다 방사능방재훈련계획을 수립하여 관계 중앙행정기관이 함께 참여하는 방사능방재훈련(연합훈련)을 실시해야 한다. 위원회는 방사능방재훈련계획을 훈련에 참여하는 관계 중앙행정기관장, 방사선비상계획구역의 전부 또는 일부를 관할하는 지방자치단체장과 원자력사업자 등에게 통보 또는 시달해야 한다. 또한 방사선비상계획 구역의 전부 또는 일부를 관할하는 지방자치단체장은 방사능방재훈련계획을 수립하여 관할구역에 소재하는 지정기관과 원자력사업자가 참여하는 방사능방재훈련(합동훈련)을 4년에 1회 이상 실시해야 한다.

원자력사업자는 매년 11월 30일까지 차기 연도의 방사능방재훈련계획을 수립하고 원자력안전위원회에 제출하여 승인을 받아 시행해야 한다. 훈련의 종류와 방법 등에 관하여는 '원자력사업자의 방사선비상대책에 관한 규정'(원자력안전위원회고시 제2012-31호)에서 규정하고 있으며, 훈련의 종류는 표 3-7에 나타나 있다.

원자력사업자의 방사능방재훈련계획 수립에서 전체훈련, 합동훈련과 연합훈련은 부지 외부로 방사능 방출로 인하여 여러 기상조건에서 방사선비상계획 구역 내의 주민이 소개 및 대피할 수 있는 정도의 비상상황을 가정해야 한다. 합동훈련 및 연합훈련을 실시하기 위한 계획과 시나리오는 방사선비상계획 구역의 관할 지방자치단체와 협의하여 작성해야 한다. 지방자치단체장과 원자력사업자는 방사능방재훈련을 실시하고, 그 결과를 원자력안전위원회에 보고해야 하며, 원자력안전위원회는 방사능방재훈련에 대하여 평가할 수 있다.

(5) 원자력사업자의 의무

원자력사업자는 핵물질 및 원자력시설에 방사선비상 및 방사능재난이 발생할 경우에 대비하여 방사선비상계획을 수립하여 핵물질 및 원자력시설을 사용하기 전에 원자력안전위원회의 승인을 받아야 한다. 원자력사업자는 방사선비상계획을 수립하거나 변경하려는 경우에는 미리 그 내용을 방사선비상계획 구역의 전부 또는 일부를 관할하는 광역 및 기초 지방자치단체장에게 알려야 하며, 지방자치단체장은 방사선비상계획에 대한 의견을 원자력안전위원회에 제출할 수 있다. 방사선비상계획의 세부적인 내용에 대해서는 「원자력시설 등의 방호 및 방사능 방재대책법」 시행규칙에서 규정하고 있다.

원자력사업자는 방사선비상 및 방사능재난의 예방, 확산방지와 수습을 위하여 안전조치를 이행해야 하며, 방사능재난 대비태세를 유지하기 위하여 방사능재난 대응시설과 장비를 확보해야 한다.

[표 3-7] 원자력사업자별 방사능방재 훈련 종류 및 내용

구 분	방사능방재 훈련 종류 및 내용
소규모원자력사업자[1] 이외의 원자력사업자	1. 최초훈련 : 원자력시설의 사용개시전(발전용원자로는 정격열출력 5% 이전)에 아래의 전체훈련을 실시하여야 하나, 신규 부지에 원자력시설을 건설하는 경우 합동훈련 실시 2. 부분훈련 : 1개 또는 2개 호기(사용후핵연료 저장·처리시설은 부지)에 대하여 시설내의 비상조직별로 분기 1회 이상 실시 3. 전체훈련 : 시설내의 모든 비상조직이 참여하여 1개 또는 2개 호기별(사용후핵연료 저장·처리시설은 부지)로 연 1회 이상 실시 4. 합동훈련 : 부지별로 4년에 1회 이상 지방자치단체가 주관하는 훈련에 참여하여 실시 5. 연합훈련 : 5년마다 원자력안전위원회가 주관하는 방재훈련계획에 따라 훈련에 참여하여 실시
소규모원자력사업자	1. 최초훈련 : 원자력시설 사용개시 전에 전 비상조직이 참여하는 실시 2. 부분훈련 : 부지내의 비상조직별로 반기 1회 이상 실시 3. 전체훈련 : 전 비상조직이 참여하는 훈련을 2년에 1회 이상 실시

1) 2MW 이하 연구용원자로, 천연우라늄 정련사업, 우라늄-235 농축도 5% 미만의 핵연료물질가공사업, 연구·시험 목적의 사용후핵연료처리사업, 방사성폐기물시설 (사용후핵연료시설 제외) 등의 사업자

참고문헌

김효정. 원자력안전과 규제, 한스하우스, 2012.

김효정 외. 원자력 법령체계 현황 분석, KINS/AR-662, 한국원자력안전기술원, 1999

통계청. 2010년 사망원인 통계 결과, 2011.

한국수력원자력(주). 신고리 1,2호기 최종안전성분석보고서, 2010.

한국원자력안전기술원. 원자력안전 국제협력 현황 2011, KINS/ER-192, 2011.

IAEA. Fundamental Safety Principles, IAEA Safety Standards Series No. SF-1, 2006.

IAEA. Deterministic Safety Analysis for Nuclear Power Plants, IAEA Safety Standards Series, Specific Safety Guide, No. SSG-2, 2009.

IAEA. Safety Assessment for Facilities and Activities, IAEA Safety Standards Series No. GSR Part 4, 2009.

IAEA. Governmental, Legal and Regulatory Framework for Safety, IAEA Safety Standards Series No. GSR Part 1, 2010.

ICRP. Radiation Protection: 1990 Recommendation of the International Commission on Radiological Protection: ICRP Publication 60, ICRP, 1990.

Lewis EE. Nuclear Power Reactor Safety, Wiley, NY, 1977.

Lewis EE. Fundamentals of Nuclear Reactor Physics, Academic Press, 2008.

Luckey TD. Hormesis with Ionizing Radiation, CRC Press, Boca Raton, Fl., 1980.

Petrangeli G. Nuclear Safety, Elsevier Butterworth-Heinemann, 2006.

Rasmussen NC. Reactor Safety Study: An Assessment of Accident Risks in US Commercial Nuclear Power Plants, WASH-1400(NUREG-75/014), USNRC, 1975.

Thompson TJ, Beckerley JG. The Technology of Nuclear Reactor Safety, Vol. 1, Massachusette Institute of Technology, 1973.

United Nations Scientific Committee on the Effect of Atomic Radiation(UNSCEAR). Effect of Atomic Radiation, UNSCEAR 2000 Report, UN, 2000.

USNRC. Policy Statement on Severe Reactor Accidents Regarding Future Designs and Existing Plants, Federal Register, Vol. 50, No. 153, 1985.

USNRC. Safety Goals for the Operation of Nuclear Power Plants: Policy Statement, Federal Register(51 FR 30028), Vol. 510, No. 162, 1986.

제4장

원전연료 및 방사성폐기물

4.1 핵연료주기 개요

현재 국내외 상용 원자력발전소에서는 사용하고 있는 핵연료는 천연 우라늄 산화물(UO_2)과 농축 우라늄 산화물, 우라늄과 플루토늄이 혼합된 혼합 산화물[$(U,Pu)O_2$] 등이 사용되고 있다. 일반적으로 중수로에 사용되는 천연 우라늄 산화물 핵연료는 우라늄 채광, 정련, 변환과 핵연료 성형가공을 통해서 제작되는 반면, 경수로에 사용되는 농축 우라늄 산화물 핵연료는 우라늄 채광, 정련, 변환, 농축, 재변환 및 핵연료 성형가공을 통해서 제작된다.

이렇게 제작된 핵연료는 원자력발전소에서 연소 완료 후 사용후핵연료로 방출되어 높은

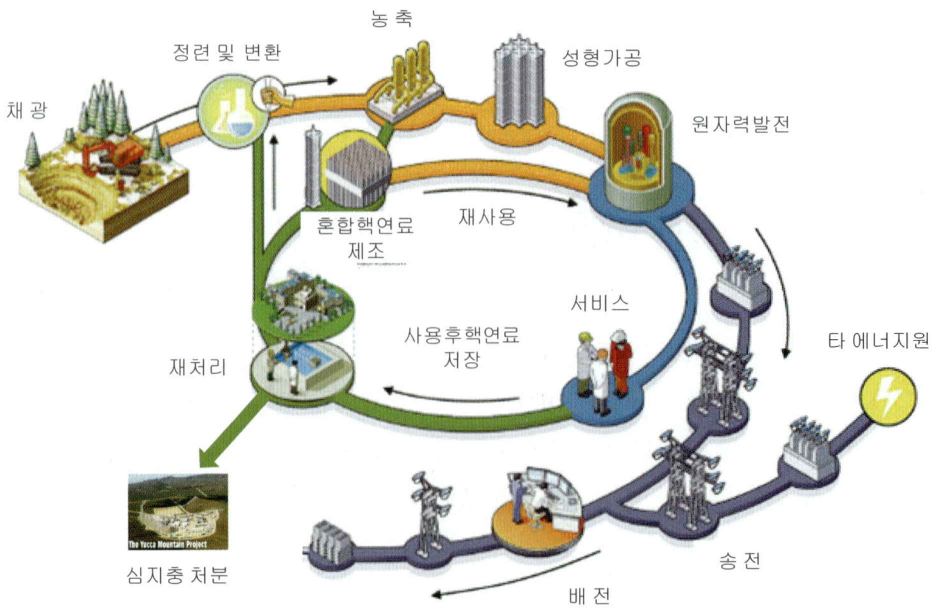

[그림 4-1] 핵연료주기도

방사성 붕괴열 및 방사선 준위를 낮추기 위해 원자력발전소의 사용후핵연료 저장조에 일정 기간 보관된다. 이러한 발전소 내 저장조 보관 후에는 수백 미터이하의 암석기반 심지층부지에 사용후핵연료를 영구처분하거나, 사용후핵연료의 재처리를 통해 우라늄과 플루토늄 등을 추출하여 플루토늄과 우라늄이 혼합된 혼합 산화물을 제작할 수 있다.

이러한 일련의 과정을 핵연료주기(nuclear fuel cycle)이라고 정의한다. 핵연료주기 공정은 그림 4-1에서 제시되어 있다. 이 그림에서 보듯이 핵연료주기는 우라늄 채광에서 핵연료 성형가공까지의 선행 핵연료주기(front-end fuel cycle), 원자력발전소에서의 핵연료 연소(fuel burnup in nuclear power plant) 그리고 사용후핵연료 저장, 처리 및 처분 등의 후행 핵연료주기(back-end fuel cycle)로 구분한다.

4.1.1 선행 핵연료주기(Front-end Fuel Cycle)

(1) 채광

우라늄 광산의 탐사는 먼저 지질학적인 관점에서 우라늄 광산의 부존 가능성이 강한 지역에 대하여 비행기로 방사능 탐사를 실시하고, 이후 가능지역에 대하여 방사능 측정기를 적재한 자동차로 탐사를 실시한 후, 시추탐사를 수행하게 된다. 우라늄 광석의 채굴 방식으로는 지표에 있는 우라늄광에 대해서는 표토만을 제거하는 노천채굴법, 일반적인 광산 채굴에 사용되는 갱도채굴법, 광산 내에 침출액을 주입하여 우라늄을 용해시켜 회수하는 침출채굴방법(in-situ leach) 등이 있다. 채굴된 우라늄 광석의 품위는 보통 0.1~0.5% 이다.

(2) 정련 및 변환

채굴된 우라늄 광석은 정련과정을 통해 우라늄정광(U_3O_8), 즉 'yellow cake' 형태로 바뀌게 된다. 우라늄 정련공정은 그림 4-2에 제시되어 있으며, 정련공장은 우라늄광의 수송비를 절약하기 위해 대개 채굴 현장 또는 그 근처에 자리하고 있다. 우라늄 정광은 나트륨, 철, 실리카 등 아직도 상당량의 불순물을 함유하고 있기 때문에 이러한 우라늄 정광의 불순물을 제거하기 위해 우라늄 변환 공정이 필요하다. 우라늄 변환공정은 그림 4-3에 제시되어 있다. 이 그림에서 보듯이, 우라늄 변환 공정에서는 중수로 핵연료 제조에 사용되는 천연 UO_2 분말을 제조하거나, 경수로용 농축 UO_2 생산을 위해 우라늄 농축공정에 사용되는 UF_6를 제조한다.

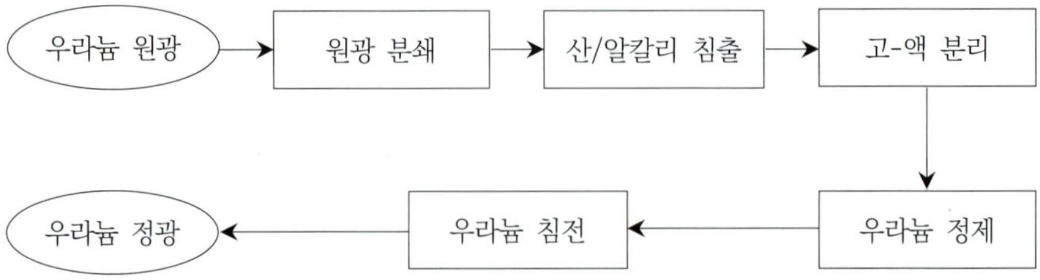

[그림 4-2] 우라늄 정련공정도

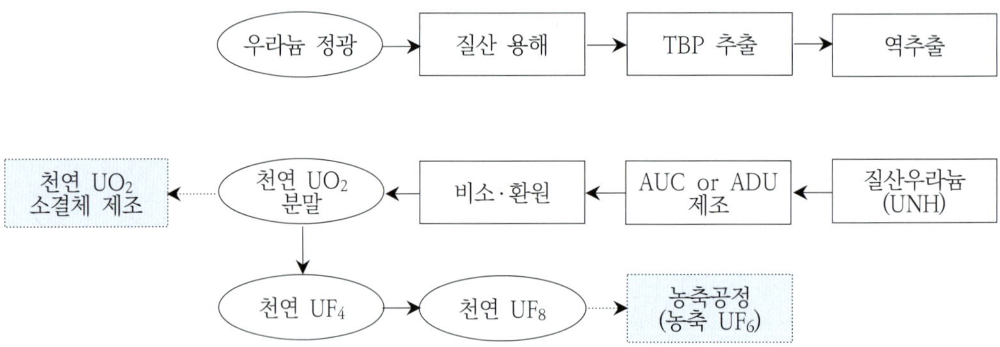

[그림 4-3] 우라늄 변환공정도

(3) 농축

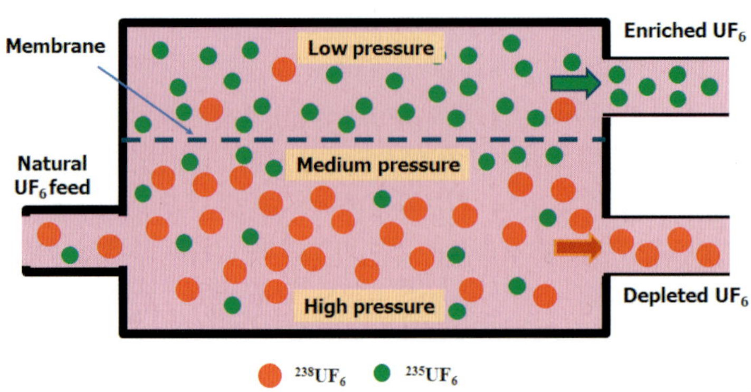

a) Gaseous diffusion enrichment

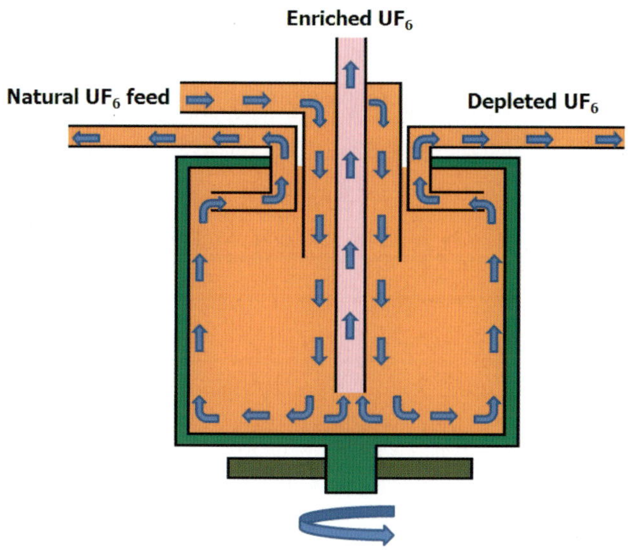

b) Centrifuge enrichment

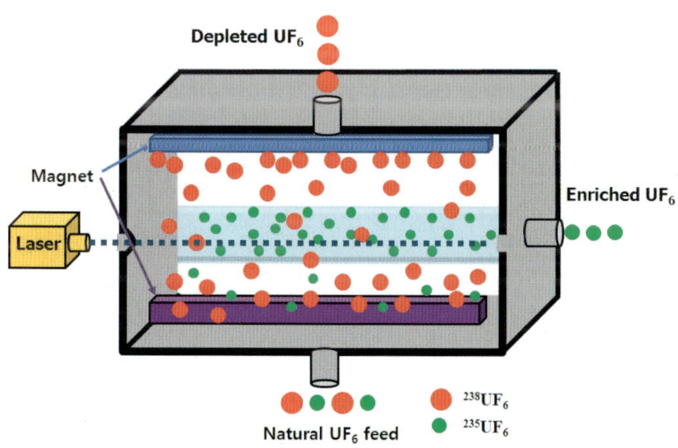

c) Laser enrichment (SILEX)

[그림 4-4] 우라늄 농축방법

천연에 존재하는 우라늄은 99.3%의 U-238과 0.7%의 U-235로 구성되어 있다. 이 가운데 U-235만 핵분열을 일으키며 U-235의 함유율을 0.7% 이상으로 높이는 공정을 우라늄 농축공정이라 한다. 그림 4-4에 제시되어 있듯이 우라늄 농축법에는 기체확산법, 원심분리법 및 레이저분리법(separation of isotopes by laser excitation: SILEX,) 등이 있다. 초기에 개발된 우라늄 농축법은 기체확산법이지만 경제성 문제로 원심분리법으로 대체되고 있다. 최근에는 경제성이 보다 향상된 레이저분리법이 대두되고 있다. 기체확산법 및 원심분리법에서는 모두 기체상의 UF_6(상온에서 고체, 1기압 50℃ 이상에서 기체)를 사용하여 $^{235}UF_6$와 $^{238}UF_6$의 확산속도 차이 또는 원심력에 의한 반경 방향으로의 분포도 차이를 이용하여 U-235를 농축시킨다. 레이저분리법에서는 특정 파장의 레이저광을 UF_6 증기에 조사(irradiation)하여 $^{235}UF_6$를 선택적으로 이온화시키고 이를 전자기장내로 통과시키면 $^{235}UF_6$는 전기장으로 이동하는 반면, $^{238}UF_6$는 자기장으로 이동하는 원리를 이용한다.

(4) 재변환

재변환은 농축 UF_6를 농축 UO_2로 변환시키는 것을 의미한다. 재변환 방법으로는 습식법인 AUC(ammonium uranyl carbonate)와 ADU(ammonium diuranate)공정이 있고, 건식법으로는 미국의 GE사에서 개발한 GECO(General Electric Coversion)공정과 영국의 BNFL사에서 개발한 IDR(Integrated Dry Route)공정이 있다. 국내에서는 IDR 건식 재변환 공정이 사용되고 있다.

(5) 핵연료 성형가공

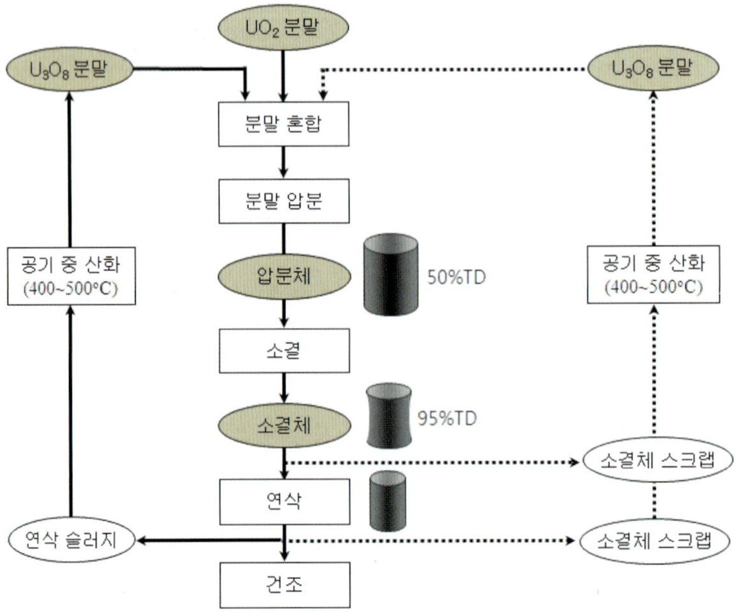

[그림 4-5] UO_2 소결체 제조공정도

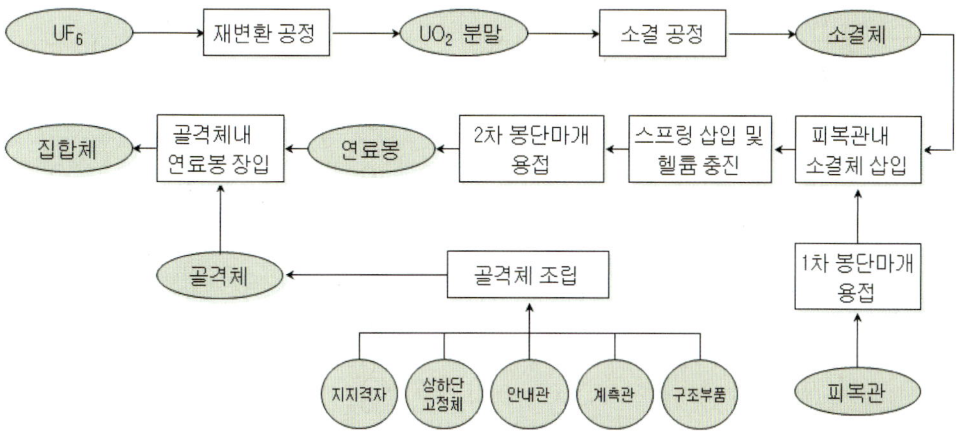

[그림 4-6] 핵연료집합체 제작공정도

변환 공정에서 생성된 천연우라늄의 UO_2 분말과 재변환 공정에서 생산된 농축우라늄의 UO_2 분말은 각각 중수로와 경수로의 핵연료 성형가공에 사용된다. 경수로 핵연료 성형가공 공정은 UO_2 분말의 소결체 제조공정, 연료봉 제조공정, 집합체 부품 제조공정, 집합체 조립 공정 등 4가지로 대별된다. UO_2 소결체는 성형, 소결, 연삭 과정을 거쳐서 펠렛 형태로 제조된다(그림 4-5 참조). 연료봉은 피복관 일차용접, 소결체 장입, 압축스프링 장입, 헬륨기체 충진 및 피복관 이차용접 등을 통해 제조되며, 집합체는 안내관, 계측관, 지지격자체, 상단고정체 및 하단고정체 등의 집합체 부품으로 골격체 제조 후 연료봉 장입을 통해 제작된다(그림 4-6 참조). 이렇게 제작된 핵연료집합체를 원자력발전소의 원자로심에서 연소시키기 위해 원자력발전소로 인도한다.

4.1.2 원자로심내 핵연료 연소(Fuel Burnup)

2014년 현재 국내에는 가압경수로 19기 및 가압중수로 4기가 운전 중에 있으며 가압경수로 5기가 건설 중에 있다. 그림 4-7에는 국내 가압경수로의 주종인 OPR1000의 원자로 및 핵연료가 나타나 있다. 이 원자로의 노심에는 177개의 핵연료집합체가 장진되어 핵분열 연쇄반응을 통해 연소된다. 이러한 연쇄반응을 지속적으로 유지하기 위해서는 원자로를 약 16개월 정도 운전 완료 후에 노심에 장진된 177개 핵연료집합체 중 약 1/3 을 약 2개월에 걸쳐 교체한다. 이러한 운전기간과 핵연료집합체 교체기간을 합산하여 "핵연료 주기길이"라고

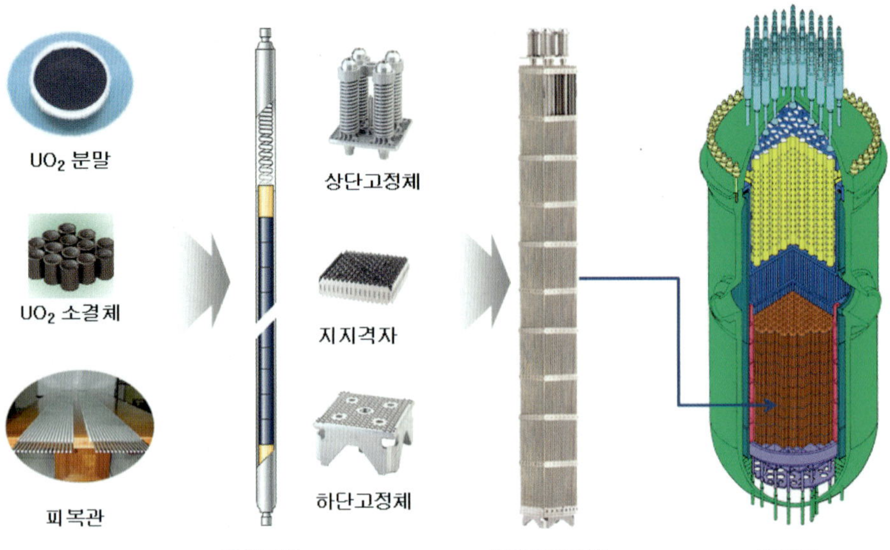

[그림 4-7] 가압경수로(OPR1000) 원자로 및 핵연료

부르며, 현재 OPR1000 원전의 핵연료 주기길이는 18개월이다. 국내 가압경수로용 핵연료 집합체는 대부분 3주기 연소 후에 사용후핵연료로 방출되며 원자력발전소 내 사용후핵연료 저장조에 습식 저장된다.

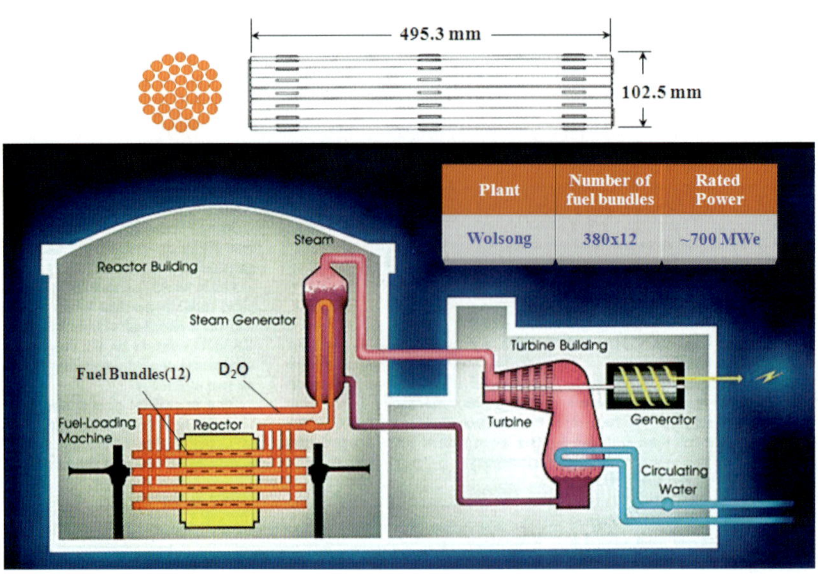

[그림 4-8] 가압중수로 및 핵연료

가압중수로는 가압경수로와 달리 핵연료 교체를 위해 원자로를 정지시킬 필요가 없다. 그림 4-8에서 보듯이 국내 가압중수로에는 380개의 핵연료압력관이 있으며 각 핵연료압력관에 12개의 핵연료 다발이 장진되어 연소된다. 가압중수로에서는 매일 1~2개의 핵연료압력관에 대해 핵연료 교체를 수행하며, 한 개 압력관에 장진된 12개 핵연료다발 중 8개는 교환되고 4개는 더 사용된 후에 교체된다.

4.1.3 후행 핵연료주기(Back-end Fuel Cycle)

(1) 사용후핵연료 저장

노심에서 인출된 사용후핵연료 내의 유용한 핵연료 물질을 사용하지 않고 500~1000m 이하의 심지층 영구처분 전 또는 핵연료 물질 재사용을 위한 재처리 전에 사용후핵연료는 일정기간 저장조에 보관하여 높은 방사성 붕괴열과 방사선 준위를 낮추어야 한다. 사용후핵연료를 저장하는 방법으로는 수조 속에 보관하는 습식 저장방식과 공기를 냉각재로 하여 자연대류에 의한 냉각방식을 취하는 건식 저장방식이 있다.

(2) 사용후핵연료 재처리

사용후핵연료 내의 유용한 핵연료물질을 재사용하기 위해서는 이들 물질을 분리 및 회수 과정이 필요하며, 이 과정은 크게 습식법과 건식법으로 나눌 수 있다. 현재 대부분의 상용 재처리공장은 습식 용매추출법의 하나인 PUREX(plutonium uranium extraction)법을 채택하고 있다.

(3) 회수된 핵연료 물질 재사용

회수된 핵연료물질 우라늄 및 플루토늄은 선택된 핵연료주기에 따라 원자로에 재사용되며, 이러한 핵연료주기로 핵연료 물질이 재사용되면서 최종적으로 방사성 폐기물로 처리될 때까지 재순환된다.

(4) 사용후핵연료 및 고준위 방사성폐기물 처분

사용후핵연료에는 고준위 방사성폐기물이 포함되어 있어 높은 방사성 붕괴열과 방사선 준위를 나타내므로 이러한 사용후핵연료 특성에 의해 인간과 환경에 문제가 발생하지 않도록 지하 깊은 곳의 암반층에 저장하는 것이 현재까지 정립된 처분개념이다. 또한, 사용후핵연료 재처리 시 발생하는 고준위 방사성폐기물 또는 재처리 시 회수된 핵연료 물질의 원자로 내 재순환을 통해 발생하는 고준위 방사성폐기물도 사용후핵연료와 동일한 개념으로 지하 깊은 곳의 암반층에 저장해야 한다.

4.2 사용후핵연료

4.2.1 사용후핵연료 개요

사용후핵연료란 핵연료가 원자로에서 연소 완료 후 더 이상 원자로에서 연소되지 않는 핵연료를 말한다. 사용후핵연료는 발전용 원자로, 연구로용 원자로, 교육용 원자로 등에서 발생될 수 있다. 2014년 현재 국내에는 19기의 경수로 및 4기의 중수로 등 23기의 발전용 원자로, 1기의 연구용 원자로 및 1기의 교육용 원자로에서 사용후핵연료가 발생되고 있다. 한편, 연소 초기에 농축 우라늄을 사용한 경수로 사용후핵연료와 천연우라늄을 사용한 중수로

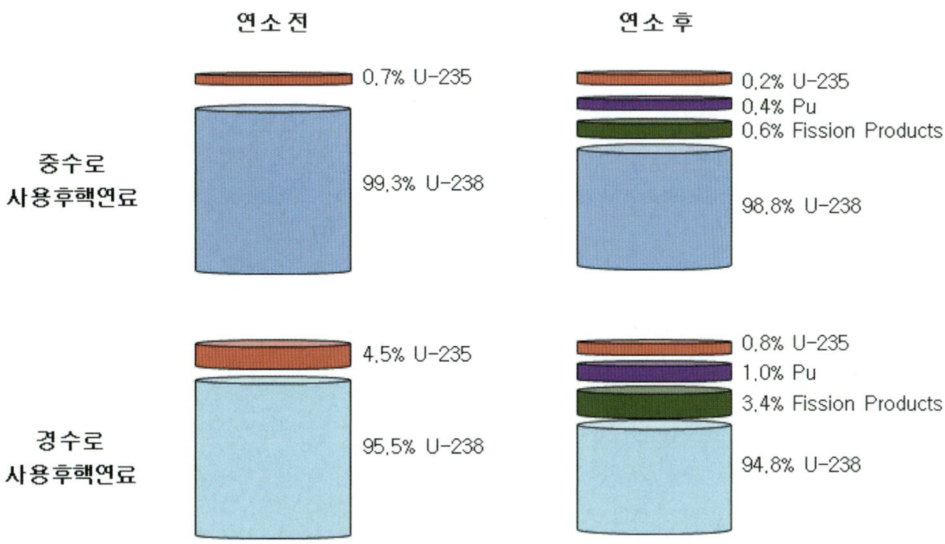

[그림 4-9] 연소 전 및 연소 후 사용후핵연료 핵연료 물질 조성

사용후핵연료의 핵물질 조성은 그림 4-9에 나타나 있다. 이 그림에서 보듯이 경수로 사용후핵연료에는 아직도 상당한 양의 핵분열성 물질을 함유하고 있으므로 핵분열생성물을 제거하고 우라늄과 플루토늄을 회수하여 원자로에 핵연료 물질로 재사용할 수 있다. 반면에, 이러한 핵연료 물질을 회수하지 않고 지하 500~1000m 정도의 심지층에 영구처분할 수도 있다.

현재, 프랑스 및 일본 등에서는 사용후핵연료를 재처리하여 우라늄과 플루토늄을 혼합한 혼합핵연료(mixed oxide: MOX)를 사용하는 재순환 핵연료주기(closed fuel cycle)를 채택하고 있고, 스웨덴 등 일부 국가에서는 직접처분 핵연료주기(open fuel cycle)을 채택하고 있다. 그러나 대부분의 국가들은 자국의 에너지 정책, 사용후핵연료 처리/처분 관련 경제성, 환경문제, 국민수용성 등 자국의 제반사항뿐 만아니라 핵확산 문제와 관련된 정치 외교적 요소 등 국제적 상황까지 고려하여 관망정책(wait & see policy)을 채택하고 있는 실정이다.

4.2.2 사용후핵연료의 저장

사용후핵연료는 원자로에서 방출될 때 높은 방사성 붕괴열 및 방사선 준위를 나타내며 시간에 지남에 따라 방사선 붕괴열 및 방사선 준위가 점점 감소한다. 따라서 원자력 발전으로 인해 발생된 사용후핵연료는 원자로 건물 내 저장 수조에 저장되어 있다(그림 4-10 참조). 앞에서 설명한 바와 같이, 사용후핵연료는 저장 수조에서 약 1년 동안 저장된 후 재처리하여 유용한 핵연료 물질을 추출하여 재사용하거나 지하 500~1000m 정도의 심지층에 영구처분할 수 있다. 사용후핵연료 재처리 기술은 상용화되어 있는 반면, 사용후핵연료 영구처분 기술은 개발 중에 있고 영구처분시설도 전 세계적으로 확보되지 못한 상태에 있다. 그러나 기존 원자력발전소는 10년 동안의 운전에서 발생하는 사용후핵연료 물량을 보관할 수 있도록 설계되어 있으므로 10년 이상 원자력발전소 운영 시에는 사용후핵연료 저장수조의 저장용량이 초과될 수 있다. 따라서 핵연료주기정책에 대해 관망정책 또는 영구처분정책을 채택하고 있는 나라들에서는 10년 이상 운영 중인 원자력발전소 부지 내 저장 수조가 포화상태에 근접하고 있으므로 기존의 저장 수조를 확장하거나 저장용량에 여유가 있는 다른 저장 수조를 사용하고 있는 실정이다. 또한, 발전소 내 또는 발전소 외에 별도의 독립 부지를 확보하여 집중 건식저장시설을 건설하여 사용후핵연료의 중간저장용량을 늘릴 수도 있다.

사용후핵연료를 저장하는 방식은 크게 습식저장방식과 건식저장방식으로 대별된다. 습식

저장방식에서는 물을 사용하며 이러한 물은 사용후핵연료 냉각과 방사선 차폐 등의 역할을 수행한다. 사용후핵연료를 저장수조에 저장하는 습식저장 방식은 지금까지 각국에서 많은 운영경험을 확보하고 있으며, 이미 입증된 안전한 사용후핵연료 저장기술이다. 현재 세계적으로 90% 이상의 사용후핵연료가 습식 소내집중저장 또는 소외집중저장 방식으로 저장되어 있으며, 일부 사용후핵연료는 40년 이상 유의할 만한 문제를 유발하지 않고 습식저장조에 저장되고 있다. 사용후핵연료에서 발생되는 방사성 붕괴열은 열교환기를 이용한 강제냉각 방식에 의해 제거되며, 운전 중 핵연료 피복관 온도를 30~40℃로 유지할 수 있고, 저장밀도가 건식저장방식에 비해 높다는 장점이 있다. 그러나 습식저장방식은 냉각시스템의 가동에 따른 시설 운영비의 증가와 2차 폐기물 발생량이 건식저장방식에 비해 많다는 것이 단점이다. 사용후핵연료의 습식저장과 관련한 안전성 측면의 주요 현안은 두 가지로 요약된다. 첫째, 저장수가 손실되지 않은 상태로 항상 핵연료를 저장할 수 있음을 보장해야 한다. 둘째, 저장조 내에서 핵분열 연쇄반응에 따른 임계사고를 방지하기 위한 충분한 저장공간과 중성자 흡수 능력을 보장해야 한다.

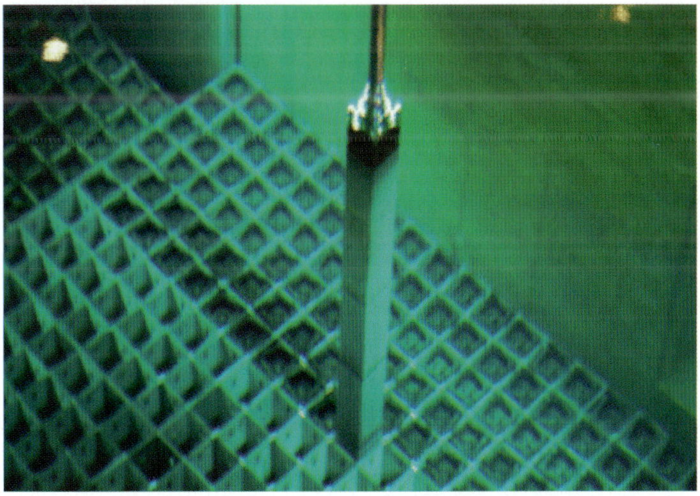

[그림 4-10] 원자력발전소 내 사용후핵연료 저장수조

건식저장방식은 물대신 기체 또는 공기를 냉각재(저장중인 핵연료의 산화를 방지하기 위하여 주로 헬륨과 같은 불활성기체를 이용하며, 반응도가 약한 질소를 이용하기도 함)로 이용하고, 방사선 차폐체로 물대신 콘크리트나 금속을 이용한다는 점에서 습식저장기술과 구분된다. 건식저장이 가능한 수준으로 냉각하기 위하여 사용후핵연료는 일단 수년 동안 원자력발전소 내 저장 수조에 저장되어야 한다. 사용후핵연료가 건식저장시설에 저장된 후에는 요구되는 운영비용 및 위험도가 미미하므로 안전성 및 경제성 측면에서 적합한 저장방식으로 알려져 있다. 한편, 많은 수량의 사용후핵연료를 장기간 저장함으로써 경제적 효과를 달성하기 위해서는 볼트(vault) 또는 사일로(silo) 방식이 적절하며, 단위별 모듈화를 통한 관리의 유연성 확보가 필요할 경우에는 건식저장 캐스크(dry storage cask: DSC) 방식이 바람직하다고 알려져 있다. 건식저장기술 중 현재 상용규모로 이용되고 있는 저장방식으로는 금속 캐스크 방식, 콘크리트 사일로 방식, 횡형 콘크리트 저장모듈(horizontal concrete modular storage) 방식, 볼트 저장 방식, 수송·저장겸용 캐스크 방식 등 크게 5가지로 구분된다. 그림 4-11에는 월성 원전 부지 내 콘크리트 사일로 건식저장시설이 나타나 있다.

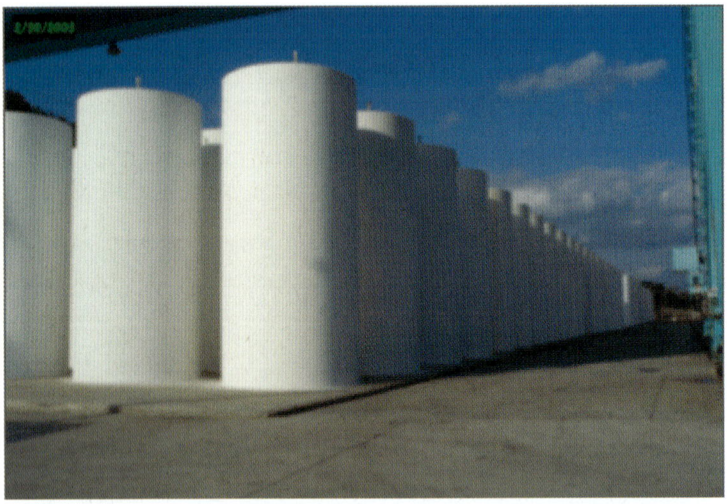

[그림 4-11] 월성원전 부지내 콘크리트사일로 건식저장시설

4.2.3 사용후핵연료의 재처리

사용후핵연료는 미연소 우라늄 핵연료 물질, 핵반응에 의해서 새로 생성된 플루토늄 핵연료 물질 및 핵분열생성물로 구성되어 있다. 사용후핵연료 재처리는 핵분열생성물을 제거하고 우라늄 및 플루토늄 핵연료 물질을 회수하는 것으로 정의되며, 현재 상용규모로 핵연료 물질을 회수하는 방법으로는 습식 재처리공정인 PUREX 공정이 있다(그림 4-12 참조). 우라늄과 플루토늄 추출제로서 TBP(tri-butyl phosphate)를 사용하는 것이 특징이다. PUREX 주공

정은 사용후핵연료봉 절단, 용해, 청정, 계량조정, 용매추출, 우라늄 정제, 플루토늄 정제 등의 단위 공정으로 구성될 수 있다. 이러한 PUREX 공정을 통해 회수된 플루토늄 산화물과 천연 이산화우라늄, 농축 이산화우라늄 또는 감손 이산화 우라늄 등을 혼합하여 혼합핵연료(mixed oxide: MOX)가 제조되며 이 혼합핵연료는 고속증식로, 경수로 및 중수로에 재사용된다. 일반적으로 혼합핵연료라 하면 이산화 우라늄과 플루토늄 산화물을 혼합하여 만든 혼합 산화물핵연료를 총칭하고 있으나 플루토늄 산화물을 약 5~10% 함유하고 있는 고속로용 혼합 산화물핵연료, 플루토늄을 약 3~5% 함유한 경수로용 혼합 산화물 핵연료, 플루토늄 산화물을 약 1% 이하로 함유하고 있는 중수로용 혼합 산화물 핵연료 등으로 분류할 수 있다.

건식 재처리기술은 습식 재처리기술에 비해 공정의 단순화 및 핵비확산성 등의 장점이 부각되어 1960년대부터 연구되어 왔으나 아직 상용화되지 못한 상태이다. 최근 한국, 미국, 일본 등에서 개발되고 있는 용융염 전해법은 건식 재처리기술의 상용화 전망을 밝게 해주고 있다. 용융염 전해법에서는 모든 초우라늄 원소(trans uranium: TRU)가 혼합물로 동시에 회수되어 핵비확산성이 매우 높다. 건식 재처리기술도 사용후핵연료의 해체, 절단까지는 PUREX 공정과 동일하다.

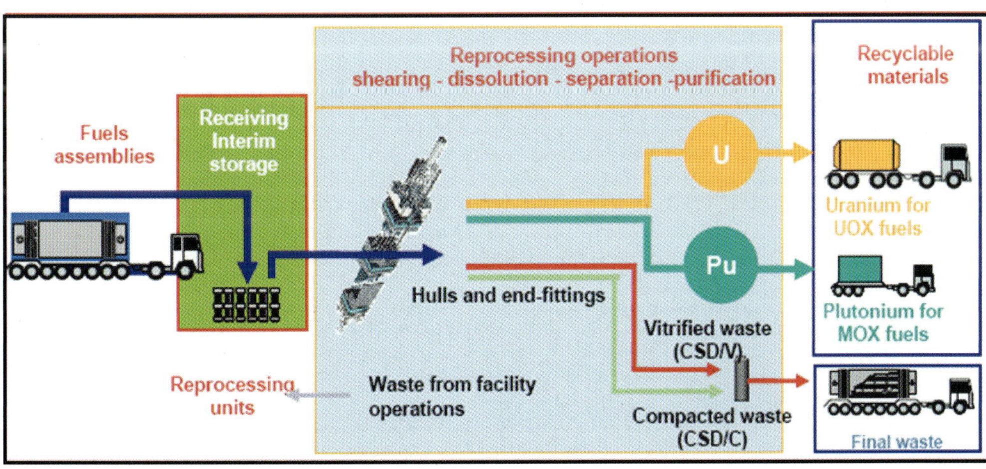

[그림 4-12] 사용후핵연료 습식재처리(PUREX) 공정 개략도

4.2.4 사용후핵연료의 처분

사용후핵연료에는 고준위 방사성폐기물이 포함되어 있어 높은 방사성 붕괴열과 방사선 준위가 존재하므로 수 백년에서 수 십만년 기간 동안 격리를 필요로 하므로 이러한 장기간 동안 안전이 보장될 수 있는 지하 500~1000m 수준의 암반층에 저장하는 것이 현재의 영구처분 개념이다. 캐나다, 핀란드, 스페인, 스웨덴, 미국 등에서는 사용후핵연료를 직접 영구처분 방식을 채택하고 있으며 사용후핵연료의 심지층 처분과 관련된 기술개발을 위하여 국제공동연구를 수행하고 있다.

4.3 방사성폐기물

4.3.1 방사성폐기물 개요

방사성폐기물은 일반적으로 방사성핵종이 규정치 농도 이상 함유되어 있거나 방사성핵종에 오염된 물질로서 재사용하지 않고 폐기시키는 것으로 정의되는데 전력생산을 위한 원자력발전소 및 관련시설, 방사성동위원소를 이용하는 병원, 연구기관, 산업체 등에서 원자력을 이용하는 과정에서 발생한다. 여기서 규정치 농도라는 것은 IAEA 등 권위 있는 국제기관의 권고 사항을 기준으로 하여 각국의 규제 당국이 규정하는 방사성핵종의 농도이다.

국내 원자력법에서는 방사성폐기물은 '방사성물질 또는 그에 의하여 오염된 물질로서 폐기의 대상이 되는 물질이며 사용후핵연료를 포함'한다고 정의하고 있다. 국내 원자력 관계법령상의 방사성폐기물 분류 기준은 그림 4-13에 제시되어 있다. 이 그림에서 보듯이, 고준위

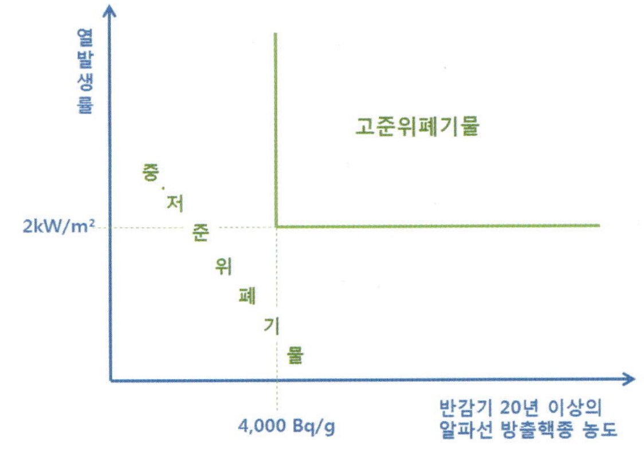

[그림 4-13] 국내 원자력 관계법령상의 방사성폐기물 분류기준

방사성폐기물은 '반감기 20년 이상인 알파선을 방출하는 핵종으로서 4000 Bq/g 농도 및 2 kw/m^3 열을 발생하는 폐기물'로 정의되고 있다. 중·저준위방사성폐기물은 고준위방사성폐기물이외의 방사성폐기물로 정의된다.

방사성폐기물 관리는 방사성폐기물이 함유하고 있는 방사능 물질에 의한 위험으로부터 인간의 피해를 방지하고 환경이 오염되지 않도록 방사성폐기물을 적절하게 격리하고 처리 처분하는 것으로 정의된다. 우리나라 원자력위원회에서 정한 국가 방사성폐기물 관리에 대한 기본방침은 다음과 같이 요약할 수 있다. 즉 방사성폐기물은 국가책임 하에 관리하며, 안전성을 최우선적으로 고려하여 국제규범을 준수하고, 폐기물의 발생을 최소화하며, 폐기물 관리에 소요되는 비용은 발생시점에서 발생자가 부담하고, 투명하고 공개적으로 방사성폐기물을 관리하여 국민의 이해 및 신뢰도 증진하는 것을 주요 목표로 하고 있다.

4.3.2 방사성폐기물의 분류 및 특징

방사성폐기물은 폐기물이 발생된 시설에 따라 원자력발전소 및 관련시설에서 발생하는 핵연료주기폐기물과 연구기관 및 병원 등에서 발생하는 비핵연료주기 폐기물로 나눌 수 있다.

(1) 핵주기폐기물

방사성폐기물의 대부분은 원자력발전 과정에서 발생된 것이다. 방사성폐기물은 우라늄광의 채광, 정련, 변환, 농축, 핵연료성형가공, 원자력발전소 운전, 재처리과정 등 각 과정에서 발생하는데 현재 국내에서는 농축 UF_6를 수입하고 있고 사용후핵연료를 재처리하고 있지 않으므로 핵연료성형가공 및 발전소운전 과정에서만 방사성폐기물이 발생한다.

핵연료주기의 각 부분에서 발생하는 폐기물의 특징은 선행핵연료주기의 방사성폐기물과 원자력발전소 운전에 따른 방사성폐기물로 대별된다. 선행핵연료주기의 방사성폐기물은 주로 맥석, 정련폐액, 보수폐기물이며 방사성폐기물의 방사선 준위는 극히 낮은 저준위폐기물이지만 우라늄을 함유하고 있다. 원자력발전소 운전에 따른 방사성폐기물은 원자력발전소의 운전과정에서 생성된 부산물로서 크게 기체, 액체 및 고체 폐기물로 구분된다. 방사성폐기물의 특성 및 발생량은 원자로형, 계통설계개념, 운전 조건 및 발전용량 등 여러 가지 인자에 따라 달라지며, 일반적으로 동일 발전용량의 경우 비등경수로(BWR)가 가압경수로(PWR)에 비해 발생량도 많고 방사성폐기물의 방사선 준위도 높다.

여기서는 우리나라 원자력 발전소의 대부분을 차지하고 있는 가압경수로의 방사성 폐기물의 종류를 제시하였다. 가압경수로에서 발생된 기체폐기물에는 다양한 방사성핵종이 함유되어 있으나, 대부분 불활성기체(Ar-41, Xe-133, Kr-85 등), 방사성 요오드(I-131, I-133 등) 및 입자상 방사성핵종(Co-58, Co-60, Cs-137 등)으로 구성되어 있다. 액체폐기물의 발생량 및 함유 핵종은 발생계통의 특성에 따라 달라지며, 액체폐기물의 종류로는 원자로 냉각재 계통 및 장치 배수/누설, 방사 화학 실험실 배수, 세탁/샤워 배수, 제염구역 배수, 탈염기 재생 등이 있다. 고체폐기물은 주로 액체 및 기체폐기물의 처리과정과 발전소의 운전 및 보수과정에서 생성되며, 고체폐기물의 종류로는 액체폐기물 증발기 농축물, 냉각재 정화 및 액체폐기물 처리 시 발생하는 폐이온 교환수지, 액체폐기물 여과처리 시 발생되는 폐필터 카트리지, 기체폐기물 처리 시 발생되는 필터류 (활성탄 필터 등), 발전소의 운전, 보수 유지 및 제염작업 시에 발생되는 방사능에 오염된 종이, 피복, 장갑, PVC, 금속류 및 기기 등의 잡고체 등이 있다.

(2) 비핵주기폐기물

핵연료주기의 각 과정과는 다르게 핵연료 이외의 방사성물질을 이용함으로써 발생하는 방사성폐기물은 비핵주기폐기물이라고 한다. 즉 방사성동위원소 등을 사용하는 연구활동, 의료활동, 산업활동에서 비핵주기폐기물이 발생된다.

4.3.3 방사성폐기물의 처리

방사성폐기물의 처리방법은 그림 4-14에 요약되어 있다. 기체 방사성폐기물의 처리는 주로 불활성기체, 방사성요오드, 입자, 삼중수소를 대상으로 하고 있다. 불활성기체는 전체 기체폐기물의 대부분을 차지하고 있으며 주로 Xe-133과 Kr-85이다. 불활성기체의 처리는 주로 감쇄법, 활성탄 흡착법, 저온 증류법 등이 사용된다. 미세입자들은 적절한 필터를 사용하여 부유입자를 제거한 후 대기 중으로 배출한다. 이들 부유입자 중에는 직경이 3㎛ 이하의 미세입자가 대부분이므로 고성능 입자 공기필터(high efficiency particulate air filter: HEPA), DBS필터(deep-bed sand filter), DBGF필터(deep-bed glass fiber filter)와 같은 특수 필터장치를 사용하여 처리한다. 삼중수소는 보통 HT(수소와 삼중수소의 결합물) 형태로 촉매 반응기를 이용하여 산소와 재결합시켜 HTO 형태의 물로 전환시켜 제거한다.

액체방사성폐기물의 처리는 크게 전처리 단계와 고화처리 단계로 구분된다. 즉 폐기물의 농도를 희석에 의해 저하시켜 환경으로 배출하거나 일시저장, 이온교환, 증발농축공정 등을 거쳐 처리 수는 환경으로 배출시키고, 처리 후에 발생한 농축폐액 등은 고화처리하여 격리 처분한다. 전처리방법으로는 이온교환법, 증발처리법, 역삼투압법 등이 있다. 고화처리는 액체방사성폐기물의 전처리에 의해 생성되는 증발농축폐액과 응집침전 슬러지를 운반과 처분에 적합한 고화체로 만들어 용기에 충전하는 것을 의미한다. 일반적인 고화처리방법에서는 시멘트, 폴리머, 유리 등의 고화체가 사용된다.

고체폐기물의 처리방법으로는 압축처리, 소각처리, 해체처리 등이 있다. 압축처리는 폐기물을 압축시켜 부피를 감소시키는 방법으로 약 70~80%의 압축률을 가지나 폐기물의 조직이 치밀하고 단단하여 압축하더라도 부피감소를 기대할 수 없거나 인화성 또는 폭발성 물질을 함유하고 있는 경우에는 적용할 수 없다. 한편, 고체폐기물의 상당부분이 가연성물질로 구성되어 있어 소각으로 용이하게 처리할 수 있으며 감용비는 약 40~100 정도이다. 소각처리의 중요한 점은 완전 연소에 있다.

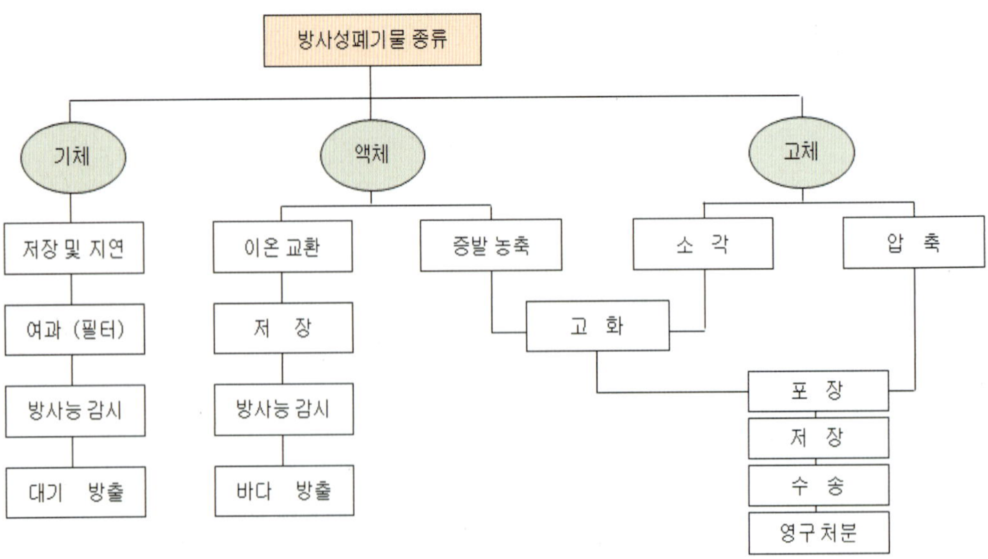

[그림 4-14] 방사성폐기물 종류 별 처리방법

4.3.4 방사성폐기물의 처분

방사성폐기물 처리 과정을 거쳐 안정한 형태로 가공된 방사성폐기물을 생태계로부터 격리시키는 것을 처분이라 한다. 현재 국제적으로 통용 되고 있는 처분 방법은 육지처분이다. 육지처분의 기본 원리는 기술기준에 맞게 처리된 폐기물을 지반이 안정하고 지하수의 유동이 적은 부지를 찾아 적절한 깊이에 폐기하는 것이다 이 때 폐기 위치에 따라 천층처분과 심지층처분으로 구분한다. 중·저준위폐기물의 처분은 지표로부터 수십 미터 이내의 지하에 처분하는 천층처분 방식이 주로 사용되며, 고준위폐기물과 사용후핵연료의 처분은 지하 500~1000m 수준의 심층 암반에 처분하는 심지층처분 방식이 주로 사용된다. 또한, 인공방벽 내에 폐기하는 지표처분 방식과 동굴의 천연방벽을 이용하는 동굴처분 방식이 있으며, 심지층처분의 경우는 모두 천연방벽을 이용하는 동굴처분 방식이 채택되고 있다. 어느 경우나 폐기물로부터 방출되는 방사선은 인공방벽과 천연방벽에 의하여 충분히 차단되며 그 방사능은 시간이 지남에 따라 방사선 붕괴에 의하여 자연 감쇄된다. 그리고 처분장의 인공방벽과 천연방벽은 폐기물의 방사능이 자연 감쇄로 없어질 때까지 지하수가 접근하는 것을 최대한 차단해 주도록 설계된다. 한편, 폐기물에 지하수가 접촉하더라도 방사성물질이 잘 녹아 나오지 않도록 폐기물을 고정화시켜야 하며 최악의 경우 방사성물질이 녹아 나온다고 하더라도 인공방벽과 천연방벽에 의하여 생활권으로 들어오는 것이 억제되어야 한다.

세계적으로 천층처분 기술은 상용화되어 천층처분장을 건설하여 운영 중에 있다. 심층처분의 경우에는 미국이 장수명 핵종 중·저준위 방사성폐기물 시험 처분장을 1999년에 개설하여 운영하고 있으며 사용후핵연료 및 고준위폐기물 처분기술 개발을 위한 연구를 활발하게 추진하고 있다.

참고문헌

김시환. Nuclear Reactor System Engineering, UNIST, 2011.
김종경. 원자로발전시스템, 한국원자력산업회의, 2011.
김효정. 원자력과 안전규제, 한스하우스, 2012.
이기순. 원자로 연료·재료, 효일, 2012.
한국원자력안전기술원. 방사성폐기물안전관리통합시스템 (http://wacid.kins.re.kr).
Graves Jr HW. Nuclear Fuel Management, John Wiley & Sons, Inc., 1979.
Lamarsh JR. Introduction to Nuclear Engineering, Prentice Hall, 2001.

제5장

생활 방사선

5.1 자연방사선

자연방사선이란 우리 주위의 자연계에 존재하는 방사선을 총칭하는 용어이다. 우리 주위 환경에서 이러한 자연방사선은 항상 존재한다. 자연방사선을 방출하는 자연방사성물질은 지구의 토양이나 암석, 해수, 지표수, 지하수, 공기와 같은 일상 자연환경 어디든지 존재하며, 심지어 인간의 몸속에도 이러한 자연방사성물질이 존재한다. 이러한 자연 방사성물질들은 인간의 생활환경 주위에 존재하면서 끊임없이 α선, β선, γ선 등의 방사선을 방출한다. 이렇게 자연방사선을 방출하는 자연방사성핵종선원 외에도 우리 주변의 자연방사선에 영향을 주는 요인으로 우주방사선이 있다. 우주방사선은 지구 밖의 우주로부터 지구로 입사하는 우주방사선을 칭하며, 이 또한 자연방사선의 한 종류이다.

현재까지 발견된 인간 주변의 환경에 존재하는 자연방사선원은 여러 가지가 있다. 먼저 지구의 지각을 구성하는 토양, 암석 등에 포함된 자연 방사성동위원소로부터 방출되는 지각 방사선이 있으며, 지구의 대기권 밖에서 지구로 입사하는 우주방사선, 그리고 이러한 우주방사선과 대기 중 원소와의 반응으로 생성되는 방사선이 있다. 또한 인간이 주위 환경에 존재하는 방사성동위원소를 흡입 또는 섭취함으로써 인체 내부로 유입된 방사성핵종으로부터 방출되는 방사선이 있다.

5.1.1 지각방사선

지각 방사선이란 지구의 지각에 존재하는 방사성핵종으로부터 방출되는 방사선을 의미한다. 현재 우리가 살고 있는 지구의 지각에는 약 45억년 전 지구가 생성될 시점에 생성된 수많은 종류의 방사성원소들이 존재한다. 이들 방사성핵종들 중 반감기가 짧은 단 반감기 핵종은 현재까지 남아 있지 않고 붕괴되어 사라졌지만, 반감기가 대략 1억년 이상으로 긴 반감기를 가지는 장반감기 방사성핵종들은 현재까지도 지구의 지각에 남아 존재하며 끊임없이 방사선을 방출하고 있다.

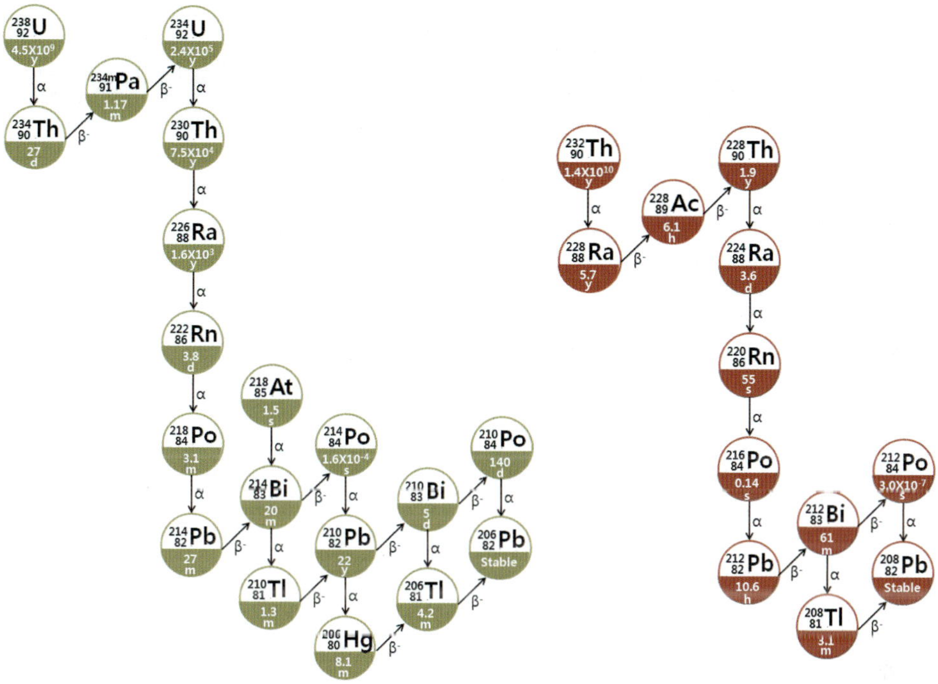

[그림 5-1] 우라늄계열 및 토륨계열 핵종의 붕괴도

자연방사성핵종 중 대표적인 핵종들로는 우라늄계열, 토륨계열, 악티늄 계열, 넵튬 계열의 핵종이 있다. 그림 5-1에 우라늄계열 및 토륨계열 핵종의 붕괴도를 나타내었다. 우라늄 계열은 반감기가 약 45억년인 U-238을 모핵종으로 하는 계열로써, U-238이 붕괴하여 최종적으로 안정된 상태의 핵종인 Pb-206으로 붕괴할 때까지 생성되는 그 붕괴계열핵종들을 포함하는 계열을 의미한다. 토륨계열은 140억년의 반감기를 가지는 Th-232를 모핵종으로 Th-232가 최종적으로 안정된 핵종인 Pb-208로 붕괴될 때까지 생성되는 붕괴계열 핵종들을 포함하는 계열을 의미하며, 악티늄계열은 약 7억년의 반감기를 가지는 U-235를 모핵종으로 하여, 최종적으로 Pb-207로 붕괴할 때까지 생성되는 핵종들을 포함하는 계열을 의미한다. 넵튬계열은 Pu-241이 붕괴하여 최종적으로 Bi-209으로 붕괴할 때까지 생성되는 붕괴계열핵종들을 포함하는 계열이다. 우라늄 계열, 토륨 계열, 악티늄 계열 핵종들과는 다르게 넵튬 계열의 핵종들은 상대적으로 짧은 반감기를 가지고 있기 때문에 그 붕괴계열의 원소

중 긴 반감기를 가지는 Bi-209만이 현재 지구에서 발견된다.

유엔방사선영향과학위원회(UNSCEAR) 2000 보고서에서는 현재 지각 및 암석에 존재하는 천연방사성핵종의 방사능량을 보고 하였으며, 표 5-1에 이에 대한 결과를 나타내었다. 화성암 및 퇴적암, 토양의 지각에 포함된 천연방사선핵종 중 가장 많은 방사능량을 방출하는 핵종은 K-40으로 나타났으며, K-40은 암석 중 화성암의 화강암에서 가장 많은 방사능을 방출하고 있다.

[표 5-1] 지각에 존재하는 천연방사능(UNSCEAR 2000 보고서)

핵종	방사능 농도 (Bq/kg)						
	화성암			퇴적암			토양
	현무암	석영	화강암	사암	해변모래	석회암	
K-40	300	70 - 400	1100 - 1500	800	300	70	140 - 850
Th-232	10 - 15	7 - 10	60 - 80	50	25	8	11 - 64
U-238	7 - 10	7 - 10	50 - 60	40	40	25	16 - 110

(1) 칼륨(K)-40

K-40은 약 1.248×10^9 년의 반감기를 가지는 핵종으로써 우라늄 계열, 토륨 계열, 악티늄 계열, 넵튬 계열의 핵종들과는 달리 계열붕괴를 하지 않는 긴 반감기를 가지는 핵종이다(표 5-2 참조). K-40은 β붕괴에 의해서 1.32 MeV의 β선을 방출하며, 전자포획에 의해서 1.46 MeV의 γ선을 방출한다. 이러한 K-40은 자연환경에 존재하는 방사성핵종들 중에 인간에 대한 피폭에 고려되는 주요한 핵종으로써 일반적인 토양에서의 U-238과 Th-232에 비하여 약 10배 정도 높은 방사능 농도로 지구의 지각에 존재하고 있다. 또한 지각에 존재하는 K-40은 강물, 해수 등과 만나서 녹아들기 때문에 현재 지구의 해수에서 방출되는 방사능의 원인의 대부분은 이러한 K-40 핵종에서 방출되는 방사능이다.

(2) 우라늄(U)

우라늄은 천연으로 존재하는 방사성원소이며, U-238은 4.5×10^9년, U-235는 7.0×10^8년, 그리고 U-234는 2.4×10^5년의 긴 반감기를 가지는 핵종이다. 자연상태에서 가장 존재비가 높은 U-238은 붕괴를 통하여 최종적으로 안정한 동위원소인 Pb-210으로 붕괴되는 복잡한 붕괴계열을 가진다.

[표 5-2] 계열붕괴를 하지 않는 장반감기 핵종의 지각방사능 농도 및 에너지

핵 종	반 감 기	지각 방사능농도 (Bq/kg)	붕괴형태	에너지 (MeV)
K-40	1.3×10^9 년	630	β	1.32
Rb-87	4.8×10^{10} 년	70	β	0.273
Sm-147	1.1×10^{11} 년	0.7	α	2.23
Lu-176	2.2×10^{10} 년	0.04	β	0.57, 0.31

(3) 토륨(Th)

Th-232의 반감기는 약 1.4×10^{10}년이며, 붕괴를 통하여 최종적으로 안정된 원소인 Pb-208으로 붕괴된다. 자연환경에서 존재하는 Th-232의 동위원소 대부분이 우라늄과 토륨 계열의 붕괴계열 내에 포함되며, 자연환경에서 Th-232를 함유한 광물은 매우 다양하다. 일반적으로 지각에서 Th-232의 농도는 U-238의 네 배 정도 이지만, Th-232의 비방사능은 U-238의 1/3정도이기 때문에 Th-232와 U-238의 방사능은 비슷한 수준이다.

(4) 라듐(Ra)

지구에 존재하는 가장 풍부하고 자연적으로 발생하는 라듐 중 방사성 독소성을 지닌 것은 Ra-226이다. 이 자연방사성핵종은 α입자를 방출하는 핵종이며, 1,600년의 반감기를 가진다. 라듐은 α입자를 방출하며, 사람 뼈의 성분인 칼슘을 대체하려는 경향을 지닌 친골성 핵종이다.

(5) 폴로늄(Po)

폴로늄은 자연방사성핵종으로 7개의 동위원소가 존재하는데 토륨계열의 Po-216, Po-212와 우라늄 계열의 Po-218, Po-214, Po-210 그리고 악티늄계열의 Po-215, Po-211이 존재한다. 반감기 138일의 Po-210과 3.1분의 Po-218을 제외하고는 1초 이하의 극히 짧은 반감기를 가져 통상적으로 폴로늄이라 하면 Po-210을 말한다. Po-210은 β붕괴를 통해

Bi-210을 거쳐 Pb-210으로 붕괴된다. 자연환경에서 폴로늄은 대부분 우라늄광에서 발견되지만 짧은 반감기로 우라늄 광산과 멀리 떨어진 지역에서는 그리 흔하지 않은 원소이다.

5.1.2 라돈(Rn)

(1) 라돈가스의 기원 및 특성

라돈은 우라늄과 토륨계열핵종의 붕괴과정에서 발생하기 때문에, 지각방사선이 일종이라 할 수 있다. 하지만 라돈은 자연방사선 피폭의 50% 이상을 차지하는 주요한 자연방사선 핵종이기 때문에 여기서 따로 다루도록 하겠다.

우라늄과 토륨계열핵종의 붕괴과정에서 Rn-222와 Rn-220과 같은 기체상태의 방사성핵종들이 발생하는데, 이러한 기체상태의 핵종들은 지각에서 생성되어서 대기 중으로 방출된다. 따라서 지구의 대기 중에는 지각에서 생성된 기체상태의 라돈과 그 붕괴계열 핵종들이 존재하고 있다. Rn-222는 자연환경에서 U-238의 방사성붕괴에 의해서 생겨나는 붕괴계열 핵종 중의 하나이다. 약 45억년의 매우 긴 반감기를 가지는 U-238이 붕괴하여 중간 생성물인 Th-230과 Ra-226등과 같은 핵종들이 생성되고, 이들 핵종들의 붕괴에 의해서 Rn-222가 생성되며 반감기는 약 4일이다.

라돈은 자연환경에서 동위원소는 질량수 193에서 228까지 36가지의 방사성 동위원소를 가지는 핵종이다. 대부분의 라돈 방사성동위원소 핵종은 Rn-220는 55×10^{-6}초, Rn-219는 4초처럼 상당히 짧은 시간의 반감기를 가지고 있다. 또한 Rn-222외의 다른 라돈 방사성동위원소들의 자연환경에서의 존재 비율은 Rn-222에 비하여 매우 낮은 수준이다.

라돈은 불활성기체에 속하는 원소이다. 불활성기체란, 무색무취의 기체의 형태로 존재하며, 반응성이 낮은 기체를 말한다. 헬륨, 네온, 아르곤, 크립톤 등이 불활성 기체의 분류에 포함되는 대표적인 원소들이다. 라돈의 밀도는 공기의 약 8배 정도로 높은데, 밀도가 높지만 대기 중에서의 라돈의 존재량은 극히 미미하기 때문에 대기 중에서의 라돈 가스의 확산은 잘 일어나는 편이다. 하지만 라돈 가스는 밀도가 높은 만큼 주로 고도가 낮을수록 라돈가스의 농도가 더 높게 나타난다.

실외 공기 중에서 존재하는 라돈 가스의 농도가 낮기 때문에 실외에서는 라돈가스에 의한 영향이 크게 문제가 되지 않는다. 하지만, 밀폐된 공간이나 실내로 라돈가스가 유입되는 것은 문제가 될 수 있다. 토양에서의 라돈의 농도는 라듐의 농도와 토양의 습도함량, 토양 입자

크기, 토양과 대기 공기간의 반응 비율에 영향을 받는다. α입자의 반발, 확산, 대류, 토양으로부터 대기로의 라돔의 방사에는 메커니즘이 다양하다.

(2) 실내 라돈가스

건물이나 주택과 같은 실내로 라돈 가스가 유입된 경우, 유입된 라돈 가스의 약 90% 가량은 해당 건물아래를 받치는 지반의 토양이나 암석으로부터 기인한 것이다. 건물 하층부의 갈라진 틈이나 벽과 벽의 틈 사이 공간, 건물의 배관로를 통하여 실내로 유입된 라돈가스가 외부보다 상대적으로 압력이 낮은 건물 내부, 밀폐된 공간에 점차 높은 농도로 축적되게 된다. 건물 하부의 토양에서 생성되어 건물 바닥을 통하여 스며 들어오는 라돈 가스 외에도 소량이지만 건축자재내에 이미 존재하던 우라늄과 같은 자연 방사성핵종의 붕괴를 통하여 라돈가스가 발생하기도 한다. 또한 지표 아래를 흐르는 지하수에 녹아 있던 자연 방사성핵종의 붕괴에 의해서 생성된 라돈가스가 토양에 스며들고 다시 토양에서 건물내부로 유입되는 경우도 있다.

우리 주위의 환경에서 라돈가스에 대한 노출에 취약한 공간은 토양과 인접하게 지어진 단독주택건물이나 만들어진지 오래되어 건물의 바닥과 벽 등에 균열이 많이 발생한 경우, 환기시설 미흡으로 인하여 실내 공기의 순환, 환기가 제대로 되지 않아서 실내 밀폐도가 높은 건물과 같은 공간이다. 이러한 공간과는 달리, 같은 건물이라 할지라도 아파트나 빌딩과 같은 높은 건물의 고층은 건물 바닥의 토양에서 발생한 라돈가스가 고층의 실내로 유입될 가능성이 상대적으로 저층보다 낮아서 실내 라돈가스의 농도가 저층보다 낮게 측정된다. 건물자체의 구조적 특성 외에도 라돈가스의 실내 농도는 그 건물이 위치한 지역적인 특성에도 영향을 받는다. 실제로 건물이 지어진 지역의 토양이 화강암성분을 많이 함유하고 있는 곳이라면, 이곳에 지어진 건물 내부에서의 라돈가스의 농도가 구조적으로 비슷한 건물일지라도 그렇지 않은 지역의 건물 내의 라돈 농도보다 높게 측정된다.

5.1.3 우주방사선

우주방사선이란 지구 밖의 우주공간에서 지구로 입사하는 자연방사선을 의미한다. 이러한 우주선은 높은에너지를 가지고 은하계와 태양으로부터 방출된다. 우주방사선은 우주공간에서의 초신성과도 관계가 있다. 우주공간에서 생성된 별이 점차 시간이 지남에 따라 소멸할 때가 되면, 별은 에너지를 한꺼번에 방출하며 밝아지게 되는데 이를 초신성이라고 한다. 이러한 초신성으로 인하여 우주에서 발생한 여러 가지 방사성핵종들이 우주공간을 부유하다가 지구로 입사하게 되는데 이것이 우주방사선의 근원이 된다.

(1) 우주방사선의 근원

우주방사선은 끊임없이 지구로 입사하고 있다. 지구 근처에서 발견되는 우주방사선은 1GeV이상의 매우 높은 운동 에너지준위를 가진다. 우주에서 발생한 우주선은 지구의 자기장과 행성간의 자기장에 의해 영향을 받아서 이동 경로가 휘어지기 때문에 우주방사선은 우주공간 내에서 직선이 아닌 나선형태의 경로로 지구에 도달하게 된다. 과학자들이 우주방사선의 성분을 조사한 결과, 우주공간에서 희귀한 리튬과 베릴륨 등의 가벼운 원소들이 1차 우주방사선에 상대적으로 많이 존재한다는 것을 밝혀냈다. 과학자들은 위의 성분분석 결과를 토대로 우주방사선을 구성하는 원소들의 근원을 조사하였으며, 결과적으로 1차 우주방사선을 구성하는 가벼운 원소들은 우주의 성간가스를 구성하는 수소 등의 가벼운 원소들과 우주공간을 부유하는 산소나 탄소 같은 상대적으로 무거운 원소들의 충돌결과로 발생하는 것이라는 것을 밝혀냈으며, 이러한 원소간의 충돌은 약 천만년 전에 우주공간 내에서 발생하여 우주방사선의 형태로 현재의 지구로 입사하는 것이라고 밝혀내었다.

우주공간에서 생성된 우주선 외에도 우주선은 태양에서도 발생한다. 태양의 대기에서는 격렬한 폭발이 끊임없이 일어나고 있는데 이러한 폭발의 규모는 한 번에 수소 폭탄 수천만 개가 폭발하는 정도에 해당하며, 이를 플레어 현상이라고 부른다. 태양의 대기에서 수소폭발에 의해서 플레어 현상이 발생하면 고 에너지의 입자들이 태양 대기에서 우주공간으로 방출되게 된다. 이때 플레어 현상을 통하여 생성된 입자들은 플레어가 발생하였던 지점 주위의 강한 자기장의 영향으로 가속되어 생성 당시 가졌던 에너지보다 높은 에너지를 가지게 된다. 이렇게 태양 대기의 플레어현상에 의해서 생성된 입자들은 대부분이 양성자들이다. 양성자 외에 헬륨과 무거운 원소의 원자핵 또한 태양의 플레어 현상에 의해서 생성되기도 한다.

플레어 현상에서 우주방사선이 발생하듯이 우주방사선은 근원을 태양에도 두고 있기 때문에, 태양의 활동에 의해서도 영향을 받는다. 태양의 활동에 대한 지표가 되는 것이 태양의 흑점의 증가와 감소 현상이다. 흑점은 태양에서 검게 관측되는 검은 점 형태의 현상으로써, 태양에서 관측되는 흑점이 많다는 것은 그만큼 태양활동이 왕성하다는 것을 의미한다. 태양의 흑점은 약 11년을 주기로 흑점의 수가 증가하고 감소하는 주기를 보이는데, 흑점의 수가 많을수록 즉, 태양의 활동이 왕성해질수록 지구로 입사하는 우주방사선의 강도는 증가하게 된다.

(2) 우주방사선의 종류

지구에 살고있는 인간이 받는 모든 자연방사선 피폭 중 우주방사선에 의한 피폭정도는 약 16%정도이다. 앞서 말했듯이, 우주방사선의 주를 이루는 물질로는 고 에너지의 양성자, 헬륨이온 등이 있으며, 이외에도 높은 원자번호를 가지는 원자, 전자 등이 있다(표 5-3 참조). 우주방사선은 대략 10 MeV에서 100 GeV에 이르는 높은 수준의 에너지를 가지는 자연방사선이다. 이렇게 우주방사선을 구성하는 양성자, 헬륨 이온 등이 지구로 입사하여 지구의 대기를 구성하는 물질인 질소, 산소 등의 원자들과 반응을 하게 되는데, 이때 우주방사선과 대기와의 반응으로 수 많은 종류의 방사성핵종이 생성되게 된다. 앞서 말한 지구 외부로부터 입사하는 방사선을 1차 우주방사선이라고 하며, 우주선과 대기가 반응하여 생성되는 중성자, 양성자, 파이중간자 등을 2차 우주방사선이라고 한다. 1차 우주방사선과 대기에 의해서 발생된 중간자는 붕괴하여 뮤온 또는 광자로 변환된다. 지구의 대기는 이러한 우주방사선에 대하여 차폐체 역할을 하게 되기 때문에 저에너지의 2차 우주방사선은 대부분 대기층에 흡수되고, 결과적으로 뮤온, γ선, 중성자, 전자 등이 지표에 도달하게 된다.

[표 5-3] 우주방사선의 종류별 존재비율

입 자	평균적인 존재비율 (%)
양 성 자	87
헬륨 원자핵	11
원자번호 2 이상의 원자핵	1
전 자	1

(3) 우주방사선과 대기의 반응으로 생성되는 방사성핵종

우주방사선에 존재하는 고에너지의 양성자와 대기 중에 존재하는 원소와의 반응으로 중성자가 생성된다. 이렇게 생성된 중성자의 반감기는 약 10 분정도로 매우 짧기 때문에, 지구 대기 바깥에서 생성되는 중성자는 대기 바깥에서 붕괴되어 사라지게 된다. 따라서 대기에 존재하는 중성자는 지구 대기 내에서 우주방사선과 대기에 존재하는 원소와 반응하여 생성된 것이다. 이렇게 대기 내에서 생성된 중성자는 또 다시 대기에 존재하는 원소들과 반응하여 다양한 자연 방사성핵종을 생성한다. 중성자는 대기 외에도 지구에 존재하는 해수, 강물, 지각의 토양, 암석 등에 존재하는 원소와도 반응하여 방사성핵종을 생성하기도 한다. 하지만 이러한 비율은 중성자와 대기에 존재하는 원소와 반응하는 비율에 비하여 상당히 낮은 수준이기 때문에 우주방사선과 상호작용하여 생성되는 방사성핵종 대부분이 중성자와 대기 중의 원소와의 반응으로 생겨난 것이다. 이렇게 중성자와 대기 중의 입자와의 반응으로 생성되는 방사성핵종으로는 현재까지 약 20가지 종류가 밝혀졌으며, 대표적인 핵종으로는 H-3, C-14, Be-7, Be-10 등이 있다(표 5-4 참조). 우주방사선에 의해 생성된 중성자와 대기 중의 원소와의 반응으로 생성되는 자연 방사성핵종은 대기 중에서 생성되는 비율과 제거되는 비율이 비교적 일정하여 지구 전체적으로 존재량을 보았을 때 거의 일정한 양이 존재한다고 할 수 있다.

[표 5-4] 우주선과 대기와의 반응으로 생성된 방사성핵종과 반감기

핵 종	반 감 기	생 성 률 (atoms/cm^2-sec)	공기중의 방사능농도 (Bq/m^3)
H-3	12.3 년	0.25	0.167
Be-7	53 일	0.08	0.017
Be-10	270 만년	0.05	10^{-7}
C-14	5760 년	2.5	0.067
Na-22	2.6 년	8.6×10^{-5}	1.7×10^{-6}
Si-32	280 년	1.6×10^{-4}	3.3×10^{-8}
P-32	14 일	8.1×10^{-4}	0.00033
P-33	25 일	5.8×10^{-4}	0.00025
S-35	87 일	0.0014	0.00025
Cl-36	38 만년	0.0011	5×10^{-10}
Ar-39	270 년	0.0056	-
Kr-81	21 만년	10^{-6}	-

① H-3

H-3은 고 에너지의 우주방사선에 의해 생성된 중성자와 대기 중에 존재하는 질소 및 산소 원소와의 작용으로 생성된다. H-3는 수소의 방사성 동위원소이며 반감기는 12.1년이다. 지구 대기 중에서의 H-3 생성률은 1cm^{3}당 매초 0.2 개정도이며, 연간 약 5.9×10^6 Bq정도의 H-3가 생성된다. 우주방사선과 대기중의 원소와의 작용으로 생성된 H-3은 자연환경에서 산소와 결합하여 물 분자 형태인 H_20의 형태로 존재한다. 물 분자구조로 존재하고 있기 때

문에 H-3은 대류권에서 강수나 강우의 기상현상에 의해서 비나 눈의 형태로 지상에 떨어진다. 지상으로 떨어진 H-3는 해수, 강물, 지하수 등으로 유입되어 지구환경 곳곳으로 확산된다. 지표수에서의 H-3의 농도는 대략 $1cm^3$당 300Bq 정도이다.

② C-14

H-3와 같이 C-14도 고 에너지의 우주선에 의해서 생성되는 중성자와 대기 중의 원소와의 반응으로 생성된다. C-14는 탄소의 방사성 동위원소로서 반감기는 5,730년이다. C-14의 대기 중 생성률은 $1cm^3$ 의 부피에서 초당 2개 정도이며, 이렇게 생성된 C-14는 대략 연간 10^{15}Bq정도이다. 생성된 C-14는 이산화탄소 분자형태인 CO_2 구조로 존재하고 있다. 탄소는 유기체 생물이 생장하는데 있어서 필수적인 원소로써 유기체의 호흡을 통하여 체내로 유입되고 유기체내의 물질대사작용에 의하여 몸 안에서 퍼진다. 유기체가 죽으면 C-14는 다시 이산화탄소분자의 형태로 대기 중으로 방출된다.

5.1.4 인체 내 방사성핵종

인체의 95% 이상은 산소, 탄소, 질소 등의 원소로 이루어져있으며, 이 외에 인, 나트륨, 칼륨 등의 원소가 인체를 구성하고 있다. 이렇게 인체를 구성하는 원소들의 대부분은 방사성을 띄지 않는 안정된 동위원소들이지만, 인체를 구성하는 핵종들 중 미량이지만 방사성을 띄는 자연방사성핵종이 존재하며, 작은 양이지만 이러한 핵종들에서도 자연방사선이 방출되고 있다.

또한 인간의 호흡작용이나 음식물의 섭취 등을 통하여 자연 방사성핵종이 체내로 유입될 수 있다. 이렇게 인체 내에 존재하는 방사성핵종들 중 대표적인 핵종으로는 C-14, K-40, Rb-87, Po-210, Ra-226, U-238 등이 있으며, 앞서 나열한 핵종들 중에서 K-40이 다른 핵종들에 비하여 상대적으로 인간의 피폭에 가장 큰 영향을 주는 핵종으로 밝혀졌다.

K-40은 인체를 구성하는 칼륨 원소의 약 0.01%를 차지한다. 사람이 섭취하는 식품에 K-40이 존재하기 때문에, 사람이 식품을 섭취함으로 인하여 K-40이 체내로 유입된다. 음식을 통해 사람의 체내로 흡수된 칼륨의 농도는 체내에서 생리학적 메커니즘으로 인하여 일정한 수준으로 유지되고 있다. 따라서 체내의 K-40의 농도도 거의 일정한 수준에서 유지가 된다. 일반 성인 남자의 몸무게를 70kg이라고 가정하였을 때, 17mg정도의 K-40이 성인남성의 체내에, 특히 근육 부분에 많이 존재한다고 보고되었다.

5.1.5 해수, 지표수, 지하수 내 방사성핵종

자연환경에서 자연방사성핵종의 유동성은 붕괴계열 핵종들의 지리적인 분포에 영향을 미친다. 일부 자연방사성핵종들은 불용성의 성질을 지닌다. 이러한 핵종들은 지표수나 지하수에 잘 녹지 않기 때문에 지표수나 지하수의 유동에 영향을 잘 받지 않는 핵종들이다. 이와 반대로 수용성의 특징을 지니는 방사성핵종들은 지표수나 지하수에 녹아들게 되고, 이렇게 녹아든 핵종들은 지표수나 지하수의 이동에 따라서 먼 거리를 이동할 수 있게 된다. 따라서 자연 상태에서 수용성을 띠는 핵종과 그 핵종의 붕괴계열 핵종들의 농도는 지표수나 지하수의 유동에 따라 지역별로 차이를 나타내게 된다. 결과적으로 불용성 방사성핵종과 그 붕괴계열핵종들은 자연환경에서 수용성을 띠는 핵종과 그 붕괴계열 핵종에 비하여 더 고르게 분포되어있으며, 수용성의 방사성핵종들은 지각의 표면과 지하수의 분포에 따라서 다르게 분포되게 된다.

대기로부터 지표수로 유입된 C-14나 H-3 등의 자연방사성핵종들은 해수와 만나서 희석되어, 해수의 흐름에 따라 이동하게 된다. 해수에 녹아있는 방사성핵종들이 해수에서 기원한 염분이 함유된 대기를 직접 인간의 호흡을 통하여 체내로 흡수되거나, 간접적으로는 바다에서 생장하는 생선 및 해조류 등의 섭취로 인하여 체내로 유입된다.

5.2 인공방사선

방사선은 그 출처에 따라 크게 자연방사선과 인공방사선으로 분류할 수 있는데, 인공방사선은 원자력시설 등에서 발생되는 인공방사성핵종에서 방출되는 방사선, 의료 또는 산업목적을 위해 인위적으로 발생시킨 방사선을 말한다.

5.2.1 인공 방사성핵종

방사성핵종은 원자핵 속의 중성자와 양성자의 균형이 맞지 않는 불안정 상태에 있는 핵종을 의미하며, 이는 방사성붕괴를 하면서 방사선을 방출한다. 방사성핵종은 다양한 목적을 위해 사용되지만 자연에 존재하는 자연방사성핵종은 그 종류가 제한적이다. 따라서 인공적으로 방사성핵종을 생산하는 방법들이 개발되었다. 초기의 방사성동위원소 취득방법은 자연에 존재하는 반감기가 긴 천연 방사성동위원소를 분리 정제하는 것이었다. 1898년 Curie부인이 발견한 Ra-226과 Po-210은 이 방법으로 생산되었으며 후에 Ac-227, Th-228 등도 같은 방법으로 생산되었다. 1930년대에 들어서면서 원자로나 가속기를 이용한 핵반응을 통해 인공적으로 방사성동위원소를 생산하는 방법이 개발되었고, 이를 통해 수많은 종류의 방사성동위원소를 대량으로 생산할 수 있게 되었다. 이외에 핵분열생성물로부터 방사성동위원소를 분리하는 방법이 사용되고 있다. 표 5-5에 인공방사성핵종의 발생원 및 종류의 예를 나타내었다.

원자로를 이용하면 자연에 존재하는 동위원소의 원자핵에 중성자를 조사하여 인공방사성동위원소를 생산할 수 있다. 원자로를 사용하여 생산된 인공 방사성동위원소는 조사된 중성자로 인해 안정된 핵종에 비해 중성자과잉 동위원소가 되며 β 및 γ선을 방출하는 동위원소가 주를 이룬다. 원자로를 이용할 경우 한 번에 많은 양의 중성자를 조사시킬 수 있어서 인공 방사성동위원소의 대량생산이 가능하여 다른 방식에 비해 생산가격이 상대적으로 저렴한 편이다. 그렇기 때문에 대부분의 인공 방사성동위원소는 이 방법을 통해 생산되고 있다.

[표 5-5] 인공 방사성핵종의 발생원 및 종류

<table>
<tr><th>발생원</th><th>주요 생성원</th><th>핵종명</th><th>반감기</th><th>방사성붕괴</th></tr>
<tr><td rowspan="4">원전
유출물</td><td>중성자방사화</td><td>H-3
C-14</td><td>12.3년
5730년</td><td>β</td></tr>
<tr><td>부식생성물</td><td>Cr-51
Mn-51
Fe-59
Co-58
Co-27
Zn-65</td><td>27.7일
312일
44.5일
70.8일
5.27년
244일</td><td>γ</td></tr>
<tr><td rowspan="2">핵분열생성물</td><td>Kr-85
Sr-89
Sr-90</td><td>10.8년
50.5일
28.8년</td><td>β</td></tr>
<tr><td>Zr-95
Nb-95
Ru-106
I-131
Xe-133
Cs-134
Cs-137
Ba-140</td><td>64.0일
35.0일
373일
8.02일
5.25일
2.06년
30.1년
12.8일</td><td>γ</td></tr>
<tr><td>핵주기시설</td><td>핵연료원료</td><td>U계열
Th계열
Pu계열</td><td>-
-
-</td><td>α</td></tr>
<tr><td rowspan="3">핵실험</td><td rowspan="3">핵분열생성물</td><td>Pu-239
Pu-240</td><td>24,065년
6,537년</td><td>α</td></tr>
<tr><td>Sr-90</td><td>28.8년</td><td>β</td></tr>
<tr><td>Cs-137</td><td>30.1년</td><td>γ</td></tr>
</table>

가속기는 전자나 양성자와 같은 하전입자를 강력한 전기장이나 자기장 속에서 가속시켜 큰 운동에너지를 발생시키는 장치이다. 인공 방사성동위원소의 생산에 가속기를 사용할 경우 양성자, 중양자, He-3, He-4 등을 가속하여 표적 핵종에 조사하는 방법을 사용하며 주로 원형가속기인 싸이클로트론이 사용된다. 가속기에서는 원자로와 다르게 입자속이 제한되어 있고, 표적제작이나 입자조사의 기술적인 문제로 대량 생산이 어려워 상대적으로 가격이 비싸

다. 가속기와 원자로에서 조사하는 입자의 특성 차에 의해 생산되는 동위원소의 특성과 용도가 다르다. 가속기를 이용하여 생성되는 방사성동위원소들은 중성자가 부족한 무담체 동위원소이며 양전자를 방출하거나 전자포획을 통해 붕괴한다. 생성되는 동위원소로는 C-11, N-13, O-15, F-18 등이 있으며 현재 국내에서는 한국원자력의학원 및 주요 의료 기관에서 가속기를 이용한 인공방사성동위원소를 생산·사용하고 있다.

핵분열생성물로부터 방사성동위원소를 분리하는 방법이 있는데 분리방법에는 원심분리법과 기체확산법 등이 있다. 원심분리법은 동위원소의 질량차를 이용하여 원심력에 의해 질량수가 큰 동위원소는 바깥쪽에 질량수가 작은 동위원소는 안쪽에 모이는 원리를 이용한 분리법이며, 기체확산법은 기체를 작은 구멍으로 분사할 경우 질량이 작은 분자가 빨리 통과하는 원리를 이용한 분리법이다. 이 방법들은 고도의 분리기술과 사용자의 안전을 위한 고액의 설비투자가 필요하다는 단점이 있다. 이 방법을 통해 생산되는 인공방사성동위원소의 종류로는 I-131, Xe-133, Cs-134, Cs-137 등이 있으며, 농축우라늄의 제조에도 사용된다.

5.2.2 인공방사선의 이용

과학기술이 발달함에 따라 인공방사선의 사용 기술이 향상되고 그 사용분야가 다양해지고 있으며, 인공방사선의 이용자수와 사용규모도 매년 증가하고 있는 추세이다. 우리나라의 방사선 이용 기관수는 산업 및 연구분야에서 장비의 현대화, 의료분야에서 장비의 첨단화 등으로 매년 증가하고 있는 추세이다. 2013년 말 기준 인·허가 받은 방사선발생장치 또는 방사성동위원소이용 기관은 5,000 기관 이상이며, 10년 전과 비교하여 약 3배 정도 증가하였다. 인공방사선 이용 분야는 크게 원자력시설, 의료분야, 산업분야 등으로 구분할 수 있는데, 이 가운데 원자력시설에서의 인공방사선에 대해 살펴보고 의료, 산업 및 기타 이용분야에 대해서는 제8장에서 다루기로 한다.

(1) 원자력시설

원자력시설이란 발전용 원자로, 연구용 원자로, 핵연료 주기시설, 방사성폐기물의 저장·처분시설, 핵물질 사용시설 등 원자력 에너지를 이용하기 위한 설비의 통칭으로서 대표적인 예로 원자력발전소가 있다.

(2) 발전용 및 연구용 원자로

우리나라는 1978년 4월 고리원전 1호기의 가동을 시작으로 현재 미국, 프랑스, 일본, 러시아에 이어 세계 5위의 원자력 강국이 되었다. 2013년을 기준으로 국내에는 총 23기의 원전이 고리, 한빛, 한울 및 월성의 4개 부지에서 가동되고 있으며, 신한울에 2기, 신월성에 1기, 신고리에 2기가 추가로 건설되고 있다(표 5-6 참조). 23기의 원전 중 19기는 가압경수로형이고, 나머지 4기는 가압중수로형이다. 현재 국내에서 원자력발전소에서 생산하는 총 전력은 국내 전력 수요의 31%를 차지하고 있다.

[표 5-6] 국내 원자력발전소 현황

구 분	노 형	기 수	용 량(만KW)	건설중
고 리	PWR	4기	314	
신고리	PWR	2기	200	PWR(2기)
한 빛	PWR	6기	595	
한 울	PWR	6기	595	PWR(2기)
월 성	PHWR	4기	279	
신월성	PWR	1기	100	PWR(1기)

발전용 이외의 원자로로는 한국원자력연구원의 연구용 원자로인 하나로가 있다. 하나로는 중성자를 이용한 원자로에 사용되는 재료 및 핵연료 물성 연구, 방사성의약품 개발 및 방사성동위원소 생산, 방사화분석과 산업적 이용 등의 목적으로 수많은 기관과 연구원들이 활용하고 있다. 하나로를 이용하여 생산되는 비파괴 검사용 방사성동위원소인 Ir-192, 의료용 방사성동위원소인 I-131등의 인공방사성동위원소는 국내 시장의 높은 점유율을 차지하고 있다.

(3) 핵연료주기시설

핵연료주기란 우라늄의 채광, 핵연료로 사용하기 위한 U-235의 농축, 농축된 우라늄을 펠릿 형태로 만들기 위한 성형 및 가공부터 핵연료의 사용·처분까지의 과정을 의미한다. 우리나라에는 우라늄광이 존재하지 않아 채광시설이 없고, 한·미 원자력협정에 의해 우라늄 농축시설이 없기 때문에 농축우라늄을 외국으로부터 전량 수입하여 국내에서 핵연료를 성형·가공하여 원자력발전소에서 사용하고 있다. 현재 국내에서 사용되는 원자력발전소용 핵연료는 (주)한전원자력연료의 핵연료시설에서 가공된다. 또한, 연구용 원자로인 하나로에 사용되는 핵연료는 한국원자력연구원에서 자체적으로 가공하고 있다. 사용 후 핵연료는 핵분열 결과로 생성된 핵분열생성물과 핵분열하지 않고 남은 핵연료물질을 포함하고 있다.

(4) 방사성폐기물의 저장, 처리, 처분시설

방사성폐기물은 방사능의 높고 낮음에 따라 고준위, 중준위, 저준위로 분류할 수 있다. 우리나라의 경우 반감기 20년 이상의 α선 방출핵종으로써 방사능 농도가 4000 Bq/g 이상이고 열 발생률이 2kW/m^3 이상인 폐기물을 고준위 폐기물, 그 밖의 폐기물을 중저준위 폐기물로 분류하고 있다. 일반적으로 핵분열 생성물과 남아있는 핵연료 물질을 고준위 폐기물이라 하고, 원자력발전소의 운영 중에 사용했던 작업복, 덧신, 장갑, 폐부품 등과 방사성동위원소를 이용하는 산업체, 병원, 연구기관 등에서 발생하는 동위원소폐기물 등이 중저준위 폐기물에 속한다.

대부분의 원자력 선진국에서는 처분시설을 오래전부터 운영 하고 있으며, 우리나라에서도 지난 2005년 11월 주민투표를 통해 경주시에 중저준위 폐기물 처분시설을 건설하기로 결정하였다. 월성원자력환경관리센터는 중저준위 방사성 폐기물 처분장으로써 2006년 1월부터 착공하여 2014년 12월 준공하여 운영 중에 있다. 월성원자력환경관리센터는 동굴 처분 형식이고, 총 80만 드럼을 저장할 수 있는 공간을 가지고 있다. 지상에는 인수저장시설, 폐기물 건물, 지원 건물이 있다.

5.3 방사선 생태학

방사선 생태학이란 환경으로 방출된 방사성물질이 인간과 생물에게 어떠한 영향을 미치는지를 연구하는 학문이다. 방사선 생태학은 환경에서 방사성물질이 어디로 이동하는지 그 이동경로와 어디서 방출 되었는지에 대한 근원을 조사하고 분석할 뿐만 아니라 자연생태계에서 이온화 방사선이 어떤 영향을 미치는지 연구한다. 방사선 생태학에서는 방사선의 환경적 및 생물학적 영향에 관한 모든 문제를 포함하고 있으며 이는 자연 방사선에서부터 인간이 만든 인공 방사성물질에 의한 환경오염에 이르기까지 광범위하게 다루고 있다. 방사선 생태학이 다루고 있는 분야 중에 먹이 사슬을 통한 방사성물질의 전이 그리고 체내에서의 방사성물질의 거동 등은 방사선 방호목적에서의 위험성 평가가 필수이기 때문에 가장 핵심으로 다루고 있는 부분이다.

방사선 생태학의 시초는 과거 핵실험 이후 환경으로 방출된 방사성물질들이 어디로 이행되었는지 그 경로를 추적하는 것에서부터 비롯되었으며, 성층권에 방출되어있는 방대한 양의 방사성물질들이 강하하여 생태계와 먹이 사슬에 어떠한 영향을 미치는지에 대한 관심이 대두되면서 점차 발전해왔다. 그 이후 1986년에 일어난 체르노빌 원전사건을 계기로 방사선 생태학이 두각을 나타내었다. 현재는 원자력 시설 및 폐기물 시설 등에 기인하는 환경방사능에 의해 지역 주민들이 받는 방사선량을 추정하는데 기초를 제공하고 있다. 방사선 생태학자들은 생태계에서 방사선이 인간에게 얼마나 위험한지 그 위험성을 고려 할뿐만 아니라 생태계 전체에 미치는 영향들도 고려한다. 이처럼 방사선 생태학은 인간의 관점에서 위험성을 평가하는 맥락이 주를 이루고 있으며, 이를 위해 방사선 조사 경로, 방사성물질의 이행경로, 그리고 인공 방사성물질이 인간환경에 미치는 영향 등에 관한 연구가 폭넓게 진행 중이다.

방사성물질은 그 물질마다 고유의 반감기를 가지고 있어 시간이 지나면 서서히 감쇠되어 소멸된다. 그러나 감쇠되어 없어질 때까지는 언제든지 환경으로 방출되어 확산될 수 있으며, 완전히 소멸되기 전까지는 환경속에서 인간에게 영향을 미칠 수 있다. 이러한 점 때문에 방사성물질은 감쇠되어 완전히 소멸되기 전까지는 항상 고려해야할 문제이다. 만약 방사성물질이 누출되어 공기 중으로 확산된다면, 방사성물질이 확산되어 이동하는 과정에서 동물과 식물 그리고 인간에게 흡수되어 생태계에 영향을 미칠 것이다.

방사성물질이 환경으로 방출되어 인간에게 도달할 때까지의 기간은 그 과정과 이행경로에 따라 다양하다. 환경 중에는 자연 방사성물질과 원자력발전 시설로부터 방출되는 인공방사성물질이 존재하는데 이는 대기, 토양, 하천, 바다 등의 다양한 환경매체를 통하여 이행된다. 이 과정에서 인간이 각 환경매체로부터 생산한 수산물, 농산물, 축산물 등의 음식물을 섭취하게 되면 방사선에 피폭된다. 방사성물질은 반감기를 가지고 있어 시간이 지날수록 감쇠되므로 도달할 때까지의 기간이 길면 길수록 인간에게 흡수되는 양은 작아진다.

방사성물질이 인간에게 도달하기까지는 희석, 축척과 농축의 과정을 거친다. 희석은 방사성물질이 공기 중이나 수중으로 확산되는 것을 말한다. 공기 중 또는 수중에 희석된 방사성물질은 직접 인간에게 도달할 수 있는데, 예를 들면 기체 폐기물이 대기 중으로 방출되는 경로와 액체 폐기물이 수중으로 방출되는 경로를 들 수 있다. 기체 폐기물의 경우 공기 중으로 확산되어 인간의 호흡기관을 통하여 체내로 흡수되고, 액체 폐기물의 경우 수중으로 희석되어 인간의 소화기관을 통하여 체내로 흡수된다. 이외에도 대기 중 및 수중에 희석되어 있는 방사성물질에 피부가 노출되는 외부 신체접촉으로 인한 경로도 있다. 소화기관과 호흡기관에 의한 체내로의 흡수를 내부피폭이라고 하며, 신체접촉에 의한 체내로의 흡수를 외부피폭이라고 한다.

축적 및 농축은 방사성물질이 토양이나 생물에게 전달되는 것을 말한다. 축적 및 농축된 방사성물질은 인간에게 간접적으로 도달하게 되는데, 이는 먼저 동식물에게 방사성물질이 농축 및 축적된 후, 이 축적된 동식물을 인간이 이차적으로 섭취하여 체내에 흡수된다. 예를 들어 대기 중으로 확산된 방사성물질이 지표에 침착되고, 이 과정에서 농작물과 목초에 축적된다. 이를 이차적으로 사람이 섭취를 하는 경우도 있지만, 이 목초를 통하여 사육된 소를 인간이 섭취하는 경우, 또 이 목초를 먹고 자란 젖소가 생산해 낸 우유에 농축된 후 이 우유를 인간이 섭취하는 경우도 있다. 식물에 침착되는 경우 이외에도 해양으로 흘러 들어간 액체 방사성물질이 어류에 농축되고, 이를 다른 어류가 먹어 다시 농축되는 먹이 사슬에 의해 인간에게 도달할 수 있다. 이렇게 대기 또는 수중으로 방출된 방사성물질은 생태계 전체에 축적 및 농축되어 인간환경까지 영향을 미치게 된다.

여기서는 방사성물질이 환경으로 방출되어 인간에게 도달하기까지 일련의 과정을 다룰 것이다. 방사성물질이 환경으로 누출되어 확산, 이동하는 경로를 대기, 수중, 식물로 나누어 설명하였으며, 각 경로에서 방사성물질이 이행되는 과정 및 원리를 설명하였다. 또한 어떠한 과정을 통해 인간에게 도달하는지, 인간에게 어떠한 영향을 미치는지 소개하였다.

5.3.1 대기로의 이동

방사성물질은 인공방사성물질을 이용하는 산업체나 원자력 시설에서 미세하게 환경으로 방출된다. 원자로 운전 중 사고 시에는 그 양이 훨씬 많이 방출될 수 있으며 일본 후쿠시마와 같은 최악의 상황도 생각할 수 있다. 대기 확산은 방사성물질이 환경으로 방출되는 경로 중 하나로 방사선 생태학에서 중요하게 다루고 있는 부분이다. 방사성물질이 대기로 방출되면 여러 매체를 통하거나 때로는 직접적으로 인간에게 영향을 미친다.

(1) 방사성물질의 대기 중 확산에 영향을 미치는 인자

대기는 연속적이지만 그 특성에 따라 대류권, 성층권, 중간권, 열권으로 나뉜다(표 5-7 참조). 지구 대기권에서 최하위에 있는 층을 대류권이라 하며, 그 범위는 고도 11 km까지이다. 대류층은 극지방에서 8 km 정도로 얇아지지만 적도지방에서는 20km까지 두꺼워진다. 대류층의 두께는 계절에 따라서도 달라진다. 대류층은 지구 전체 대기 무게의 3/4를 차지하며, 이러한 무게의 대부분은 수분과 오염물질에 의한 것이다. 날씨의 변화는 대류층에서 활발히 일어나는 것이며, 대개 온도는 지표에서 멀어질수록 감소한다. 또한 대기의 확산과 혼합이 일어나는 것이 특징이다. 대류층은 이보다 더 높은 상류 대기층인 성층권과 가상의 경계면으로 나눠져 있는데 이 경계면을 대류권계면이라고 한다.

성층권 구역은 고도 11~32km이며 등온층으로 온도가 -55℃ 정도로 일정하다. 성층권

[표 5-7] 지구 대기권에서의 대기층별 특징

대기층	범 위	고도에 따른 온도변화	특 징
대류권	〈 11km	감소	지구 전체 대기 무게의 3/4 차지 (수분과 오염 물질이 무게의 대부분 차지) 날씨 변화 있음 대기의 확산과 혼합이 일어남
성층권	11 - 32km	등온(-55 ℃)	북반구에서 겨울철에는 서풍, 여름에는 동풍 발생 과거 핵실험에 의해 방출된 핵종 대량으로 존재
중간권	30 - 80km	증가-수평-감소	
열 권	80 - 1,000km	증가	

은 건조하고 구름이 없으며, 겨울에는 서풍이 북반구에서 불어오며, 여름에는 동풍이 분다. 성층권에서는 오존이 존재하는 것이 특징이다. 성층권은 과거 핵실험에 의해 방출된 핵종들이 대량으로 오랫동안 존재하고 있으며 이들은 다시 지구로 강하하거나 성층권의 순환에 의해 옮겨진다.

성층권 위에는 중간권이 존재하며 중간권 구역은 고도 30~80km 이다. 이 층에서의 온도는 수 km까지 증가하다가 일정한 온도를 유지한 후 감소한다. 이후 중간권계면을 기점으로 열권이 존재하며 고도 약 1,000km까지를 일컫는다.

공기 순환은 지구의 열평형에 맞게 결정된다. 적도 부근의 공기는 가열되어 상승되는 반면, 극지방의 공기는 냉각되어 하강한다. 이는 두 개의 대류세포를 만들어 내는데, 이 대류세포는 적도와 극 사이에 있는 북반구와 남반구를 의미한다. 북반구와 남반구에서 공기의 움직임은 원심력과 지구 자전력에 의해 변화한다. 북쪽 온대지역에서 지상풍이 남에서 북으로 불고 있으며, 남쪽 온대지역은 바람의 방향이 북쪽 온대지역과는 반대이다.

대기중에서의 방사성물질의 거동을 예측하는데 좋은 도구로 풍배도가 있다. 풍배도는 일정한 기간 중의 풍향별 빈도를 극좌표로 나타낸 그림으로 바람의 빈도는 그림 5-2에서 보는 예시처럼 풍속이 주어진 풍향의 관측 빈도를 나타낸다. 바람을 관측한 자료는 풍배도에서 다양하게 나타낼 수 있으며 몇 년 혹은 계절 동안의 전체적인 자료를 종합하여 나타낸다. 풍배도는 바람을 예측하는데 좋은 도구로 활용되며 이러한 이유로 방사성물질이 방출되어 확산되는 경로를 평가하는데 이용할 수 있다. 또한 사고 시에 일어날 수 있는 상황을 이론적으로 예측하는데 활용된다.

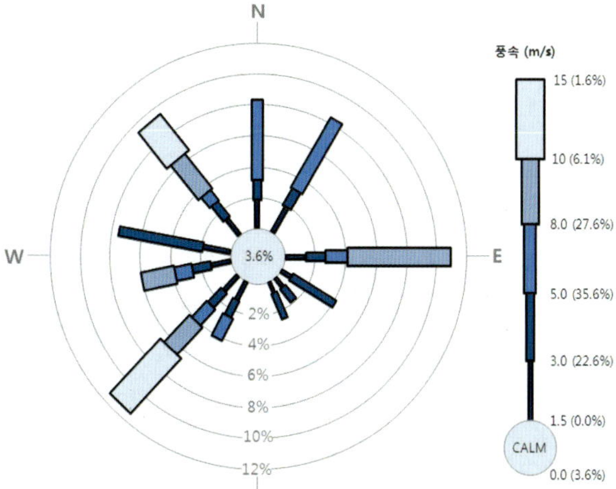

[그림 5-2] 풍배도

난류는 불규칙한 속도를 보이며 그 변동이 무작위여서 확률적이고 통계적인 분석을 통해서만 그 상태를 예측할 수 있는 유체의 흐름을 말한다. 이는 거대한 대기 혼합에 의한 것이다. 난류의 수학적 분석은 매우 복잡하고 어렵기 때문에 고전적인 유체역학적 분석은 무시되는 경향이 있으며 이는 층류와 같은 부드러운 흐름에서만 다뤄진다.

무작위로 움직이는 기체 분자의 에너지는 기체분자의 온도로 결정지을 수 있다. 만약 두 개의 다른 기체가 단일 공간 내에 존재한다면, 분자의 움직임에 의해 혼합된다. 동일한 상황에서 온도를 높이면, 혼합은 더 신속히 이루어질 것이다. 이러한 자연스러운 혼합현상을 확산이라고 하며 다른 혼합현상에 비해 그 속도가 상대적으로 느리다.

대기에서 혼합을 가장 잘 일어나게 하는 것은 소용돌이에 의한 확산이다. 소용돌이는 층류에서 난류로 변화할 때 생성되는데, 층류가 이동하면서 빌딩, 나무, 지형적 변화 등 장애물과 만나게 될 때 소용돌이를 생성한다. 즉, 소용돌이는 장애물에 의해 부드럽던 공기의 흐름이 깨지면서 생성된다. 지형표면이 거칠수록 소용돌이가 더 많이 생성되며, 혼합을 잘 일어나게 한다. 따라서 난류에 의한 소용돌이는 대기 중에서의 방사능과 같은 오염물질을 더 잘 확산시킨다.

(2) 방사성물질의 대기 확산 모델

의도적으로 또는 갑작스러운 사고로 인해 방사성핵종이 대기로 노출되어 확산되는 과정은 환경 중의 방사성물질을 설명하는데 매우 중요한 열쇠가 된다. 대기로의 방사성물질 노출은 환경에게 다양한 형태의 방사선원을 제공한다고 할 수 있다. γ와 β방사선은 방사성 구름, 흡입이 용이한 방사성핵종, 그리고 땅 곳곳에 축적되어있는 방사능 입자로부터 방출되는 방사선으로써, 원자로 시설 주변, 초목 등 다양한 곳에서 방출된다. 이는 모두 대기 중으로 방출되어 희석, 침착, 축적 등 여러 과정 및 경로를 거쳐 인간에게 도달한다. 예를 들면 대기 중의 낙진은 물과 음식을 오염시킬 수 있으며, 이를 섭취할 사람들에게 내부 피폭을 야기시킨다.

방사성물질이 대기 중으로 확산되는 것에 관한 정확한 기술은 기상학적 효과에 관한 정확하고도 폭 넓은 지식이 필요하며, 방사성물질이 방출된 영역의 주변 지역에 대한 자료가 필요하다. 또한 침전 및 지표와의 작용에 의해 야기되는 방사성 구름의 감소에 관한 인식이 필요하다. 이 모든 것들이 그 지역에서 시간에 따른 공기의 흐름 및 날씨 경향과 정교하게 결합되어 기술하게 된다. 기본적인 물리 법칙을 이용하여 방사성 구름이 어떻게 확산되는지에 대한 정확한 예측은 현재 슈퍼 컴퓨터로도 계산해 내기 어렵다.

그러나 지난 수십년동안 대기 확산을 추정하는 모델들이 개발되어왔으며, 주로 원자력 발전 시설에서의 안전에 중점을 둔 방사성 구름의 확산 연구결과가 대부분이다. 이러한 단순화된 모델들은 원자력 발전 시설에서 방출되는 방사성 구름의 확산을 예측할 수 있게 되어있다.

인공 방사성물질을 이용하는 산업체나 원자력 시설에서 방출된 기체 형태의 방사능 유출물은 대부분 비활성 기체와 그 외의 방사성핵종들로 구성된다. 이는 인체의 호흡에 의해 흡입되는 경로와 인간과의 직접적인 외부접촉으로 반응하는 경로가 있다. 그림 5-3에 대기 중으로 방출된 기체 방사성유출물이 인간에게 도달할 수 있는 경로를 나타내었다.

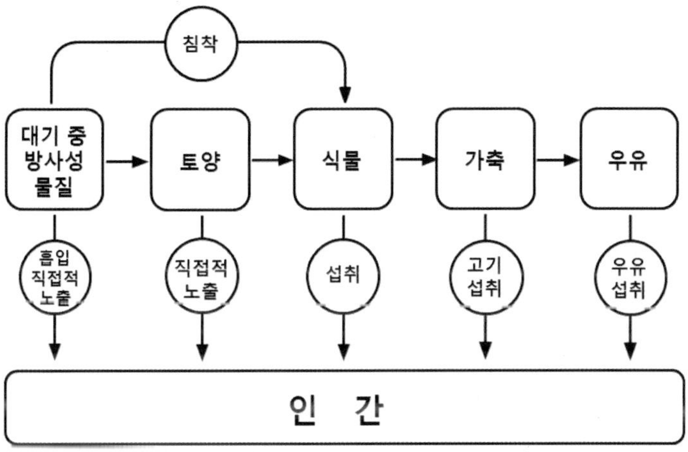

[그림 5-3] 기체 방출 유출물이 인간에게 도달할 수 있는 경로

(3) 방사성물질의 대기 중 확산 과정

인공방사성물질을 이용하는 산업체 및 방사능 폐기물처리시설로부터 대기 중으로 방출된 방사성물질은 바람에 의하여 확산이 가속된다. 방사성물질이 대기 중으로 확산될 때는 입자의 형태를 띠고 있으므로 확산 시에는 침착과 재부유 현상을 겪으면서 이행된다. 침착 현상의 경우 대기 중으로 확산되는 방사성물질의 일부는 지표에 침착한다. 침착현상은 대기 중의 방사성물질이 먼지와 결합한 후, 중력에 의해 강하하여 토양에 침착되는 경우, 우기시 공기 중에 방사성물질이 강우와 함께 섞여 지표면에 부착되는 경우, 지표 부근의 난류에 의해 침착되는 경우 등 그 과정이 매우 복잡하고 다양하다. 부착된 방사성물질은 지표수와 함께 하천으로 유입되거나 토양 속으로 침투한다. 재부유는 바람에 의해 생성된 소용돌이에 침착된 토양이 동반되어 상승하는 현상이다.

① 대기 중 방사성물질의 수직 이동 원리

공기 중으로 방출된 방사성물질이 대기권에서 확산되는 정도는 대기권 온도분포에 따라 다양하게 나타난다. 공기덩어리 즉 기류는 고도가 상승한다면 그 공기를 둘러싸고 있는 압력이 감소하기 때문에 팽창한다. 만약 공기를 둘러싸고 있는 부분과 기류간의 에너지 교환이 없다면 기류에서 기체 내부에너지의 확장이 일어나고 이로 인해 기류의 온도가 감소한다. 이 감소된 온도가 공기를 둘러싸고 있는 온도보다 작다면, 기류의 밀도는 공기주변보다 더 커질 것이고 이 기류는 강하할 것이다. 이와 다르게 기류의 온도가 주변공기의 온도보다 높으면 기류는 지속적으로 상승할 것이다. 이 경우 대기는 안정적이라고 말한다. 이는 방사성물질이 대기 중으로 확산될 때 효과적인 조건은 아니다. 이는 등온분포의 방출에도 적용된다. 최종적으로 기류가 단열분포에 방출되면 기류의 이동으로 상대적인 부력의 변화가 동반되지는 않는다. 어떤 국부적인 섭동이 대기에서 일어나든지 간에 그에 따라 기류는 짧은 거리를 위나 아래로 단순히 이동한다. 이러한 이유로 단열분포는 중립이라고 말한다.

초단열 대기권에서의 방사성물질의 확산 및 거동은 단열분포일 때와는 차이를 보인다. 어떤 고도에서 대기온도와 같은 온도로 방출되었을 때 기류가 어떠한 영향도 받지 않는다면 그 점에서 기류는 정적인 평형상태를 유지하게 된다. 그러나 대기의 변동으로 기류가 위로 이동하게 되면 기류는 고도가 상승하면서 냉각될 것이다. 이 점에서 기류의 온도가 절대크기에서 감소하여도 기류가 상승함에 따라 주위의 기류를 둘러싸고 있는 초단열대기보다는 상대적으로 더 뜨거워지는 상황이 된다. 이러한 상황은 기류가 더 부력을 받아 더욱 빠르게 상승하게 하여 방출지점으로부터 더 멀어지게 된다. 반대로 초기에 기류가 아래로 하강한다면 기류의 온도는 주위 대기온도보다 더욱 빨리 떨어지고 공기는 계속적으로 밀도가 증가하여 기류를 더욱 아래쪽으로 가속하여 강하할 것이다. 결과적으로 초단열 온도조건은 근본적으로 불안정하기 때문에 오염물질이 확산되는데 매우 효과적인 조건임이 분명하다.

② 대기 안정도

대기에서 일어나는 방사성물질의 이행 및 확산은 소용돌이 확산보다 대기 안정도에 의해 영향을 더 많이 받는다. 실제로 선원으로부터 방출된 방사능물질의 확산 정도는 대기 안정도의 영향을 받는다. 대기의 안정도는 고도에 따른 온도의 변화에 의해 설명이 가능한데, 이를 기온 감률 또는 기온 단면이라고 한다. 대기에서의 과정은 보통 단열이라고 가정한다. 이는 공기덩어리와 주변공기 사이에 에너지 교환 없이 공기 체적의 온도가 상승 및 하강한다. 따라서 건조 단열 감률은 이러한 환경에서 동일한 밀도를 가지는 기류가 상승 또는 하강하여 결정되는 고도에 의한 온도 감소율을 말한다. 이때, 주변공기와의 열교환은 일어나지 않는다.

기온 감률이 단열을 초과하면 초단열이라고 하는데, 이는 주변 공기와 열교환이 존재한다. 따라서 기류가 상승하면 주변공기보다 더 낮은 밀도를 갖게 되어 계속 상승하려고 할 것이고, 하강한다면 더 높은 밀도를 갖게 되어 하강이 지속 될 것이다. 초단열 상황에서는 수직적인 움직임이 가속화되며, 이때의 대기를 불안정하다고 말한다. 이러한 상황에서는 상당한 바람이 동반될 것이며 거동을 예측하는 것은 불가능하다. 만약 기온감률이 단열보다 낮으면, 대기는 안정할 것이고, 기류는 원래의 상태로 되돌아오려고 할 것이다. 미단열에서는 단열감률보다 온도 저하율이 낮기 때문에 매우 안정적인 층이다. 역전현상은 보통 지표면에서 멀어질수록 공기의 온도는 하강하지만 역전현상이 일어나는 고도에서 단열감률이 양의 값을 갖는 현상을 말한다. 이때는 자유대류가 없기 때문에 공기가 매우 안정되며 대기오염이 심화된다. 만약 고도에 따라서 온도가 변하지 않는다면 단열 감률을 등온이라고 말한다. 하루 동안 단열감률의 가장 큰 변동은 정오 때 나타나는데 이는 일반적으로 초단열 상태이다. 지면이 급속도로 냉각되는 해 질 무렵에는 극심한 역전현상이 일어난다. 지면이 가열되는 해가 뜰 시간에는 역전현상이 사라진다. 이러한 일반적인 기술은 매우 명확하고도 단순하게 나타내었지만, 대기 안전성의 이유로 기온단열을 다루는 인자를 이해하는데 유용하다.

대기 안정도는 환경으로 방출된 어떤 물질의 확산을 결정짓는데 중요하다. 다음 여섯 종류의 방사성 구름은 공기의 안전성의 가장 기본이 되는데 그림 5-4에 나타내었다.

- 파상형

기온감률이 증가하여 온도가 높이에 따라 급격히 감소하면서 대기가 불안정하게 되고 불안정한 대기조건 하에서 공기가 지속적으로 상승과 하강을 반복하는 것을 말한다. 이렇게 방사성 구름은 불규칙적으로 거동하여 그림 5-4와 같이 지면과 접촉할 수도 있는데, 지표면에 닿는 경우 지상의 오염농도는 높아지게 된다.

- 원추형

이 형태의 방사성 구름은 수평축을 갖는 원추와 유사하다. 중립대기 조건하에서, 연기모양이 원추와 유사한 모양으로 퍼져나가 위와 아래쪽으로 분산된다. 이는 수평 및 수직적 혼합으로 조금 불안정한 대기 조건이며 강도는 파상형보다는 약하다. 원추형은 공통적으로 구름이 낀 날씨가 흐린 날이나 밤에 풍속이 약한 경우 발생하고 환형이나 훈증 방사성 구름보다 훨씬 먼 거리에서 지면과 접촉한다.

- 선형

역전현상이 일어날 조건이 충분할 때는 수직적인 난류와의 혼합이 잘 일어나지 않는다.

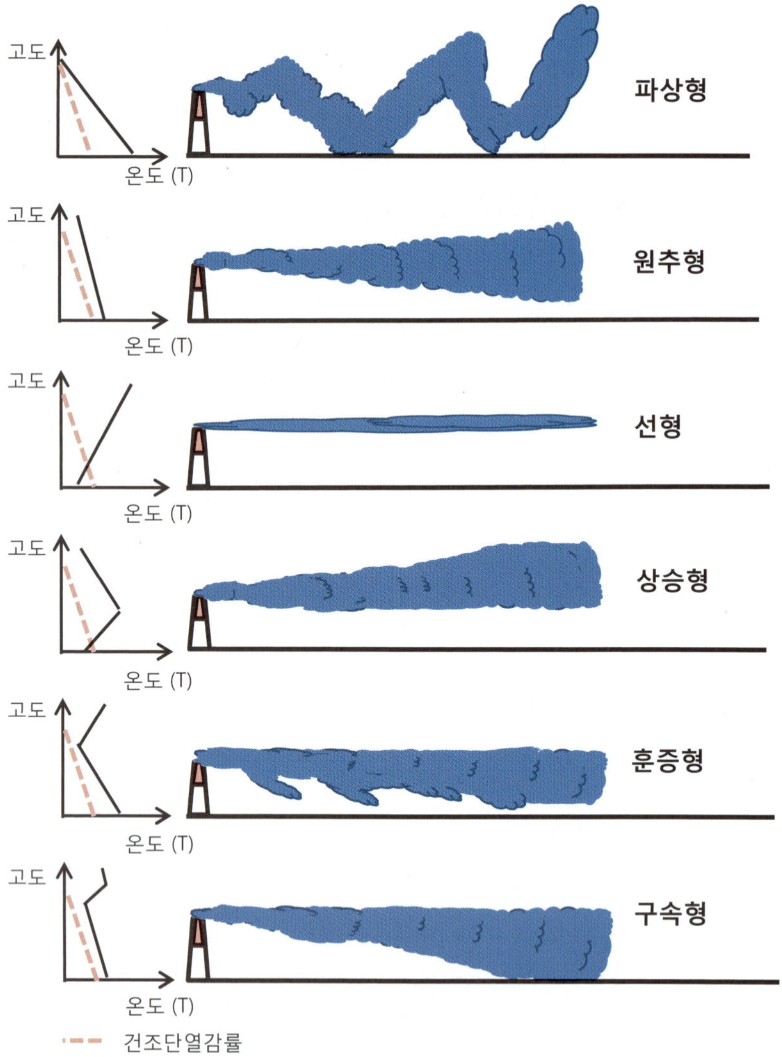

[그림 5-4] 물질의 확산을 결정짓는 방사성 구름 형태

따라서 고온의 방사능 유출물이 역전현상 영역에서 방출되면 안정된 온도로 상승하여 그 자리에 머물게 된다. 바람이 불게 되면 얇은 매연 기둥이 선을 그리면서 일정한 높이로 긴 자국을 남기며 수평방향으로 강한 바람이 불면 방사성 구름은 부채처럼 수평방향으로 펼쳐진다. 이때의 방사성 구름을 선형이라고 한다. 선형 방사성 구름은 상대적으로 체적이 작지만 농도는 크다. 이는 불안정한 대기에서 일어나는 파상형 방사성구름이나 원추형 방사성 구름과는 다르다. 지표면이 가열 되거나 하강기류가 발생하여 역전현상이 깨지지 않는다면, 선형 방사성 구름은 지면에 닿지 않는다. 선형 방사성 구름은 대부분 선선한 바람이 부는 청명한 밤에 나타난다.

- 상승형

상승형 방사성 구름은 야간 냉각으로부터 형성된 역전층이 상공에 그대로 머물러 있는 경우에 굴뚝 꼭대기 부근이 역전층의 위에 존재하여 역전층 위에서만 혼합이 일어날 때 나타나는 연기모양을 말한다. 이는 방사능 유출물이 분산하기 가장 좋은 조건으로 초저녁부터 이른 아침에 주로 발생한다. 상승형 방사성 구름은 공기 덩어리가 주로 위쪽으로 확산한다. 아래쪽으로는 확산이 되지 않는데 이는 역전현상 영역을 통과하여 확산하는 것은 불가능하기 때문이다. 따라서 방사능 유출물은 지면으로부터 멀리 떨어진 채 유지되고 많은 양의 공기가 먼 거리에서 분산된다. 해가 지고 저녁이 되면 역전현상은 더 심화되고 상승형은 선형으로 바뀌게 된다. 따라서 상승형은 대개 일시적인 상황이다.

- 훈증형

상승형의 반대현상이 훈증형인데 맑은 아침 일출 직후 지구의 야간복사로 인한 역전현상은 일사에 의해 지구 표면이 가열되기 때문에 사라진다. 이때 지상 부근에는 불안정한 공기층이 형성되고 위쪽 부근에는 여전히 역전층이 존재하여 오염물질들이 역전층 아래로 갇히면서 지상으로 확산되는데 이때의 연기모양을 훈증형이라 말한다. 훈증형 방사성 구름은 지상오염농도가 심각한 수준으로 주로 낮에 태양에 의해 가열된 따뜻한 공기층이 아래로 하강하면서 형성된다. 이 상황은 선선한 바람이 불고 일사량이 적당한 맑은 날 낮 시간에 주로 발생한다. 따라서 훈증형은 주로 여름에 잘 발생한다.

- 구속형

굴뚝위에 역전층이 존재하고 기온이 지표면에서 굴뚝 높이까지 감소한다면 방사성 구름은 지면으로 보내려는 힘에 의해 상승하지 못하고 이 영역에 갇히게 되는데, 이 때 나타나는 연기모양을 구속형이라 한다. 여러 관점에서 보았을 때 구속형은 훈증형과 유사하고 특별한 경우로 고려되는 방사성 구름 형태이다. 구속형은 지표면이 가열되어 지표면 부근의 기온을 증가시키기 시작하는 이른 아침에 주로 발생한다.

방사성물질이 대기로 방출되어 확산되는 정도는 앞서 기술하였듯이 대기 안정도에 의해 결정된다. 대기 안정도의 분류는 다양한 연구를 통하여 요약되고 제안되어 왔다. 이 중 가장 단순한 분류는 안정과 불안정으로 나누어 기술하는 것인데, 이는 수많은 상황들을 설명하는

데 충분하다. 더 폭넓게 사용하는 실용적인 기술은 파스킬에 의해서 개발되었는데, 총 7가지의 대기 안정성을 알파벳 A-G까지 매우 안정에서부터 매우 불안정한 대기까지 분류하였다. 표 5-8에 파스킬 분류를 나타내었다.

[표 5-8] 파스킬의 공기 안정도 분류

안정도 범위	상 태	설 명	풍속(m/s)	온도(℃)	기온감률 (℃/100 m)
A	매우 불안정	여름 화창한 날	1	25	-1.9
B	불안정	화창하고 따뜻한 날	2	20	-1.9 ~ -1.7
C	약간 불안정	평소 낮	5	15	-1.7 ~ -1.5
D	중립	구름덮인 낮 또는 밤	5	10	-1.5 ~ -0.5
E	약간 안정	평소 밤	3	5	-0.5 ~ 1.5
F	안정	청명한 밤	2	2.5	1.5 ~ 4.0
G	매우 안정		-	1.7	〉 4.0

(4) 대기 중 방사성물질이 인간에게 미치는 영향

대기 중에 존재하는 방사성물질이 인체에 영향을 미치는 경로는 간접적인 경로와 직접적인 경로 크게 두 가지로 나뉜다. 먼저 직접적인 경로로는 호흡에 의한 흡입이 있으며 간접적인 경로로는 방사성물질이 식물로 침착한 후, 그 식물을 사람이 섭취하여 간접적으로 영향을 미치는 경로가 있다. 피폭의 형태로는 앞서 설명한 흡입에 의한 내부피폭이 있으며, 그 외에 비활성기체 등의 대기 중 방사성물질이 사람의 신체외부와 반응하여 발생하는 외부피폭이 있다. 공기 중에 남아있는 방사성물질은 앞서 기술한 침착현상과 공기 안정도에 의한 확산에 의해 점차적으로 토양과 초목에 침착되며, 이렇게 침착된 방사성물질은 사람에게 직접적으로 피폭을 초래한다. 그러나 이 경로는 다른 경로보다 선량이 작게 나타난다.

5.3.2 식물로의 이동

(1) 방사성물질의 식물 이행과정

방사성물질이 식물로 이행되는 과정은 직접 이행과 간접 이행 두 가지로 나눌 수 있다. 직접 이행은 대기 중으로 방출 된 방사성물질이 지표로 강하하면서 식물로 이행되는 직접적인 경로이며 간접 이행은 방사성물질에 의해 오염된 토양으로부터 식물의 뿌리가 이를 흡수하는 간접적인 경로이다. 식물은 사람이 직접 섭취할 수도 있을 뿐만 아니라 오염된 식물로 사육된 축산물을 통하여 인간에게 도달할 수 있기 때문에 인간관점에서 중요하게 다뤄야할 이행경로이다.

① 방사능물질의 식물 직접이행

방사성물질이 강우 또는 난류에 의해 강하되어 토양에 침착되면 이 방사성물질로 인해 토양이 오염되기 때문에 이곳에서 자라나는 식물도 오염된다. 흡수하는 과정은 식물의 뿌리로부터 시작된다. 먼저 식물이 뿌리로 방사성물질을 흡수하게 되면 식물의 잎으로 전해지게 된다. 이렇게 침착된 방사성물질은 먹이 사슬로 인해 식물에서 생물, 또는 생물에서 상위생물에게로 옮겨지게 된다. 그림 5-5에 방사성물질에 의해 식물이 오염되는 경로를 나타내었다.

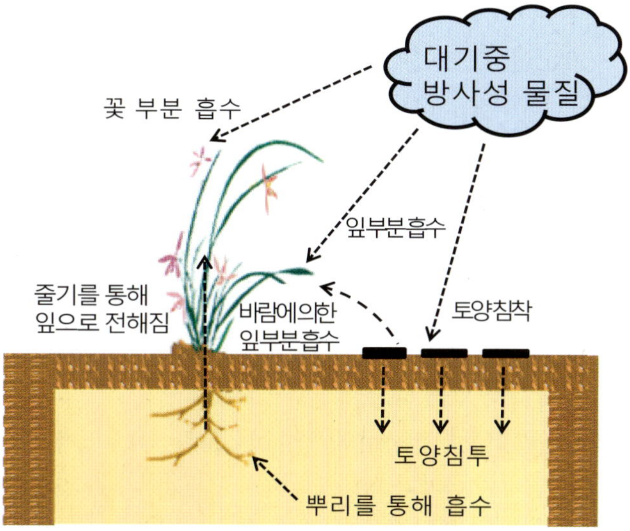

[그림 5-5] 방사성물질이 식물에 이행되는 경로

방사성물질이 식물로 이행되는 과정은 식물에 축적되어 인간에게 섭취될 가능성이 있는 경로로써 인간의 관점에서 다뤄야 할 중요한 경로중 하나이다. 대기 중의 그러나 반감기가 짧기 때문에 식물이 자라나는 기간과 비교하였을 때 매우 적은 활량으로 토지를 통해서 식물에 축적된다. 식물에 축적된 방사성물질은 대부분 토양에서 뿌리를 통해 식물의 잎까지 이동한다. 직접적으로 방사성물질이 축적된 채소를 섭취하거나 간접적으로 그 채소들로 사육된 젖소의 우유, 또는 고기들로부터 피폭된다. 만약 방사성 요오드가 식물의 잎에 떨어진다면 쌓여있던 요오드 핵종은 사라질 가능성이 크다. 이는 풍화작용으로 인한 것이나 식물이 새로 자라나는 부분이기 때문이다.

② 방사능물질의 식물 간접이행

식물에 간접이행 된 방사성물질은 사라질 가능성이 크다. 이는 방사성핵종 고유의 반감기로 인한 붕괴, 바람에 의한 재부유 현상, 우기 시 강수에 의한 세정 및 증발로 인한 현상 때문이다. 또한 방사성물질의 흡수는 식물의 성장에 따라 줄어드는 경향이 있다. 뿌리는 성장할수록 오염이 적은 토양의 깊은 곳으로 뿌리를 내리기 때문이다. 이뿐 만아니라 식물은 성장하는 동안 방사성핵종의 농도를 감소시키고, 식물이 죽거나 겨울철 잎이 떨어져 토양으로 방사성물질을 반환한다. 이렇게 식물이 자라나는 과정에서 방사성물질의 농도가 감소하기 때문에 간접이행 보다 직접이행이 더 중요시 된다. 그러나 식물의 수명과 방사성물질의 반감기의 관계를 고려해 보았을 때 식물의 수명보다 방사성물질의 반감기가 짧다면 방사성물질의 간접 이행경로는 무시되지만, 방사성물질의 반감기가 식물의 수명보다 긴 경우에는 식물로 이행하는 비율이 작다고 하더라도 간접이행이 직접이행보다 비중이 더 크게 된다.

(2) 식물 이행 방사성물질이 인간에게 미치는 영향

방사성물질은 식물로 이행된 후 다양한 방법으로 인간에게 도달하게 된다. 방사성물질에 오염된 식물을 인간이 섭취하여 피폭될 수 있으며, 다른 동물이 섭취한 후, 이 동물을 고기로 섭취하여 피폭될 수도 있다. 방사성물질이 목초에 침착하는 경우에는 이 목초에 이행된 방사성물질은 젖소로 이행되고 이 중 일부는 우유로 이행될 것이다. 이때 우유에 포함된 방사성물질의 밀도는 초원의 풀들에 있는 방사성물질의 밀도에 비례한다. 우유에 이행되는 방사성물질의 대표적인 핵종으로 요오드 방사성동위원소가 있다. 요오드가 이행된 우유를 인간이 섭취할 경우 이에 대한 영향은 유아와 성인으로 나누어 고려할 수 있다. 유아의 갑상선 질량은 성인의 갑상선 질량의 1/10 수준이다. 유아가 어른과 같은 양의 우유를 마신다고 가정하면 요오드의 밀도가 어른에 비해서 10배가 높게 된다. 우유로 인해 인간이 받는 피폭선량은 축적된 식물을 직접적으로 섭취하였을 때보다는 적지만 인간에게는 중요하게 작용하기 때문에 중요하게 다루어야할 부분이다. 그림 5-6에 오염된 지하수가 관개수를 통해 목초로 이행된 후, 이행된 방사성물질이 젖소를 통해 우유에 도달하여 인간에게 섭취되는 과정을 나타내었다.

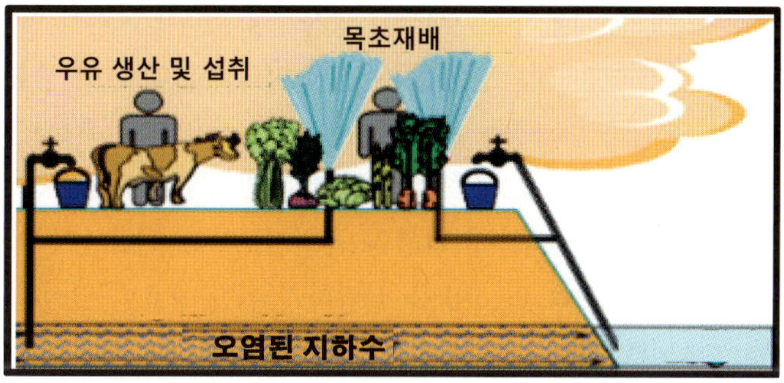

[그림 5-6] 식물로 이행된 방사성물질이 젖소를 통하여 인간에게 도달하는 과정

5.3.3 수중으로의 이동

수중에서의 확산은 대기에서 공기덩어리의 확산과 유사하지만 확산의 원리 및 과정은 대기에 의한 확산보다 더 복잡하다. 물이라는 환경매체를 통한 방사성물질의 이동은 여러 요소에 의해 영향을 받는데 그 요소로는 물이 이동하는 경로의 지형과 온도 분포, 날씨, 파도, 염분의 영향 등이 있다. 이 중 날씨가 수중 운송에서 가장 큰 영향을 미치는데, 예를 들면 바람은 수면에서의 혼합을 증가시키고, 우기 시 강수는 방사성물질을 희석시켜 방사능 농도를 감소시킨다. 또한 겨울철에는 강, 연못 등의 표면을 얼게 하여 방사성물질이 수중으로 이행되고 분산되는 과정에 큰 영향을 미친다.

수중 방사성물질의 순환은 지구에서의 물의 순환을 그대로 따른다. 해수는 대기 중으로 증발하여 구름을 형성하게 된다. 구름은 바람의 영향으로 육지로 이동하고 비나 눈의 형태로 수분을 이행시킨다. 이후에 지표수는 대수층 아래로 흐르거나 강과 계곡을 통해 다시 바다로 돌아가게 된다. 순환이 완료되는 때는 몇 시간에서 길게는 수 년까지 이다. 수중 방사성물질이 앞의 과정처럼 순환하는 동안 대기 중에서의 방사성물질처럼 이행 매체를 통하여 인간에게 간접적으로 도달하거나 오염된 물과 신체접촉을 통하여 직접적으로 인간에게 영향을 미친다. 이처럼 방사성물질이 수중으로 확산되는 경로는 대기 확산과 더불어 매우 중요하게 다루는 부분이다. 방사성물질이 수중으로 이행되는 근원은 방사성 동위원소를 사용하는 산업체나 원전으로부터 수중으로 바로 방출되는 경로와 대기로 방출된 방사성물질이 수중으로 이행 되는 경로, 그리고 토양에 침착된 방사성물질이 수중으로 이행되는 경로 등이 있다.

방사성물질이 수중으로 방출된다면, 이들이 어디로 이행되던지 최종적으로 이행되는 곳은 해양이다. 방사선 생태학에서는 해양에 존재하는 방사성물질들이 어디서 이행되었는지 그 근원을 추적하는 일은 인간이 받는 피폭선량을 계산 및 평가하는데 있어 중요하다. 또한 해양환경에서 방사성물질이 순환하는 과정을 추적하는데 있어 중요하다. 특히 인공 방사성물질은 환경을 오염시킬 수 있는 가능성이 있는 물질로써 추적 및 감시의 주요 대상이 되며, 대부분 발생근원과 발생시기가 분명하기 때문에 발생의 근원지로부터 해양까지 이행되는 전체적인 상황과 해양 환경의 전체적인 변화 및 상황을 설명하기 위한 중요한 열쇠가 되고 있다. 여기서는 방사성물질이 수중으로 이행 및 확산되는 과정을 방사성물질의 하천에서 해양으로 이행되는 과정, 수생생물로의 이행 크게 두 가지로 구분하여 설명하였다.

(1) 하천 및 해양 중에서의 이행

방사능 이용 산업시설 및 방사성 폐기물 처분시설에서 누출되었거나 대기 중에 존재하는 방사성물질로부터 침착된 토양은 지하수에 의해서 수중으로 이행 된다. 이행은 지하수의 이동을 통하여 진행되며, 지하수가 토양과 흡착 및 탈착을 반복하면서 이행되고, 이는 하천 및 호수로 흘러간다. 이렇게 유출된 방사성물질의 최종 목적지는 해양이며, 해양으로 인행되는 과정중에 직간접적으로 인간에게 도달하게 된다.

방사성물질이 액체의 형태로 폐기물과 함께 수중으로 방출되는 경우에는 물의 이동에 따라 확산이 진행된다. 확산경로는 하천에 방출되는 경우와 바로 해양에 방출되는 경우로 나눌 수 있으며, 이들은 서로 다른 방식으로 이루어진다. 방사성물질이 하천에 방출되었을 경우 방사성물질의 희석과 확산과정은 수문학적 흐름의 기본 원리가 지배적으로 작용하여 수중흐름의 방향도 일정하고 유속도 일정하기 때문에 비교적 단순하다. 해양으로 바로 방출되는 경우는 확산 및 이동하는 과정을 일반화하기 어려운데 이는 흐름의 방향과 유속이 해류를 만드는 바람에 따라 다르게 나타나기 때문이다. 예를 들어 페르시아만은 물질을 150km/day 이상으로 운반할 수 있지만, 태평양은 페르시아만 속도의 반으로 이동시킨다. 이외에도 조석이나 기후상황에 따라서도 달라지기 때문에 움직임은 더 복잡하게 변화한다. 해양에는 다양한 화학물질이 포함되어 있어 방출된 방사성물질과 반응하여 변질될 가능성이 있다. 또한 해양에서는 해류의 속도가 하천과 비교하였을 때 상대적으로 느리기 때문에 해양으로 방출된 방사성물질 중 일부는 해저에 침착된다.

(2) 수생생물로의 이행

방사성물질이 수생생물로 이행되는 과정은 인간의 관점에서 바라보았을 때 물, 수생생물, 인간 순으로 이루어지며, 이는 인간에게 영향을 미칠 수 있어 필수적으로 고려되어야 할 경로이다. 이렇게 생물에서 생물로 이행되는 과정은 생물농축으로 설명한다. 생물농축이란 생물이 서식 환경에 방사성물질을 함유하는 각종 원소나 여러 가지 유기화합물을 서식 환경보다 높게 체내에 축척하는 것을 일컫는다. 방사선 생태학에서는 방사성물질이 생물에게로 농축되는 과정을 먹이사슬로 설명하는데, 이는 하위생물에서 상위생물로 방사성물질에서 방출되는 에너지가 이행되는 과정을 의미한다. 이를 수생생물의 경우로 예를 들어 설명하면 생물농축은 먹이사슬의 가장 하위 층에 있는 플랑크톤에서 시작한다. 방사성물질이 플랑크톤에 의해 흡수되거나 섭취된 후, 이들은 어류에게 먹히고, 플랑크톤을 먹은 어류 중 몇몇은 또 다른 어류나 파충류 및 양서류에게, 그리고 이들은 또 게, 가재와 연체동물과 같은 대형 무

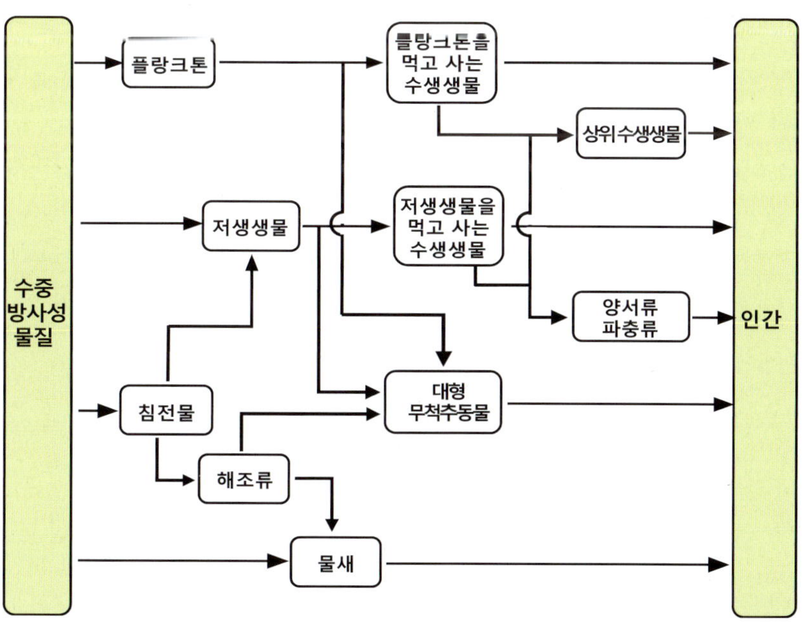

[그림 5-7] 수중 방사성물질이 인간에게 도달되는 경로

척추동물들에게 먹히는데, 이들은 모두 인간이 음식물로서 섭취할 수 있는 것들로써 농축된 수생생물들을 섭취하였을 시 인간에게 영향을 미치게 된다. 또한 방사성물질이 포함 된 침전물을 바다 밑과 강, 호수에 사는 식물과 동물 및 저생생물들이 섭취하여 흡수한다. 이 역시 인간에게 섭취가 가능한데, 미역등 해산물을 인간이 섭취하게 되어 간접적으로 영향을 미친다. 이처럼 해양환경에서는 수생생물이 서식하는 수중에 함유되어 있는 방사성물질을 수중 농도보다 높은 농도로 축적하는 것을 생물농축이라 하며 이는 상위 생물에게로 농축되어 간다. 그림 5-7에 수중 방사성물질이 인간에게 도달되는 경로를 나타내었다.

(3) 수중 방사성물질이 인간에게 미치는 영향

수중으로 유입된 방사성물질이 인간에게 직접적으로 노출되는 경로는 여러 경로가 있지만 크게 두 가지로 나뉜다. 첫 번째는 수원이 식수로 이용되는 경우로서 만약 이곳에 방사성물질이 유입되었다면 섭취하여 인간에게 직접적으로 흡수될 것이다. 두 번째는 물에서 수영이나 배를 타는 행위를 통해 외부로 방사능에 노출되는 경로이다. 그러나 후자의 경로를 통하여 받는 방사선량은 아주 작은 양이다.

수중 방사성물질이 먹이사슬을 통해 인간에게 미치는 영향을 고려해보면 먹이사슬에 따라 최상위층으로 이행되면서 그 과정 중에 여러 생물에게 방사성물질이 이행된다. 그러나 이행되는 방사성물질은 먹이사슬의 최종 도착지인 최상위층 인간에게 가장 많이 농축될 것이며 그만큼 가장 많은 선량을 받게 된다.

해양으로 이행되는 과정 중에서 방사성물질은 직접적인 신체접촉을 통하거나 환경매체를

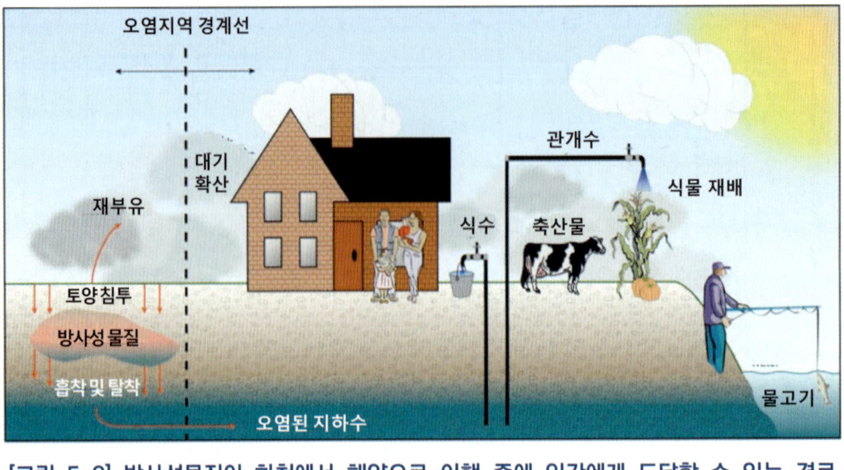

[그림 5-8] 방사성물질이 하천에서 해양으로 이행 중에 인간에게 도달할 수 있는 경로

통해 인간에게 도달하게 된다. 그중에 토양이 방사성물질에 오염이 되면 지하수도 같이 오염이 되는데 이 오염된 지하수를 인간이 식수로 사용하여 직접 섭취하거나 가축의 사육용 등으로 이용하여 간접적으로 섭취하는 경우가 있다. 그림 5-8에 방사성물질이 하천에서 해양으로 이행하는 과정에서 인간에게 도달하는 경로를 요약하여 나타내었다.

해양 중에 있는 방사성물질이 인간에게 직접적으로 도달하는 경로는 직접적인 경로와 간접적인 경로로 나누어 고려할 수 있는데, 먼저 직접적으로는 염분을 함유하고 있는 대기를 호흡하여 이로 인해 내부피폭을 받는 경로가 있으며, 간접적으로는 방사성물질이 포함된 해수에 사는 해산물을 섭취함으로써 내부피폭을 받는 경로가 있다. 그림 5-8에 방사성물질이 수중에서 이동 중에 인간에게 도달할 수 있는 경로를 나타내었다.

5.4 생활 방사선 피폭

5.4.1 공중피폭

사람들은 생활환경속에서 방사선에 피폭 받으며 살아가고 있다. 사람들의 방사선 피폭은 피폭원에 따라 자연방사선 피폭과 인공방사선 피폭으로 구분할 수 있다. 자연방사선 피폭은 천연방사성핵종에서 방출되는 방사선과 태양 및 우주로부터 발생되는 우주선에 의한 피폭을 의미한다. 인공방사선피폭은 산업, 의료 등의 목적으로 인간 활동에 의하여 생성된 방사선에 의한 피폭을 의미한다.

이러한 자연방사선과 인공방사선에 의해 인간이 받는 피폭 준위에 대해서 유엔방사선영향과학위원회(UNSCEAR)에서 자료를 수집하여 보고하고 있다. 최근의 보고에 의하면 전세계 국민 일인당 평균 연간 피폭선량은 3mSv인데, 이중 2.4mSv는 자연방사선에, 0.6mSv는 인공방사선에 기인한다. 이러한 피폭선량은 국가마다 지역마다 차이를 보인다.

우리나라 국민의 연간 방사선 피폭선량은 3.82mSv이며, 자연방사선으로부터 3.08mSv, 의료 및 직무로 인하여 0.74mSv 피폭된다. 자연방사선 피폭에서 가장 큰 비중을 차지하는 피폭원은 라돈으로, 라돈 흡입에 의한 국민 일인당 연간 피폭선량은 1.27mSv이다. 다음으로는 건축물과 지각에서 방출되는 γ선에 의해 1.04mSv, 음식물 중 천연방사성핵종의 섭취로 인해 0.38mSv, 우주선에 의해 0.26mSv, 토양에 의해 0.13mSv 피폭한다. 의료피폭은 진단 X선에 의한 피폭이 연간 0.66mSv이며, 핵의학에 의한 피폭이 0.07mSv로 보고되었다. 직무에 의한 피폭선량은 연간 0.002mSv로 국민선량에 기여하는 정도는 무시할 정도이나 개인 피폭의 관점에서 의미가 있다.

5.4.2 자연방사선 피폭

자연방사선 피폭은 천연방사성핵종에서 방출되는 방사선과 태양 및 우주로부터 발생되는 우주선에 의한 피폭을 의미한다. 자연방사선의 영향으로 인간은 일상생활 중에서 항상 피폭을 받으며 살아가고 있다. 자연방사선 피폭은 방사선원의 위치에 따라 외부피폭 내부피폭으로 분류할 수 있다. 외부피폭은 우주선과 토양, 해수, 지표수, 공기 등에 존재하는 자연방사성핵종에서 방출되는 방사선에 의해 인체가 피폭을 받는 것을 의미하며, 내부피폭은 생활환경 도처에 존재하는 자연방사성핵종이 호흡을 통한 흡입과 음식물 등을 통한 섭취 등으로 인하여 체내로 유입되어 체내에서 방출되는 방사선에 의해서 피폭을 받는 것을 의미한다.

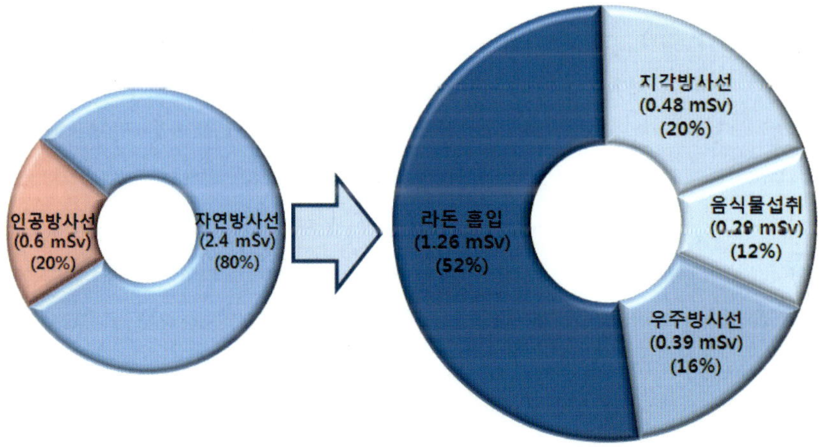

[그림 5-9] 피폭원별 자연방사선피폭 (출처: UNSCEAR 2008 보고서)

이러한 자연방사선에 의해 인간이 받는 피폭 준위에 대해 유엔방사선영향과학위원회에서는 주기적으로 전세계에서 자료를 수집하여 보고하고 있다. 최근 유엔방사선영향과학위원회의 보고에 의하면, 자연방사선에 의한 일인당 평균 연간 피폭선량은 2.4 mSv이다(그림 5-9 참조). 이러한 자연방사선에 의한 영향은 지역의 특성과 환경에 따라 차이를 보이는데, 주로 대지에 포함된 우라늄, 토륨, 칼륨-40 등 자연방사성핵종의 함량의 차이에 기인한다. 지각에서 방출되는 자연방사선이 많은 지역에 사는 사람은 세계 평균보다 5 배에서 10 배정도 많은 자연방사선 피폭을 받으며 살아가고 있다. 유엔방사선영향과학위원회의 보고를 토대로 피폭원별 자연방사선 피폭의 기여도를 살펴보면 라돈 흡입에 의한 피폭선량이 약 52%로 가장 높게 나타났다. 다음으로 지각방사선(약 20%), 우주방사선(약 16%), 음식물 섭취(약 12%)순으로 나타났다.

자연방사선은 일반적으로 방사선 방호의 대상이 되지 않는다. 그 이유는 자연방사선은 인간이 생활하는 환경 주위의 거의 모든 곳에 존재하기 때문이다. 따라서 이러한 자연방사선에 의한 피폭을 인간이 인위적으로 제어한다는 것이 쉽지 않기 때문에 일반적으로 방사선 방호의 대상에서 제외된다.

(1) 라돈에 의한 피폭

라돈에 의한 방사선 피폭은 모든 자연방사선 피폭의 50% 이상을 차지하며, 최대 방사선 피폭원이다. 자연 중에 널리 존재하는 라돈은 일반적으로 토양, 건축자재, 상수도 등에 다양하게 존재하고 있고 이중 일부가 대기 중으로 방출된다. 라돈의 인체 내 유입경로는 대기에 방출된 라돈을 흡입하거나, 라돈이 함유된 음용수 섭취 등이 있다. 라돈은 불활성 기체로써 인체 내 흡입 시 인체 밖으로 빠져나가지만, 라돈의 방사성붕괴에 의해 생성된 자핵종들은 정전기적으로 전하를 띄고 있어, 공기 중 먼지, 수증기 등에 부착되어 인체 내로 유입되고 내부피폭을 유발한다.

최근 라돈 피폭이 주요 이슈로 대두되고 있는데, 이러한 이유 중에 하나는 최근 건물이 에너지 절약형으로 개선되어 실내 공기의 환기율이 낮아짐에 따라 실내 공기 중 라돈의 양이 증가하였고, 지하공간의 이용이 증가하였기 때문이다. 일반적으로 실내의 공기 중 라돈 준위는 우려할 수준은 아니다. 그러나 균열이 많은 오래된 건축물, 밀폐도가 높고 환기시설이 부족한 경우 실내에서의 라돈 농도가 높을 수 있으므로 주의를 기울여야 한다. 실내 라돈가스의 농도를 저하시키는 방법으로는 여러 가지가 있는데, 우선 건물 내로 라돈가스의 실내유입을 차단하는 것이 우선이 되어야 한다. 또한 이미 유입된 라돈가스에 대해서는 잦은 환기를 통하여 실내에 축적된 라돈가스를 외부로 유출시키는 것이 중요하다. 또한 건물이 노후화 되어서 건물에 라돈가스가 유입될 수 있는 틈이 많이 생겨난 경우에는, 건물에 존재하는 틈새를 메우는 시공을 하는 것도 실내로 유입되는 라돈가스의 양을 줄이는 좋은 방법이 될 수 있다. 보강재 등을 이용하여서 건물의 갈라진 틈새만 막아도 건물의 실내로 유입되는 라돈가스의 농도 저감에 상당한 효과를 볼 수 있다. 이러한 방법 외에도, 건물 하부의 바닥 토양에 라돈을 건물 실내로 유입되는 것을 막기 위한 배출관을 설치하면, 실내로 유입되는 라돈가스를 미리 건물 외부로 배출하는 효과를 나타내게 된다.

① 토양

지각의 지표면에서 대기로 방출되는 라돈의 양은 지각에서 생긴 전체 라돈의 약 10%이다. 라돈 기체는 토양의 공극이나 암석의 파쇄면을 따라 대기로 이동되며, 이는 건물의 갈라진 틈이나 구멍을 통해 실내로 유입된다. 특히 토양내에 존재하는 틈새는 라돈기체를 이동 및 발산시키는데 중요한 요인으로 작용하여 암석에서 단층이 존재할 경우 라돈의 이동과 농도를 매우 증가시킨다. 라돈은 우리 주변의 토양, 지하수 등에 항상 존재하며 특히 지하수가 많이 유입되는 지대의 아래쪽 경사면에서 토양 중 라돈의 농도가 증가될 확률이 높다.

② 지하수

지하수는 공기 중에 라돈이 존재하는데 토양 다음으로 기여하고 있다. 라돈은 용해성이 강하므로, 지구상에서 특히 지하수에 많이 녹아있다. 라돈이 지하수에 용해되는 정도는 압력이 같은 조건에서 온도가 높아질수록 커지게 된다. 이에 따라 지하수는 땅속에 존재할 때 높은 압력을 받게 되므로 이곳에서 지하수가 지표 중으로 빠져나갈 때 기체 분압이 낮아지면서 많은 양의 라돈이 방출된다. 일반적으로 급수시설로부터 방출되는 라돈이 전체 실내 라돈 함량의 90% 이상을 차지한다. 실내로 유입된 지하수의 경우 통상적으로 지하수 농도의 약 1/10,000정도가 라돈 기체로 유입된다고 보고되고 있다. 라돈 함량을 결정하는 주 요인은 지하수가 존재하는 암석의 종류인데, 이 중에서도 특히 화강암에 존재하는 지하수에서 라돈 농도가 높게 나타나고 있다.

③ 건축자재

건축 자재에는 U-238, U-235와 Th-232 등의 방사성핵종과 자핵종이 포함되어 있으므로 일상생활에서 인간에게 주요 방사선 피폭원으로 작용한다. 건축자재로부터 발생되는 라돈 기체의 양은 토양에 의한 유입에 비해 적은 수준이다. 일반적으로 오래된 건물일수록 라돈 농도가 높게 나타난다. 이는 오래된 건물일수록 건축물의 벽면 또는 기둥사이에 틈이 생기고 이로부터 라돈가스가 스며들기 때문이다. 국내의 경우 1980년대에는 한옥이나 양옥이 건축물로서 많이 지어졌는데, 현재 건축연도가 오래되어 최근 건축된 아파트에 비해 약 2배가량 라돈의 농도가 높게 나타난다.

(2) 지각방사선에 의한 피폭

지각방사선이란 지구의 지각에 존재하는 방사성핵종으로부터 방출되는 방사선을 의미한다. 현재 우리가 살고 있는 지구의 지각에는 약 45억년 전 지구가 탄생할 시점에 생성된 수

많은 종류의 방사성핵종들이 존재한다. 이들 방사성핵종들 중 반감기가 짧은 단 반감기 방사성핵종은 현재까지 남아 있지 않고 붕괴되어 사라졌지만, 반감기가 대략 1억년 이상으로 긴 장반감기 방사성핵종들은 현재까지도 지구의 지각에 남아 존재하며 끊임없이 방사선을 방출하고 있다.

지각방사선에 의한 피폭은 주로 지각을 구성하는 주요핵종인 우라늄계열, 토륨계열, 악티늄계열 핵종에서 방출되는 γ선에 기인하다. 지각에서 방출되는 방사선 수준은 지역에 따라 차이가 있다. 인도의 케랄라지방의 거주민은 지각방사선에 의해 연간 평균 약 4mSv의 피폭을 받으며, 브라질 가라바리시 지역에 거주하는 사람들은 연간 약 2~80mSv 피폭을 받고 있다.

(3) 음식물 섭취에 의한 피폭

일반인의 음식물 섭취에 의한 피폭은 주로 식품의 원료나 동물, 식물 등에 함유되어 있는 방사성물질에서 기인한다. 방사성물질에 오염된 음식물을 섭취하면 방사성핵종은 고유의 특성에 따라 인체 내로 흡수, 침착, 배설되며 이 과정에서 체내 피폭이 발생한다.

일반적으로 식품 내에 존재하는 천연방사성핵종 중 피폭에 가장 크게 기여하는 핵종은 K-40으로서 방사능은 약 4,000Bq 정도이다. K-40은 인체를 구성하는 칼륨 원소의 약 0.01%를 차지한다. 이 비율은 지구상의 모든 물질에서 동일하기 때문에 음식물에 함유되어 있는 칼륨의 양에 대한 정보를 알고 있다면, 핵종 K-40의 함유량을 유추할 수 있다. 대략 칼륨 1 g에 함유되어있는 K-40의 방사능은 약 30Bq이다. K-40에 의한 조직별 흡수선량은 적색골수가 가장 높게 나타났으며, 이로 인한 연간유효선량은 165 μSv 정도이다.

이외에 음식물 섭취를 통해 주로 수소, 탄소, 칼륨 등과 같은 원소를 섭취한다. 특히, H-3은 물과 함께 식물의 뿌리를 통해 흡수되며, 지표수중 방사능 농도를 400 Bq/m^{3}으로 가정하면 H-3에 의한 연간 유효선량은 약 0.01μSv이다. C-14는 광합성 과정에서 이산화탄소 형태로 공기 중으로부터 섭취 되며, 인체 내의 C-14의 비방사능을 230 Bq/kg이라 하면, 연간 유효선량은 약 12μSv이다. 인체 내 C-14의 방사능은 약 2,500Bq 정도이다.

음식물 섭취에 의한 피폭은 거주지역의 지질이나 생활 습관에 따라 큰 편차가 있을 수 있다. 예를 들어 특정 동물을 주로 섭취하는 서부 오스트레일리아 거주자의 체내에는 평균치에 비해 약 75배나 많은 우라늄 원소가 존재한다. 이는 이들 지역의 토양 내에 우라늄이 높은 농도로 존재하고, 이 우라늄이 목초로 전이되며, 그 목초를 동물이 섭취한 후 고기나 우유를 사람이 섭취하게 됨에 따라 나타난 것으로 알려져 있다.

(4) 우주방사선 피폭

지구에 도달하는 우주방사선의 양은 위도, 고도, 태양활동 등에 따라 달라진다. 위도에 따른 변화는 태양으로부터 지구로 도달한 우주방사선의 양을 조절한다. 주로 양성자로 이루어진 우주방사선은 지구자기장의 영향으로 일정한 방사선 흐름이 발생하게 되는데, 이 때문에 위도에 따라 우주방사선의 양이 달라지게 한다.

우주선의 종류 및 방사선량은 고도에 따라서도 변한다. 우주방사선은 대기를 통과하며 대기와 반응하는데 이는 대기의 밀도와 관계가 깊어 지표면에서는 뮤온의 비중이 높고 선량이 작은 반면에 고도가 높을수록 선량이 많아지고 중성자와 양성자의 비율이 증가한다. 일반적으로 여객기의 경우에 약 10km의 높이에서 비행하는데 방사선량은 일정 높이까지는 고도에 따라 증가한다. 대략 고도가 1,800m 상승할 때마다, 선량률은 약 2배가량 증가한다. 예를 들면 한라산 꼭대기에서 우주선에 의한 피폭선량은, 평지에서보다 2배 정도 높고, 런던 동경 노선을 연간 40회 왕복할 경우 우주선에 의한 피폭선량은 약 4.8mSv이다.

태양활동에 의해서도 우주방사선량은 변한다. 태양의 흑점은 11년 주기로 그 수가 변하고, 수가 증가할수록 태양에서 방출되는 방사선 및 자기장의 세기가 증가한다. 지구 자기장의 세기가 강해지면 우주방사선에 대한 차폐 효과가 더 크게 발생하며, 그 결과로 태양 활동의 세기가 강할수록 측정되는 우주방사선의 양은 적어진다.

국내의 경우 우주방사선 선량률은 32.7~34.2nSv/h 수준이며, 전국 평균은 33.4nSv/h이다. 항공 승무원을 대상으로 피폭선량을 평가한 결과 국제선 항공 승무원의 연간 피폭선량은 평균 2.63mSv으로 조사되었는데, 이는 다른 직업상의 피폭선량과 비슷한 수준이다. 항공승무원들의 탑승 내용과 노선별 선량 자료를 결합하면 비행고도에서 우주선에 의한 개인 피폭선량을 평가할 수 있는데 표본 조사된 승무원들의 경우 연간 선량은 조종사의 경우 평균 2.96mSv를, 객실 승무원은 평균 2.28mSv를 피폭받는 것으로 나타났다. 자연방사선에 속하는 우주방사선은 과거 안전관리대상에서 제외되었으나, 산업의 발전으로 생활 방사선이 증가하고, 해외여행 증가로 인해 일반인 및 항공기 승무원의 우주방사선에 의한 방사선 노출 빈도가 잦아짐에 따라 1990년 국제방사선방호위원회에서는 우주방사선으로 인한 항공승무원의 방사선피폭 안전관리를 권고하였다. 지상에서는 차폐, 시간, 거리를 적용하는 것으로 방사선 방호가 행해지지만, 우주에서는 상당히 제한적이다. 로켓의 탑재 능력에 따라 차폐 두께가 제한되기 때문에 고 에너지의 우주 방사선을 완전히 차폐하는 것은 불가능하다. 오히려, 차폐 물질과 우주방사선의 상호작용으로 발생되는 2차 입자가 새로운 피폭원이 될 수도 있다. 따라서 보다 실질적인 방호책으로 탑승 시간의 관리와 비행 궤도의 적절한 선택이 고려되고 있고 태양 활동에 큰 주의를 기울이는 것이 바람직하다.

5.4.3 인공방사선 피폭

인공방사선피폭은 인간 활동에 의하여 만들어진 방사선으로부터 받는 피폭을 의미하며, 생활방사선으로부터 받는 피폭 중 약 20%가 이에 속한다. 인공방사선에는 의료목적으로 사용되는 방사선, 대기권 핵실험에 의하여 생성되어 환경으로 이행하여 방출되는 방사선, 원자력발전소로부터 방출되는 방사선 등이 있다.

최근 유엔방사선영향과학위원회의 보고에 의하면, 인공방사선에 의한 일인당 평균 연간 피폭선량은 0.6mSv이다(그림 5-10 참조). 피폭원별 인공방사선 피폭의 기여도를 살펴보면 인공방사선에 의한 피폭의 대부분이 의료피폭에 기인한다. 이 외에 핵실험, 직무피폭, 체르노빌 사고 등이 인공방사선 피폭에 기여하는데 그 양은 극히 미미하다.

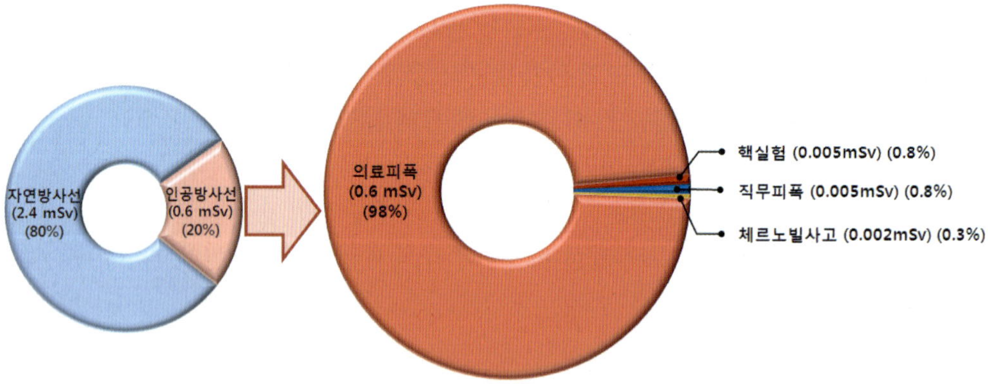

[그림 5-10] 피폭원별 인공방사선 피폭

(1) 의료방사선 피폭

의료방사선 피폭은 의료적인 목적에서 질병의 진단 및 치료과정에서 발생되는 방사선피폭을 말한다. 일반방사선촬영, CT, 투시방사선촬영 등 방사선검사는 각종 질병이나 상처를 진단하는 현대의학의 중요한 도구이다. 하지만 진단용 의료방사선은 환자의 방사선피폭을 수반하며 국민보건 관점에서 염려의 대상이다. 진단방사선은 그 적용범위가 다양하며 사용건수도 해마다 증가하는 추세이다. 최근 연구 보고에 의하면 1980년대 미국인 일인당 연간 유효선량은 3.6mSv이었으며, 그 중 약 15%인 0.53mSv가 의료방사선에 의한 것 이었다. 하지만 최근 2006년에는 유효선량이 6.2mSv로 증가하였으며, 그 중 약 절반인 3.0mSv가 의료 상 피폭에 기인하였다(그림 5-11 참조). 즉 국민 1인당 의료상 피폭이 1980년대부터 2006년까지 5.7배의 증가를 보였으며, 전체 집단선량은 7.5배 증가하였다.

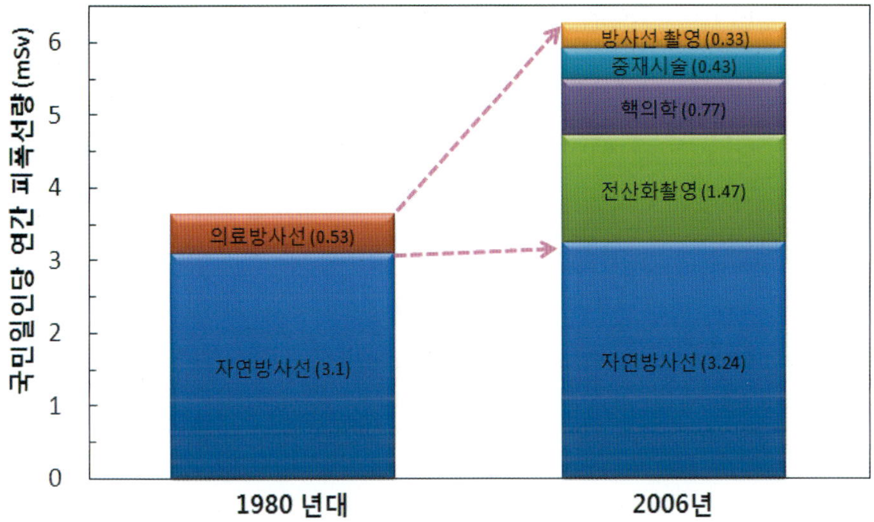

[그림 5-11] 방사선원별 미국인의 연간 피폭선량

① 전세계 진단용 의료방사선 사용현황 및 피폭선량

유엔방사선영향과학위원회는 전 세계의 국가로부터 의료 피폭, 직업상 피폭, 일반인 피폭 등 다양한 피폭상황에 대한 각국 국민의 피폭현황 자료를 수집하여 주기적으로 보고하고 있다. 최근에는 1997년부터 2007년까지 10년 동안 의료용 방사선에 의한 피폭 방사선량을 조사하여 보고하였다. 의료방사선은 일반인의 연간 피폭 방사선량에 가장 크게 기여하는 인공 방사선원으로서 그 사용량이 해마다 눈에 띄게 증가하고 있다. 현재 의료방사선은 일반인의 방사선 피폭에 기여하는 인공방사선 중 그 비중이 98%를 차지하고 있다. 유엔방사선영향과학위원회의 통계에 의하면 진단방사선 검사횟수가 1988년 연간 17.4억회, 2000년 24.6억회, 2008년 36.6억회로, 과거 20년 동안 대략 110% 증가하였다(표 5-9 참조).

이러한 진단방사선 검사횟수의 증가로, 총 집단방사선량도 2000년 23억man·Sv에서 2008년 40억man·Sv로 연간 대략 10% 씩 증가하였다(표 5-10 참조). 진단용 의료방사선의 사용 횟수와 피폭 방사선량은 각 국가의 의료수준에 따라 큰 차이를 보였다. 유엔방사선영향과학위원회에서는 한국을 선진국형 의료수준 국가(Level I)로 구분하고 있다. 진단용

[표 5-9] 전세계 진단용 의료방사선 검사 횟수

연 도	검사 횟수(억회)			총 횟수 (억회)
	진단용검사	치과검사	핵의학검사	
1988	13.8	3.4	0.235	17.4
1993	16.0	-	0.240	-
2000	19.1	5.2	0.325	24.6
2008	31.4	4.8	0.327	36.5

[표 5-10] 국가의 의료수준에 따른 진단용 의료방사선에 의한 연간 총 집단유효선량

의료수준	인 구 (억명)	방사선량 (man·Sv)			총 선량 (man·Sv)
		진단용검사	치과검사	핵의학검사	
I	15.4	2,900,000	9,900	186,000	3,100,000
II	31.5	1,000,000	1,300	16,000	1,000,000
III	10.1	33,000	51	82	33,000
IV	0.74	24,000	38	-	24,000
전 세계	64.5	4,000,000	11,000	202,000	4,200,000

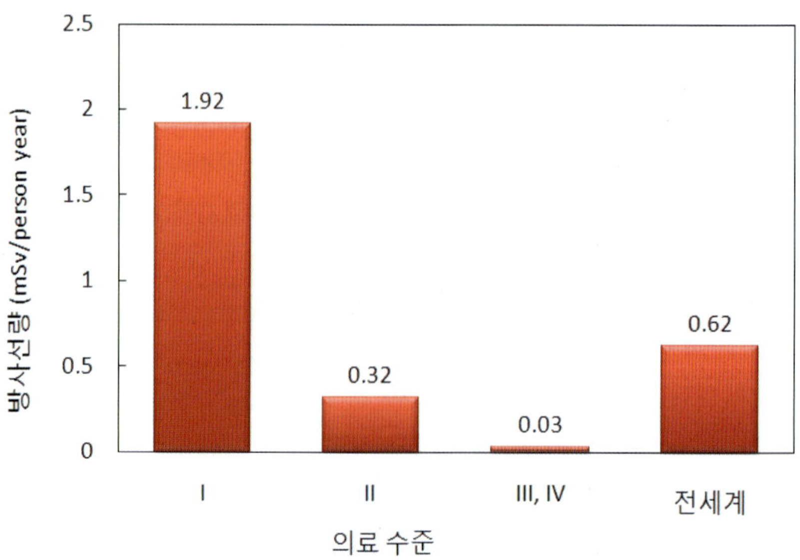

[그림 5-12] 국가의 의료수준에 따른 진단용 의료방사선에 의한 국민 일인당 연간 평균 유효선량

의료방사선의 사용 증가는 결과적으로 국민의 피폭선량을 증가시켜 왔다. 선진국형 의료수준 국가(Level 1)의 경우 2008년 기준 1인당 연간 평균 1.9 mSv의 방사선량을 받고 있는 것으로 보고되었다(그림 5-12 참조).

② 국내 진단용 의료방사선 사용현황 및 피폭선량

현재 국내 진단용 의료방사선 전반에 걸친 사용현황 및 그에 따른 국민의 피폭선량에 대한 포괄적인 통계는 구하기 어려운 실정이다. 하지만 유엔방사선영향과학위원회에서 한국을 선진국형 의료수준 국가(Level 1)로 분리하고 있는 점을 감안한다면 해외 선진국의 경우와 크게 다르지 않을 것으로 예상된다.

국내의 경우 최근 경제적인 수준의 향상 건강에 대한 관심 등으로 방사선촬영 검사가 서구 선진국보다 오히려 더 급격히 증가하고 있다. 전산화단층촬영은 1971년에 발명된 이후, 지난 수십 년간 사용이 급속히 증가해 왔다. 이러한 증가 추세는 빈번히 발생하는 일반 질병에 대한 전산화단층촬영장치의 사용 및 전산화단층촬영 기술의 발달에서 기인한다. 미국 통계에 의하면 1980년 연간 전산화단층촬영 촬영 건수는 3백만건이었으니, 2006년 촬영 건수는 6천만건으로 해마다 약 10%의 증가 추세를 보여왔다(그림 5-13 참조). 이러한 증가 추세는 미국뿐만 아니라 대부분의 국가에서도 볼 수 있다. 국내의 경우 2000년 연간 전산화단층촬영 건수는 약 1백만건이었으나, 2007년 340만건으로 증가하였다. 또한 사용빈도 증가 추세가 다른 선진 국가들을 크게 상회하며, 2004-2006년 동안 매년 약 20%의 증가 추세를 보였다. 또한 일반방사선 촬영 중 국내 골반 X선 검사의 경우 연간 검수횟수는 2001년부터 2003년까지 30% 이상의 급격한 증가추세를 나타냈으며, 2004년부터 2007년까지 매년 10% 이상의 증가추세를 나타내고 있다. 흉부촬영의 경우는 2001년부터 2003년까지 매년 25% 이상 증가하였으며, 그 이후에도 연간 대략 8%씩 증가하고 있다.

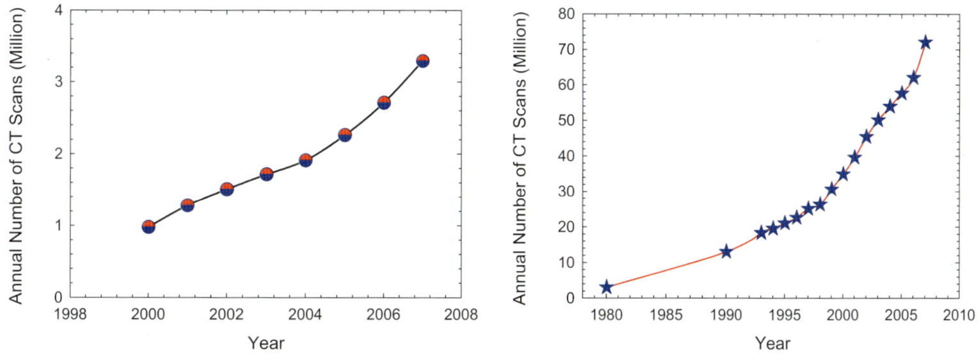

[그림 5-13] 연간 CT 검사 횟수 (좌: 한국, 우: 미국)

③ 방사선 검사별 방사선량

진단용 방사선 검사는 일반방사선촬영, 유방촬영, 치과용 일반방사선촬영, 투시방사선촬영, 전산화단층촬영, 진단용 핵의학 검사를 포함한다. 각 검사종류마다 다양한 인체부위를 검사하므로, 실제로는 아주 다양한 진단용 방사선 검사의 종류가 있다. 각 진단용 방사선 검사는 사용 장비에 따라, 검사 종류에 따라, 검사부위에 따라 다양한 방사선량을 나타낸다. 표 5-11에 진단용 검사로 인한 일반적인 방사선량 수준을 요약하였다.

진단방사선 검사 시 피폭 방사선량은 검사종류, 검사부위에 따라 크게 다르다. 일반방사선촬영, 유방촬영, 치과방사선촬영의 경우 1회 촬영 시 피폭 유효선량은 약 0.01~0.5mSv 정도이다. 투시방사선촬영, 전산화단층촬영, 진단핵의학 검사의 경우 피폭 방사선량은 흉부 일반방사선촬영에 비해 수 십배에서 1,000배 이상까지 아주 높다. 예를 들어 1회의 흉부 CT 검사는 일반방사선촬영 750회 검사한 것과 상응하는 방사선 피폭을 수반하다.

[표 5-11] 진단용 방사선 검사로 인한 유효선량
(괄호 안은 가슴 방사선촬영으로 인한 유효선량과의 비를 나타냄)

검 사	유효선량(mSv)	검 사	유효선량(mSv)
X선 일반촬영		**전산화 단층 촬영**	
머리 (AP 혹은 PA)	0.015 (1)	머리	2 (150)
가슴 (PA)	0.013 (1)	거슴	10 (750)
가슴뼈 (AP)	0.27 (20)	배	10 (750)
호리뼈 (AP)	0.44 (30)	골반	7 (500)
배 (AP)	0.46 (35)	배/골반	15 (1100)
골반 (AP)	0.48 (35)	목뼈	5 (400)
유방 X선 촬영		가슴뼈	8 (550)
스크린	0.2 (15)	허리뼈	7 (500)
치과용 X선 촬영		-	
구강 내	0.013 (1)	**진단용 핵의학**	
파노라마	0.012 (1)	뼈 (Tc-99m)	3 (200)
X선 형광 투시법		심장 (Tl-201)	13 (950)
바륨 연하검사	1 (70)	폐 (Tc-99mMAA)	0.9 (70)
바륨 식도 검사	2 (150)	종양 PET (F-18 FDG)	7 (500)
바륨 관장 검사	5 (350)	신장 (Tc-99m MAG3)	0.6 (40)
혈관조영술 - 대뇌	2 (150)	갑상선 (Tc-99m)	0.9 (70)
혈관조영술 - 심장	7 (500)	-	

(2) 방사성낙진에 의한 피폭

방사성낙진이란 핵무기로 인해 대기권으로 방출된 방사성핵종이 생태계로 유입되는 것을 의미한다. 지상에서 핵실험이 이루어졌을 경우 방사성물질은 낙진의 형태로 지표로 떨어진다. 무거운 입자의 경우 대부분 핵실험 장소 인근에 떨어지지만, 미세 입자들은 성층권에 이르러 장시간 체류하면서 조금씩 지표로 떨어진다. 지표에 떨어진 입자들이 다시 부유하여 방사성낙진이 되기도 한다. 이러한 방사성낙진은 지표에서의 방사선량률을 증가시키며 호흡과 음식물을 통해 체내로 섭취될 수 있다. 특히 1950년대와 1960년대에 서방국가들의 핵무기 경쟁으로 많은 핵무기실험이 대기권에서 수행되었고 그 결과 다량의 방사성핵종이 생태계로 방출되었다. 체르노빌 원전사고로 인하여 환경으로 누출된 방사성물질의 경우도 우리나라처럼 장거리에 떨어져 있는 국가에서는 핵실험 낙진과 유사한 성격을 가진다.

핵폭발에 의하여 생성되는 방사성핵종은 수 백 종류에 달하지만, 대부분은 반감기가 짧거나, 생성량이 적어 실제로 사람들의 피폭에 관여하는 핵종은 한정되어 있다. 이중에서 방사성낙진에 대해 고려해야할 핵종으로는 C-14, Cs-137, Zr-95, Sr-90, Ru-106, Ce-144, H-3, I-131이 있다. C-14, Sr-90, H-3은 순수한 β방출체이고 플루토늄은 α방출체이기 때문에 내부피폭을 고려해야한다. 그 이외의 핵종은 붕괴하는 과정에서 β선뿐만 아니라 γ선이나 X선을 방출하여 내부피폭과 더불어 외부피폭도 고려해야한다.

(3) 원자력발전 시설로부터의 피폭

원자력시설은 충분한 차폐가 이루어지도록 설계 건설되었기 때문에 시설에서 외부로 직접 방출되는 방사선은 없으며, 관심 대상은 방사능의 환경으로의 방출이다. 운영 중인 원자력시설에서 방출된 방사능에 대해 인근 주민을 대상으로 평가한 방사선량은 연간 0.01mSv 수준 또는 그 이하이다. 따라서 원자력시설의 운영으로 인한 일반 국민의 일인당 피폭선량은 무시할만한 수준이다.

5.5 생활주변방사선 안전관리법

산업이 발전함에 따라 사람들이 건강한 삶을 지향하면서, 건강에 좋다고 알려진 음이온 팔찌, 원적외선 발생 침대 등의 제품들이 시중에 많이 유통되고 있다. 그러나 최근 언론에 이러한 제품들 중 일부가 방사선을 방출한다고 보도되어 염려의 대상이 되었다. 또한 최근 생활주변에서 천연방사성핵종을 포함하는 다양한 제품들이 출시되고 있고, 저준위 방사선을 방출하는 산업 원료물질의 사용도 증가 추세에 있다. 이에 국민들이 인지하지 못한 상태에서 생활주변의 방사선에 불필요하게 노출되는 것을 방지하기 위해 생활주변방사선에 대한 체계적인 관리가 필요하게 되었다. 이에 따라 국가적인 차원에서 생활주변 방사선에 대한 효율적인 안전관리체계를 구축하고 체계적인 연구개발을 통해 국민이 불필요한 방사선에 노출되는 것을 방지하고, 공항만과 재활용 고철을 취급하는 사업장 그리고 천연방사성핵종을 취급하는 시설에서 발생하는 생활주변에서 접할 수 있는 방사선의 안전관리에 관한 사항을 규정함으로써 국민의 건강과 환경을 보호하여 삶의 질을 향상시키고 공공의 안전에 이바지함을 목적으로 생활주변방사선 안전관리법이 제정되었다.

생활주변방사선 안전관리법이 2012년 7월 시행됨에 따라, 일반인이 생활 주변에서 접할 수 있는 천연방사성핵종, 재활용고철에 함유된 방사성핵종 및 우주방사선 등에 대한 안전관리 기반이 마련되었다. 생활주변방사선 안전관리법은 생활주변방사선에 의하여 방사선학적으로 유의한 수준의 피폭을 받을 수 있음에도 불구하고 원자력안전법에서 그 범위가 규정되지 않아 체계적인 관리가 어려웠던 부분들에 대하여 안전관리의 법적 근거를 제시하고 있을 뿐만 아니라, 공항만방사선감시기 등과 같이 방사성핵종의 불법적인 유통을 원천적으로 차단할 수 있는 도구를 마련하여 일반인이 생활하면서 받을 수 있는 불필요한 피폭을 미연에 방지할 수 있도록 하는 안전장치로서의 기능을 수행한다.

생활주변방사선 안전관리법은 6개의 장과 31개의 조항으로 구성되어 있으며, 그 내용은 총칙을 제외하고 크게 생활주변 방사선 방호 종합계획의 수립에 대한 사항과 원료물질·공정부산물 및 가공제품의 취급 및 관리에 관한 사항, 방사선·방사능 감시기의 설치 및 운영에 관한 사항, 이들에 관한 보칙 및 벌칙으로 나눌 수 있다. 특히 생활주변방사선 안전관리법에서는 생활주변방사선의 안전관리를 위하여 수행되어야 하는 정부기관의 책무 이외에도 생활주변방사선을 방출하는 물질을 취급하거나 관리하는 일반사업자 또는 방사선감시기 운영자 등이 수행하여야 하는 의무사항 등을 규정하고 있다.

5.5.1 생활주변방사선 안전관리법의 관리대상

생활주변방사선 안전관리법에서는 생활주변방사선을 원료물질, 공정부산물 및 가공제품에 함유된 천연방사성핵종에서 방출되는 방사선, 태양 또는 우주로부터 입사되는 우주방사선, 지구표면의 암석 또는 토양에서 방출되는 지각방사선, 국내 또는 외국에서 수집되어 판매되거나 재활용되는 고철에 포함된 방사성물질에서 방출되는 방사선으로 규정하고 있다. 표 5-12에 생활주변방사선 안전관리법에서 취급하는 관리대상을 정리하였다.

생활주변방사선 안전관리법에서 정의하는 원료물질이라 함은 U-235, U-238, Th-232와 각각의 붕괴계열 내의 핵종 또는 K-40 등 천연방사성핵종을 함유한 물질로서 물리 및 화학적으로 가공되지 않은 상태의 물질을 말한다. 그 예로써 모나자이트, 인광석, 보크사이트, 금홍석, 중광물 모래, 티탄 철광석 등이 있다. 생활주변방사선 안전관리법에서는 K-40 방사능 농도의 경우 1Bq/g, 그 밖의 모든 천연방사성핵종의 방사능 농도의 경우 0.1Bq/g를 초과하고, 연간 취급하는 원료물질에 포함된 천연방사성핵종의 연간 함유 방사능량이 100kBq을 초과하는 경우 원료물질 대상으로 하고 있다.

공정부산물은 원료물질을 물리 및 화학적으로 처리하는 공정에서 각종 배관 내부 침착물 및 부수적으로 발생하는 물질을 말하며, 인산석고, 석탄재, 적토 등이 이에 포함된다. 생활주변방사선 안전관리법에서는 K-40 방사능 농도의 경우 5Bq/g, 그 밖의 모든 천연방사성핵종의 방사능 농도의 경우 0.5Bq/g를 초과하는 경우 공정부산물 대상으로 하고 있다.

가공제품은 원료물질이나 공정부산물을 가공, 혼입, 첨가 등을 통해 제조된 제품을 말한다. 그 예로써는 온열매트, 건강팔찌, 음이온 목걸이 등이 있다. 재활용고철은 국내 또는 외국에서 수집되어 판매되거나 재활용되는 고철을 말한다.

[표 5-12] 생활주변방사선 안전관리법에서 규정하는 생활주변방사선

구 분	정 의	예 시
원료물질	U-235, U-238, Th-232와 각각의 붕괴계열 내의 핵종 또는 K-40 등 천연방사성핵종이 포함된 물질로서 원자력안전위원회가 정하여 고시하는 방사능 농도와 수량을 초과하는 것	모나자이트, 보크사이트, 지르콘, 티탄철광석, 인광석, 포타시광석광물
공정부산물	원료물질 또는 그 밖의 물질을 취급하는 시설에서 부수적으로 발생하는 물질로서 원자력안전위원회가 정하여 고시하는 방사능 농도를 초과하는 천연방사성핵종이 포함된 물질	오일 및 가스 생산시설 관석 및 침천물, 인산 생산 공정의 관석, 광산폐수관련 관석, 철 제련공정의 관석 및 침전물, 석탄 연소 관석, 수처리시설 침전물, 침전분진
가공제품	원료물질 또는 공정부산물을 가공하거나 이를 원료로 하여 제조된 제품을 말한다.	지압·온열매트, 건강 팔찌·목걸이·속옷, 음이온 모자, 사우나재료, 마감재료, 섬유제품 코팅, 도자기표면처리, 내화벽돌, 토리아 용접봉, 토륨 합금 등
우주방사선	태양 또는 우주로부터 지구 대기권으로 입사되는 방사선	태양선, 우주방사선
지각방사선	지구표면의 암석 또는 토양에서 방출되는 방사선	암석, 토양, 지하수, 공기 등에 존재하는 라돈
재활용 고철	국내 또는 외국에서 수집되어 판매되거나 재활용되는 고철	의료용 방사선진단장치가 재활용된 고철

5.5.2 생활주변방사선 안전관리법의 주요내용

생활주변방사선 안전관리법은 생활주변에서 접할 수 있는 방사선에 대한 방호계획 수립 및 시행, 천연방사성핵종이 포함된 물질과 제품에 대한 안전관리체계 도입, 공항 및 항만 등에 방사선/능 감시기 설치를 통해 일정 수준 이상의 방사능 농도를 가진 물질과 재활용고철에 대한 방호체계 구축, 우주방사선에 피폭될 우려가 있는 운항승무원 및 객실 승무원에 대한 안전관리체계 도입 등을 주 내용으로 하고 있다. 그림 5-14에 생활주변방사선 안전관리법의 주요 내용을 요약하였다.

생활주변 방사선 방호 종합계획 수립에 대해서는 생활주변 방사선으로부터 국민의 건강과 환경을 보호하기 위해 범 정부차원의 생활주변 방사선 방호 종합계획을 5년마다 수립하고,

종합계획의 체계적인 이행을 위해 연도별 시행계획을 수립한다. 생활주변 방사선 안전관리는 연구개발 사업을 통해서 생활방식, 산업구조, 신기술 활용요소 등을 고려하여 최적화된 대응기술을 마련하고, 생활 밀착형 안전관리 체계를 수립한다. 원료물질, 공정부산물 및 가공제품의 관리에 대해서는 기준치 이상의 원료물질, 공정부산물, 가공제품 등을 취급하는 사업자에 대해 등록 제도를 도입하여 천연방사성물질의 국내유통현황정보를 관리하고, 사업자가 종사자의 보호를 위해 필요한 조치를 하도록 함으로써 관련업체에 종사하는 근로자의 안전성을 확보한다. 우주방사선의 안전관리에 대해서는 우주방사선에 노출될 가능성이 있는 항공기 승무원을 보호하기 위해 각 항공사는 승무원의 방사선 노출량을 주기적으로 모니터링하고, 승무원들에게 정보를 제공한다. 방사선/능 감시기의 설치 및 운영에 대해서는 공항, 항만, 재활용고철 취급시설에 방사능 감시기를 설치하여 유의물질이 유입되지 않도록 검출, 분석 및 조치를 한다. 생활주변 방사선 정보의 관리에 대해서는 원료물질 또는 공정부산물의 유통현황, 가공제품의 제조 또는 수출입 현황 및 우주방사선 안전관리 현황 등 생활주변 방사선의 안전관리에 대한 정보를 체계적으로 관리하기 위해 생활주변 방사선 종합정보시스템을 구축하여 관리대상 사업자들이 활용할 수 있도록 정보를 제공한다. 교육프로그램의 개발에 대해서는 생활주변 방사선에 대한 이해 및 생활주변 방사선 안전관리의 효과를 높이기 위해 생활주변 방사선에 피폭할 우려가 있는 사람을 위한 각종 교육 및 홍보 프로그램을 개발하고 운영한다.

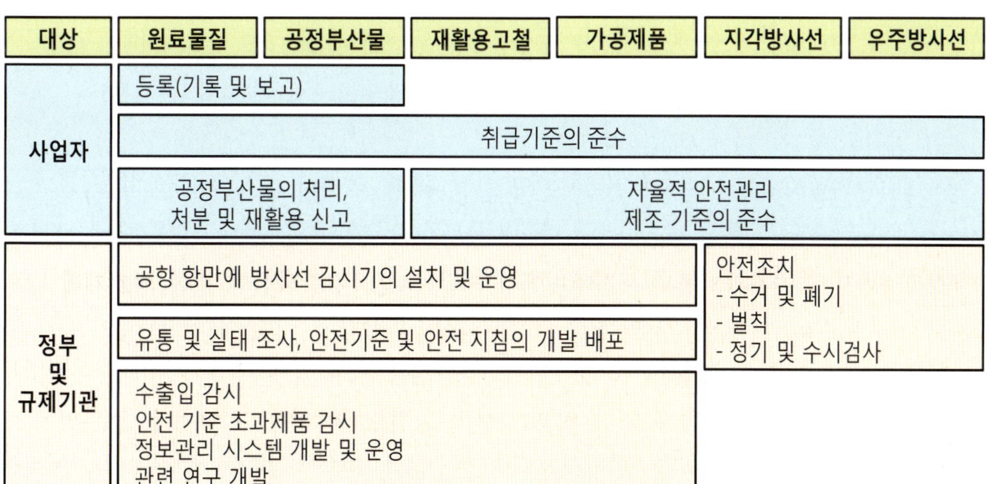

[그림 5-14] 생활주변방사선 안전관리법의 주요내용

5.5.3 생활주변방사선 안전관리법 요약

생활주변방사선으로부터의 안전을 위해 다양한 유형의 활동에 대한 이해를 증진시키기 위하여, 원료물질 및 공정부산물, 가공제품, 재활용고철, 우주방사선에 대해 준수해야할 내용을 아래 요약하였다.

(1) 원료물질 및 공정부산물

생활주변방사선 안전관리법에서는 원료물질 및 공정부산물 등을 취급하는 사업자에 대해 등록 제도를 도입하여 천연방사성물질의 국내 유통 현황정보를 관리하고, 사업자가 종사자의 보호를 위해 필요한 조치를 함으로써, 관련업체에 종사하는 근로자의 안전성을 확보 하도록 하고 있다. 생활주변방사선 안전관리법에서는 천연방사성핵종의 농도 및 수량이 기준을 초과하는 원료물질 및 공정부산물을 취급하는 사업자에게는 취급자등록, 수출입신고, 유통현황보고, 공정부산물의 처리·처분·재활용 신고, 취급 및 관리시 준수사항, 유의물질검출의 의무를 부과한다.

정부 및 규제기관은 원료물질 또는 공정부산물 취급자 등에게 안전지침 작성 및 배포, 생활주변방사선 안전관리 실태 점검, 관련사업자에게 생활주변방사선 안전관리에 대한 관련된 보고 또는 자료제출을 요구하거나 관련 사업장을 방문하여 검사할 수 있는 권한을 부여, 생활주변방사선 정보의 관리, 교육프로그램의 개발, 생활주변방사선 전문기관의 지정 및 운영, 공항만 방사선/능 감시기 운영을 하고 있다.

원자력안전위원회에서는 생활주변방사선의 안전관리를 위하여 필요한 안전지침을 작성하여 원료물질을 채광, 수출입 또는 판매, 공정부산물을 수출입 또는 판매, 공정부산물이 발생한 시설을 운영, 공정부산물을 처리, 처분 또는 재활용하는 사업자 등에게 배포해야 한다. 이때 안전지침에는 공정부산물 처리, 처분 또는 재활용의 방법 및 절차에 관한사항, 원료물질 또는 공정부산물의 취급 및 관리 시 준수사항, 가공제품의 안전기준에 관한 사항, 우주방사선 및 지각방사선에 피폭받을 우려가 있는 사람의 안전조치에 관한 사항이 포함된다.

원자력안전위원회에서는 생활주변방사선의 안전관리 실태를 점검하기 위하여 매년 원료물질과 공정부산물의 제조 또는 수출입 현황에 대한 조사계획을 수립 및 시행하여야 한다. 이러한 생활주변방사선 안전관리 실태 조사 및 분석 결과는 향후 종합계획 및 연도별 시행계획에 반영된다.

원자력안전위원회는 원료물질 및 공정부산물 취급자등에게 필요한 보고를 명하거나 자료를 제출받을 수 있다. 또한 원자력안전위원회는 필요 시 소속 공무원에게 사업소, 공장 등에 출입하여 장부, 서류, 시설과 그 밖에 필요한 물건을 검사하게 하거나 관계자에게 질문하게 할 수 있으며 시험을 위하여 필요한 최소량의 시료를 수거하게 할 수 있다.

원자력안전위원회는 원료물질 또는 공정부산물의 유통현황 등 생활주변방사선의 안전관리에 대한 정보를 체계적으로 관리하기 위하여 생활주변방사선에 대한 종합정보시스템을 구축 및 운영해야한다. 또한 생활주변방사선에 대한 이해 및 생활주변방사선에 대한 안전관리의 효과를 높이기 위하여 생활주변방사선에 피폭받을 우려가 있는 사람을 위한 교육프로그램을 개발 및 운용할 수 있다. 이 외에도 취급자, 제조업자 등의 요청에 의한 천연방사성핵종의 방사능 농도 조사, 분석 등 생활주변방사선안전관리와 관련하여 전문적으로 연구 및 조사를 수행할 수 있는 기관을 생활주변방사선 전문기간으로 지정할 수 있다.

방사성물질의 국내로의 유입을 원천적으로 차단하기 위한 수단으로써 공·항만에 방사선/능 감시기를 설치할 것을 의무화 하고 있다. 원료물질 및 공정부산물의 감시대상은 K-40의 경우 10Bq/g(연간 취급량 10,000kBq 초과), 우라늄 및 토륨붕괴계열 핵종의 경우 1Bq/g(연간 취급량 1,000kBq 초과)의 방사능 농도를 초과하거나 초과할 것으로 의심되는 물질이다. 원료물질 및 공정부산물에서 유의 물질이 검출 및 분석될 경우 감시기의 운영을 위탁받은 공항운영자 또는 항공운송사업자, 항만시설운영자등은 그 사실을 원자력안전위원회에 보고하여야 한다. 보고받은 원자력안전위원회는 유의물질에 포함된 방사능 농도 및 수량, 유의물질의 사용 목적 및 용도 등에 대하여 조사 및 분석하여야한다. 또한 원료물질 및 가공제품에 포함된 유의물질이 감시기에서 검출된 경우에는 이와 관련된 취급자, 제조업자 등에게 보완 및 반송 또는 수거 등의 조치를 명하거나, 직접 관련 조치를 취할 수 있다.

(2) 가공제품

생활주변방사선 안전관리법에서는 가공제품을 취급하는 사업자에 대해 안전기준에 부적합한 가공제품에 대한 조치의 의무를 부과한다. 가공제품을 취급하는 자는 생활주변방사선 안전관리법에서 정의하는 가공제품의 안전기준을 만족하는 제품을 제조 또는 수출입하여야 한다. 여기서 가공제품의 안전기준은 다음과 같다. 가공제품에 포함된 천연방사성핵종을 함유한 물질이 공기 중에 흩날리거나 누출되지 아니할 것, 가공제품이 신체에 닿았을 때 가공제품에 포함된 천연 방사성핵종이 신체에 전이되지 아니할 것, 가공제품에서 방출되는 방사선에 의하여 사람이 피폭되는 양이 원자력안전위원회가 정하여 고시하는 기준을 초과하지 아니할 것, 가공제품에 포함된 방사능 농도와 수량이 원자력안전위원회가 정하여 고시하는 기준을 초과하지 아니할 것 등이다. 제시된 안전기준에 부합하지 않은 경우에는 가공제품을 제조 또는 수출입하는 자로 하여금 부적합한 가공제품에 대하여 보완, 교환, 수거 및 폐기 등의 조치를 수행하도록 하고 있고 그 결과를 원자력안전위원회에 보고해야한다. 이때, 원자력안전위원회가 정하여 고시하는 가공제품에서 방출하는 방사능 농도와 수량은 일반인의 경우 연간 1mSv를 초과하여 발생하는 농도 및 수량을 말한다.

정부 및 규제기관은 가공제품 취급자 등에게 결함 가공제품에 대한 조치, 안전지침 작성 및 배포, 생활주변방사선 안전관리 실태점검, 보고 및 검사, 생활주변방사선 정보의 관리, 교육 프로그램의 개발, 생활주변방사선 전문기관의 지정 및 운영, 방사선 감시 및 유의물질 관리를 하고 있다. 원자력안전위원회는 가공제품이 안전기준에 적합하지 아니한 경우 제조업자에게 보완, 교환, 수거 및 폐기 등의 조치를 명할 수 있다. 제조업자는 가공제품이 안전기준에 적합하지 아니한 사실을 알게 되었을 때 조치에 관한 계획을 수립하여 원자력안전위원회에 보고해야 한다. 보고받은 원자력안전위원회는 제조업자에게 이에 대해 보완, 교환, 수거 및 폐기 등의 조치를 명할 수 있다. 원자력안전위원회는 생활주변방사선의 안전관리를 위하여 필요한 안전지침을 작성하여 가공제품을 제조 또는 수출입하는 자에게 배포해야 한다. 원자력안전위원회는 생활주변방사선의 안전관리 실태를 점검하기 위하여 매년 가공제품의 제조 또는 수출입 현황에 대한 조사계획을 수립 및 시행하여야 한다. 원자력안전위원회는 가공제품 제조업자 및 취급자등에게 필요한 보고를 명하거나 자료를 제출할 수 있다. 또한 필요시 소속 공무원에게 사업소, 공장 등에 출입하여 장부, 서류, 시설과 그 밖에 필요한 물건을 검사하게 하거나 관계자에게 질문하게 할 수 있으며 시험을 위하여 필요한 최소량의 시료를 수거하게 할 수 있다. 원자력안전위원회는 가공제품의 제조 또는 수출입 현황 등 생활주변방사선의 안전관리에 대한 정보를 체계적으로 관리하기 위하여 생활주변방사선에 대한 종합정보시스템을 구축 및 운영해야한다.

(3) 재활용고철

생활주변방사선 안전관리법에는 재활용고철로 인하여 생활주변에서 존재하는 방사선의 안전관리에 관한 사항을 규정하고 있다. 단위 용량 30톤 이상의 전기 용융시설을 운영하여 고철을 재활용하거나 판매하는 자는 재활용고철에서 발생하는 생활주변방사선의 안전관리를 위하여 감시기를 설치하여 운영해야 한다. 감시기를 설치할 때에는 공항, 항만에서 수출입하는 화물과 재활용고철을 취급하는 사업장에 출입하는 재활용고철의 이동 경로 등을 고려하여 효과적으로 감시할 수 있는 곳에 설치해야 한다. 설치된 감시기에서 원자력안전위원회가 정하여 고시하는 유의물질이 검출된 경우에는 해당 유의물질을 분류, 격리 및 임시 보관하여야 하며, 감시기의 성능을 유지할 수 있도록 정기점검과 유지보수를 하여야 한다.

정부 및 규제기관은 재활용고철 취급자 등에게 안전지침 작성 및 배포, 생활주변방사선 안전관리 실태 점검, 관련사업자에게 생활주변방사선 안전관리에 대한 관련된 보고 또는 자료 제출을 요구하거나 관련 사업장을 방문하여 검사할 수 있는 권한을 부여, 생활주변방사선 정보의 관리, 교육 프로그램의 개발, 생활주변방사선 전문기관의 지정 및 운영을 하고 있다. 또한 방사성물질의 국내로의 유입을 원천적으로 차단하기 위한 수단으로써 공·항만에 방사선 감시기를 설치할 것을 의무화 하고 있다.

원자력안전위원회는 생활주변방사선의 안전관리를 위하여 필요한 안전지침을 작성하여 재활용고철 취급자 등에게 배포해야 한다. 원자력안전위원회는 생활주변방사선의 안전관리 실태를 점검하기 위하여 매년 생활주변방사선 안전관리에 필요한 사항 등에 대한 조사계획을 수립 및 시행하여야 한다.

(4) 우주방사선

생활주변방사선 안전관리법에서는 우주방사선에 노출될 수 있는 항공기 승무원을 보호하기 위해 각 항공사가 승무원의 방사선노출량을 주기적으로 모니터링하고, 승무원들에게 해당 정보를 제공하도록 하는 등 승무원의 안전성 확보를 위한 내용을 포함한다. 상기 법에서는 우주방사선으로 인한 항공승무원의 건강보호 및 안전을 위하여 항공운송사업자로 하여금 승무원의 피폭방사선량 조사 및 분석의무를 부과하고 있으며, 우주방사선 피폭 관리 기준을 제시하고 있다.

항공운송사업자를 감독하는 중앙행정기관의 장은 항공 노선별로 승무원이 우주방사선에 피폭되는 양, 승무원이 연간 우주방사선에 피폭하는 양에 대한 조사, 분석을 수행하여야 하고, 이에 대한 결과를 반영하여 승무원의 건강 보호 및 안전을 위한 조치를 이행하기 위한 절차, 방법 등을 정하여 고시해야한다. 원자력안전위원회는 우주방사선 안전관리 현황 등 생활주변방사선의 안전관리에 관한 정보를 체계적으로 관리하기 위하여 생활주변방사선 종합정보시스템을 구축 및 운영한다.

참고문헌

한국원자력안전기술원. 우리나라의 방사선 환경. 한국원자력안전기술원, KINS/GR-356; 2009.

Cember H, Johnson TE. Introduction to Health Physics, 4th ed. McGraw Hill, 2009.

Faw RE, Shultis JK. Radiological Assessment: Sources and Doses, American Nuclear Society, 1999.

ICRP. The 2007 Recommendations of the International Commission on Radiological Protection. New York, NY: International Commission on Radiological Protection, ICRP Publication 103, 2007.

Lamarsh JR, Baratta AJ. Introduction to Nuclear Engineering. Upper Saddle River, NJ., Prentice Hall, 2001.

NCRP. Ionizing radiation exposure of the population of the United States. Bethesda, MD: National Council on Radiation Protection and Measurements; NCRP Report No. 160; 2009.

UNSCEAR. Sources and Effects of Ionizing Radiation. Vol. I Sources, New York, United Nations Scientific Committee on the Effects of Atomic Radiation, 2000.

UNSCEAR. UNSCEAR 2008 Report - Sources and Effects of Ionizing Radiation- Vol. I Source. New York, United Nations Scientific Committee on the Effects of Atomic Radiation, 2010.

제6장

의료 방사선

6.1 방사선물리의 기초

6.1.1 방사선이란

방사선은 전리(Ionization)나 여기(Excitation)를 일으키는 작은 입자(입자선), 또는 보이지 않는 빛(전자기파)이다.

방사성물질은 방사선을 내는 물질이다. 방사능은, 방사선을 내는 능력이다. 따라서「방사능이 샌다」는 말은 잘못된 표현이다.「능력」이 샌다고 하는 말을 사용하는 쪽은 왜 방사능일 때만 사용하는지 아이러니다. 방사선이 날아온다는 것과 방사성물질이 날아오는 것은 의미가 다르다.

방사선은 방사성물질이나 선원에서 나오는 것이므로 보이지 않는 빛 감마선(γ-ray)이나 엑스선(X-ray)이 나온다. 거리가 멀어지면 멀어질수록 방사선량은 낮아진다(거리의 2제곱에 반비례). 에너지가 강한 감마선(γ-ray)은 수백미터를 날지만, 후쿠시마 제1원자력발전소 사고에서 산포된 방사성물질에서는 겨우 몇 미터 밖에 날지 않고, 일반시민의 편에서는 그와 같은 강한 에너지를 가진 γ선을 만나지는 않았다.

외부 피폭이 문제가 된다. 방사성물질이 날아오는 것은 작은 알갱이(입자)가 날아오는 것이다. 그 방사성물질은 방사성동위원소를 포함하고 있으므로, 그것에서 방사선이 나온다. 여기서 문제가 되는 것이 알파선(α-ray)이나 베타선(β-ray)에 의한 내부피폭이다. 인체내에 들어오지 않도록 마스크나 방어복을 착용하여 방어한다. 화분이나 먼지의 대처도 같다.

방사선이란, 전리나 여기를 일으키는 입자선 또는 전자기파
전리 : 궤도에 있는 전자가 원자밖으로 튕겨나가 떨어져 나가는 것

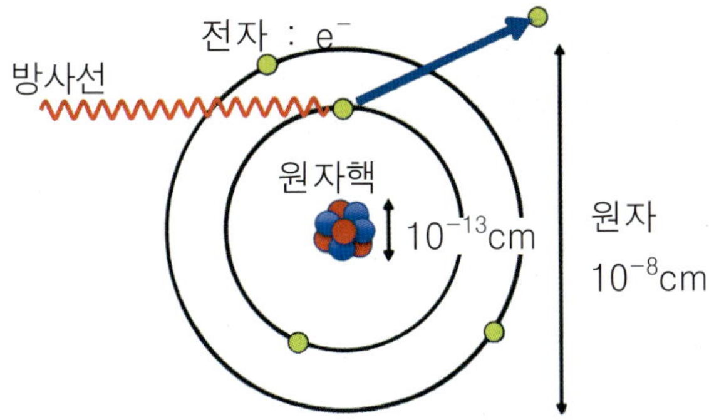

여기 : 전자가 한 개이상 위의 궤도로 이동하는 것.
그림에서는 K각에서 L각으로 이동

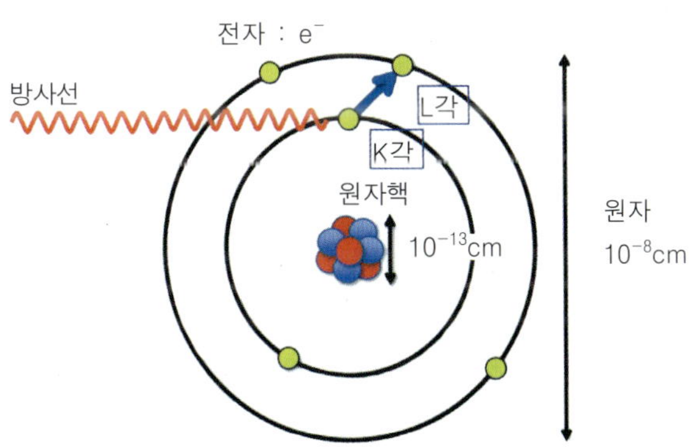

작은입자(입자선)

알파(α)선 : 양자 2개, 중성자 2개로 되는 헬륨원자핵

중성자 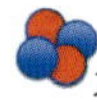 전자

베타(β)선 : 전자 9.1×10^{-31}kg
중성자선 1.6×10^{-27}kg
양 자 선 1.6×10^{-27}kg
중입자선 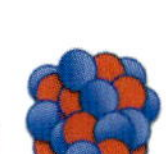

보이지않는 빛(광자, 전자기파)

감마(γ)선, X선 :초고주파수(파장이 짧음) 전자기파

방사성 물질은, 방사선을 내는 물질

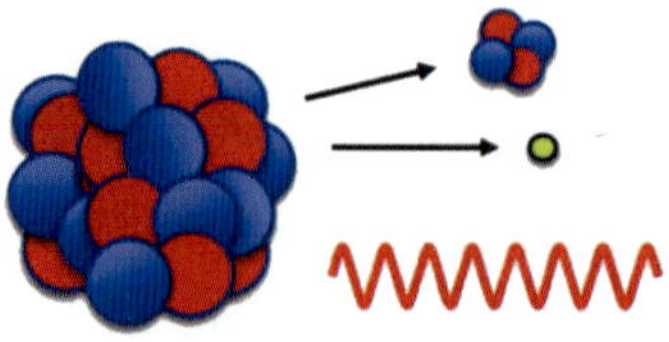

방사능이란, 방사성 물질이 반사선을 내는 능력
방사능 누출(샌다)이라는 말은 없다!
이점에 관해서 매스컴은 항상 "방사능 누출", 「방사성물질 누출」이 올바르다.

방사선과 방사성물질의 원거리 도달에 의한 차이
방사선은 멀어질수록 선량은 약하게 되지만 이때의 방사선은 감마선이나 엑스선이 해당.
겨우 수미터 밖에 날지 못한다. 에너지가 강한 감마선에서는 수백미터를 날아가지만
일반시민의 쪽은 그와같은 강한 에너지를 가진 감마선과 만나는 것은 없다.
방사선량은 거리의 2제곱에 반비례한다.

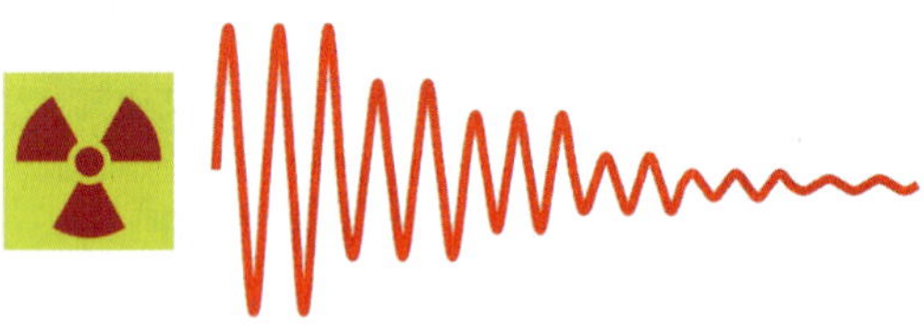

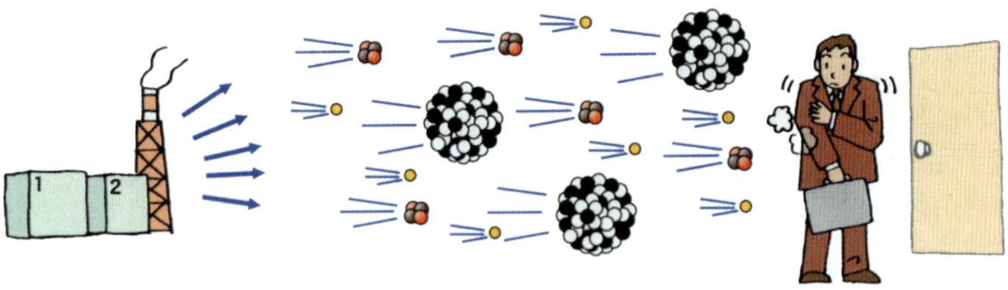

방사성 물질은 방사성 동위원소를 포함하고 있으므로 그것에서 방사선이 나온다.
이때 문제가 되는 것은 알파선이나 베타선. 수 미터에서 수 센티미터 밖에 날아가지 않으므로
화분을 옮기든가 제거하면 좋다.
알파선은 종이 1장이며, 베타선은 아크릴이나 플라스틱으로서 차단할 수 있다.

6.1.2 방사선의 단위와 선량율

(1) 방사선의 단위

[표 6-1] 방사선의 단위

	단위	의미	설명
방사능	Bq(베크렐)	방사성 물질이 1초간에 붕괴(괴변)하는 수	방사성물질에서 1초간에 1개 방사선을 내면 1베크렐(1붕괴로 α선과 γ선 또는 β선과 γ선이 동시에 나오는 것도 있으므로 엄밀히 따지면 틀리다)
흡수선량	Gy(그레이)	어느 임의의 물질중의 단위질량마다 방사선에 의해 부여된 에너지의 평균값 J(줄)/kg으로 나타낸다.	방사선이 물질에 주는 에너지의 단위
등가선량	Sv(시버트)	조직 · 장기에서 방사선의 영향을, 방사선의 종류나 에너지에 따른 차이를 보정하고 공통의 척도로 표현하는 양	방사선의 사람에 대한 영향에 쓰이는 단위
실효선량	Sv(시버트)	등가선량을 조직하중계수에 의해서 보정하고 전신의 방사선영향의 지표가 되는 양	

방사선에서는 여러 가지 단위가 있다. 방사능을 나타내는 것이 Bq(베크렐), 방사선 에너지는 Gy(Gray), 방사선이 어느 정도 인체에 영향이 있는 가를 나타내는 단위가 Sv(Sivert)이다.

방사능이란, 엄밀히 말하면 1초간에 방사성물질이 얼마큼 붕괴한다고 하는 수를 나타내는 것이다. 방사성물질은 불안정한 원자로 되어서 자유전자, 양자나 중성자 등을 방출, 스스로 허물어지고(붕괴) 안정화된 물질로 변한다. 예를들면 우라늄 238은 중성자 2개와 양성자 2개(알파선)를 방출하고 토륨 234로 바뀐다. 이때에 방사선이 나오게 된다. 엄밀한 표현은 아니지만 「1초간에 나오는 방사선의 수가 Bq」이라고 생각하면 이해가 쉬울지 모른다.

방사선은 에너지를 가지고 있다. 그 에너지가 물질에 대해서 얼마큼 이행했는가를 나타내는 것이 Gy이다. 작은입자(입자선)는 여러 가지 크기가 있으며 물질에 대해서는 같은 에너지에서도 사람에게 영향은 크기에 따라서 변하게 된다. 예로서 농구공의 크기와 빠찡꼬 구슬의 크기에서 같은 에너지로 하면 농구공의 크기에 해당되는 쪽이 영향이 크다는 것이다. 농구공이 고 LET 방사선, 빠찡꼬 구슬이 저 LET 방사선이라고 말할 수 있다. 따라서 Gy를 Sv로 환산할 필요가 나올수 있다. β선, γ선이나 X선은 1 Gy = 1 Sv, α선은 1 Gy = 20 Sv, 중성자선은 에너지에 따라서 1 Gy = 5~20 Sv가 된다.

핵분열생성물에 관해서는 Gy와 Sv는 같은 것으로 생각하면 좋다. 다만 문제가 되는 핵종은 요오드 131 또는 세슘 137이 대부분이며, β선 또는 γ선 밖에 내지 않는다. 또한 후쿠시마 제1원자력발전소사고 당시, 보도 되었던 Sivert라는 단위는 「매시」가 생략된 것이 많고, 1시간 피폭이 계속되지 않으면 그 선량은 성립되지 않는다. 즉, 시속 300 km에서 5분간 달려도 300 km에 미치지 않는 것과 같다.

(2) cpm(count per minute)

Geiger Counter(가이거계수장치)를 이용해서 오염검사를 할때는 cpm(count per minute)단위를 사용한다. 즉, 분간에 Geiger Counter에서 측정된 방사선의 수이다. 방사능을 100% 측정하는 Geiger Counter는 없고, 계측할 수 있는 효율(계수효율)을 이용해서 보정이 필요하게 된다. 이에 따라서 cpm을 Bq로 변환시킬 수 있다.

• cpm(count per minute)은 방사선측정기(GM카운터)에서 1분간 측정한 방사선수

모든 방사선 측정기에서 얻어진 측정값은 전방사능의 값(Bq)은 아니다. 계수효율(측정기기의 방사선 수를 측정할 수 있는 비율)에 의해서, 측정값을 보정하고, 방사능(Bq)을 구한다.

예) 표준선원(산화우라늄 U_3O_8) : 500 Bq(1초간의 값)
표준선원의 측정값 : 6,000 cpm
계수효율 : 6,000 cpm ÷ 60초 ÷ 500 × 100 % = 20 %
- 가령 세슘 137 (^{137}Cs)을 측정해서
  1,200 cpm 값을 얻었다면
  1,200 cpm ÷ 60초 ÷ 20 % = 100 Bq
- 성인에서 경구섭취한다면
  100 Bq × 0.013 μSv/Bq = 1.3 μSv
  의 피폭을 받은 것으로 된다.

(3) 저 LET 방사선과 고 LET 방사선

작은 입자, 빛과 큰입자에서는 사람의 영향이 다르다. 그 차이를 LET의 높고 낮음으로서 나타낸다.

(a) 저 LET 방사선 : 감마선, 엑스선, 베타선
밀도가 낮게 전리하는(또는 라디칼(radical) 이나 활성산소를 생성하지 않는다) 방사선
(b) 고 LET 방사선 : 알파선, 중성자선, 양자선, 중입자선
밀도가 높게 전리하는(또는 라디칼이나 활성산소를 생성한다) 방사선

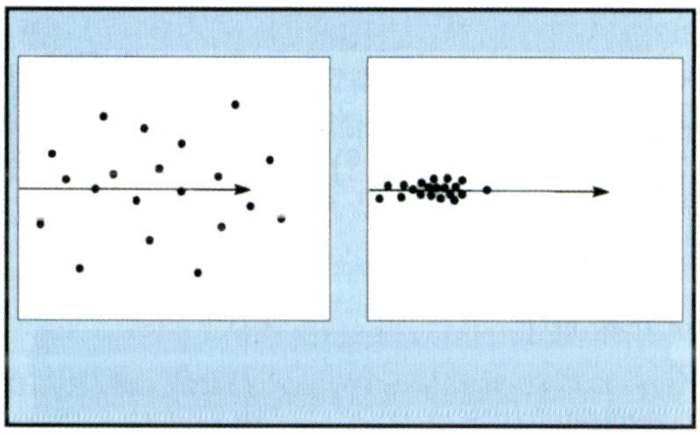

저 LET 방사선 1 Gy = 1 Sv
고 LET 방사선 1 Gy = 5~20 μSv

(a) 저 LET (b) 고 LET

LET가 다른 방사선에 의해서 생기는 전리의 공간분포도

선에너지부여(LET = Linear Energy Transfer)

1 μm 나아갈 대 평균 몇 keV의 에너지를 주는가? 1 keV/μm

단위의 접두어

- 테라(T) : 1조 (10^{12})
- 기가(G) : 10억 (10^{9})
- 메가(M) ; 100만 (10^{6})
- 킬로(k) : 1,000 (10^{3})
  1 MBq = 1,000 kBq = 100만 Bq
- 밀리(m) : 1,000분의 1(10^{-3})

- 마이크로(μ) : 100만분의 1(10^{-6})
  1 Sv = 1,000 mSv = 100만 μSv

Bq은 큰 값을 쓰는 것이 많으므로 킬로(k) = 10^3, 메가(M) = 10^6, 기가(G) = 10^9, 테라(T) = 10^{12} 라는 단위를 사용한다. Sv는 작은 값을 쓰는 것이 많으므로 밀리(m) = 10^{-3}, 마이크로(μ) = 10^{-6} 라는 단위를 사용한다.

(4) 방사성 물질을 불로 예를 들면

방사성 물질을 불에 예를 들면 성냥불, 폭죽불 도는 화재 등으로서 열(열량)은 다르다. 그것이 방사능이다. 많은 방사선을 내는 물질도 있으며, 적은 것도 있다. 그것을 Bq(베크렐)이라는 단위로 나타낸다. 불은 어떤 물질에도 같은 열을 주게된다. 그 열량을 평가하는 것이 방사선에서는 Gy(그레이)이다.

물질에 의해서 열을 받는 쪽은 다르게 된다. 아이스크림과 같이 즉시 녹는가하면 케이크와 같이 조금 녹는다든가 호박과 같이 전혀 녹지 않는다든가 등의 예를 볼 수 있다.

사람에 대해서는 영향을 보정하므로 Sv(시버트)라는 단위를 사용한다.

X선이나 γ선의 1 Gy는 1 Sv로 되지만 α선 등은 1 Gy는 20 Sv가 된다. 전신에 피폭될 때의 평가를 「실효선량」이라 한다. 또한 아이스크림, 케이크, 호박을 사람의 장기라고 하면, 방사선에 대한 감수성이 다르다. 그것도 Sv로 나타낸다. 각 장기의 선량을 「등가선량」이라고 한다.

(5) 방사성 물질을 변을 예로 들면

방사성 물질을 변으로 예를 들면 냄새를 나타내는 것이 베크렐(Bq), 그리고 흡입한 냄새량이 그레이(Gy), 냄새가 사람에게 미치는 영향이 시버트(Sv)가 된다. 피폭과 오염의 종류는 「외부피폭」, 「내부피폭」, 「표면오염」, 「창상오염」이다.

그것을 방어하는 것을 생각해본다.

냄새를 맡는 것이 바깥으로부터의 영향이며 즉 외부피폭이라 생각할 수 있다. 인분으로부터 「멀어지고」, 「덮고」, 「접하는 시간을 짧게 하는」것으로서 영향은 경감된다. 변을 섭취한 것이 내부피폭이다.

입, 피부 또는 기도로부터 섭취되지 않도록 해야 한다. 예로서 마스크, 장갑 또는 방어복

등에 의해 체내에 들어오는 것을 방어한다.

변이 몸에 대해서 그치는 것이 표면 오염이다. 이것은 씻어내면 좋다. 상처 표면에 똥은 상처에 깊이 들어가지 않도록 씻는다. 대처는 방사성 물질도 같다.

(6) 베크렐(Bq)과 시버트(Sv)

방사능 Bq은 방사선의 사람에게 영향을 나타내는 단위 Sv로 변환시킬 수 있다.

Bq은 아주 큰 값이 되는 수가 많으므로 인체의 영향도 매우 클 것으로 생각하지만 실제는 그렇게 피폭되는 것은 아니다. 한가지 기준으로서 100 mSv에 달하기 까지 섭취하게 되는 양이다.

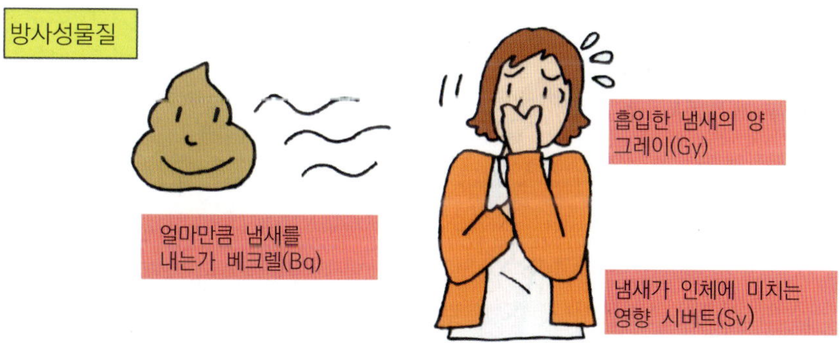

외부피폭 : 냄새를 맡음
내부피폭 : 변을 섭취함
표면오염 : 변이 부착됨
창상오염 : 상처 입구에 부착됨

냄새를 맡지 않도록, 떨어짐, 덮음, 단시간 입, 피부, 기도로부터 들어가지 않도록 부착된 변은 씻어주면 된다. 부착된 변을 체내에 들어가지 않도록 한다.

} 방사성 물질에서 인체를 지키기 위하여

(7) 인체 중의 방사성물질의 방사능

체내에 칼륨 40 (^{40}K), 탄소 14 (^{14}C)가 함유되어 있다.

이 2개의 핵종에서 약 6,000 베크렐(Bq)의 방사능이 통상적으로 인체에 존재한다.

베크렐로 하면 큰 값이 되지만 그 숫자에 놀라지 말 것.

에너지는 적으므로 사람의 피폭에 맞추지는 않는다.

(8) 농작물의 방사성물질오염

• 2011년 3월 20일 일본 이바라키현 ○○시의 채소에서 검출되었다.

요오드(^{131}I)에서 1킬로당 15,020 베크렐(Bq)

규제값 : 1킬로당 2,000 베크렐(Bq)

세슘(^{137}Cs)은 1킬로당 690 베크렐(Bq)

규제값 : 1킬로당 500 베크렐(Bq)

> 긴급시에 고려되는 방사성 핵종에 대한 실효선량계수
> 경구섭취의 경우
>
> ^{131}I 2.2×10^{-8} Sv/Bq
> ^{137}Cs 1.3×10^{-8} Sv/Bq

• 100 mSv에 달하기까지 몇 킬로 먹으면 되는가?

^{131}I : $15{,}020 \times 2.2 \times 10^{-8} = 3.3 \times 10^{-4} = 0.33$ mSv/kg

^{137}Cs : $690 \times 1.3 \times 10^{-8} = 897 \times 10^{-8} = 0.0090$ mSv/kg

100 mSv/0.0090 = 11.148 kg

단, 100 mSv의 피폭은 1회에서 급성적으로 피폭되면 장해가 나오는 값.

같은 선량에서도 분할해서 피폭하면 그 효과는 경감한다.

(9) 물이나 식물 중에 존재하는 방사성물질의 실효선량계수

	요오드 131	세슘 137	세슘 134
유아(3개월)	0.18	0.020	0.026
유아(1세)	0.18	0.012	0.016
어린이(2~7세)	0.10	0.0096	0.013
성인	0.22	0.013	0.019

물 1kg당 요오드 131이 8.59Bq(베크렐), 세슘 137이 0.45Bq, 세슘 134가 0.288 Bq, 함유되어 있다고 가정(도쿄도가 2011년 3/18 ~ 4/11에 발표한 수치의 평균값), 그 물을 유아가 1일 1.65리터, 29일간 마신 경우

요오드 131 : 0.18 × 8.59 × 1.65 × 29 = 74.0 μSv …………………… (1)
세슘 137 : 0.020 × 0.45 × 1.65 × 29 = 0.43 μSv …………………… (2)
세슘 134 : 0.026 × 0.28 × 1.65 × 29 = 0.35 μSv …………………… (3)
받은 방사선량 = (1) + (2) + (3) ≒ 74.8 μSv
→ 유아에서는 74.4, 어린이에서는 41.5, 성인은 10 μSv가 된다.

(10) 공기 중에 존재하는 방사성물질의 실효선량계수

단위 : 마이크로시버트/베크렐(μSv/Bq)

	요오드 131	요오드 132	세슘 137	세슘 134
유아(3개월)	0.072	0.0011	0.11	0.070
유아(1세)	0.072	0.00096	0.10	0.063
어린이(2~7세)	0.037	0.00045	0.070	0.041
성인	0.0074	0.000094	0.039	0.020

도쿄에서 공기 중의 먼지 중에 방사능 농도가 가장 높았든 2011년 3월 15일 10:00 ~ 11:00 요오드 131, 요오드 132, 세슘 137, 세슘 134의 농도는 각각 241, 281, 80, 64 Bq/m^{3}이 1시간에 유아가 공기 2.86m^{3}를 흡입함에 따라서 장래 받는 방사선량의 합계 개략 계산값

요오드 131 : 0.072 × 241 × 2.86 × 1/24 = 2.07 μSv ……………… (1)
요오드 132 : 0.0011 × 281 × 2.86 × 1/24 = 0.037 μSv ………… (2)
세슘 137 : 0.11 × 60 × 2.86 × 1/24 = 0.787 μSv …………………… (3)
세슘 134 : 0.070 × 64 × 2.86 × 1/24 = 0.534 μSv ………………… (4)
받은 방사선량 = (1) + (2) + (3) + (4) = 3.42 μSv/h
→ 유아(1세)에서 5.16 m^3, 어린이(5세) 8.72 m^3
어린이(10세) : 15.3 m^3, 어린이(15세) 20.1 m^3
성인 : 22.2 m^3(ICRP Publ 71)
유아에서는 5.95, 어린이는 5.77, 성인은 5.01 μSv가 된다.

(11) 반감기

방사성 물질은 시간이 경과하면 방사능은 점차 약해진다. 최초의 방사능이 반분되기까지의 시간을 반감기라 한다.

후쿠시마 원자력 발전소에서 나오는 방사성 물질
요오드(^{131}I)의 반감기는 약 8일
세슘(^{137}Cs)의 반감기는 약 30년

이들이 체내에 들어오는 것이 문제가 된다(내부피폭).
Q : 세슘(^{137}Cs)은 인체에 들어오면 30년간 내부피폭한다.
A : 체내에서 대사로 소변이나 대변 등에서 약 100일로 배설된다.
그러나, 세슘에 의한 건강피해의 보고는 없다.

(12) 선량율

대량의 술을 한꺼번에 마셔도 죽지는 않는다. 매일 조금씩 하고 맛있게 마신다. 마시는 분에 따라서는 이틀간 취해 있거나 병원에서 치료를 받거나 마신량이나 시간에 따라서 역할은 다르다.

방사선도 같고 같은 선량에서도 분할조사하면 수복시간이 있으므로 영향이 경감한다. 세포에는 장해에 대한 수복능력이 있다. 장해가 크면 수복할 수 없게 되어 죽게 된다. 또한 시간 바다의 방사선량(선량율이라고 하는 편이 좋다)이 적을수록 방사선 영향은 적게 된다.

ICRP(국제방사선방어위원회 : International Commission on Radiological Protection)에서는 선량, 선량율 유효계수(Dose and Dose-Rate Effectiveness Factor : DDREF)는 2로 된다. 즉 1회에서의 피폭선량의 효과가 2로되면, 그 이외의 피폭(분할해서 피폭)에서는 적산선량이 같으면 효과는 1이 된다.

그러나, 현실적으로는 없는 값으로 생각된다. 1되 병을 1시간에 마시면 1일 또는 1년에 마셔서 취한 쪽이 반분된다고 생각하지 않는다.

원자방사선의 영향에 관한 국제연합과학위원회(United Nations Scientific Committee on the Effects of Atomic Radiation : UNSCEAR)은 DDREF를 2~10으로 한다.

어려운 일이나 아치사손상으로부터의 회복[Sublethal Damage Recovery(SLD 회복) Elkind회복]된다고 본다.

같은 선량에서도 분할조사하면 수복되는 시간이 있고 그 사이에 세포가 회복된다. 암치료에서 응용하고 있다. 종양세포의 쪽이 정상세포보다도 방사선영향을 받기 쉬우므로 사멸하기까지 분할조사를 하고 그 후 정상세포가 회복하는 것을 기다린다.

(13) 후쿠시마 원전주변의 공간 선량율

후쿠시마현 후쿠시마 제1원전에서 20 km
2011. 4. 7.
58.5μSv/h 관측
1일 1,411 μSv(58.4 × 24시간)

약 71일에서 100 mSv를 넘었으나 1회의 단시간에 100 mSv를 피폭하는 것과 장시간에 걸쳐서 100mSv를 피폭하는 것은 동일한 영향이 아니다. 적산선량의 표시는 환경측정에서 의미가 있다. 건강피해를 나타내는 수치는 아니다. 1일 100 mSv 피폭하는 것과 71일에서 100 mSv 피폭하는 것은 건강피해는 같지 않다(일본문부과학성 후쿠시마 제1, 제2 원전 주변의 모니터링 공간선량율 측정 결과).

(14) 후쿠시마 제1원자력발전소사고의 방사선피폭

후쿠시마 제1원자력발전소 사고의 경우, 원자로 내에서 방출된 방사성물질은 반감기가 짧은 것이 많았으므로 약 3개월에서 대부분의 방사성물질이 없게 되었다.

초기는 요드 131(^{131}I)대책이 주된 문제였다. 실제의 방출량은 1.6×10^{17} Bq이었다. 세슘 137(^{137}Cs)는 반감기는 길지만 토양 중에 들어있으므로 흙을 파내지 않으면 영향은 적다.

실제의 방출량은 1.5×10^{16} Bq 정도이다. 플루토늄 239(^{239}Pu) 및 스트론튬 90(^{90}Sr)의 반감기는 길지만 생성량이 적기 때문에 원자로 바로 근처 이외는 영향이 적은 것으로 나타났다.

그리고 감쇄율은 방출된 방사성물질전량의 감쇄율은 다음 표와 같다.

환경중의 방사성물질량은 감쇄에 더불어 비, 바람 등에 의한 확산이 더해지므로서 더욱 빨리 감소하는 것으로 나타났다. 단, 원자로 주변에서 일하는 사람은 확산근원지에 가깝기 때문에 주의가 필요하다.

[표 6-2] 원자력발전소 폭발에서 상정하는 당시의 방사성물질의 방출량

방사성물질	방출량 (g)	Bq	실제 (Bq)
총량	7.1×10^{3}	1.5×10^{19}	
I-131	1.5×10^{1}	8×10^{16}	1.6×10^{17}
Pu-239	0.0375	1.36×10^{19}	
Cs-137	3.1×10^{3}	1.0×10^{16}	1.5×10^{16}
Sr-90	0.0224	1.4×10^{12}	

① 환경측정과 건강피해

바람에 의한 방사성물질이 운반되므로서 20 km 나 30 km으로 만 묶지 않고 여기서부터 환경측정이라는 관점에서 실측값을 측정선량으로 인지하는 것이 중요하였다. 20 km 나 30 km 권역에서도 마이크로시버트 매시(μSv/h)의 선량, 즉 건강피해와 결부시켜서 고려할 필요는 없었다. 적산선량의 표시는 환경선량의 값으로서 중요하나, 건강피해와 직결하지 않은 정보이므로 그다지 의미가 있다고는 보지 않는다.

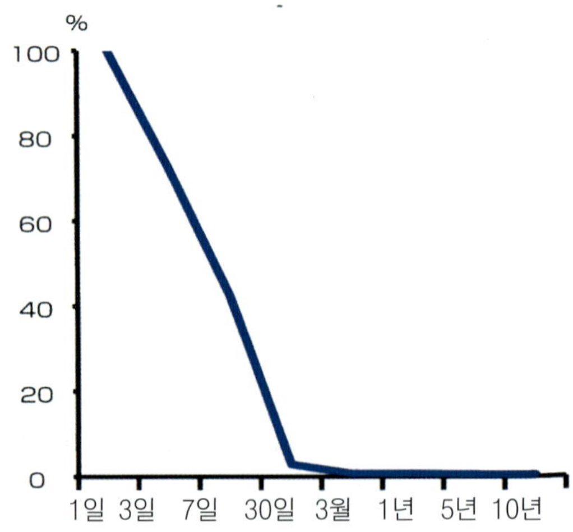

[그림 6-1] 원자로 내에서 방출된 방사성물질의 감쇠율
[H17 원자력안전기반기구 보고서]

- **요드 131과 세슘 137**

(a) 요드 131(^{131}I) 반감기 8.04일

β(베타)선을 방출하고, 크세논 131(^{131}Xe)로 되어 감마선을 방출한다. 1×10^{9} kg의

우라늄 238(238U)의 자발적 핵분열에 의해서 4.6×10^{18} Bq이 생성된다.
체르노빌사고에서 어린이의 갑상샘암증가가 문제로 되었다.

(b) 세슘 137(^{137}Cs) 반감기 30.1년
β(베타)선을 방출하고 바륨 137(^{137}Ba)이 되지만 94.4%는 바륨 137m(^{137}mBa)을 경유한다.
바륨 137 m으로부터 γ(감마)선을 방출한다. 1×10^9 kg의 우라늄 238(^{238}U)의 자발적 핵분열에 의해 6.3×10^{15} Bq이 생성된다.
세슘에 의한 건강피해 보고는 없었다.

요드 131과 세슘 137은 원자로에서 가장 발생하기 쉬운 방사성물질의 매개이다. 휘발성으로서 물에 녹기 쉽고, 비산(날라가서 퍼져나감)하기 쉽다.

[표 6-3] 후쿠시마 제1원자력발전소로부터 북쪽 15 km 떨어진 해저의 흙 1 kg 당의 방사성 요드와 세슘

	베크렐 (Bq)	1m 거리의 장소 (mSv/h)
요드 131	190	0.0000124
세슘 134	1,300	0.000324
세슘 137	1,400	0.000130

※ 2011년 5월 24일 일본문부과학성 발표
5월 10~12일 채취한 미야기, 후쿠시마 이바라끼 9개 장소의 표층과 수심 100m 에서의 바닷물에 요드 131, 세슘 134 및 137의 오염은 없었음
※ 2011년 7월 8일 일본문부과학성 발표
이와떼, 미야기 두 개현의 해저토양으로부터 1kg 당 24 ~ 1,380 Bq의 방사성 세슘 검출

② 체르노빌 원자력발전소 사고와 후쿠시마 사고의 비교

1986년 4월 26일, 외부전원상실을 상정하고, 터빈발전기의 관성만으로서 어느 정도 발전할 수 있다고 하는 비상용발전계통의 실험을 하였다. 이 실험중에 제어불가능하게 되어 노심이 융해, 수증기 폭발[1] 및 수소폭발[2]을 일으키게 되고 방사성물질이 날라서 확산되었다. 불

1) 수증기 폭발 : 원자로내의 물속에, 대단히 고온으로 지르코늄 등의 뜨거운 세입자물질이 접촉되어 급격하게 물이 기화되서 발생하는 폭발현상
2) 수소폭발 : 연로봉 바깥측의 금속(지르코늄)이 고온으로 물과 반응하면 수소가 발생
Zr(지르코늄) + $4H_2O \rightarrow Zr(OH)_4 + 2H_2$(수소)
수소가스는 인화하기 쉽고, 충분한 양의 수소가 공기와 섞이면, 공기중의 산소와 급속히 반응해서 발생하는 폭발현상

행하게도 격납용기가 없었기 때문에 외부로 점점 확산되었다. 더욱이 중성자의 감속에 흑연을 사용하였으므로 흑연이 10일간 연소가 계속되었다. 추정방사성물질 배출량은 520만 TBq 이었다.

사고는 3일간 발표하지 않았고 대통령발표도 1주간 뒤에 였다. 원전주변의 공간선량은 최고 매시 3,000 μSv(3mSv/h)를 초과한 지역이 존재하였다. 또한 170 mSv/h를 초과한 지역도 다수 존재하였다. 방사성요드를 포함한 우유나 버섯이 나오고, 방사성요드에 의한 피폭선량은 50~2,000 mSv 였다. 갑상샘암이 많이 발생하였다.

2011년 3월 12일 후쿠시마 제1원자력발전소 사고는 사고 직후, 발표가 있었다. 제어봉도 작동하고, 격납용기가 있었지만 추정방사성물질 배출량은 원자력 기구에 의하면 57만 TBq 였다. 아까우끼 지구에서 최고값 170 μSv/h를 나타냈다. 방사선요드를 함유한 우유는 나오지 않았다. 방사성요드에 의한 피폭선량의 검사가 0~15세의 어린이들에게 시행되었다. 45%는 검출되었으나 그 외 99%는 0.004 μSv/h 이하였다. 최고값이 1세의 유아에서 0.1 μSv/h였다. 이 정도의 피폭에서는 장래 갑상샘암 발생이 발생할 가능성이 낮은 것으로 생각된다.

[표 6-4] 체르노빌과 후쿠시마 사고의 비교

	체르노빌 1986년 4월 26일	후쿠시마 2011년 3월 11일
원자로	흑연감속비등경수압력관형	비등수형
격납용기	없음	있음
초동상태	제어봉이 빠짐	제어봉 삽입됨
추정방사성물질 배출량	520만 TBq	57만 TBq
폭발후 발표	3일간 발표 안함 대통령 공식 발표는 1주간 후	당일발표
사고직후 공간선량 최고 값	3,306 μSv/h	170 μSv/h
방사성요드를 함유한 우유	나옴	나오지 않음
방사성요드에 의한 피폭선량	50~100 mSv에서 2,000 mSv	0.01에서 .01 μSv/h[3] (1,150명중에 45%)
감상샘암	6,848 명 (사고당시 18세 미만)	?
갑상샘암에 의한 사망자	15명 (0.22 %)	?

3) 3월 24일~30일 : 이와끼시 0~15세의 어린이 대상 실시.
99%의 어린이는 0.04μSv/h 이하(50 mSv 예탁선량당량 원자력안전위원회)

6.2 영상의학

6.2.1 X선 단순 촬영

일반촬영은 기본적으로 X선의 물체에 대한 투과성을 이용해 영상을 만들어 낸다. 인체에 X선이 조사되면 인체를 구성하는 각 물질의 선흡수 계수의 차에 의해서 필름면에 영상을 표출시키게 되는 것이다. X선촬영은 처음 골격계촬영으로부터 흉·복부, 혈관계 등 인체 각 부위 촬영에 이용되어 이제는 인체 각 부위 진단에 필수적인 진료수단이 되었다.

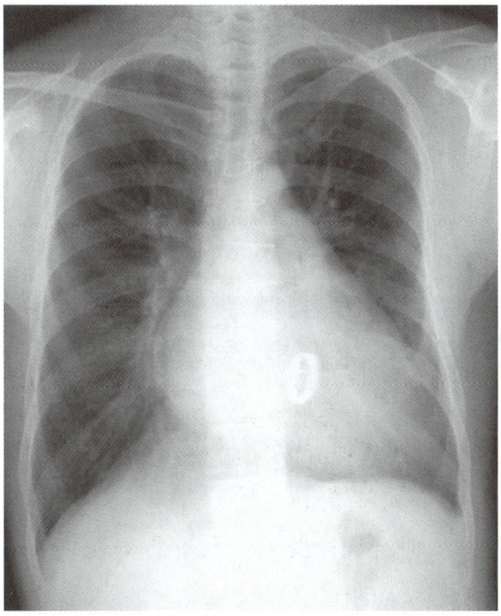

[그림 6-2] 흉부 엑스선 영상

6.2.2 일반 투시검사

투시조영촬영은 인체에 X선을 투과시켜 이를 영상신호로 변환시켜 모니터 등을 통하여 인체의 해부학적 및 생리학적 정보를 얻어내는 검사이다. 일반적으로 소화기계(식도, 위, 십이지장, 소장, 대장 등)촬영에 비교적 많이 이용하며 간, 담도계 및 비뇨기계, 생식기계, 호흡기계, 관절계 및 누낭, 타액선, 누공 등의 검사에도 이용한다. 투시조영촬영은 단순 방사선촬영 검사로는 구분이 되지 않는 인체 내부의 조직이나 장기를 검사할 때 실행하며 이 때 조영제(contrast media)를 사용한다.

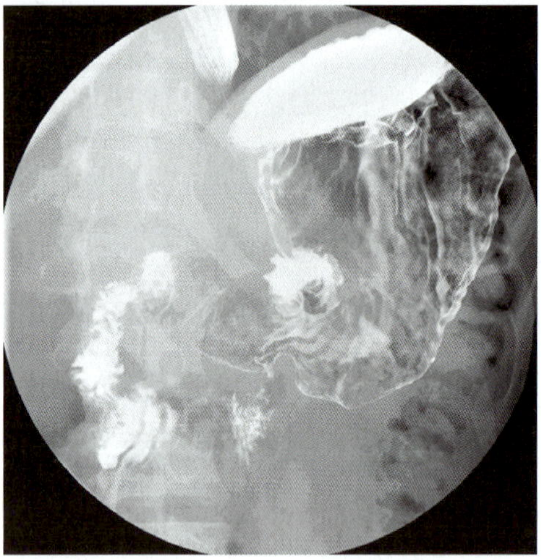

[그림 6-3] 위장 조영검사

6.2.3 CT(Computed Tomography)

CT는 tomography의 tom(자르다)과 graphy(사진촬영술)의 합성어이며, 개발은 영국 EMI사의 Godfrey Newbold Hounsfield가 1971년 세계 최초로 개발하였다. 이에 대한 이론은 Alan Cormack이 1950년대 정리하였고, Hounsfield와 Cormack은 1979년 노벨의학상 공동 수상하였다. Hounsfield가 개발했던 CT의 prototype과 EMI의 CT 사진을 보여주고 있다. CT촬영을 위해서는 X선 projection 데이터를 여러 번 받아야 한다. Hounsfield가 개발했던 X선 CT의 투영 데이터 수집과정을 나타내고 있다.

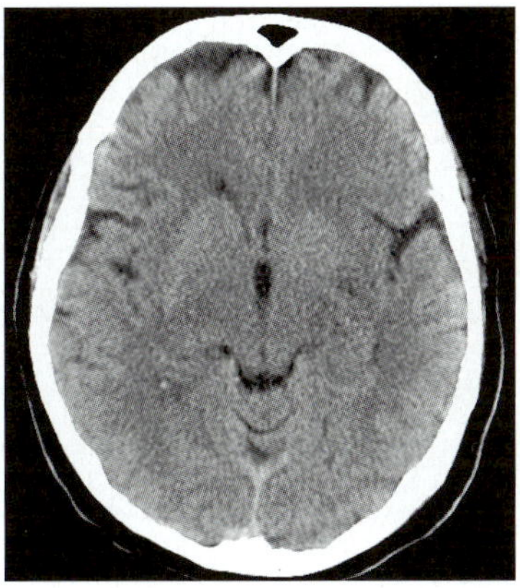

[그림 6-4] CT 영상

X선 관의 맞은편에는 X선 검출기가 놓여 있어 인체를 투과해 온 가느다란 선속(pencil beam)의 선량을 측정한다. X선관과 X선 검출기는 서로 마주 보는 상태에서 직선상을 따라 움직이며 투영 데이터를 만들어낸다. X선관과 X선 검출기는 같은 각도만큼 회전한다. Hounsfield가 개발한 CT에서는 검출기 하나를 가지고 2차원 투영 데이터를 얻으므로 2차원 스캔이 필요하고 촬영하는 시간이 수십 분에 이르렀다. 주사 시간을 줄이기 위해 여러 개의 X선 검출기를 사용하게 되었고 사용한 X선 검출기의 수에 따라 CT의 발전 단계를 분류한다.

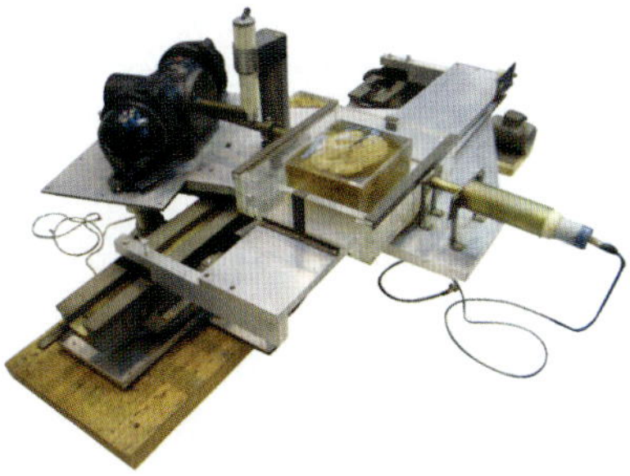

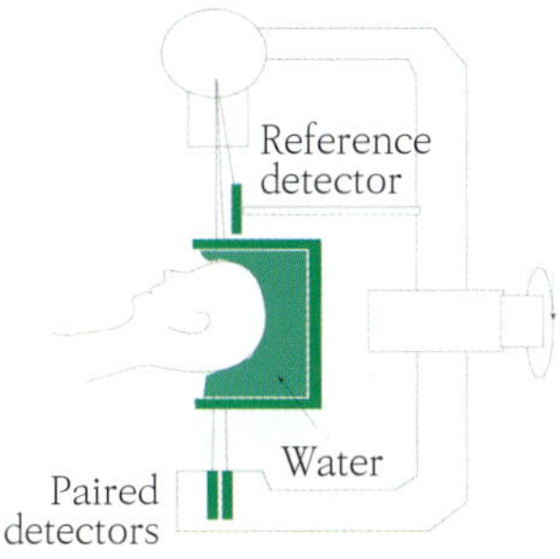

[그림 6-5] Hounsfield가 개발한 세계 최초 CT 장치의 구조

3세대 CT의 X선 선속은 부채꼴 모양이다. X선관 반대편에는 500~1,500개 검출기가 배치되어 있다. 따라서 X선관에서 나온 부채꼴 모양의 X선 선속 중 인체를 통과하고 나온 선속은 동시에 검출기 정렬로 가게 된다. 검출기 정렬에서 수집된 투영 데이터는 컴퓨터로 보내지게 된다.

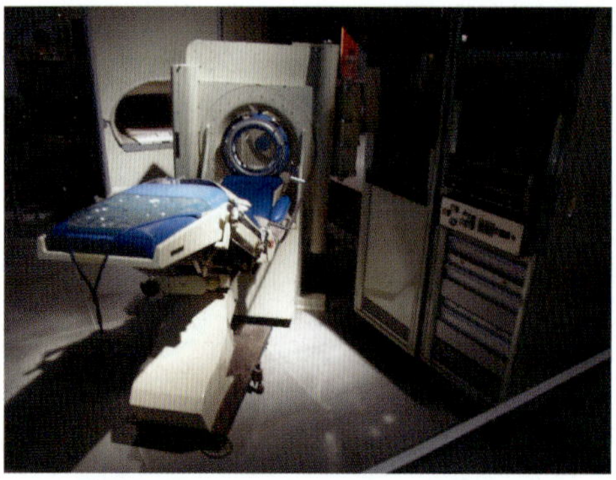

[그림 6-6] EMI CT

CT의 장비 구성은 X선 발생장치, 데이터 수집장치, 영상구성 장치, 재생 장치, Gantry, 주사를 행하며 영상자료를 취득하는 시스템, X선관, 검출기(DAS), 환자 테이블, 고전압 슬립링(slip ring), 콜리메이터(collimator), X선관, 검출기, 보우타이 여과기(Bow tie filter) 등으로 구성되어 있다.

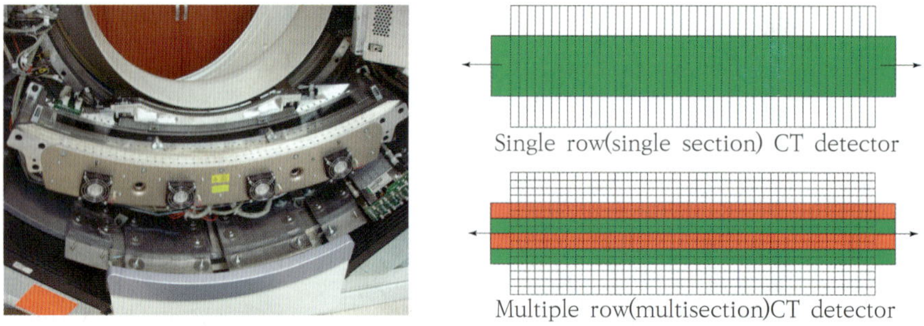

[그림 6-7] 검출기

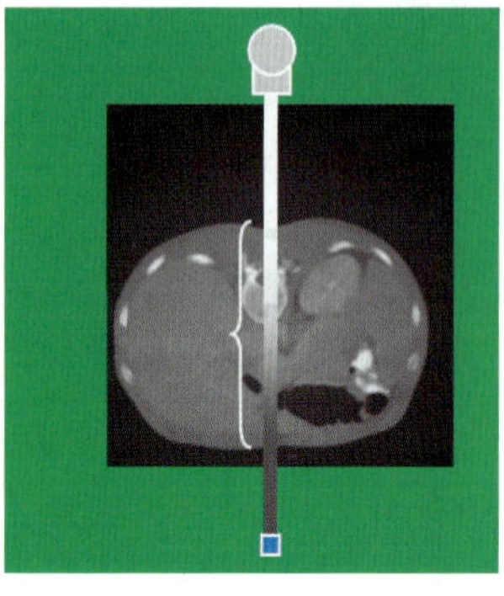

[그림 6-8] X선의 감약

인체의 한 단면에 X선을 투과시키면 X선이 지나간 조직들의 X선 흡수율에 따라 각각 다르게 X선을 흡수하게 되고, 결국 흡수되지 않고 남은 X선은 감약되어 인체를 투과한다. 인체를 투과하고 나온 남은 X선의 양을 X선관 반대편에 배열된 검출기로 측정한다. X선관과 검출기를 인체 주위로 360도 회전하는 과정을 반복하여 시행한다.

투영재구성(projection reconstruction)은 인체 내부에서의 선적분 혹은 면적분 값을 외부에서 계측하고 이를 이용하여 영상을 재구성하는 방식인 투영재구성 방식을 사용한다. 인체 내에서 발생하는 신호가 얻고자 하는 영상의 Fourier 변환(transform)이 되도록 조작하고 이들 신호를 계측한 뒤 직접 방식 Fourier 영상(imaging)을 사용한다.

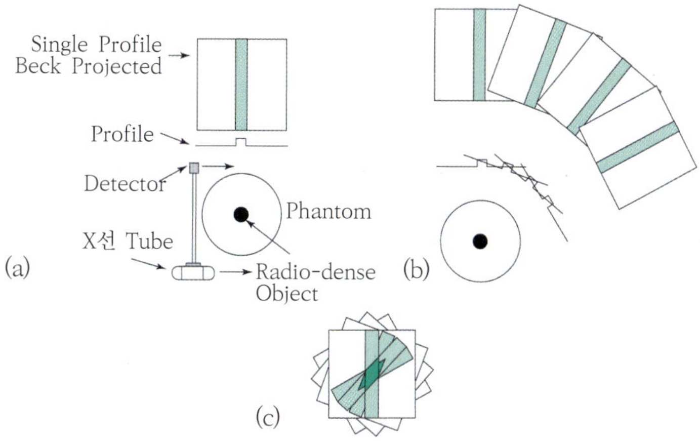

[그림 6-9] Back-projection

역투영법(back-projection) 과정은 투영 데이터를 얻은 직선을 따라 직선상에 있는 모든 점에 투영 데이터를 표시해주는 과정이라 할 수 있다. 따라서 한 점 (x, y)를 지나는 투영신은 아주 많을 수 있고 그 점에 역투영된 값은 그 점을 지나는 투영 데이터값을 모두 더한 값이 된다.

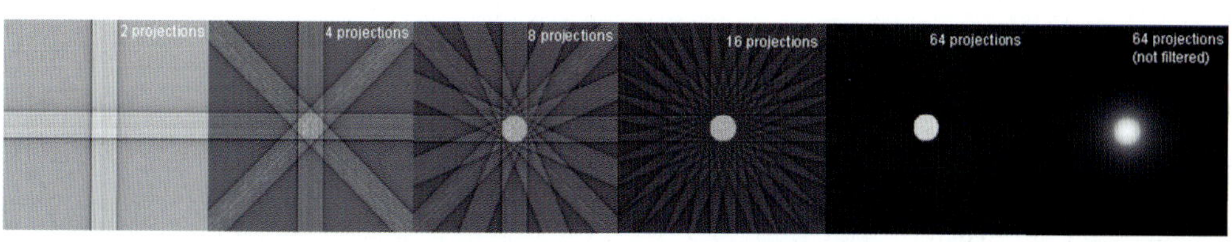

[그림 6-10] Filtered back-projection 영상

알고리즘에서 표준알고리즘은 머리, 배, 목 및 척추에서 사용한다. 연부조직 알고리즘은 조직 내에 유사한 밀도의 물체를 구별하는데 도움이 된다.

CT에서 스캔은 정지되어 있는 피사체를 X선관과 검출기가 마주보며 회전을 하면서 여러 위치 혹은 각도에서 획득한 투영 데이터가 필요하다. 스캔은 정지된 피사체를 X선관과 검출기가 회전하며 여러 위치에서의 회전 투영 데이터를 획득하는 과정이다. 피사체를 투과하여 감약계수에 따른 흡수차에 대한 데이터를 얻기 때문에 투영 데이터로 사용자가 최종적으로 육안으로 확인이 가능한 영상을 재구성하기 전단계를 원자료(raw data)라고 한다.

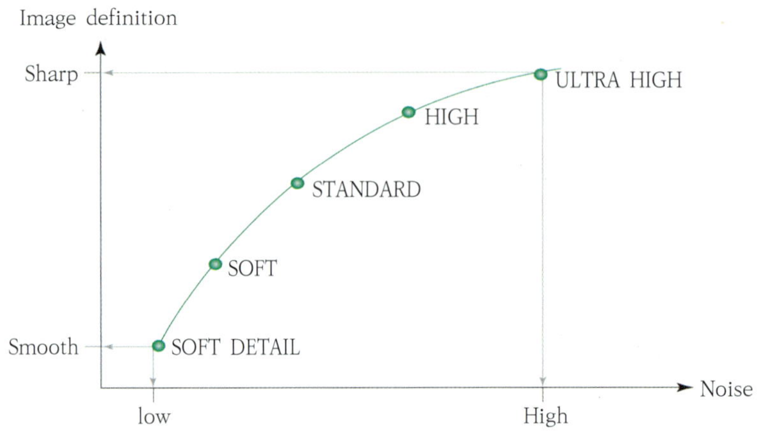

[그림 6-11] 알고리즘에 따른 영상의 선예도

피사체의 형태를 제대로 재현하기 위해 데이터를 원래 피사체의 프로파일과 같도록 보정해 주어야만 한다. 이 과정을 전환(convolution) 과정이라 부르고 기계적 장치에 의해서가 아닌 수학적 연산방법에 의해 보정해주기 때문에 알고리즘이라 불리기도 한다. 주파수영역 필터링(frequency domain filtering)은 Fourier 변환을 사용한다.

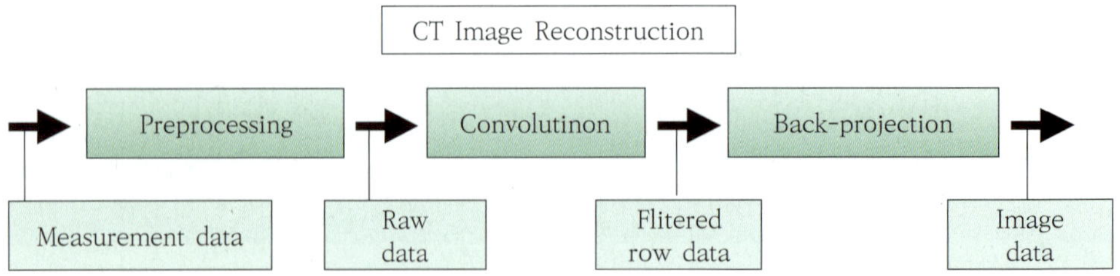

[그림 6-12] 영상 재구성 순서

확대상수가 1,000인 장비에서 CT값은 공기는 -1,000, 물은 0, 뼈의 평균 CT값은 1,000이 된다. 확대상수 1,000인 장비에서의 CT값 분포는 -1,000부터 1,000까지이지만 실제 대부분의 장비에서는 -1,024부터 3,071까지의 CT값으로 나타낸다. 확대상수 1,000인 장비에서 CT값의 절대 폭은 2,000이 되어야 하지만 실제로는 -1,024부터 3,071까지 약 4,000정도의 절대 폭을 갖고 있다.

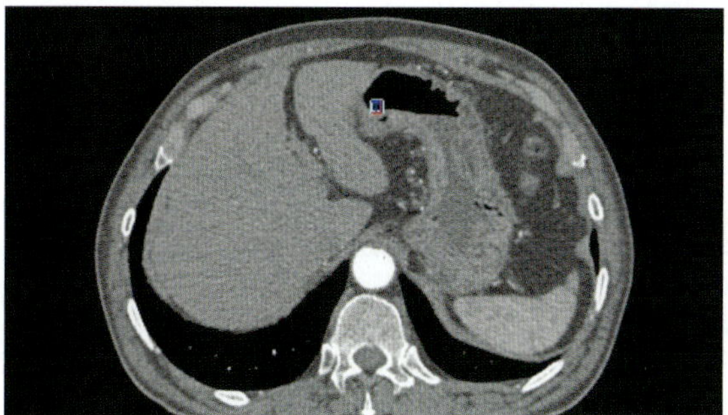

Density Table

	271	272	273	274	275	276	277	278	279	280	281
112	-1023	-1014	-1021	-1024	-1024	-1011	-1007	-1005	-1001	-1003	-999
113	-999	-1001	-1019	-1024	-1011	-999	-1017	-1018	-1023	-1024	-992
114	-988	-998	-1003	-1014	-998	-1004	-1019	-1017	-1019	-1015	-972
115	-993	-1020	-1007	-980	-964	-986	-999	-979	-978	-974	-961
116	-908	-968	-972	-932	-896	-912	-920	-896	-895	-904	-922
117	-674	-753	-806	-785	-736	-745	-764	-762	-768	-777	-774
118	-364	-426	-495	-496	-440	-443	-468	-503	-519	-505	-466
119	-118	-159	-210	-201	-136	-119	-140	-174	-175	-148	-120
120	-20	-35	-64	-52	7	33	41	31	43	75	86
121	32	22	1	-6	12	33	64	90	110	117	103
122	62	34	16	10	16	18	66	109	118	85	58

[그림 6-13] Box내 있는 pixel들의 CT value 값과 pixel의 주소

화소(pixel)에 주어진 CT값은 모니터상에서 밝고 어두운 흑백으로 265단계로 나타낸다. CT값 분포인 -1,024부터 3,071을 다 나타내려면 대조도가 낮아질 수밖에 있다. 뇌실질은 W/W 80에 W/L 30정도에서 설정한다.

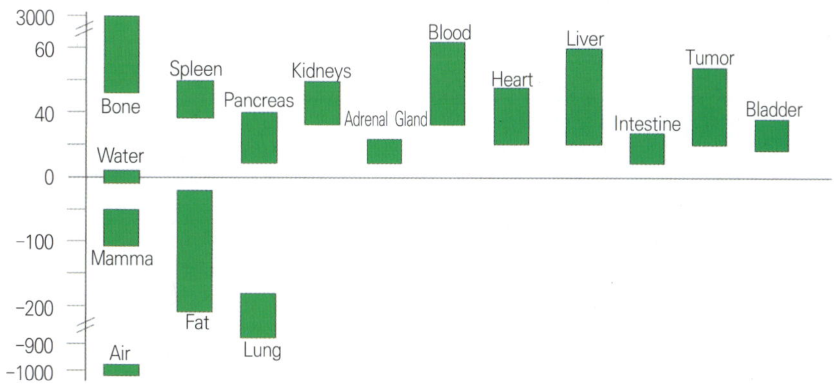

[그림 6-14] 장기별 HU

CT에서 영상의 질은 인체의 미세한 구조를 정확하게 영상으로 나타낼 수 있는가에 의해 좌우되며, 영상의 질을 결정하는 중요한 요소는 물질의 감약 정도를 표현하는 CT 감약계수(

attenuation coefficient)의 정확도, 노이즈, 균일도, 공간분해능, 대조도 분해능, 노이즈, 인공물, 선량 등이 있다.

6.2.4 혈관촬영 IVR

생명을 구하고 연장 혹은 기능회복을 목적으로 치료 방법에서 외과적 수술은 피부를 절개하여 병소를 접근하기 때문에 환자에게는 부담과 염증, 회복시간이 증가되는 단점이 있다. 이에 환자의 고통을 가능한 경감시키기 위한 방법으로 절개부위를 최대한 줄이고, 경피적 천자 및 카테터를 삽입하면서 선택적으로 혈관을 촬영하는 방법이 있다.

검사 방법은 침습성 외과시술에 비해 큰 장점을 가지고 있다. 이러한 장점의 하나는 매우 작은 절개 부위로 감염위성을 크게 감소시키고, 외구시술보다 회복시간이 빠른 장점을 가지고 있다. 이러한 시술 방법을 중재적 방사선(interventional radiology: IVR)이라고 한다. 이러한 중재적 방사선은 크게 진단과 치료 목적으로 사용하지만 완화의료의 차원에서는 주로 치료목적으로 많이 사용된다.

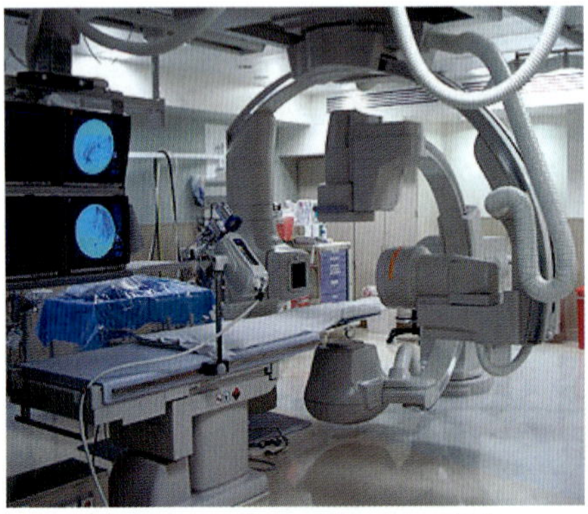

[그림 6-15] 중재적 시술 기기

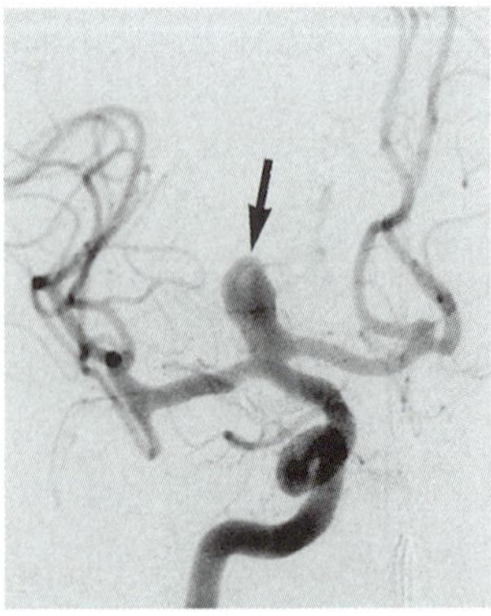

[그림 6-16] 뇌혈관의 중재적 방사선

주로 수술이 불가능한 환자에서 전신 마취나 장기간 입원치료 없이 환자 증상을 완화시키는데 큰 역할을 한다. 진단 방사선학의 치료적 응용이라고 할 수 있다. 혈관 조영 촬영 기술을 응용한 중재적 혈관 조영과 비혈관적 중재적 혈관 조영기술이 있으며 혈관계뿐만 아니라 담도계 질환에도 사용된다.

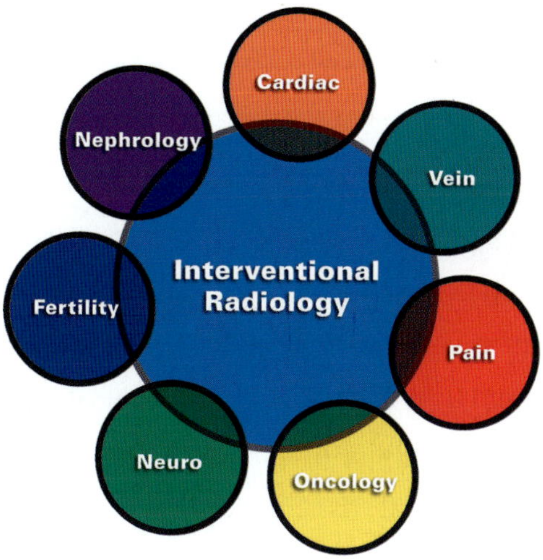

[그림 6-17] 중재적 방사선

IVR 시술에서 카테터의 끝을 인체 내의 목적 부위로 유도하기 위하여 방사선 투시가 오랜 시간 동안에 걸쳐 실시되므로 환자와 방사선관계 종사자는 방사선에 피폭될 위험의 우려가 있다. 방사선관계 종사자는 X선 선속에 직접 노출되기도 하고, 환자에게 상당한 X선 선량의 1차 산란방사선과 상대적으로 적은 양이지만 촬영실 벽에서 산란되는 2차 산란방사선에도 노출된다.

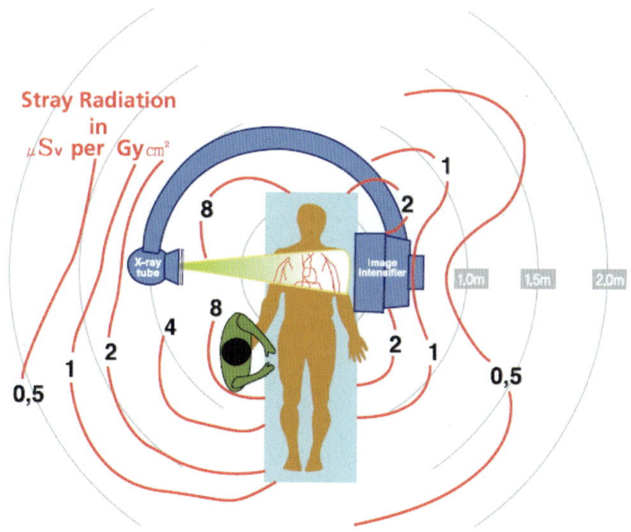

[그림 6-18] 중재적 시술에서의 등선량곡선(ICRP 85)

6.2.5 유방촬영(Mammography)

유방조직에 X선 사진을 촬영하기 시작한 것은 1930년 미국의 방사선과 전문의 Stanford Warren이 유방수술 환자를 대상으로 수술을 실시하기 전에 실제 유방에 X선 촬영을 실시하면서 부터였다. 유방에 발생하는 악성종양 및 일반 질병을 초기에 감별진단하기 위하여 종양의 크기와 모양, 표피의 두께, 유선의 확장, 섬유화 등을 정밀하게 진단한다.

우리나라 여성의 유방암이환율은 최근에 급속히 증가되어 자궁암을 제치고 여성에게 가장 많은 암으로 대두되고 있다. 이에 대비하여 각 국을 위시하여 일본 등에서는 성인 보건사업으로 유방암검진이 도입되어 실시되고 있다. 1990년 이후에는 화상진단 특히 유방촬영 도입의 필요성이 제기되면서 유방암검진의 유효성 평가에 관한 연구가 각 국에서 실시되고 있다.

유방촬영사진의 화질은 유방촬영장치와 영상수용시스템(image receptor system)과 카세트 지지대, 산란선 제거용 격자, 카세트, 자동노출장치와 필름 현상과정 등에 의존한다. 유방촬영은 유방의 조직사이 X선 흡수차가 작아서 저에너지 즉, 저관전압으로 촬영을 하고 있다. X선 에너지가 저하되면 피폭선량이 증대되고 반대로 높으면 대조도가 저하된다.

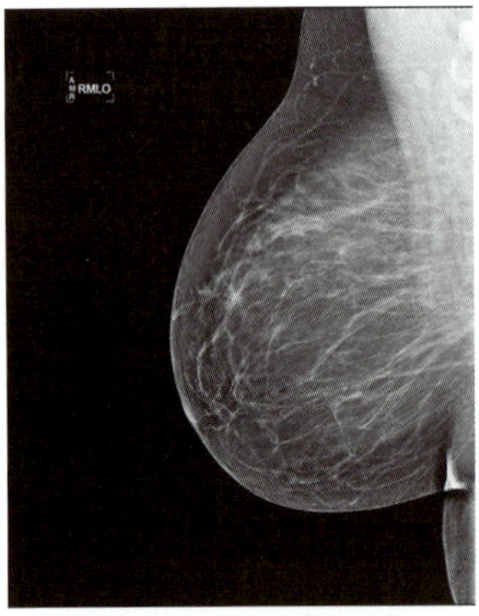

[그림 6-19] 유방촬영

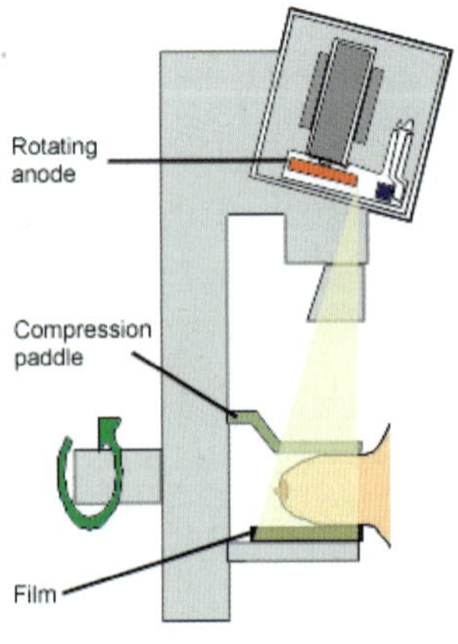

[그림 6-20] 유방검사 기기

6.2.6 골밀도 측정

(1) 골밀도

골밀도의 원리는 방사선이 인체를 투과할 때 투과물질의 방사선 투과율(흡수량)의 차이를 측정함으로써 투과물질의 밀도를 산출하는 방식을 이용한다. 연조직을 투과하는 저에너지와 골조직을 투과하는 고에너지의 방사선을 이용하여 동위원소보다 증가된 광전자유입(photon flux)을 가능하게 하여 해상도가 향상되었고, 초기 DXA(dual energy X-ray absorptiometry)장치는 단일검출기와 pencil beam으로 구성되었지만, 이후 다중검출기와 fan beam을 장착한 장치로 발전하여 검사시간도 단축되었다. 일정 에너지(40~100kVp)만을 투과시켜 주는 K-edge filter법이나 직접 두 종류의 에너지를 방출하는 방법이 있다.

DXA로 검사결과 보고는 연령, 성별, 종족을 맞춘 평균치 ±2 표준편차와 비교하기 쉽게 하며, Z값(Z-score), T값(T-score), percentile, 기계의 종류에 따른 차를 줄이기 위한 표준 골밀도 (sBMD) 등이 포함된다. 그림 6-33은 허리뼈부 골밀도의 DXA 영상이다.

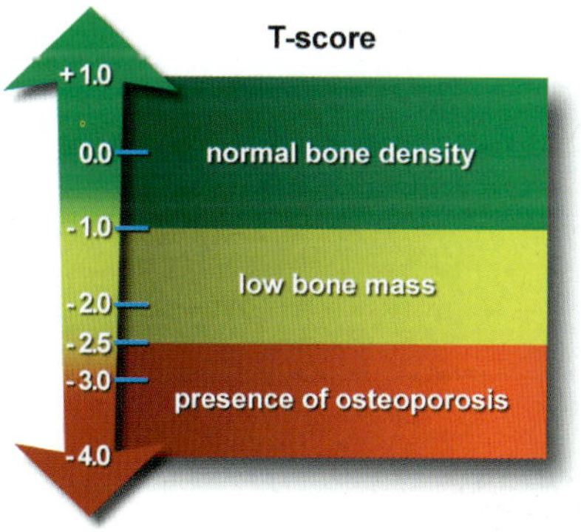

[그림 6-21] 골밀도의 T-score

1990년대 초기에 '뼈질량의 감소와 뼈조직의 미세구조의 변화로 뼈의 취약성이 증가되고 골절이 되기 쉬운 전신 골격계 질환'으로 골다공증에 대한 의견을 모았으며 1994년 세계보건기구(WHO)에서 척추, 둔부 또는 아래팔을 DXA로 측정하여 T점수 표준편차 단위로 측정한 골밀도를 기본으로 골다공증의 정의를 제시하였다(표 6-5). 여기서 제시한 골다공증은 젊은 건강한 성인을 기준으로 척추와 둔부의 골밀도를 측정한 수치가 2.5 표준편차(T점수 단위)보다 작을 때로 정의하였다.

[표 6-5] 골밀도 판단기준 (WHO, 1994)

분 류	동일성별 성인과 골밀도 표준편차를 비교한 기준 (T-score)
정상(normal)	- 1.0 이상
골량감소(osteopenia)	- 1.0 ~ - 2.5
골다공증(osteoporosis)	- 2.5 이하
중증골다공증 (severe or established osteoporosis)	- 2.5 이하, 골절 동반 시

골밀도 검사는 골다공증의 심한 정도를 숫자로 나타내어 준다. 이를 T값이라고 하는데 정상치를 0으로 하여 숫자가 +로 커질수록 골밀도가 높은 것이고 -로 커질수록 골밀도가 낮아 골다공증의 가능성이 높은 것이다.

골밀도를 측정할 때 현재 가장 널리 사용되는 방법으로 DXA가 잘 알려져 있으며 그 외에도 QCT(quantitative computed tomography), QUS(quantitative ultrasound) 등의 방법들이 있다.

T점수로 -1.0에서 -2.5 사이는 골감소증이라고 하였고 T점수가 -1.0 이상에서는 정상 골밀도라고 하였다. 여기서 사용된 T점수는 환자의 골밀도를 같은 성별과 같은 인종의 건강한 젊은 성인의 평균 최고 골밀도와 비교하여 표준편차로 나타낸 것이다.

T-score = (measure BMD-young adult mean BMD)/young adult SD

T점수와 함께 골밀도 측정에 또 다른 유용한 표현 방법으로 Z점수 단위가 있다. 이것은 T점수와는 달리 나이, 성별과 인종이 같은 건강한 대조군의 평균 골밀도와 비교하여 나타내었다.

Z-score = (measure BMD - age matched mean BMD) /age matched SD

Z점수는 T점수처럼 많이 사용되지는 않지만 Z점수는 같은 연령의 사람들과 비교하여 골다공증에 의한 골절의 위험도를 나타낸 것이므로 임상적으로 유용하다. T점수는 골절 위험도와 잘 연관되어 있으며 Z점수는 직접적인 환자의 실제 골밀도를 나타낸다. 특히 나이 많은 환자에서는 T 점수에 의해서 골다공증으로 진단되나 Z점수에 의해서는 그 연령의 평균이 될 수도 있다.

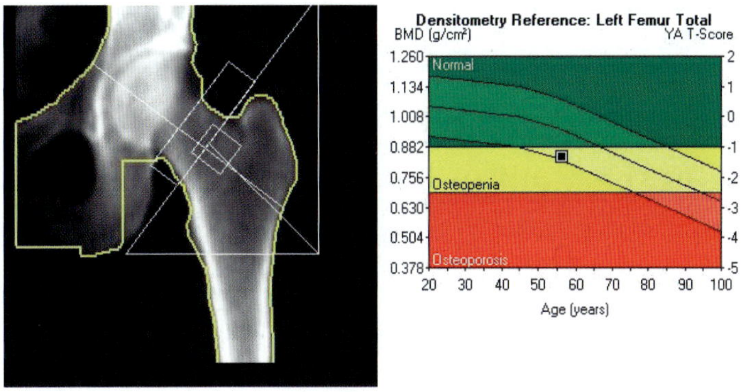

[그림 6-22] 골밀도 영상

(2) 골밀도 검사법

골다공증을 진단하거나 골절의 위험도를 평가하기 위해서 골격계를 비침습적 방법으로 측정하는데 이용되는 방법들이 최근에 많이 발전해왔다. 이들은 DXA, QCT, peripheral DXA (pDXA), peripheral QCT (pQCT), radiographicabsorptiometry(RA)와 QUS 등으로 실제로 기본적인 원리와, 임상에서의 판별력과 적응증, 일반적인 유용성과 가격에서 차이가 있다. DXA는 골밀도를 측정하기 위해 현재 가장 일반적으로 선택되는 방법이다.

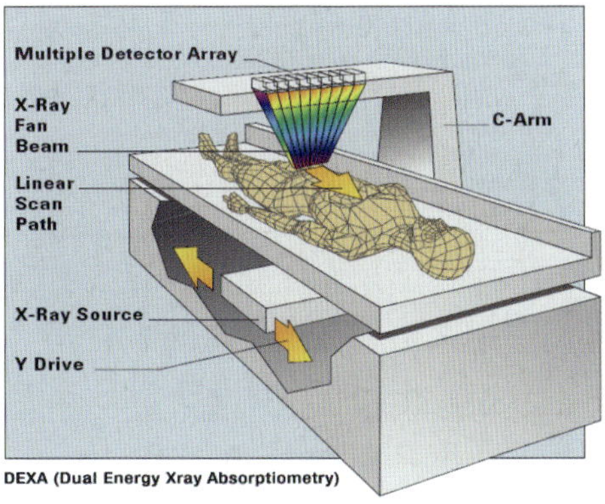

[그림 6-23] DXA

DXA의 기본 원리는 두 개의 다른 에너지 X선 광자를 사용하여 신체를 통과할 때 감쇠정도를 측정하는 것이다. DXA는 X선 빔이 물질을 통과하여 지나갈 때 X선의 강도가 물질의 기본 특성 즉, 두께, 밀도 및 원자 구성 등에 의해 결정되는 양에 의해서 감쇠되는 사실을 기초로 한다.

6.2.7 치과 방사선

환자들이 방사선검사를 통한 진단으로 명백한 이득을 얻는다는 것은 확실하다. 그러나 이러한 과정에서 방사선 위해를 동시에 갖는 것도 사실이다. 따라서 가능한 최소한의 방사선노출로 가능한 최고로 좋은 화질을 얻고 올바른 판독을 하여 환자로 하여금 최대의 이득을 얻도록 하는 것이 치과에서의 방사선안전관리 원칙이다.

(1) 구내방사선사진 촬영법

이상적인 구내방사선사진은 상이 명확해야 하며, 상의 형태가 피사체와 같아야 하고 상의 크기가 피사체와 같아야 한다. 구내방사선사진촬영법 (intraoral radiography)의 종류는 치근단방사선사진촬영법(periapical radiography), 교익방사선사진촬영법 (bitewing radiography), 교합방사선사진촬영법(occlusal radiography)이 있으며 치근단방사선사진촬영법에는 평행촬영법(paralleling technique)과 등각(이등분각)촬영법(bisecting technique)이 있다.

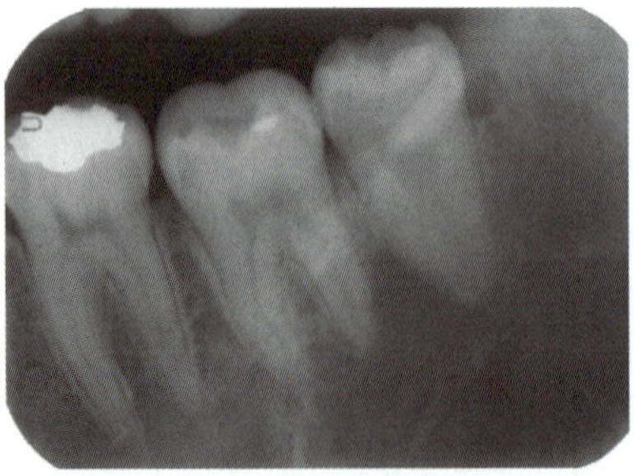

[그림 6-24] 구강내 촬영 영상

(2) 파노라마방사선사진촬영법

파노라마(panorama)란 모든 방향에서 가려지지 않고 펼쳐 보이는 영상을 의미하며 파노라마촬영법은 단층촬영법(tomography)의 원리와 slit beam scanography의 원리가 합쳐져서 만들어진 결과다. 단층촬영법의 원리는 필름과 방사선원이 회전중심을 축으로 움직이면서 회전중심 부위 아래위의 구조물이 서로 겹쳐져서 흐려지게 만들고 보고자 하는 관심 부위인 회전중심 부위는 같은 자리에 계속 상이 맺혀서 명확하게 보이는 방법이며, slit beam scanography의 원리는 드럼형 복사기가 복사할 때 움직이는 형태와 같이 방사선원이 필름과 피사체를 한 쪽 끝에서부터 일정 부위씩 노출하면서 검사를 하는 방법이다.

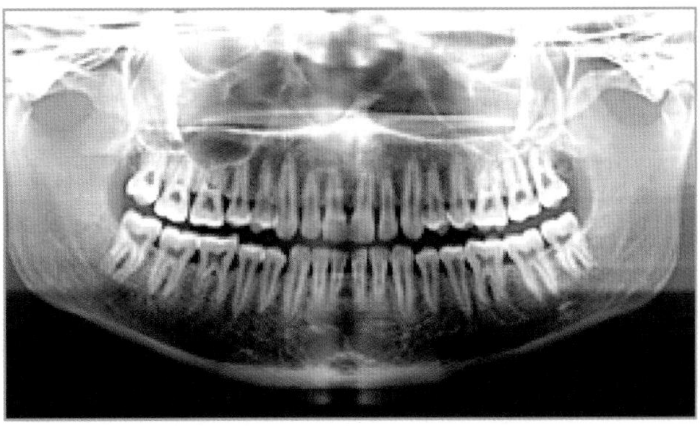

[그림 6-25] 파노라마 촬영 영상

6.3 핵의학

6.3.1 핵의학(Nuclear Medicine)의 개념

핵의학은 방사능을 띠고 있는 추적자를 인체에 투여하여 검사로 얻어진 정보로 질병을 진단하고 방사성핵종으로 병변을 치료하는 의학의 한 분야이다.

핵의학은 크게 질병을 진단하는 분야와 암 등을 치료하는 분야로 나눌 수 있다. 진단분야는 방사성의약품을 인체에 투여하여 그 분포를 영상화하거나 방사선을 계측함으로써 질병을 진단하는 체내(in vivo)검사와 체외로 혈액이나 소변 등의 시료를 채취하여 시험관에서 방사성핵종을 반응시켜 진단정보를 얻어내는 체외(in vitro)검사가 있다.

핵의학 검사를 하기 위해서는 γ선이나 양전자를 방출하는 방사성물질을 사용하여야 하는데 이러한 물질을 방사성의약품(radiopharmaceutical) 혹은 방사성추적자(radiotracer)라고 한다.

여기에서 방사성핵종은 붕괴할 때 충분한 에너지를 가진 γ선을 방출하는데 체내에서 흡수되거나 산란되지 않은 γ선은 체외까지 방출된다. 이때 γ선의 방출 지점들을 감지하여 그림으로 나타낼 수 있는 영상장치를 사용하면 인체내부에서 방사성 추적자의 분포를 알아 낼 수 있다.

핵의학 영상 분야는 크게 두 가지로 나눌 수 있는데 단일광자를 사용하는 방법(single photon imaging)과 양전자 방출체를 사용하는 방법(positron imaging)이 있다.

단일광자 영상은 γ선을 방출하는 방사성의약품을 사용하며 이 방사성의약품은 인체 내에서 γ선을 방출하여 영상장치의 한 쪽 방향에서 검출된다. 검출된 γ선은 방사성의약품의 분포로 나타나며 이들을 모아서 만든 영상을 2차원영상 혹은 평면영상(planar image)라고 한다.

이차원영상은 입체적 구조를 가진 인체에 분포된 방사성추적자의 깊이에 대한 정보를 가질 수 없다. 많은 경우 이러한 2차원 영상을 이용하여 진단에 사용하는데 큰 문제가 되지는 않는다. 예를 들어 뼈에서 발생하는 병변의 경우에는 주로 병변 전후 부분에 방사성추적자가 많이 분포하지 않으므로 진단하는데 문제가 되지 않기 때문이다.

한편 인체에서 방출되는 γ선을 여러 방향에서 검출하여 영상을 만들면 깊이에 대한 정보를 알아낼 수 있다.

단층촬영의 경우에는 인체를 중심으로 여러 각도에서 γ선을 검출하면 방사능의 분포를 3차원의 모양으로 나타낼 수 있으며 2차원 영상 방법에서 알 수 없었던 병변의 깊이에 대한 정보를 얻을 수 있다.

양전자 영상은 양전자방출에 의해 붕괴되는 핵종을 사용하여 얻을 수 있다. 양전자 방출은 매우 짧은 시간에 이루어지며, 주변의 음전자와 결합함과 동시에 소멸되어 1쌍의 γ선을 만들어 낸다. 이때 방출된 γ선을 인체의 주위에서 360도 각도에 걸쳐 검출하면 단층영상(positron emission tomograhpy: PET)을 만들어 낼 수 있다.

핵의학의 강점은 체내의 생리적 대사과정을 아주 정확하게 정량적으로 측정하고 영상화할 수 있다는 것이다. CT나 MRI와 같은 장치는 생리학적인 정보를 보여주기 보다는 주로 인체의 해부학적 모양을 보여준다. 예를 들어 MRI는 생리학적 민감성이 대략 10^{-3}정도의 농도를 보이지만 핵의학 검사는 10^{-9}~10^{-12} 수준까지 보여주므로 생리대사에 대한 영상정보를 얻을 수 있는 장점을 가지고 있다.

6.3.2 핵의학 기기

핵의학에 이용되는 기기는 크게 체내검사에 이용하는 영상장치와 방사선을 계측하는 시료측정 장치가 있다. 체외검사용으로는 시료의 방사능을 측정하는 γ선계수기(gamma counter)와 β선계수기(beta counter) 등이 있으며 방사선안전관리에 필요한 각종 검출기들도 사용되고 있다. γ선계수기와 β선계수기는 대개 수십 혹은 수백 개의 시료를 일괄적으로 처리할 수 있도록 되어 있다. 체외검사용 계수기는 대부분 액체 시료중의 방사능을 계수하기 위한 장치로서 시료의 계측효율을 높이기 위해 검출부가 우물형을 취하고 있다.

감마카메라는 체내검사용 장비의 대표적인 영상장치로서 2차원 영상을 얻을 수 있으며 SPECT장치로 변형시켜 단층촬영도 시행할 수 있다.

핵의학에서는 감마카메라 이외에 양전자(positron) 방출체를 이용하는 양전자방출단층장치(PET)가 널리 사용되고 있으며 CT나 MRI와 융합한 형태인 PET/CT, PET/MRI 장치의 사용이 일반화되고 있다.

대부분의 핵의학 기기의 기본 구조는 검출기, 광전자증배관, 전치증폭기, 분석기, 자료 표시장치 등으로 구분할 수 있다.

검출기 → 광전자증배관 → 전치증폭기 → 분석기 → 자료표시장치

[그림 6-26] 핵의학기기의 일반적인 구성도

핵의학기기는 γ선을 검출하는데 가장 널리 사용되며, 검출기의 섬광체 재료는 주로 NaI(Tl)을 사용하며 소형 장치의 경우에는 반도체 다이오드를 사용하기도 한다.

환자에게 투여하기 위해 방사성의약품이나 용출된 테크네슘의 방사능을 측정하는 측정기를 검량계(dose calibrator)라고 하며 핵의학 검사에 반드시 필요한 측정 장치이다. 이 장치는 Ar가스를 이용한 일종의 전리조로서 다양한 핵종의 방사능을 측정할 수 있다.

주요 체내 핵의학검사는 영상을 만들어 진단에 이용하므로 영상장치인 감마카메라와 PET 장치가 주류를 이루고 있다.

감마카메라(gamma camera)는 섬광카메라(scintillation camera)라고도 하며 인체에 섭취된 방사성의약품의 분포가 섬광결정에 섬광의 신호로 나타날 때 이를 전자회로를 통해 처리하여 영상으로 바꾸는 장치이다.

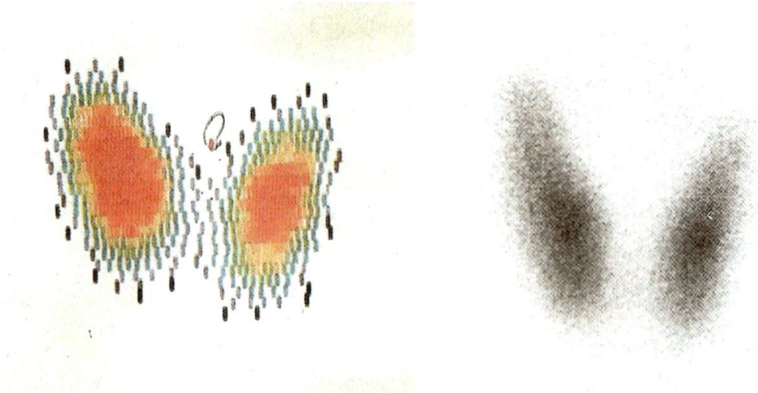

[그림 6-27] 직선이동형 스캐너(좌) 감마카메라(우)에 의해 얻어진 갑상샘 영상

핵의학 영상의 기원은 1951년 Cassen이 개발한 직선이동형 스캐너(rectilinear scanner)에 의해 시작되었다. 이때 처음으로 방사성의약품이 분포된 갑상선의 모양을 영상화하는데 성공하였으나 스캐너에 의해 만들어진 영상은 해상도가 좋지 않아 진단에 이용하는데 많은 제약이 있었다.

본격적으로 진단적 가치가 높은 핵의학 영상이 임상 현장에 소개된 시기는 Anger에 의해 감마카메라가 개발된 이후였다. Kuhl과 Edwards는 감마카메라를 이용한 단층촬영의 원리를 처음으로 소개하였는데, 1977년에 이르러 SPECT 감마카메라의 원형이라 할 수 있는 장치가 Jaszczak에 의해 개발되었다.

초기 SPECT 감마카메라는 검출기의 성능과 안정성에 목표를 두고 발전에 노력을 기울였다. 이 후에는 다중검출기를 채용하거나 타원형 궤도, 혹은 확대용 조준기를 사용하여 감도를 높이는데 역점을 두기도 하였다. 오늘날에는 고품질의 영상의 분석이나 디스플레이를 위해 고성능 컴퓨터를 사용함으로서 영상의 질 개선을 위한 어플리케이션의 개발에 힘을 모으고 있으며 카메라의 모든 시스템들은 완전히 컴퓨터에 의해 자동으로 작동되고 있다.

감마카메라의 성능은 지난 50여년간 전자공학과 컴퓨터의 발전에 힘입어 비약적으로 향상되어 장시야의 크기와 공간분해능 그리고 감도 등의 기본 성능이 놀랍도록 향상되었다. 그러나 초기 감마카메라 영상의 기본 원리인 앵거의 원리는 아직도 오늘날 감마카메라와 PET 영상의 구현원리의 근간을 이루고 있다.

핵의학에서 사용되는 대부분의 방사선 검출기의 주요 기능은 선원으로부터 방출되는 광자를 계수하고 그 에너지를 측정하고 영상화하는데 있다.

감마카메라 시스템은 방사선 검출기의 일종으로서 체내에 섭취된 방사성 물질로부터 콜리미터 영역으로 들어오는 광자를 계수하고 그 분포를 섬광으로 변환한 후 섬광의 위치를 정하고 이들의 신호를 평면 좌표계에 대응하는 영상으로 표현하는 장치이다. 따라서 발생 섬광량은 체내의 방사성 물질이 분포된 양에 비례하므로 감마카메라를 통해 인체 내부의 방사능을 영상의 농도로 만들 수 있다.

감마카메라 시스템은 산란선을 제거하도록 하는 콜리미터(collimater)와 방사성 핵종에서 방출되는 광자를 검출할 수 있도록 하는 섬광검출기(scintillation detector), 그리고 영상을 육안으로 관찰할 수 있도록 영상을 재구성하는 컴퓨터 시스템으로 구성되어 있다.

섬광검출기는 10㎜정도의 얇은 유리판(결정체) 모양의 NaI(Tl) 섬광체(scintillator)를 기본 구성으로 하고 있으며 그 후면에는 광도관이 부착되어 있다. 광도관 후면에는 수십 개의 광전자증배관(photo multiplier tube)이 단단히 밀착 고정되어 일정한 배열을 이루고 있다.

섬광결정에서는 입사된 광자(감마선)와 섬광물질과의 상호작용으로 섬광이 발생하는데 이 섬광은 광도관을 통하여 광전자증배관으로 전달된다. 광전자증배관에서는 입사된 섬광이

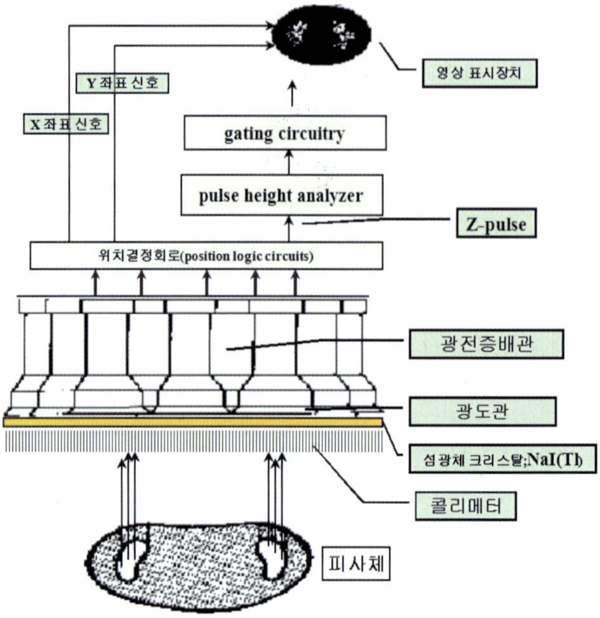

[그림 6-28] 핵의학 영상장치(감마카메라)에 의해 영상이 만들어지는 과정

전자신호로 변환된 후 대규모로 증폭되며 이 신호는 위치결정회로(position logic circuit)에 전달된다. 이 회로는 입사 광자가 섬광결정 평면상의 입사 지점에 대응하는 입사 위치를 2차원 영상의 평면좌표 값으로 만들어 낸다.

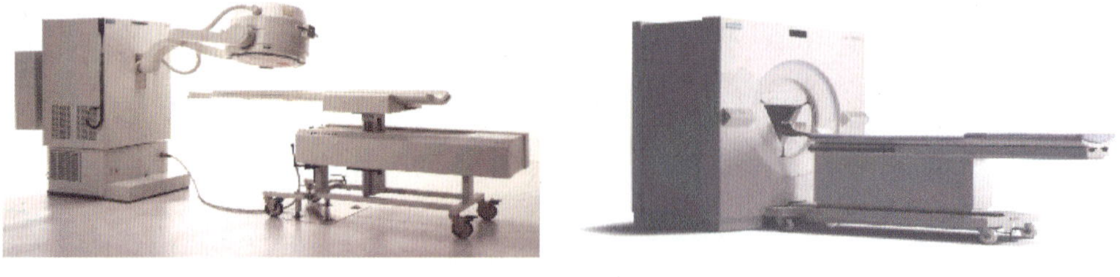

[그림 6-29] 단일검출기 감마카메라(좌)와 삼중검출기 SPECT 감마카메라(우)

섬광체는 광자의 에너지를 섬광으로 변환하는 물질이다. 대개 핵의학에서 광자를 검출할 목적으로 사용하는 섬광검출기는 탈리움으로 활성화된 요오드화나트륨 결정체(NaI(Tl))로 만들어진다. 섬광결정에 입사된 광자는 섬광 물질과 광전효과나 컴프턴 산란 등의 상호작용을 통해 파장이 410~420nm 정도인 아주 약한 자색빛의 섬광을 방출한다.

감마카메라 검출기의 계수효율 혹은 감도는 핵의학 영상장치에서 매우 중요한 특성으로서 섬광체에 입사된 광자가 검출되는 비율로 나타낸다. 인체에 투여된 방사성의약품의 분포를 정확하게 측정하려면 많은 수의 광자가 필요하다. 그러나 많은 수의 광자를 얻기 위해서는 많은 시간이 소요되므로 효율적인 검사가 이루어지기 위해서는 짧은 시간 내에 많은 광자를 얻어야 한다. 검출기의 계수효율은 섬광결정의 크기, 두께, 밀도, 그리고 유효원자번호가 커질수록 향상된다.

섬광체는 감마카메라의 용도에 따라 크고 작은 다양한 결정(crystal) 형태로 만들 수 있는데 대략 두께는 약 6~10㎜ 정도이며 원형이나 사각형의 모양을 하고 있다. 감마카메라는 검출기의 수에 따라 single head, dual head, triple head로 분류하기도 한다.

섬광결정에서 발생한 섬광, 즉 가시광선은 광전자증배관(photon multiplier tube) 내부에서 전자들로 변환되는데, 이 전자들은 수 회의 증폭 과정을 거치면서 전류 신호로 출력되며 이 전류의 양은 섬광의 양에 의해 결정된다.

광전자증배관은 직경이 5~8㎝ 정도가 되는 진공관으로 한 개의 광전음극(photocathode)과 6~10개 정도의 다이노드(dynode), 그리고 한 개의 양극(anode)으로 구성되어 있다. 가시광자가 광전자증배관의 유리 입사창을 통과하게 되면 곧바로 세슘과 안티모니(Cs-Sb)의 합금으로 된 얇은 필름 형태의 광전음극과 만나게 된다. 이 광전음극의 합금 원자의 일함수는 낮기 때문에 가시광자는 광전음극의 전자와 쉽게 광전효과를 일으키게 되며 이 과정에서 광전자(photoelectron)를 생성하게 된다.

섬광결정에서 상호작용을 일으키는 광자들에는 인체로부터 방출되어 곧바로 섬광결정에 입사하는 1차선, 섬광결정에 입사 후 산란되어 발생하는 산란선, 그리고 배후방사선이 있다. 이들 중에서 산란광자와 배후방사선은 영상에서 구조물의 경계를 불분명하게 하고 영상의 대조도를 떨어뜨려 병변을 관찰하기 어렵게 만든다. 따라서 검사에서 좋은 영상을 얻기 위해서는 산란선이나 배후방사선과 같은 불필요한 성분은 제거 되어야 하며 파고분석기(pulse height analyzer)는 바로 이러한 역할을 수행한다.

파고분석과정의 기본 원리는 증폭기로부터 출력되는 펄스의 크기를 측정하여 입사 광자의 에너지를 구하는 것이다. 이 에너지는 검출과정마다 통계적 요동에 의해 얼마의 오차를 갖게 되지만 이 펄스의 크기로 대부분의 1차선을 산란선과 배후방사선으로부터 정확하게 구별해 낼 수 있다.

핵의학 영상장치의 위치결정회로의 기본 원리는 인접한 광전자증배관들의 상대적 출력값의 크기를 비교하여 좌표를 결정하는 것인데 이를 앵거의 원리(Anger logic)라고 한다.

앵거의 원리에 따라 핵의학 영상이 만들어지는 과정을 살펴보면 다음과 같다. NaI(Tl) 섬광결정 내에서 광자의 상호작용이 일어나면 이 발생지점에서 섬광이 일어난다. 이 섬광은 발생 지점에서 균일하게 확산되는데 이들은 섬광결정의 뒷면에 배열된 모든 광전자증배관에 동시에 수집된다. 각각의 광전자증배관에 수집된 섬광의 양은 섬광 발생 지점으로부터 각 광전자증배관까지의 거리에 반비례하므로 섬광 발생지점에서 가까운 광전자증배관의 전기신호의 출력이 크게 나타난다.

한편 광전자증배관이 배열된 섬광결정은 중심을 0으로 하는 하나의 좌표계로 생각할 수 있으며 모든 광전자증배관은 배열 위치에 따라 자신의 좌표를 가지고 있다. 그러나 입사된 1개의 광자에 대하여 1개의 좌표를 생성해야 하므로 1쌍의 X, Y의 좌표 신호를 출력하도록 해야 한다. 각 광전자증배관의 출력값은 미리 설정된 문턱치를 통과한 것들만 배열합산회로(summing matrix circuits: SMC)에 전달된다.

X 좌표가 결정되는 과정을 보면, 우선 각 광전자증배관들은 공간좌표계의 위치에 따라 X의 좌표계에서 양의 영역(1,4 분면)으로 출력된 값은 X+ SMC로, 음의 영역(2,3분면)으로 출력된 값은 X- SMC에서 합산되도록 한다. X+ SMC 값은 양의 값, X- SMC의 값은 음의 값이며 이 값의 합이 최종 X 좌표가 된다. Y 좌표의 결정과정도 동일하다. Y좌표계의 양의 영역(1,2 분면)에 배열된 광전자증배관의 출력값은 Y+ SMC, 음의 영역(3, 4분면)의 것들은 Y-SMC에서 합산되도록 하고 이들 값들의 최종 합을 구하면 Y 좌표가 결정된다.

이렇게 모든 광전자증배관의 출력값은 모두 합산되어 에너지 펄스에 해당하는 Zph 값이 된다. 이 펄스는 섬광결정에서 발생한 섬광의 강도에 비례하는 펄스의 크기(amplitude)가 되며, 파고분석기(pulse height analyzer)의 입력값으로 사용된다. 이 펄스의 피크가 미리 설정된 에너지 범위에 들지 못하면 분석기는 펄스를 받을 수 없게 된다.

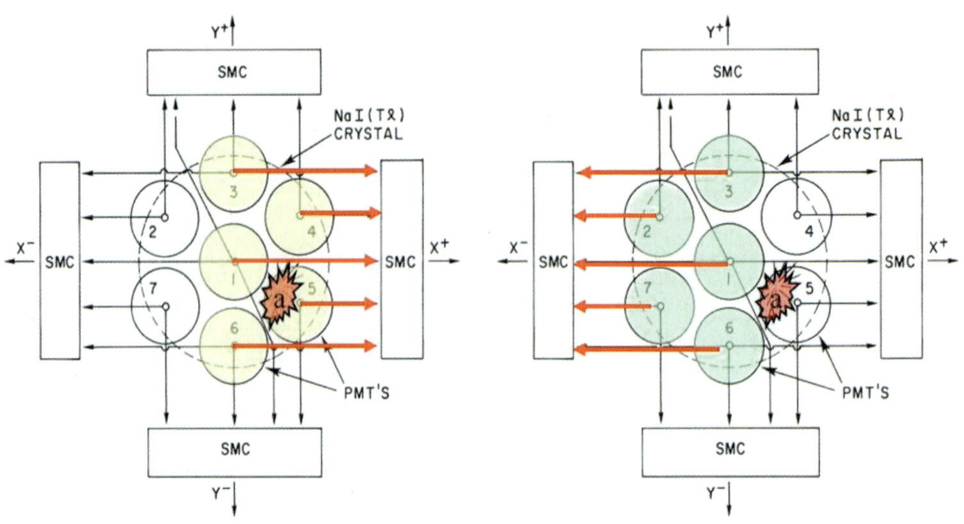

[그림 6-30] Anger logic에 의해 섬광의 신호가 화소의 좌표로 만들어지는 과정

한편 인체에서 방출된 γ선은 섬광체에 도달되기 전에 콜리메이터를 거쳐야만 섬광체에 입사되어 영상으로 만들어질 수 있다. 콜리메이터는 조준기라고도 하며 방사성 핵종으로부터 방출되는 광자 중에서 원하지 않은 방향으로 진행하는 산란선은 흡수하고 섬광결정에 수직으로 입사하는 광자를 통과시켜 방사성핵종의 분포를 섬광결정에 투영하는 기능을 한다.

콜리메이터는 납으로 된 격자(septum)와 격자 사이에서 형성되는 구멍(hole)을 가진 판형의 구조물이다. 확산형콜리메이터(diverging collimator)는 피사체가 검출기의 장시야(field of view)보다 클 경우 사용한다. 콜리메이터의 홀은 검출기의 뒤쪽으로 초점을 이루고 있기 때문에 영상은 축소되어 나타난다.

이 콜리메이터는 장시야가 작은 감마카메라를 사용하여 간, 비장, 폐와 같은 큰 장기를 촬영할 때 이용할 수 있다. 그러나 촬영이 가능한 시야는 커지지만 해상도와 감도는 떨어진다.

그러나 원형이나 사각형 모양의 광시야(large field of view: LFOV) 카메라가 일반적으로 사용되면서 확산형 콜리메이터를 잘 사용하지 않게 되었다. 다만 단축 확산형 콜리메터(single axis diverging collimator)는 전신촬영용으로 아직도 사용되고 있다.

집속형 콜리메이터(converging collimator)는 홀의 초점이 검출기 앞쪽에서 이루어진다는 섬을 제외하고는 확산형 콜리메이터와 구조가 똑같다. 이 콜리메이터는 핀홀 콜리메이터보다 확대율은 낮지만, 평행다공 콜리메이터보다 높은 해상도와 감도를 가지고 있다. 영상의 확대는 콜리메이터와 피사체와의 거리에 의해 변화하는데, 평행다공형 콜리메이터로 얻은 영상보다 약간 다른 모양으로 나타나게 된다. 콜리메이터와 피사체의 거리가 멀어지면 영상은 더욱 확대된다.

6.3.3 SPECT와 PET

단일광자단층영상(SPECT)은 감마카메라를 회전시켜 여러 방향의 2차원 투영상을 얻은 후 이 투영상을 CT나 MRI 영상에서 이용하는 재구성(reconstruction) 기법을 통해 3차원 영상을 얻는 기법이다. SPECT 영상은 일반 감마카메라로는 알 수 없는 방사성의약품의 체내 분포의 깊이에 대한 정보를 알려준다. 이는 모든 깊이에서 발생한 γ선을 중첩하여 만들어진 2차원 감마카메라 영상에 비해 높은 질의 영상을 얻을 수 있다.

SPECT 영상을 얻으려면 우선 많은 투영상이 필요하므로 여러 개의 감마카메라를 이용하면 투영상을 빠른 시간에 얻을 수 있다. 따라서 SPECT 장치는 보통 2~3개의 검출기를 장착하여 하나의 시스템으로 운영한다.

투영상은 디지털영상을 수집하는 과정을 거치는데 보통 64×64 혹은 128×128 매트릭스 화소로 저장된 후 재구성 과정을 거친다. SPECT영상은 투영상을 얻을 때 감마카메라나 콜리메터의 성능, 그리고 투영상 수집시간 등에 의해 달라진다. 투영상이 수집되면 영상 자료는 잡음을 제거하기 위해 전처리 필터(pre-filter)나 Butterworth 등의 필터를 적용하여 영상의 질을 향상시킨다.

SPECT 영상 또한 γ선의 수집과정에서 감쇠와 산란등의 과정을 거치므로 이로 인한 영상의 질 저하를 보상하기 위해 몇 가지 영상 보정과정을 거친다.

γ선은 물질과의 상호작용으로 필연적으로 감쇠를 일으키며 이를 보정함으로서 방사성추적자의 분포를 정확히 영상화할 수 있다. 가장 많이 쓰이는 보정방법은 Chang에 의한 방법으로 투영상의 각 화소에 대하여 각 투영각에 대한 감쇠율을 평균하여 감쇠계수를 구하고 이 값으로 영상을 보정하는 방법이다.

감쇠와 더불어 SPECT 영상은 산란선에 의해 질 저하를 가져오고 정량분석에 오류를 가져온다. 따라서 여러 개의 에너지 창으로 입사한 계수를 서로 차감하는 방법으로 산란보정을 하여 영상의 질을 개선하거나 정량분석의 정확도를 높일 수 있다.

양전자방출 컴퓨터촬영은 양전자방출 방사성의약품인 F-18, C-11, N-13, O-15 등의 체내분포를 3차원 영상으로 구현해 내는 장치이다. 이 영상 기술은 주로 해부학적 구조를 영상화하는 기능이 높은 CT나 MRI와는 달리 생리대사를 분자영상으로 구현함으로서 질병의 메커니즘을 규명하는 데에 큰 역할을 하고 있다.

양전자붕괴 핵종으로부터 방출된 양전자는 수 ㎜의 거리를 이동한 후 주변 원자의 전자와 만나 소멸된 후 한쌍의 γ선(511keV)을 방출한다. 이 때 한 쌍의 γ선은 180도 반대 방향으로 방출되며 이들을 동시에 검출하여 γ선이 방출된 방향과 위치를 계산하여 3차원 영상을 만들어 낸다. 두 개의 γ선이 동시에 검출되면 검출된 지점을 잇는 직선상에서 두 개의 방사선이 발생되었다는 것을 계산해낼 수 있다. 이러한 이유로 PET에는 콜리메이터가 필요없으며 감마카메라보다 감도와 해상도가 높은 영상을 얻을 수 있다. 더불어 방사성의약품의 생리대사에 의한 이동을 실시간으로 추적하여 각종 생리적, 화학적 변화를 정량화할 수 있다.

PET 영상이 만들어지는 기본 원리는 비교적 간단하다. 영상을 만들어지는 과정을 이해하려면 몇 가지 기본적인 방사선물리에 관한 지식이 필요한데 양전자의 비정이나 γ선의 소멸과정이 중요한 원리가 된다.

원자핵에서 방출된 양전자는 높은 운동에너지를 가지므로 주변 전자와 방출 즉시 결합하지 않고 일정한 거리를 이동한 후 전자와 결합하여 소멸 복사가 일어난다. 이때 양전자가 이동한 거리가 길수록 양전자 방출위치, 즉 방사성의약품이 분포된 위치와의 일치성이 떨어지므로 PET 영상의 공간분해능을 저하시키는 주요 요인이 된다. 이러한 문제를 줄이는 방법

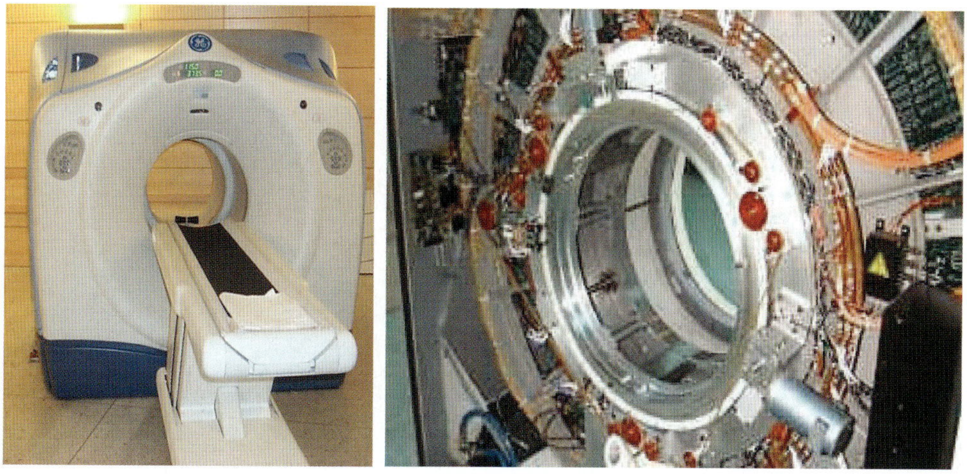

[그림 6-31] 일반적인 PET/CT의 외부 모습(좌)과 내부 모습(우)

으로 양전자의 이동거리 즉, 비정이 짧은 F-18과 같은 방사성핵종을 사용하는 것이 유리하다. 한편 양전자의 소멸 직후 발생된 한쌍의 방사선은 양전자의 운동에너지에 의해 정반대방향으로 방출되지 않고 약 180도에서 0.25도 정도의 각도를 더 벌려 방출된다.

이러한 소멸방사선의 불확실성은 검출기에 검출위치의 오차를 가져오므로 이러한 오차를 줄이기 위해 링 형태인 검출기의 지름을 줄이기도 한다.

소멸 방사선은 511 keV의 에너지를 가지며 광속으로 검출기에 입사된다. 이때 검출기까지 도착하는데 걸리는 시간을 time of flight 라고 하는데 각 소멸방사선이 검출기에 도착한 시간 차이와 광속을 곱하면 방사선의 소멸 지점을 알 수 있다.

PET 검출기에 검출되는 방사선을 검출기에서 동시에 수집되는 계수라고 가정하면 몇 가지 경우를 생각해볼 수 있다.

우선 두 개의 소멸방사선이 수집되는 과정에서 아무런 방해를 받지 않고 수집되는 경우를 생각할 수 있는데 이러한 계수를 참계수(true count)라고 한다.

그러나 상당히 많은 경우 소멸방사선은 주변의 물질과 상호작용을 일으켜 산란을 일으킨 후 방향을 달리하여 수집된다. 이러한 경우에는 소멸방사선의 발생위치가 달라지므로 영상의 공간분해능을 떨어뜨린다. 이러한 계수를 산란계수(scattered count)라고 하며 영상의 질을 높이기 위해서는 이러한 성분을 줄이는 노력이 필요하다.

PET시스템에 사용하는 검출기 소재는 감마카메라와는 달리 높은 에너지의 검출에 유리한 섬광 결정이 사용된다. 이러한 검출기 결정에는 LSO, GSO, BGO 등이 사용되며 이들은 원자번호와 밀도가 높아 검출효율이 높고 섬광의 붕괴시간이 짧다. 이들 섬광 결정들은 수십개의 블록으로 구성하여 링의 형태를 갖추고 있다. 섬광결정에서 발생된 섬광은 광전자 증배관이나 광다이오드를 이용하여 전자신호로 변환된다.

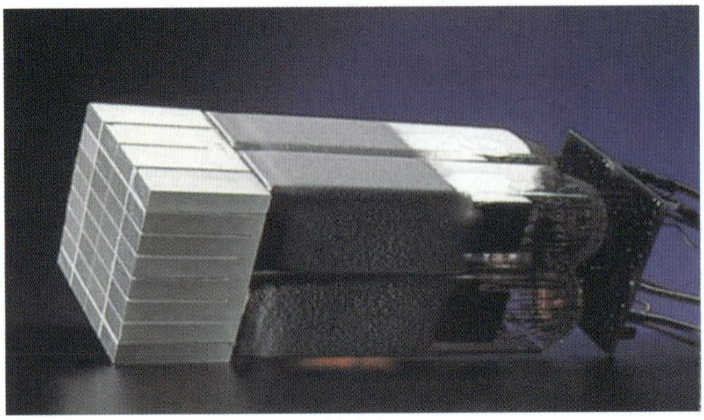

[그림 6-32] PET 장치에 사용되는 블록형 검출기

PET 영상은 CT나 MRI에 비해 해부학적인 정보가 뒤떨어지는 것이 단점이다. 이러한 문제를 해결하기 위한 방법으로 PET과 CT, 그리고 PET과 MRI를 결합한 형태의 장치들이 개발되었다. 이들 장치를 이용하면 환자는 이동하지 않고 두가지 영상이 합성된 융합영상을 얻을 수 있게 된다. 따라서 오늘날의 PET 장치는 PET/CT나 PET/MRI와 같이 융합된 형태로 생산되는 것이 보편화 되었다.

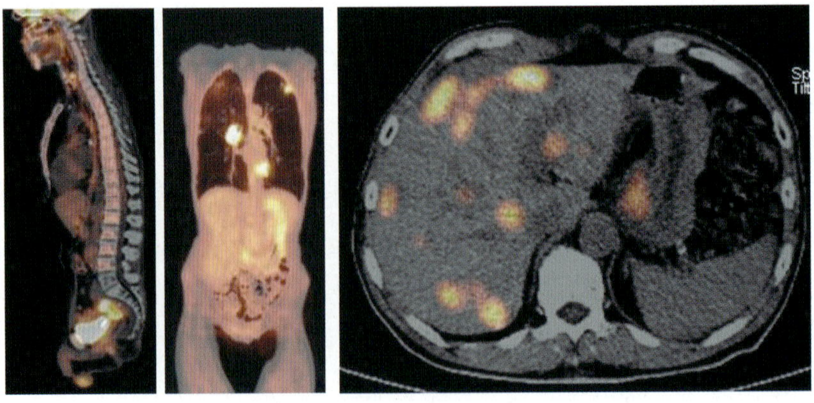

[그림 6-33] PET/CT에 의해 얻어진 융합영상의 예

6.3.4 방사성의약품

현대의학이 발전을 거듭하고 있는 가운데 환자의 질환을 진단하거나 치료하는 방법으로서 핵의학을 이용하는 빈도는 더욱 높은 비율로 증가하고 있다. 여기에는 다양한 최신 방사성의약품의 개발이 큰 역할을 담당하였다. 더불어 이러한 최신 방사성의약품을 이용하여 인체조직의 생화학적 대사 기능까지도 영상으로 분석이 가능한 다양한 검사가 개발되었다. 이제 오늘날 핵의학은 이러한 괄목할만한 방사성의약품의 발전을 통해 분자영상학(molecular imaging)이라는 한 차원 높은 단계로 발전하게 되었다.

방사성의약품(radiopharmaceuticals)은 방사성핵종과 의약품이라는 두 낱말을 하나로 줄여서 만든 용어이며 방사생화학적 추적자로서 정량분석이나 영상을 통하여 인체의 생리적, 병리적 진단정보를 제공하거나 치료를 목적으로 인체에 투여하기 적합한 물질이다.

방사성의약품들은 그 종류와 특성에 따라 인체에서 다양한 생화학적, 생물학적 대사과정을 거치기 때문에 진단과 치료 목적에 따라 사용방법이 달라진다. 방사성의약품을 이용한 치료의 경우에는 목적 장기에 섭취되어 방사성의약품에서 방출하는 방사선으로 장기의 기능을 변화시키거나 병변의 조직을 파괴시켜 제거한다.

방사성핵종은 방사성의약품의 물리적 특성을 결정한다. 또한 이들이 특성은 방사성 핵종의 붕괴방식에 따라 방출되는 방사선의 종류에 따라 결정된다. 방사성의약품의 주요 물리적 특성에는 방출되는 방사선 에너지의 크기, 물리적 반감기가 있다. 더불어 방사성핵종의 화학적 성질에 따라 다양한 표지화합물과의 표지가 가능하므로 다양한 방사성의약품의 개발과 생산을 위해서는 방사성핵종의 화학적 특성 역시 매우 중요하다.

핵의학 영상 검사는 γ선을 방출하는 핵종을 필요로 하며 인체 조직에서의 감쇠되는 성질을 극복하기 위해서는 적어도 50keV 이상의 에너지를 가져야 하고, 동시에 감마카메라 콜리메터의 기능을 유지하면서 γ선을 검출하기 위해서는 550keV보다 커서는 곤란하다.

한편 암이나 항진증 치료 등에 이용되는 방사성 핵종은 조직에 고단위의 선량이 집중되어야 한다. 현재 임상에서 주로 이용되는 γ선과 β선이 동시에 방출되는 핵종으로 I-131, Sm-153, Re-186 등이 있고 순수한 β선 방출체로서 P-32, Y-90, Sr-89 등이 있다. β선 방출 핵종의 β선의 에너지는 대개 0.2~1.0 MeV 정도의 범위를 가지고 있다. β선의 치료 효과는 최대 투과력으로 평가한다. 보통 최대 투과력(㎜)은 최대 에너지(MeV)의 5배로 환산하며, 최대에너지는 β선의 경우 평균 에너지의 약 3배에 해당한다.

방사성핵종의 반감기는 방사성의약품의 특성을 결정하는 중요한 요소이다. 물리적 반감기가 긴 핵종은 생물학적 반감기가 짧다 하더라도 전신이나 장기에 불필요한 방사선의 조사량을 증가시키므로 잘 쓰이지 않는다. 단반감기 핵종이 갖는 특이한 장점은 인체에 특별한 방사선 장애를 일으키지 않기 때문에 방사성의약품의 투여량을 증가시킴으로서 영상 검사에 충분히 필요한 γ선 양으로 증가시킬 수 있다. 이러한 이유로 PET 검사에서는 아주 짧은 분 단위 혹은 초단위의 단반감기를 가진 핵종을 선호한다.

그러나 이들 핵종을 대량으로 사용하기에는 실제로 많은 문제점이 있다. 우선 방사성의약품을 제조하는 과정에서 얼마의 시간이 소요되므로 상당량의 방사성의약품이 붕괴로 인해 소실되는 문제가 있다. 그밖에 시간 변화에 따른 생리적 변화를 측정하려는 검사를 시행할 경우 인체 내에 섭취된 방사성의약품은 핵종의 급속한 붕괴로 인해 감소하는 양을 매시간 마다 보정해야 한다. 따라서 초단반감기의 핵종은 장시간이 소요되는 검사나 경시적 검사에는 적합하지 않다.

[표 6-6] 핵의학에서 자주 사용되는 핵종들의 주요 특성

핵 종	생산방법	붕괴형식	물리적 특성			붕괴 후 형태 (*:방사능을 가짐)
			β선 MeV(%)	γ선 MeV(%)	물리적 반감기	
$^{99m}_{43}TcO_4$	원자로 핵분열	IT	-	0.14(89.0)	6.02h	$^{99}_{43}Tc^*$
$^{131}_{53}I$	원자로 핵분열	β^-	0.3(6.2) 0.33(7.4) 0.61(89)	0.08(2.6) 0.284(6.1) 0.364(81.2) 0.637(7.3)	8.04d	$^{131}_{54}Xe$
$^{123}_{53}I$	사이클로트론	EC	-	0.159(82.8) 0.53(1.4)	13.0h	$^{123}_{52}Te^*$
$^{201}_{81}Tl$	사이클로트론	EC	-	0.135(2.6) 0.167(10.0) X선 0.069(27.4) 0.071(46.6) 0.080(20.5)	73h	$^{201}_{80}Hg$
$^{111}_{49}In$	사이클로트론	EC	-	0.171(90.9) 0.245(94.2)	67.2h	$^{111}_{48}Cd$
$^{67}_{31}Ga$	사이클로트론	EC	-	0.091(3.1) 0.093(38.3) 0.185(20.9) 0.209(2.4) 0.300(16.8) 0.394(4.7)	78.26h	$^{67}_{30}Zn$
$^{133}_{54}Xe$ (가스)	핵분열	β^-	0.266(0.7) 0.346(99.3)	0.081(37.1)	5.25d	$^{133}_{55}Cs$

6.3.5 핵의학 영상 검사기술

핵의학 검사의 기본 원리를 쉽게 이해하려면 실제 임상에서 이루어지고 있는 검사 중 하나의 예를 들어 설명하는 것이 효과적일 것이며, 핵의학에서 가장 많은 빈도로 시행되고 있는 뼈 검사(뼈스캔)에 대하여 살펴보도록 한다.

우리 몸의 뼈는 뼈세포의 생리대사에 의해서 항상 새로운 뼈를 형성하고 있다. 뼈에 골절이나 암이 발생하면 뼈 조직의 성분이나 밀도의 변화가 일어나며 이 변화는 방사선의 감쇠차를 일으켜 영상화시킬 수 있다.

일반 X선 촬영에서 뼈의 병변이 관찰되려면 적어도 병변에서 30~50% 가량의 무기질 변화가 나타날 때 영상에서 농도의 변화로 나타난다.

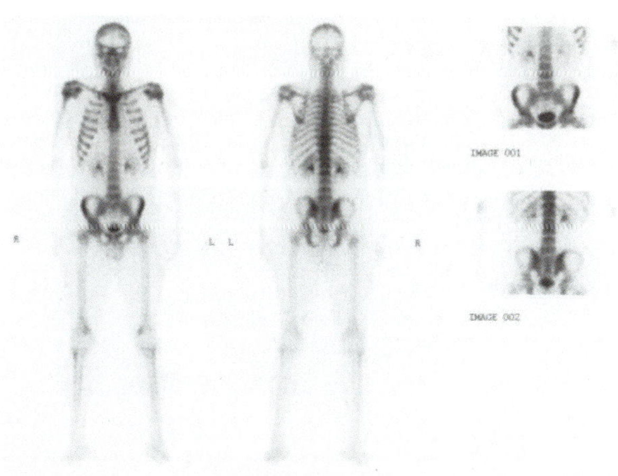

[그림 6-34] 전신촬영용 감마카메라와 방사성의약품 (^{99m}Tc-MDP)를 이용하여 얻어진 뼈영상

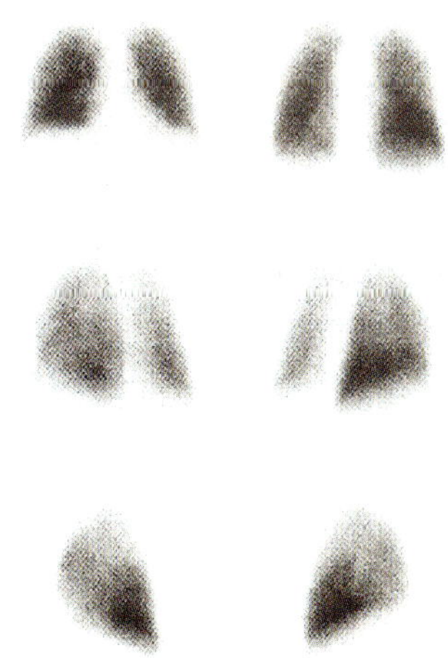

[그림 6-35] 감마카메라로 촬영한 폐영상의 예

그러나 핵의학 뼈스캔은 5% 정도의 변화만 있더라도 스캔 영상에 농도의 변화가 나타난다. 이러한 장점으로 핵의학 뼈검사는 암을 비롯한 여러 가지 질병의 병변을 조기에 발견할 수 있다.

뼈세포는 인이나 칼슘과 같은 무기질과 유기질 그리고 수분으로 이루어져 있다. 뼈성분 중에 하나인 인(P)의 성분이 포함된 방사성의약품(^{99m}Tc-MDP, ^{99m}Tc-HMDP) 740MBq 정도를 인체의 혈관에 주사하면 2~4 시간 이내에 이들 성분들은 즉시 뼈의 생리대사에 따라 뼈

조직의 뼈 형성화에 참여하게 된다. 이때 방사성의약품은 주변의 조직보다 변화를 일으킨 암이나 골절과 같은 병변에 상대적으로 많은 양이 분포된 영상으로 나타나게 된다. 환자의 체내에 분포된 방사성의약품은 천천히 물리적 반감기에 의해 줄어들며 동시에 소변으로 배설되어 하루나 이틀 후에는 체내에서 소멸되므로 방사선에 의한 피폭은 그리 크지 않다. 핵의학에서 이루어지고 있는 검사들은 내분비계, 심혈관 순환기계, 뇌신경계, 종양, 근골격계, 소화기계 등에 걸쳐 인체의 거의 모든 장기나 조직에서 발생할 수 있는 모든 질환을 대상으로 하고 있다. 검사에 따라 이용되는 방사성의약품이 다양하며 정상 조직이나 병변에 분포되는 시간은 방사성의약품의 종류나 장기에 따라 다르게 나타난다.

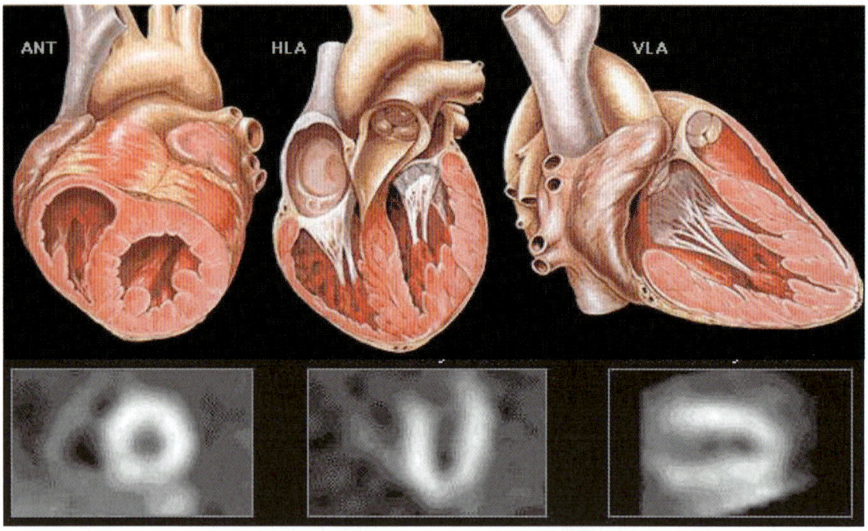

[그림 6-36] 심근의 단면 모양(상)과 SPECT로 촬영한 심근의 단층영상(하)

6.3.6 방사성의약품을 이용한 치료

핵의학은 방사성의약품을 이용하여 병변을 영상화하여 진단하는 방법 이외에 암을 치료하거나 장기의 기능을 정상화시키기도 한다. 핵의학에서 시행되는 치료분야는 갑상샘 기능항진증 치료나 갑상샘 암치료, 뼈암 통증치료, 방사면역치료 등을 대표적인 예로 들 수 있다.

이 방법은 방사성 핵종의 표적이라고 할 수 있는 병소에 집중적으로 분포되거나 섭취되어 이 표적 내에서 방사선을 방출함으로써 정상 조직의 손상을 최소화할 수 있어 외부에서 방사선을 조사하는 방법보다 유리하다. 병소에 방사성의약품이 섭취되는 양을 좌우하는 인자에는 종양의 크기나 종류 그리고 방사성의약품의 화학적성질 및 표적에 집적되는 기전에 따라 다르므로 이들의 특성을 잘 살펴서 방사성의약품을 투여하여야 한다. 방사성의약품은 정맥이나 동맥, 림프관 혹은 체강 등을 통하여 주입되며 에너지나 방출 방사선의 종류를 고려하여 적합한 핵종을 선택해야 한다.

치료에 이용되는 핵종는 영상에 이용하는 핵종과는 달리 병변에 많은 에너지를 흡수시킬 수 있는 β선이나 α선과 같은 입자방사선 방출핵종을 사용한다.

방사성의약품을 이용한 치료로서 갑상샘 암의 치료를 대표적인 예로 들 수 있다.

갑상샘 암은 갑상샘 조직의 일부가 암 조직으로 변이를 일으켜 악성종양이 되거나 다른 곳으로 전이가 되는 질환이다. 갑상샘은 요오드를 이용하여 갑상샘 호르몬을 만드는데 이 때 방사성요오드(I-131)를 섭취하면 많은 양의 방사성요오드가 갑상샘 암조직 뿐만 아니라 전이된 암조직에서도 섭취가 이루어진다. I-131에서 방출된 β선은 충분한 에너지를 가지고 있기 때문에 암조직의 세포는 파괴되어 암을 치료할 수 있게 된다. 이때 투여된 I-131가 암조직보다 정상 갑상샘조직으로 다량 섭취되므로 미리 갑상샘 절제술을 시행하거나 다량의 I-131을 투여하여 정상 갑상샘을 제거한다. 암치료 이후 환자는 정상적인 갑상샘 호르몬 공급을 위해 의사의 처방에 따라 갑상샘호르몬 제제를 복용해야 한다.

갑상샘 암 치료를 위한 I-131의 투여방법은 캡슐이나 용액의 형태로 복용한다. 투여되는 방사능은 병소의 크기나 병세의 진행에 따라 달라지는데 보통 수 mCi에서 수백 mCi를 처방하며 환자는 공복상태에서 물과 함께 마시도록 한다. I-131의 투여량이 많을 때에는 환자는 별도로 설계된 방사성동위원소 치료병실에 수 일간 격리시켜 가족이나 주변사람들에 미치는 방사선피폭을 막도록 하고 있다.

6.3.7 핵의학 검사기술

핵의학에는 방사성핵종을 환자에게 직접 투여하지 않고 시험관내 조작만으로 방사성핵종을 추적자로 사용하여 혈액내의 호르몬이나 약제의 성분 등 미량물질을 측정하는 검사법이 있는데 이를 방사측정법이라고 하며 이 가운데서도 방사면역측정법(radioimmunoassay: RIA)이 가장 많이 이용되는 대표적인 기법이다. 이 방법은 극미량의 방사성핵종을 사용하므로 방사선 피폭이 거의 없고 높은 감도와 특이성이 매우 우수하여 검사의 시료 중 ng/ml~pg/ml 단위의 물질을 검출해낼 수 있다. 또한 측정성적이 정확하고 재현성 또한 우수할 뿐만 아니라 시스템이 자동화되어 모든 시료를 한꺼번에 처리할 수 있다.

방사면역측정법에서 사용하는 핵종은 주로 γ선 방출체인 I-125를 사용하며 드물게 β선 방출체인 H-3나 C-14를 사용하기도 한다.

방사면역측정법은 방사성핵종에 표지한 항원과 이 항원에 대하여 만들어진 항체와의 결합이 비표지항원의 첨가에 의해 서로 경쟁적으로 결합된다는 원리에 따라 항원의 농도를 측정한다.

여기서 측정하는 물질을 항원(Ag)이라 하면 인체의 면역반응 원리에 의해 항체(Ab)를 만들 수 있다. 측정하려는 항원에 방사성핵종을 표지하면 표지항원(Ag*)을 만들 수 있다. 이 3가지의 물질을 섞으면 서로 항원항체 반응에 의해 Ag-Ab와 동시에 Ag*-Ab 복합체를 생성하게 된다. 항원항체반응은 질량작용의 법칙에 따라 평형상태에서는 일부의 Ag*는 Ab와 결합하여 Ag*Ab를 만든다. 이때 Ag*와 Ag는 일정량의 Ab에 대하여 경합적으로 결합하므로 Ag가 많을수록 Ag*-Ab가 결합할 가능성은 줄어들며 비결합형인 Ag*의 양은 많아지는데, Ab와Ag*가 결합한 것을 결합형(B), 분리된 것을 유리형(F)이라 한다. 시험관에 들어있는 유리형 항원인 Ag와 Ag*를 제거하면 결합형의 방사능을 측정할 수 있는데 총방사능(T)에 대한 결합형의 방사능(B)의 비율이 곧 알고자 하는 시료의 양이 된다.

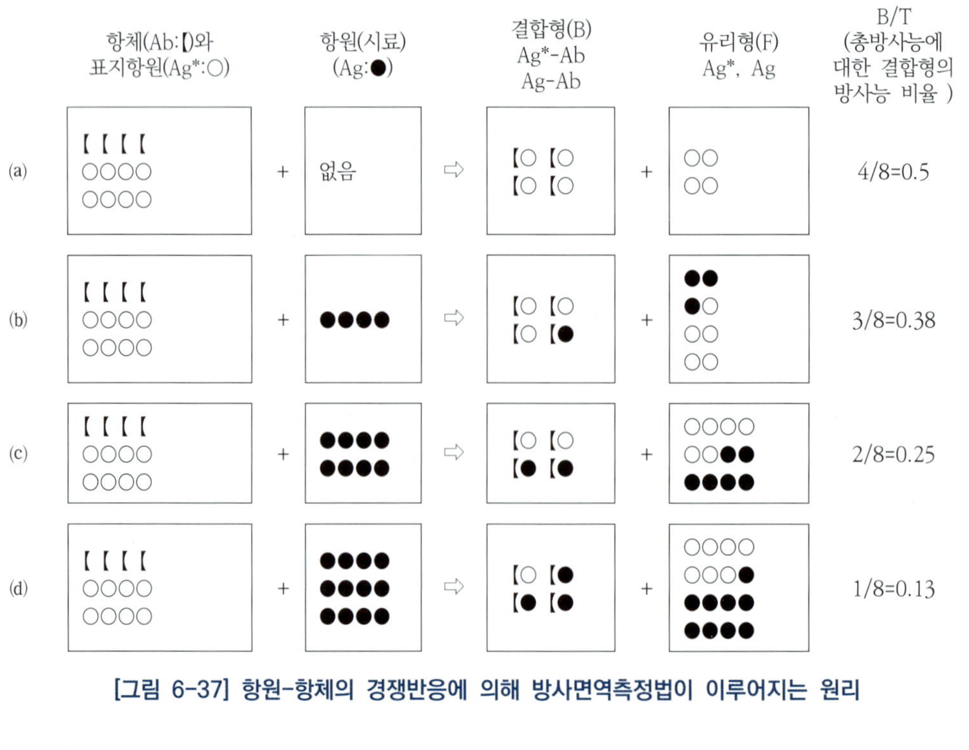

[그림 6-37] 항원-항체의 경쟁반응에 의해 방사면역측정법이 이루어지는 원리

실제 측정분석 방법을 그림 6-57을 사용하여 예를 들어보면 총방사능에 대한 결합형의 방사능 비율(B/T)은 각각 0.5~0.13으로 나타남을 알 수 있다.

이들의 값들을 항원의 양과 B/T의 비를 이용하여 그래프로 나타낼 수 있는데 이를 표준곡선이라고 한다. 완성된 이 곡선을 이용하여 미지의 시료(항원)들의 B/T를 구한다음 이 표준곡선에 대응시키면 실제의 구하고자 하는 항원의 양을 구할 수 있게 된다.

우리나라의 핵의학의 규모는 현재 연간 60만 건 이상의 영상검사와 1,500만건 이상의 방사면역측정검사, 2만여 건의 방사성동위원소치료가 시행되고 있으며 해마다 꾸준히 증가하고 있다. 전국적으로 SPECT와 PET/CT, PET/MRI 등의 첨단장비가 빠르게 보급되고 있는 가운데 핵의학 장비의 보급률 또한 전세계에서 5위권에 이르고 있다. 특히 PET/CT의 경우 인구당 보급률은 미국에 이어 세계에서 2위를 기록하고 있으며 핵의학과 관련하여 국제학회에 보고되는 연구논문 발표수도 5위권에 이르고 있다. 이러한 우리나라의 핵의학 발전과 높은 수준은 우리나라의 의학을 세계의 중심에 서게 하는 하나의 밑거름이 되게 하였으며 국민의 건강을 지키는 중요한 의학의 한 분야로서 꾸준한 발전을 거듭하고 있다.

6.4 방사선 종양학

6.4.1 종양의 개념

종양이란 생체의 세포가 이상적으로 증식하여 생체조직의 일부가 정상조직과는 관계없이 비정상적인 성장을 계속하는 것으로 정상조직의 기능에 영향을 미치는 것이라고 말할 수 있다. 의학적으로 종양이란 neoplasm(new growth, 신생물)라고 하는데, 의미상 새로운 성장이라는 뜻을 가지고 있으며, 생체조직이 자율적, 과잉적으로 성장하는 것으로 각 조직의 개체 활동에 장해를 주거나 정상조직에 대해서 파괴적으로 작용하게 된다. 종양이란 우리 몸속에서 새롭게 비정상적으로 자라난 덩어리라고 표현할 수 있으며, 일반적으로 종양에 해당하는 의미로 'tumor'라는 용어가 사용되고 있다. 종양 또는 신생물을 연구하는 학문이 종양학(oncology)이고, 방사선을 이용하여 종양을 치료하고, 연구하는 학문을 방사선종양학(radiation oncology)이라고 한다.

종양에는 양성종양(benign tumor)과 악성종양(malignant tumor)으로 분류하게 되는데 종양이라는 것은 그 성질과 상관 없이 덩어리라는 의미를 말하는 것으로 주변 조직에 침투하지 않고 종양세포가 다른 장기로 전이가 되지 않아 종양 자체를 떼어내기만 하면 되는 양성종양과 종양세포가 타 장기로 전이하고 생명에 위협이 될 수 있는 악성종양이 있는데 우리가 흔히 암이라고 부르는 것은 종양 중에서도 악성종양을 의미한다.

종양 (tumor)
- 양성종양 (benign tumor)
- 악성종양 (malignant tumor)
  - 암종 (carcinoma)
  - 육종 (sarcoma)

6.4.2 방사선 치료의 개요

암 치료는 국소적인 방법으로 방사선 치료, 외과적 수술, 온열치료 등과 전신적인 방법으로 화학요법, 면역요법, 유전자요법 등이 있다. 이 중에서 방사선 치료는 암의 치료에 있어서 획기적인 공헌을 하여 왔으며, 앞으로도 그 중요성은 변함이 없으리라 생각된다.

'암에 대한 선량은 최대한 많이 방사선을 조사하고, 암 이외의 정상조직에는 최소한 적게, 더 나아가서는 조사되지 않도록 하는 것'이 방사선 치료의 기본 치료 목적이고, 이것이 방사선 치료에 대한 일관적인 과거부터 미래까지 연구과제이다.

방사선 치료는 고 에너지 X선, 전자선, 양성자선, 중성자선 등의 전리방사선을 이용하여 암세포를 죽게 하는 것으로 다른 치료법과 병용하든지, 단독치료방법으로 행해지고 있다. 하루에 180~200cGy의 선량을 장기간 분할 조사하여 정상조직의 방사선 장해는 최소화 하면서, 종양조직에는 최대한 방사선을 많이 조사하여 치료율을 높이는 방법을 쓰고 있다. 조사방법으로는 외부(원격)조사방법, 근접조사(brachy therapy) 방법으로 나뉘어지며, 치료목적에 따라서 다음과 같이 구분한다.

- 근치적 방사선치료 : 종양이 비교적 국소적인 상태거나 조기 암에 머물러 있으며 전이가 없을 경우에 완치를 목적으로 치료하는 것
- 완화적 방사선치료 : 종양이 비교적 진행되었거나 원격전이를 가지고 있는 경우 환자의 고통과 증상완화를 목적으로 치료하는 것

(1) 방사선치료의 원리와 목적

① 방사선 치료의 원리

방사선치료란 전리방사선을 인체에 조사하여 일어나는 물리, 화학, 생물학적 작용을 이용하는 것이다. 여기서 이용되는 방사선 즉, 전리방사선은 X선, γ선, 전자선, 중성자선, 양성자선, α선, 중간자선(π^-) 등이 있다. 이들이 인체에 조사되면 인체를 구성하고 있는 물질과 상호작용을 일으키고, 그때 얻어지는 에너지를 물질에 주면 물질을 구성하고 있는 원자, 분자에 여기나 전리를 일으켜 DNA 사슬에 작용하여(DNA 손상) 세포는 기능적 장해, 증식저지, 사멸 등이 일어나며 결국 암 세포는 죽게 되는 원리이다.

㉠ 인체에 방사선을 조사한다.

- 직접전리방사선(direct ionization radiation) : α선, 전자선, 양자선, 기타 입자선 등은 물질과 상호작용하여 발생한 2차전자가 직접 DNA 사슬을 손상시켜 장해가 일어난다(직접작용).

$$\underset{\text{(irradiated)}}{\text{DNA}} \longrightarrow [\text{DNA}^{+} + \text{e}^{-}] \longrightarrow \underset{\text{(DNA free radical)}}{\text{DNA}\bullet}$$

- 간접전리방사선(indirect ionization radiation) : X선, γ선, 중성자선 등은 물질과 상호작용 하여 발생한 2차 전자가 인체 내 물 분자와 먼저 작용하여 유리기(free radical)을 생성한 후 DNA 사슬을 손상시켜 장해가 일어난다(간접작용).

$$\underset{\text{(irradiated)}}{H_2O} \longrightarrow [H_2O^{+} + e^{-}] \longrightarrow \underset{\text{(free radical)}}{OH\bullet} + \text{DNA} \longrightarrow \underset{\text{(DNA free radical)}}{\text{DNA}\bullet} + H_2O$$

㉡ 방사선과 인체의 물질과 상호작용하여 얻어진 에너지를 인체에 전달한다.

전리(ionization) : 전자 발생(2차전자) ··························· 물리적 단계(10^{-13}초 이내)
전자와 체내 물 분자와의 상호작용 유리기 생성 ············· 화학적 단계(10^{-6}초)
생성된 유리기가 DNA 사슬에 작용하여 DNA 손상 ······ 생물학적 단계(초~년)

DNA 손상의 종류는 다음과 같다.

- 한 가닥 절단(single strand break)
- 두 가닥 절단(double strand break)
- 핵산 염기 파괴
- 인과 당 결합의 절단

㉢ 세포는 기능장해, 증식저지, 세포사멸(파괴) 등이 일어난다 : 암세포 치사

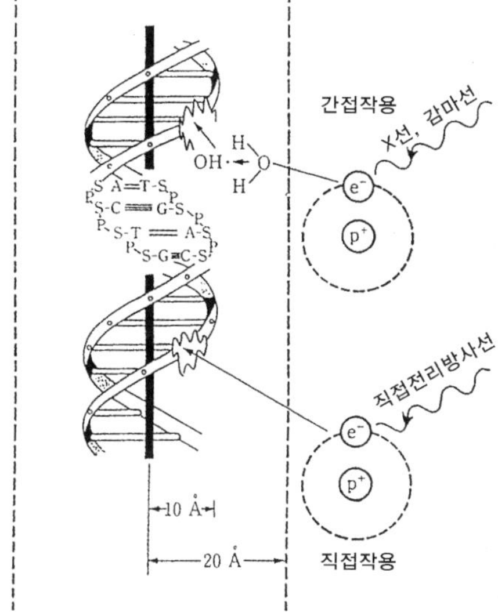

[그림 6-38] 전리방사선에 의한 DNA 손상 모형

② 방사선치료의 목적

암 환자에게 방사선치료를 실시하는 목적에는 크게 두 가지 차원에서 생각하게 된다.

첫째로 암소식과 성상조직과의 방사선 효과비를 최대한으로 하여 암을 사멸시켜 환자의 생명을 연장하고 삶의 질을 높이는 것이다.

둘째는 동통을 줄여서 증상을 완화시켜 인체 각 기관의 기능을 회복시키므로 환자가 받는 고통을 최소화 하는데 있다. 이러한 목적을 달성하기 위한 고려사항은 다음과 같다.

- 방사선 종류와 에너지
- 조사선량과 조사면 크기
- 체내에서 최적의 방사선 치료 방법
- 치료기간에 이루어지는 분할선량과 시간
- 방사선과 화학요법 병용
- 온열요법 병용
- 수술, 화학, 면역, 유전자요법의 병용
- 방사선 장해증상 및 환자 영양관리

(2) 방사선치료 방법

방사선치료의 원리와 목적에 이어 방사선치료 방법들은 다음과 같이 정리할 수 있다.

① 외부(원격)조사 치료(external beam therapy)

방사선 선원(radiation source)과 환자 즉, 암조직과 일정한 거리를 유지하면서 대부분 선형가속기에서 발생하는 고 에너지 X선이나 전자선을 이용하여 인체 내부의 종양을 사멸시키는 방법

② 근접조사 치료(brachy therapy)

아주 작은 방사성동위원소를 인체의 조직 내 또는 강 내에 관, 침, 기타 기구 등을 통하여 직접 삽입하여 자궁, 방광, 기관지, 식도 등을 치료하는 방법

(3) 방사선치료 용적

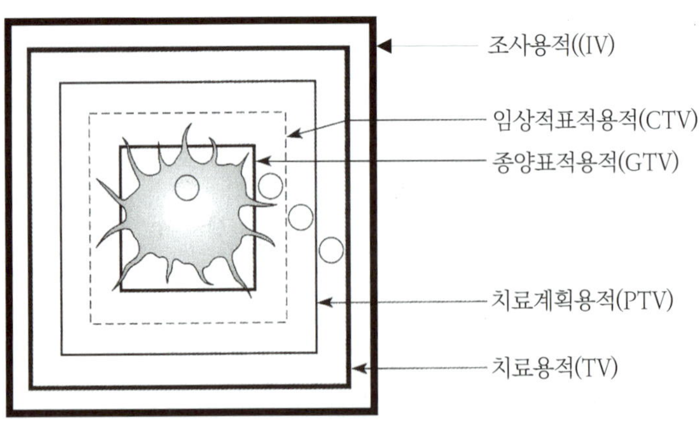

[그림 6-39] 방사선치료 용적 모형도

방사선 치료 시 암세포의 부위는 집중적으로 모여 있고 그 크기가 커짐에 따라 암 세포의 농도가 낮게 된다. 암세포 1g에 약 109개 정도의 세포가 존재하고 있다. 이러한 암 세포를 모두 사멸시키는 데 필요한 선량은 세포에 따라 다르지만 편평상피 암의 경우 70Gy의 선량이 필요하다. 그림 6-39와 같이 방사선치료 시 치료용적을 어느 정도 범위까지 정해야 하는지는 대단히 중요한 사항이다. ICRP-60에서 권고한 5가지 용적을 중심으로 내용은 다음과 같다.

① 종양표적용적(gross tumor volume: GTV)

암세포가 활발하게 성장하는 공간에 해당하는 부위로 종양을 직접 만져서 알 수 있는 촉진이나 시진, 획득된 영상에 잘 관찰되는 부분이다. 종양표적용적은 여러가지 진단방식에 의해서 결정된다.

② 임상적표적용적(clinical target volume: CTV)

종양표적용적과 그 주위 세포에 대한 현미경학적으로 관찰되는 종양세포의 농도가 낮은 부위로 근치조사와 완화조사의 치료 목적 달성을 위한 치료선량이 조사되는 용적이다.

③ 치료계획용적(planning target volume: PTV)

기하학적 개념의 치료 선량 계획으로 선량을 설명하기 위해 사용되고 있으며, 치료 시 환자의 호흡 및 움직임까지 고려되는 것으로, 해당되는 모든 조직에 치료선량이 조사되도록 치료계획용적은 임상적 표적용적보다 기하학적으로 조금 더 큰 용적이 되도록 하고 있다.

④ 치료용적(treated volume: TV)

근치조사와 완화조사에 필요한 치료선량을 조사하는 용적이다

⑤ 조사용적(irradiated volume: IV)

실제 방사선이 조사되는 면적을 말하는 것으로 정상조직이 견딜 수 있는 견딤선량을 넘지 않도록 고려하여 조사하는 용적이다.

6.4.3 방사선치료 과정

임상 각과에서 각종 암에 대한 방사선치료가 필요하게 되면 환자를 방사선종양학과에 방사선치료를 의뢰하게 된다. 방사선치료가 결정되면 모의치료계획을 시행 한 후 영상자료를 기초로 전산화 치료계획을 세워 치료에 필요한 고정기구와 보상체 그리고 정상조직을 보호하기 위한 차폐체 등을 제작한 후 방사선치료가 시작되고, 치료가 종료된 다음에는 치료성적을 일정 기간 동안 계속해서 추적하고 관리를 하게 된다.

원활한 암 치료를 위한 방사선종양학과의 의료진 구성으로는 방사선종양학과 의사, 의학물리사, 방사선사, 간호사 등으로 구성되어 있으며 역할은 다음과 같다.

방사선종양학과 의사는 환자를 진찰하면서 각종 검사, 외과적 수술소견과 병리학적 조직검사 결과 및 영상을 토대로 하여 최적의 방사선 치료방침을 결정하게 된다. 또한 전반적인 치료계획을 수립하고, 종양의 병기와 환자의 상태에 따라 조사하게 될 총 방사선 선량과 구체적인 치료방법을 결정하게 되고, 치료 중에 일어날 수 있는 합병증 발생 유·무를 확인하고 정기적인 환자의 진찰을 통해 종양의 변화상태 등 치료 후 지속적인 환자를 관리하게 된다.

의학물리사는 치료 시 방사선을 얼마나 조사하여야 할지를 계산하게 되고, 방사선 조사를 하게 될 때 종양 및 정상조직에 선량분포가 어떻게 형성되는지 미리 확인하고 치료의 적합성 유,무를 종양학과 의사가 평가할 수 있도록 전산화 치료계획 자료를 제공하게 된다. 또한 방사선치료 장치의 성능관리를 정기적으로 시행하여 최적의 방사선치료가 이루어질 수 있도록 하게 한다.

방사선사는 종양학과 의사와 함께 치료범위 및 방향을 설정하고 미리 모의치료계획을 실시하며, 환자를 움직이지 못하도록 환자 고정기구와 치료보조 용구 및 방사선으로부터 정상조직을 보호하기 위한 차폐체를 제작하고 모의치료계획에 의해 조사범위가 설정된 종양을 여러 종류의 첨단 방사선치료 장치를 이용하여 환자를 직접 치료하게 된다.

간호사는 치료 중에 발생할 수 있는 부작용과 증상관리, 그리고 영양관리 및 환자에 대한 전반적인 상황에 대해 환자에게 정보와 교육을 하게 되며, 환자간호에 대한 조치 및 관리를 하게 된다.

(1) 방사선치료 결정

방사선종양학과에 내원한 암 환자의 종양에 대한 방사선치료를 결정할 때는 각종 검사 결과와 전산화단층영상(CT), 자기공명영상(MRI), 양전자방출단층영상과 전산화단층영상의 장점만을 혼합한 PET-CT 등을 통하여 치료 부위를 결정하게 된다. 또한 악성종양의 종류 및 발생부위와 종양의 크기, 림프절 침범 유무, 타 장기로의 전이 등 병리학적 소견을 근거로 하여 악성종양의 진전도에 따른 병기(staging)를 결정하게 되며, 완치를 목적으로 할 것인가 또는 증상을 완화시키는 목적으로 할 것인가에 따른 치료목적 등을 고려하여 방사선 치료방법 등을 결정하게 된다 (그림 6-40).

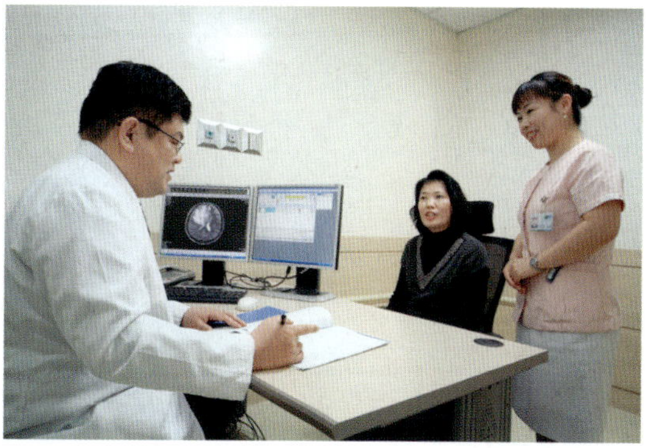

[그림 6-40] 환자에게 치료진행 절차와 경과에 대하여 설명하고 있는 사진

(2) 모의치료계획(Simulation)

방사선치료는 종양의 위치를 찾아내 정확하게 조사하여야 한다. 하지만 환자의 체표면에서는 종양의 위치를 알 수 없으므로, 실제 방사선치료 장치와 기하학적으로 동일한 모의치료계획 장치를 이용하여 종양 및 정상조직의 정확한 위치를 파악하고 정확한 치료계획을 수립한 후 실제 방사선치료가 원활하게 이루어지도록 하게 하는 과정을 말한다. 모의치료는 환자의 치료 시 자세를 결정하고 치료가 시작될 때부터 치료가 끝날 때까지 항상 똑같은 자세를 유지하도록 하기 위해 환자고정기구를 제작하여 사용하기도 한다. 또한 모의치료계획은 일반 X선 촬영을 이용한 2차원적 모의치료계획과 전산화 단층촬영 장치를 이용한 3차원적 CT 모의치료계획이 있다. 전통적인 2차원적 모의치료계획은 방사선치료 장치에서 조사되는 것과 기하학적으로 똑같은 조건으로 맞추어 종양의 위치, 치료범위, 치료깊이, 조사방향 등을 확인하고, 환자의 몸에 특수 잉크를 이용하여 표시한 후 X선으로 그 부위를 촬영한다 (그림 6-41).

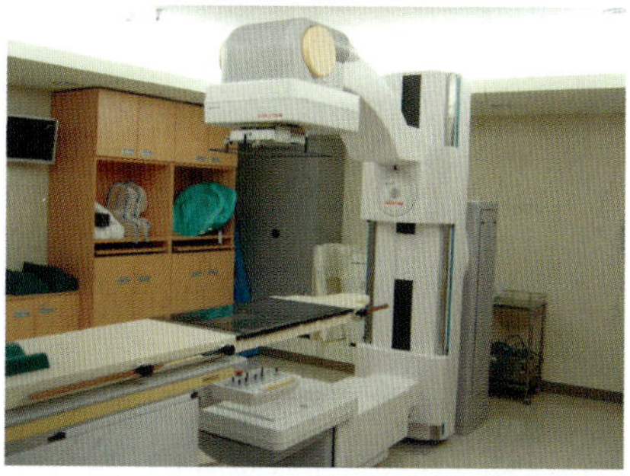

a) 2차원적 모의치료계획 장치

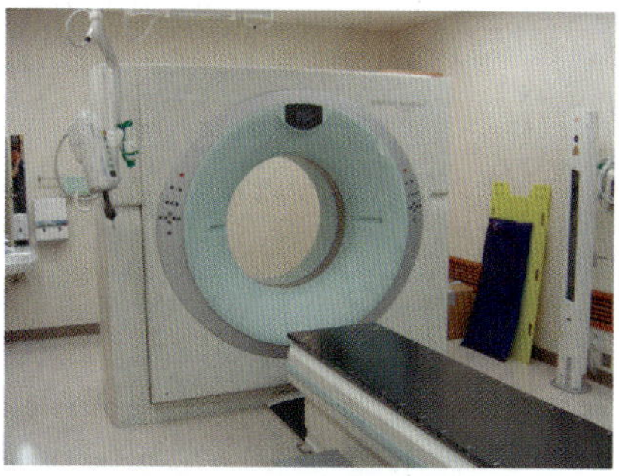

b) CT 모의치료계획 장치

[그림 6-41] 모의치료계획 장치

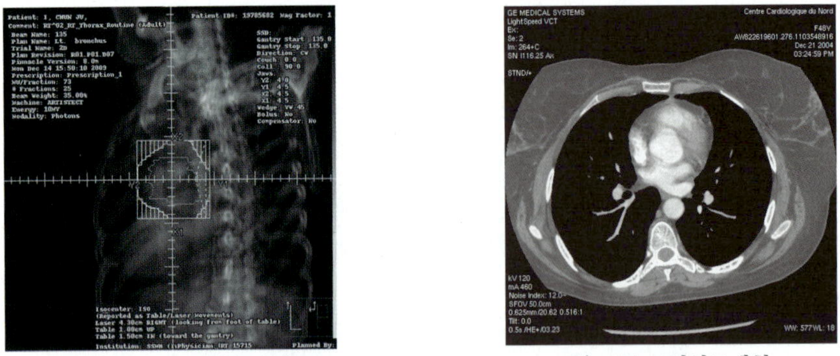

a) 2차원적 모의치료계획 b) CT 모의치료계획

[그림 6-42] 모의치료계획영상

또한 좀 더 복잡한 치료가 시행될 때는 CT 모의치료계획을 이용하게 되는데 이때 CT 모의치료계획 장치는 일반 진단용 CT 장치와 거의 동일한 기능을 가지고 있으며, 환자를 횡단면으로 촬영한 후 그 영상을 디지털 재구성영상(digital reconstruction radiography)으로 만들고 종양과 정상조직의 위치를 3차원적으로 정확하게 확인하게 한다.

환자 고정은 일반적으로 여러 가지 고정 장치를 이용하게 되는데, 한 예로 그림 6-53과 같이 마스크는 처음에는 플라스틱 같은 단단한 재질이지만 70~80℃의 뜨거운 물에 넣으면 부드러워지게 되어 환자에게 마스크처럼 씌워서 고정기구를 제작하게 된다.

(3) 전산화 치료계획(Radiation Therapy Planning)

방사선치료계획은 어떻게 하면 표적으로 하는 종양에는 최적의 방사선 선량을 조사하고, 정상조직에는 피폭을 최소화 할 수 있도록 할 것인가를 위해 전산화 치료계획을 세우는 것이다. 이를 위해 2차원적 모의치료계획에서 얻어진 영상 혹은 3차원적 CT 모의치료계획 영상과 일반적인 CT, MRI 등의 진단용 영상을 참조하고 컴퓨터 프로그램의 전산화 치료계획 과정을 통하여, 방사선 에너지, 방사선 조사방법, 방사선 선량 등을 결정한다. 일반적으로 이러한 과정을 통하여 치료가 진행하게 되며, 방사선치료 중에 종양이 작아지거나 추가적으로 정상조직을 보호할 필요가 있을 때에는 전산화 치료계획을 추가적으로 다시 시행하게 된다. 2차원적 모의치료계획을 한 경우 전산화 치료계획은 모의치료계획 시 촬영한 영상에 보호하여야 할 정상조직 부분을 표시한 다음, 종양에 조사되는 방사선 및 정상조직에 조사되는 선량이 얼마나 되는지를 미리 확인하여 계획한 대로 이상적인 방사선 선량분포가 이루어졌는가를 컴퓨터 화면을 통하여 확인한다 (그림 6-42). 하지만 3차원 CT 모의치료계획을 한 경우는 다음과 같이 좀 더 많은 치료계획 과정을 필요로 하게 된다. 방사선 종양학과 의사가 각 각의 CT 모의치료계획에서 촬영한 영상위에 종양의 정확한 위치와 주변의 중요한 정상장기를 그려주면 전산화 치료계획 프로그램에 의해 컴퓨터가 CT의 단면 영상을 3차원적인 입체 영상으로 만들어 주고 이를 토대로 치료 시 빔의 방향과 방사선 조사선량을 계산 해 낸다. 각 각의 환자에게 최상의 방사선 치료를 시행하고자 반복하여 모의 치료계획을 시도한 후, 최적의 치료계획을 선택하기도 한다. 이 과정은 방사선 치료의 성적을 좌우하는 매우 중요한 과정으로, 많은 시간이 소요되기도 하고 복잡한 경우는 몇일씩 시간이 소요되기도 한다.

그림 6-43의 a)는 유방암 치료를 위한 2차원적 전산화 치료계획 영상으로 유방부분에는 빨간색으로 표시되어 있는데 이는 방사선 선량이 많이 조사된다는 의미이고, 주변의 폐와 같은 정상조직에는 선량이 적게 조사된다는 것을 알려주고 있다. b)의 경우는 전립샘 암 치료를 위한 3차원적 전산화 치료계획 영상으로 전립샘이 있는 부분에는 빨간색으로 표시되고 있어 방사선 선량이 많이 조사되고 있다는 것을 표시해 주고, 주변의 고환, 직장, 방광에는 파란색과 초록색 등으로 표시해 주고 있어 방사선 선량이 적게 조사 된다는 것을 알 수 있게 해 준다.

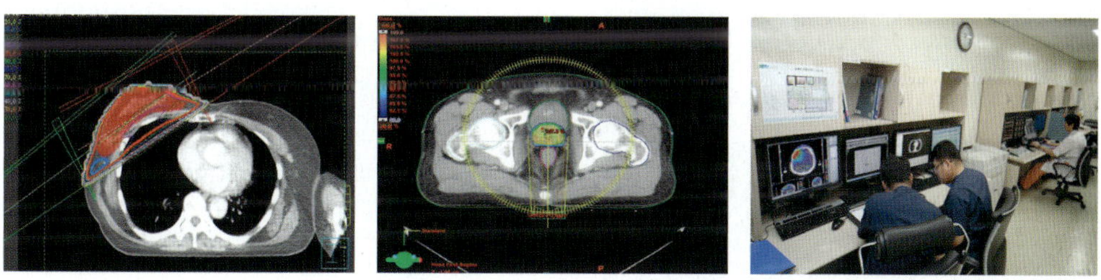

a) 유방암 b) 전립샘암 c) 전산화 치료계획 실

[그림 6-43] 전산화 치료계획

(4) 방사선치료

모의치료계획과 전산화 치료계획 등 모든 준비과정이 끝나면 실제 방사선치료가 시작되며, 방사선치료 시에는 모의치료계획 때와 같은 자세로 치료할 수 있도록 하여야 한다. 방사선치료를 처음 시작할 때에는 모의치료계획 및 전산화 치료계획을 통해서 수립한 계획대로 실제 방사선이 정확하게 조사되고 있는지를 알기 위해 치료실에서 다시 한 번 영상을 만들어 확인하게 된다. 이러한 과정을 제외한 순수하게 이루어지는 방사선 치료시간은 대부분 수십 초에서 수분 정도 소요된다. 이때 환자는 치료 테이블 위에 가만히 눕거나 엎드려 있으면 되고 치료 시 통증이나 어떠한 감각도 전혀 느끼지 않게 된다. 치료 기간은 종양의 종류 및 종양의 진전도에 따라 다르게 되며 1회 조사로 치료가 끝나는 경우도 있고, 1주일에 3번 또는 5번씩 조사하여 2주에서 8주 정도까지 방사선치료가 이루어진다.

그림 6-44. a)는 전산화 치료계획에 의한 종양의 위치를 재구성한 영상으로 빨간 부분이 뇌에 종양이 있는 부분이고, 그림 6-44. b)는 방사선을 실제 눈으로는 볼 수 없지만 종양에 방사선이 조사되는 것을 X선을 이용하여 필름에 촬영한 사진이다.

한편 방사선사는 환자에게 치료과정에 대해서 친절하게 설명하며, 고정 장치를 사용하여 어떠한 자세로 치료가 이루어지는가 자세하게 알려주게 된다 (그림 6-45)(그림 6-46).

방사선치료 중에는 치료실에 환자 혼자 있게 되며, 방사선사 및 모든 의료진은 치료실을 나와 조정실에서 모니터를 통해서 환자의 움직임이나 환자 상태를 계속 관찰하면서 만

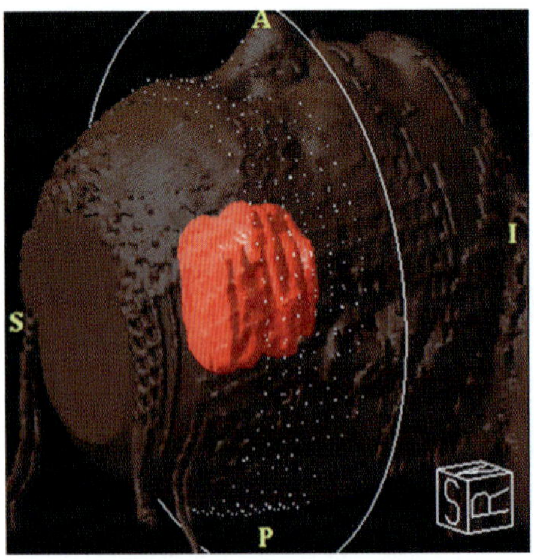

a) 전산화 치료계획 재구성영상

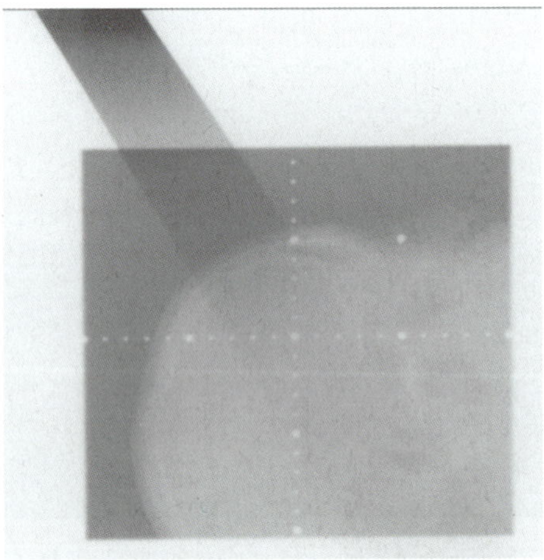

b) 방사선이 조사되는 영상

[그림 6-44] 종양에 방사선이 조사되는 영상

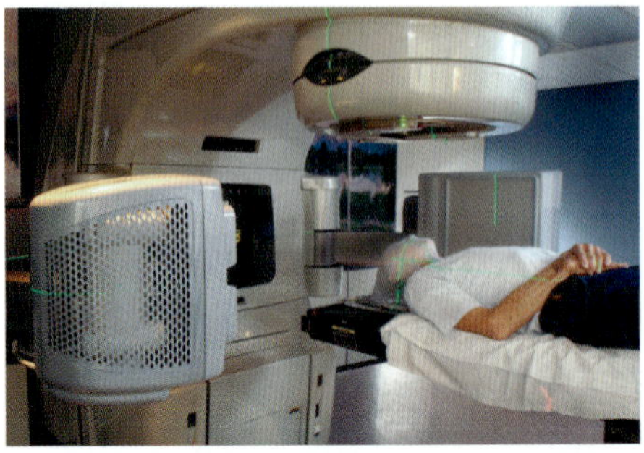

[그림 6-45] 실제 방사선치료 하는 장면

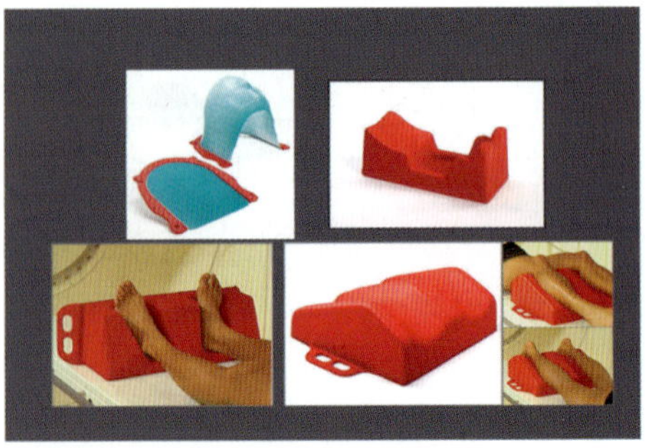

[그림 6-46] 고정기구를 사용하는 장면

일에 일어날 수 있는 응급상황에 대비하게 된다. 치료 중 환자는 불편한 점이 있을 경우에는 손을 들거나 발을 움직여 표시를 하면 방사선사는 즉시 치료를 중단하여 불편한 사항을 제거한 후 다시 치료를 계속할 수 있다. 그리고 방사선을 조사받게 되면 혈구의 수치가 떨어지게 되는데, 이러한 감소상태를 알기 위해 방사선치료를 받는 환자는 일주일 마다 혈액 검사를 하여 혈구의 감소 정도를 체크하며, 암의 호전 상태 및 치료진행 정도를 파악하고, 환자가 불편하거나 궁금한 사항에 대하여 담당 의사와 상의하게 된다. 방사선치료가 종료된 후에는 정기적으로 검진을 받게 되는데, 그 이유는 방사선치료 후 치료 효과에 대한 평가 및 재발 유무를 확인한다. 그리고 방사선치료로 인하여 발생하였던 급성장애를 관리하고, 혹시 발생할지 모르는 만성장애의 발생을 조기에 발견하여 적절하게 조치를 하게 되며, 치료 후 3개월, 6개월, 또는 1년 간격으로 진찰하게 된다.

6.4.4 임상적 방사선치료

방사선치료는 방사선이 발생되는 위치에서 종양까지 일정한 거리를 80 cm 또는 100 cm로 유지하면서 치료하는 원격치료와 아주 작은 방사성동위원소를 가능한 종양까지 접근시켜 종양에만 집중적으로 방사선을 조사할 수 있도록 하는 근접치료가 있다. 원격치료는 일반적으로 2차원적 방사선치료, 3차원 입체조형치료, 정위적 방사선치료, 세기변조 방사선치료, 호흡연동 방사선치료 등이 있다. 최근에는 토모치료 및 사이버나이프치료, 그리고 양성자선치료 등과 같은 첨단 치료방법을 이용하여 정상조직을 보호하면서 효과적으로 암을 치료할 수 있게 되었다.

또한 근접치료는 구강, 자궁, 그리고 폐 및 조직 내에 있는 종양에 방사선을 발생하는 밀봉된 작은 방사성동위원소를 바늘 및 관과 같은 안내 기구를 통하여 종양까지 접근시켜 종양에는 집중적으로 방사선을 조사할 수 있으며, 주변 정상조직에는 방사선의 영향을 급격하게 줄이면서 치료할 수 있다.

(1) 2차원적 원격치료

현재 암 환자의 50~60%가 방사선 치료를 필요로 하게 되며, 기존의 방사선 치료는 2차원적인 치료가 많이 사용되었지만, 최근에는 다양한 3차원적 방사선 치료가 도입되어 이용되고 있다. 3차원적인 치료는 종양에 대하여 선원이 이동하면서 조사가 이루어지기도 하고, 또한 어떤 각도를 가지고 방사선이 조사되는데 비하여, 2차원적인 치료는 종양에 대하여 2차원적으로 평행하게 방사선이 조사되는 것을 말하며, 종양의 부위에 따라 적합한 2차원적인 치료가 시행되고 있다.

기하학적으로 치료 장치와 동일한 X선 모의치료계획 장치와, CT 모의치료계획 장치를 이용하여 종양 및 정상조직에 대한 정확한 위치를 파악하여 정상조직을 보호하기 위한 차폐체를 만들기도 하고, 전산화 치료계획을 세운 후 종양에 방사선 선량이 충분히 조사되고 정상조직에 선량이 적게 조사되는지 등을 확인한 다음 방사선치료가 이루어지고 있다.

치료에 이용하는 방사선은 X선 및 전자선이 주로 이용되고, 선형가속기라는 치료 장치가 널리 이용되고 있으며, 적용 대상 종양은 자궁암, 유방암, 허파암, 피부암 등이 있다.

그림 6-47의 a)는 모의치료계획 영상 및 전산화 치료계획 영상이며, b)는 실제로 방사선을 이용하여 치료하는 사진이다.

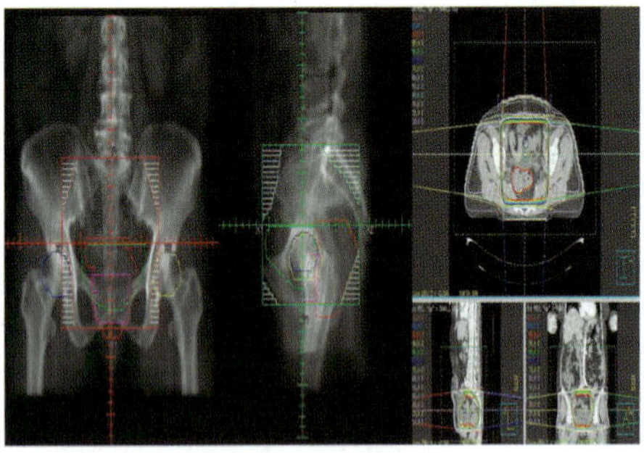
a) 자궁암

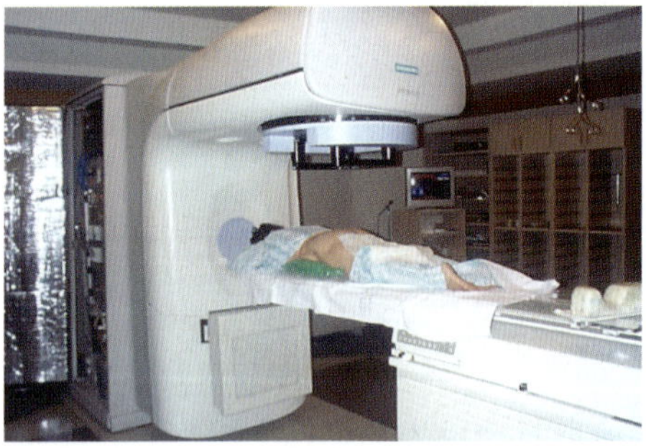
b) 실제 치료 장면

[그림 6-47] 2차원적 치료

(2) 3차원적 원격치료

방사선치료는 종양에는 가능한 많은 양의 선량을 조사하면서 주변 정상조직에는 방사선의 피폭을 최소화 하는 것을 목적으로 하는 것인데, 2차원적인 원격치료에 비해 3차원적 원격치료를 시행하게 되면서 이러한 목적에 더 적합하게 충족할 수 있게 되었다.

이러한 3차원적 특수치료에는 작은 종양을 3차원적인 좌표를 설정하여 많은 선량을 집중치료하는 정위적 방사선수술, 종양의 형태에 맞게 조사면을 조절하면서 치료하는 3차원적 입체조형 치료, 조사되는 방사선 조사면 내 방사선의 강도를 다르게 하여 종양에만 선량을 더 많이 조사할 수 있는 세기변조방사선치료, 6개의 관절축을 가진 로봇팔을 이용하여 어떠한 방향에서든지 위치에 제약을 받지 않고 종양을 치료할 수 있는 사이버나이프치료, 여러 군데 존재하는 종양을 연속적으로 치료할 수 있는 토모치료, 특수한 선량분포 특성을 이용하여 종양주변 정상조직을 보호하면서 치료할 수 있는 양성자선 치료가 있다.

① 정위적 방사선수술(stereotactic radiosurgery)

외과적 수술 시 합병증, 또는 주변 조직이나 신경 손상의 위험이 있을 경우 방사선을 조사하여 이러한 손상 없이 외과적 수술과 같은 효과를 얻을 수 있다. 정위적 방사선수술은 좁은 선속을 이용하여 여러 방향에서 1회 또는 수회에 걸쳐 고 선량의 방사선을 조사하는 것을 말하며, 실제 방사선으로 피부를 절개하여 종양을 절제하여 떼어내는 것은 아니다. 그러나 주변의 정상조직에 대한 손상을 주지 않으면서 외과적 수술과 동일한 효과를 줄 수 있어 뇌 종양 뿐만 아니라 동정맥기형 같은 질병에도 효과적인 치료방법이다. 과거에는 뇌에 있는 병변에 국한되어 적용되었지만 최근에는 뇌뿐만 아니라 척수신경, 허파, 간 등의 체부에 존재하는 종양에도 정위적 방사선치료가 널리 시행되고 있다.

그림 6-48은 정위방사선수술에 대한 사진으로 정밀한 방사선 조사를 위해 환자의 머리를 고정하고 치료를 하게 된다. b)는 CT 사진으로 방사선 치료 전에 화살 표시된 뇌 부분에 종양이 있었는데 오른쪽 사진에서 보는바와 같이 치료 후에 종양이 없어진 것을 볼 수 있다.

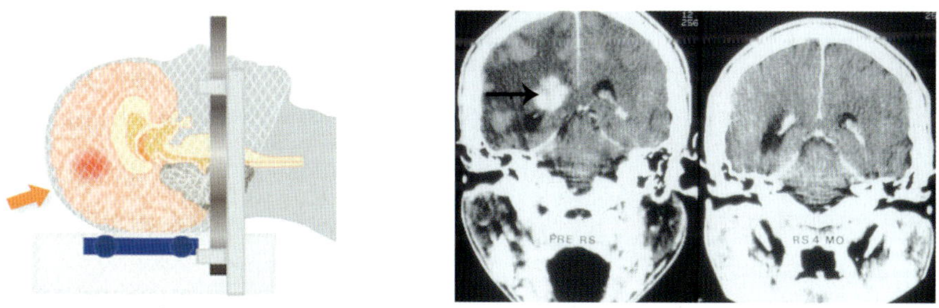

a) b)

[그림 6-48] 정위방사선수술

② 3차원 입체조형치료(conformal therapy)

3차원 입체조형 방사선치료는 3차원 CT 모의 치료계획 영상을 기준으로 하여 종양 및 주위의 정상 조직을 3차원 입체 영상으로 재구성한 후, 여러 방향에서 종양의 모양대로 조사면을 조절하면서 치료하는 방법을 말한다. 또한 체축에 동일면으로 조사하는 것 뿐만 아니라 체축에 대하여 일정한 각도를 가지고 다양한 방향에서 방사선을 조사하게 되므로 기존의 방사선치료에 비해 정상 조직에는 선량을 최소화 하면서 종양에 더 많은 선량을 조사할 수 있으며, 식도암 및 뇌하수체종양 등 치료에 이용한다.

그림 6-49에서와 같이 빨간색이 있는 부분이 종양이 있는 부분이고 2차원적 치료에 비하여 3차원 입체조형치료는 정상조직에 대한 선량의 피폭을 줄이며 종양의 형태에 맞게 선량이 조사되며, 주변 조직에 방사선이 어느 정도로 조사되는지를 색깔로 표시해 주고 있다.

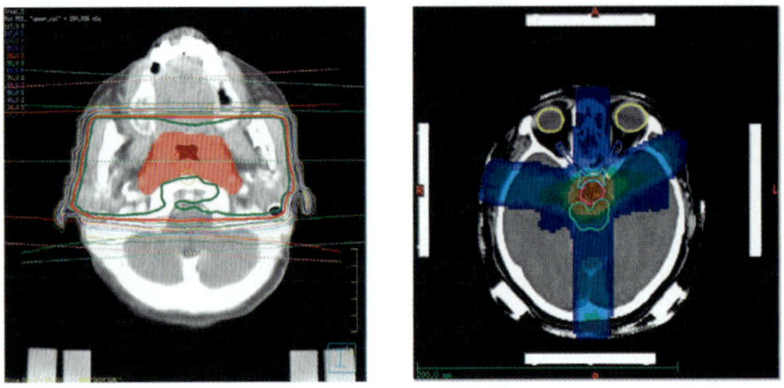

(a) (b)

[그림 6-49] 2차원적 치료(a), 입체조형치료(b) 비교

③ 세기변조 방사선치료(intensity modulated radiation therapy: IMRT)

세기변조방사선치료는 현재 이용되는 방사선치료 방법 중 치료성적이 매우 우수한 치료방법으로 여러 개로 나누어진 조리개를 컴퓨터로 정밀하게 하여 종양의 형태에 맞게 한 후 조사면을 모자이크 처럼 수백 개의 조각으로 나누어서 각 부분마다 방사선의 세기를 다르게 하여 불균등하고 불균질한 종양에 조사하게 되면 종양주변의 정상조직에 도달하는 방사선을 감소시키면서 종양에는 균등하고 많은 선량을 조사할 수 있게 된다. 이러한 치료 방법은 기존의 종양의 모양에 맞추어 치료하는 3차원적 입체 조형치료보다 더욱 정밀하게 방사선 조사가 가능하며, 정상조직에 나타나는 부작용을 최소화 할 수 있다.

세기변조 방사선치료는 모의 치료계획, 전산화 치료계획, 모의치료 등 치료의 전 과정에서 고도의 정밀성이 적용되며, 치료의 모든 과정은 컴퓨터로 분석된 자료를 바탕으로 이루어지게 된다. 따라서 세기변조 방사선치료는 암 부위에 특이적으로 방사선량을 많이 조사할 수 있어 치유율을 높일 수 있지만 치료가 복잡하고 치료준비 및 치료시간이 오래 걸리게 된다.

적용하는 부위는 후두암, 인두암 같은 머리와 목 부분에 있는 암 또는 전립샘 암과 같이 방사선에 대하여 민감하게 반응하는 장기가 근접해 있는 경우에 적합하게 적용할 수 있으며, 최근에는 뇌종양, 자궁경부암, 허파암, 유방암 등 거의 모든 암에 적용하고 있다.

그림 6-50에서 보는 바와 같이 종양의 형태에 맞게 여러 방향에서 방사선을 조사하면서 빨간색의 종양이 있는 부분과 정상조직이 있는 부분에 방사선의 강도를 다르게 하여 척수 또는 눈과 같은 중요장기에는 방사선의 피폭은 최소화하고 종양에는 집중조사 할 수 있다.

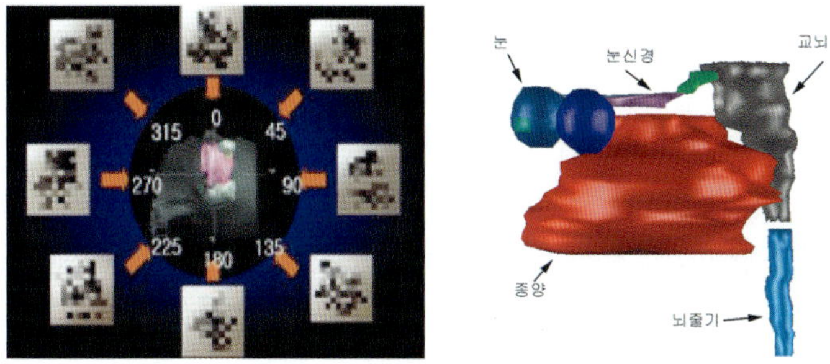

[그림 6-50] 세기변조 방사선치료

④ 사이버나이프치료(cyber knife therapy)

사이버나이프는 외과적 수술 칼 대신 방사선을 발생시키는 소형선형가속기를 6개의 관절축을 가지고 자유로이 움직일 수 있는 로봇팔에 장착하여 다양한 방향에서 종양 부위에 방사선을 집중 조사하는 정밀도가 매우 높은 정위적 방사선치료 전용 장치이다. 치료부위에 맞게 환자를 고정시킨 후 자기공명영상(MRI) 또는 컴퓨터단층촬영(CT)영상을 이용하여 종양의 위치와 형태를 컴퓨터에 입력시키고 전산화 치료계획을 세워 그 정보를 치료 장치로 보낸 다음, 실시간으로 종양의 위치를 확인하면서 치료할 수 있는 영상유도 기술을 이용하여 신체골격영상 및 신체 내에 삽입된 금침의 좌표를 추적하면서 전산화 치료계획을 세운영상과 일치시켜 정밀하게 치료하는 방법을 말한다. 201개의 작은 코발트-60 선원을 한 곳에 집중적으로 조사하는 감마나이프는 뇌종양에만 국한하여 치료하지만 사이버나이프는 종양 이 어느 곳에 있든지 제한 없이 치료가 가능하다.

사이버나이프는 수술이 불가능하거나 주변에 중요한 장기가 있는 경우에도 종양의 위치와 형태에 제한 없이 치료가 가능하다. 또한 일정한 치료 후 추가적으로 치료하거나 재 치료가 가능해 종양의 크기가 크거나, 신경조직 근처에 있는 종양도 신경의 손상 없이 치료가 가능

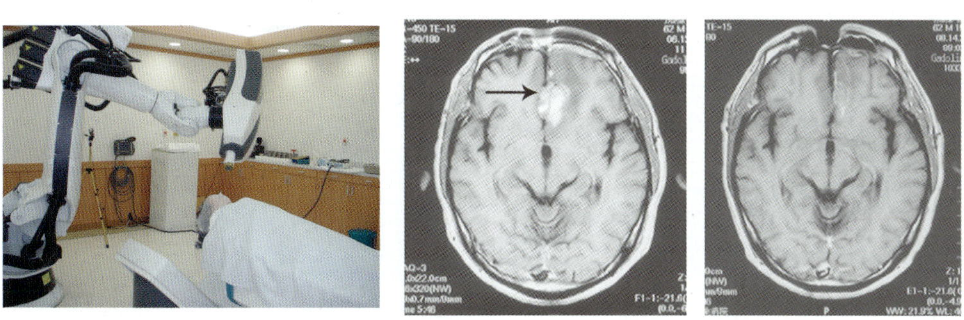

a) b)

[그림 6-51] 사이버나이프치료

하며, 암에 의한 통증을 완화 시켜주고, 출혈을 멈추게 하여 암환자의 삶의 질을 높이고 생존율도 증가시킬 수 있다. 특별히 환자의 호흡에 따라 장기가 움직이면 종양도 움직이게 되는데 이를 실시간으로 추적하며 치료하기 때문에 정상조직에 장해를 거의 주지 않고 치료할 수 있다. 치료대상은 척추종양, 전이성종양, 췌장암, 뇌종양 등에 적용하게 된다.

사진 6-51의 a)는 실제 사이버나이프 장치를 이용하여 치료하는 사진이고, b)의 화살 표시가 있는 부분이 종양이 있는 부분으로 치료 후 종양이 없어진 것을 확인할 수 있다.

⑤ 토모치료(tomo therapy)

토모치료란 CT 촬영과 같은 원리와 고 에너지 X선 세기변조방사선치료를 접목하여 종양의 치유율을 높혀 치료하는 방법이다. 토모치료는 전산화 치료계획 시 설정해 놓은 영상과 치료 직전에 치료테이블 위에서 촬영 된 실제 종양 부위 영상을 서로 혼합(fusion) 하여 비교하게 되면 차이가 난 만큼 테이블이 자동적으로 이동하면서 환자의 종양 표적 위치를 맞출 수 있다. 이어서 표적 종양에 대하여 토모치료 장치가 360도 회전하면서 조사면을 여러 부분으로 나누어 방사선을 조사하게 된다.

이때 방사선의 세기와 형태, 크기가 연속적으로 컴퓨터에 의해 조절되며 동시에 환자가 누워있는 테이블이 일정한 속도로 이동하여 나선형으로 방사선 조사가 이루어진다. 또한 토모치료는 정교한 세기변조방사선치료와 방사선치료 전 전산화 치료계획과 환자의 위치잡기 그리고 방사선 조사가 하나의 시스템에서 통합적으로 이루어지게 된다.

치료는 모든 암에 적용이 가능하며, 특별히 종양 주변에 방사선에 민감한 중요장기가 있는 경우, 재발한 부위에 추가 방사선 치료 시 사용한다. 토모치료의 가장 특징적인 요소는 종양의 크기와 수에 제한을 받지 않고, 여러 곳에 존재하는 암을 같은 날에 연속적으로 치료할 수 있으며, 호흡 연동장치를 장착하여 움직이는 장기에 존재하는 종양치료도 가능하며, 그림 6-52는 토모치료의 원리를 보여주는 그림과 실제 환자를 치료하는 사진이다.

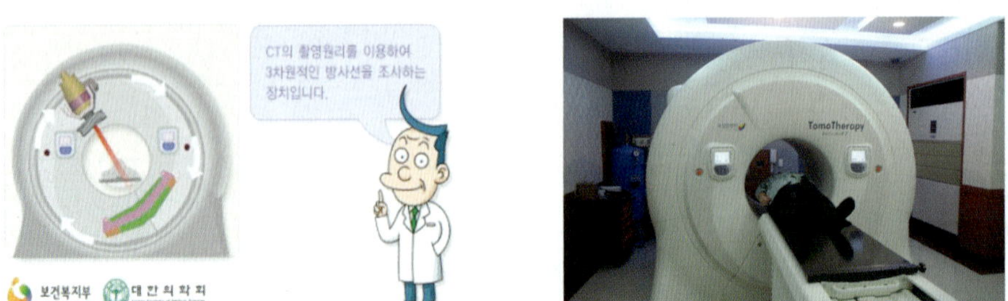

[그림 6-52] 토모치료 (출처: 대한의학회)

⑥ 양성자 치료(proton therapy)

양성자 치료는 브레그 피크(bragg peak)라는 양성자만의 독특한 특성을 이용하여 치료하는 방법이다. 치료에 이용하는 고 에너지 X선, 전자선, γ선 등은 종양에 도달하기 전과 후에 존재하는 정상조직에 손상을 주어 장해를 일으키게 하지만, 양성자선은 조직 내 일정 깊이에 자신의 가지고 있는 에너지를 일시에 80% 이상을 전달하고 그 전, 후에는 에너지의 전달을 거의 하지 않는다. 바로 이러한 특성을 이용하여 종양에 맞게 양성자선의 에너지를 한꺼번에 쏟아 붇게 하면 그 주변에 있는 정상조직에는 방사선의 영향을 거의 받지 않게 하여 치료할 수 있다.

양성자선 치료의 대상이 되는 종양은 뇌척수종양, 안구종양 등 종괴를 형성하는 종양에 적용이 가능하며, 전립샘암, 맥락막 흑색종, 청색종, 초기 허파암 등에서는 수술대신 양성자선 치료로 장기의 손상을 주지 않고 치료가 가능하다.

그림 6-53 a)는 양성자선이 체내에 조사되었을 때 종양에 자신이 가지고 있는 에너지의 대부분을 전달하여 종양에 집중적으로 많은 양의 방사선을 조사하는 것을 보여주고 있다. b)는 X선인 경우 종양뿐만 아니라 주변 정상조직에도 선량이 많이 조사되고 있는 것을 보여주고 있으며, 양성자선의 경우 종양에 선량이 집중조사가 이루어지면서 주변 정상조직에는 방사선이 거의 조사되지 않는 것을 보여주고 있다.

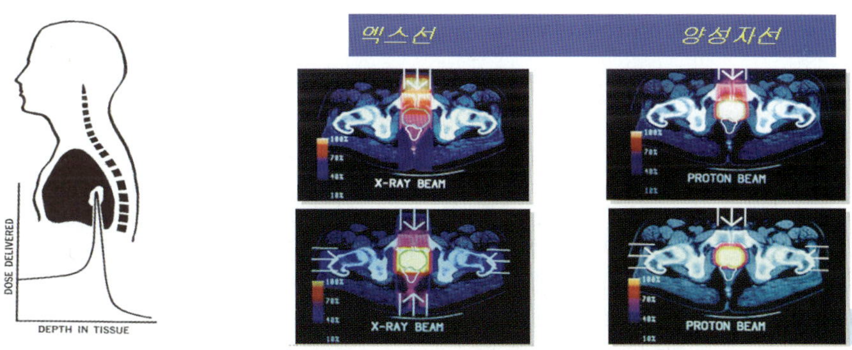

a) 브레그 피크 b) X선과 양성자선의 선량분포 비교

[그림 6-53] 양성자선의 특성

◈ 치료과정

㉠ 치료자세 및 CT 모의치료 계획

고정용구를 제작하여 치료부위와 자세를 고정한 후 치료부위를 결정하고 촬영하여 모의치료 계획을 시행한다 (그림 6-54).

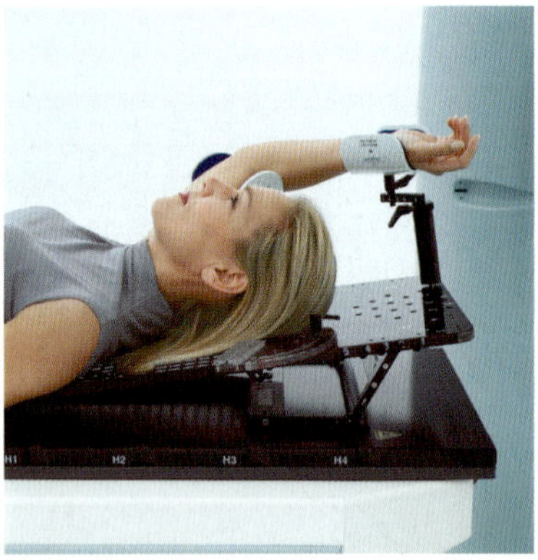

a) 치료자세 고정

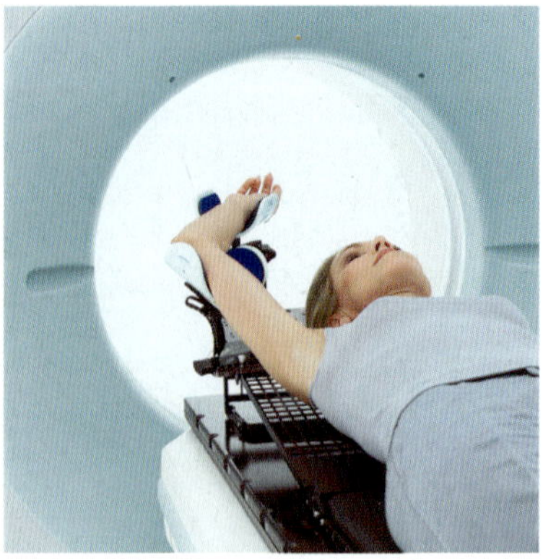

b) CT 모의치료 계획

[그림 6-54]

㉡ 전산화 치료계획

모의치료 계획 시 결정된 영상 자료를 기준으로 전산화 치료계획용 컴퓨터를 이용하여 종양 및 정상조직의 선량분포를 확인 하면서 최적의 치료방법을 결정하게 된다(그림 6-55).

㉢ 영상추적방사선치료(IGRT)

디지털 영상 포지셔닝 시스템(DIPS)을 이용하여 전산화 치료계획 영상자료와 치료가 시작되기 직전 환자가 치료 테이블에 누워있는 상태에서 일반 X선 및 CT 촬영을 하여 얻은 영상을 서로 비교하여 치료에 적합하도록 종양의 위치를 자동으로 맞추게 된다(그림 6-56).

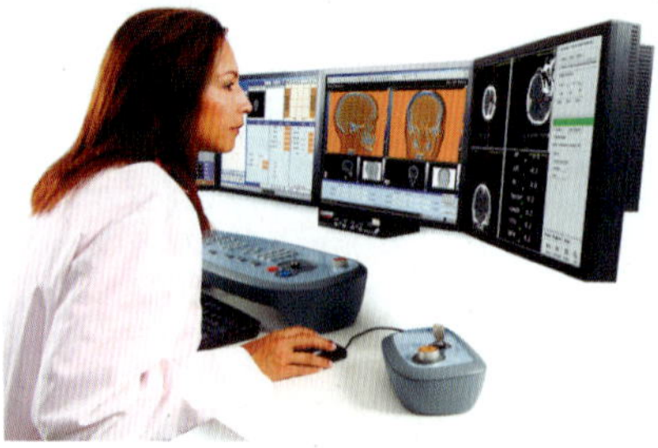

[그림 6-55] 전산화 치료계획 하는 장면

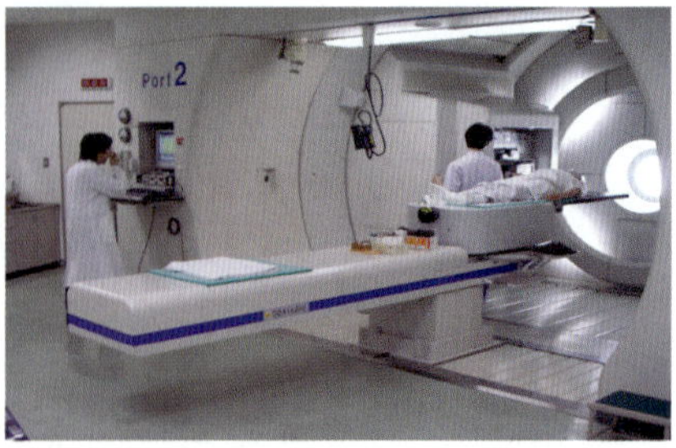

[그림 6-56] CT를 이용하여 종양의 위치를 추적하는 사진

㉣ 양성자선 치료

전산화 치료계획에 의해 결정된 대로 정상조직을 차폐하고 종양의 형태와 크기에 맞게 양성자선 치료가 시작된다. 치료시간은 20~30분 정도 소요되며, 일정기간 치료가 시행된다 (그림 6-57).

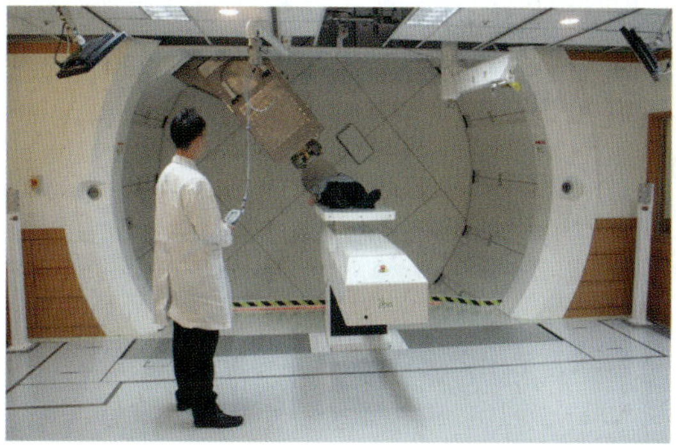

[그림 6-57] 양성자선 치료장치를 이용하여 치료하는 장면

⑦ 4차원적 호흡연동 방사선치료

종양을 치료할 때 가능한 조사범위를 작게 하여 정상조직을 보호하여야 한다. 그러나 허파암이나 간암과 같이 호흡 등의 요인에 따라 종양이 움직이는 경우에는 종양을 충분히 치료하기 위해서는 종양이 움직이지 않는 경우보다 조사면의 크기를 크게 하여야 한다. 하지만 방사선치료 범위가 커지면 종양 주변의 정상 조직이 많이 포함되게 되어, 이로 인한 부작용이 커질 수밖에 없다. 이때 종양의 위치를 호흡에 따라 분석하여 종양이 특정한 위치에 도달할 때 방사선을 조사하면 그만큼 방사선치료 범위를 작게 할 수 있고, 종양에는 충분한 양의 방사선을 조사하면서 주위 정상 조직을 보호할 수 있는데, 이와 같은 치료방법을 4차원적 호흡연동 방사선치료라고 한다 (그림 6-58).

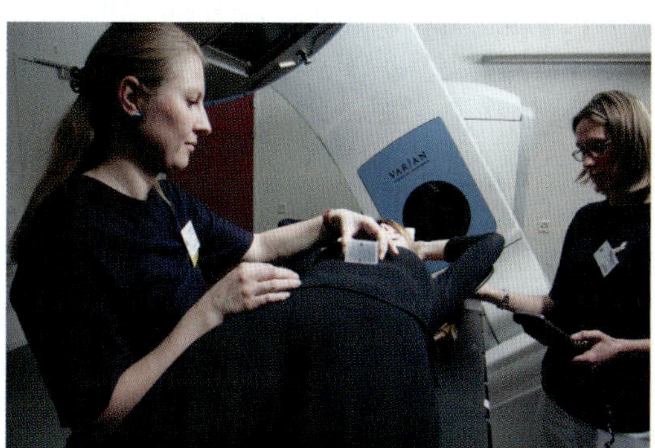

[그림 6-58] 환자에게 호흡조절 장치 부착

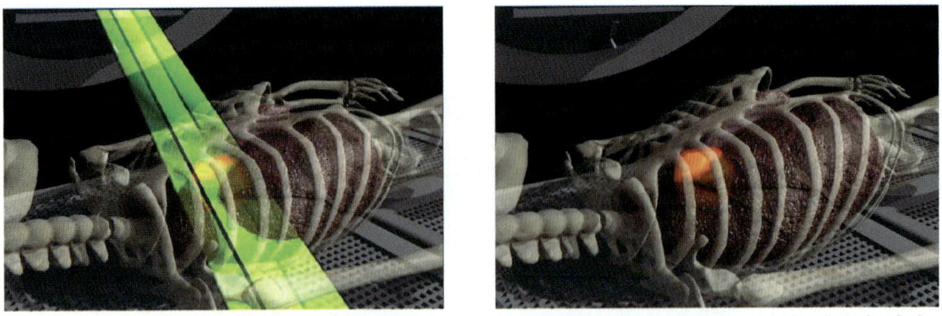

a) 호흡에 따라 방사선이 조사되는 사진　　b) 호흡에 따라 방사선 조사가 정지된 사진

[그림 6-59] 4차원적 호흡연동 방사선치료

그림 6-59에서 보는 바와 같이 환자 몸에 호흡 조절 장치를 부착하고 호흡에 따른 움직임을 센서가 감지하게 되면 그 데이터를 방사선치료 장치와 연동하여 종양이 조사면의 범위안에 들어오면 방사선이 조사되고 범위을 벗어나게 되면 방사선의 조사가 정지하는 것을 반복하면서 치료하는 방법을 말한다. 또는 사이버나이프 장치의 경우는 로봇팔에 부착된 방사선치료 장치가 호흡에 따라 종양을 추적해 가면서 조사하게 된다.

(3) 근접방사선치료(brachytherapy)

원격 방사선치료가 방사선원과 종양과의 거리를 일정하게 유지하면서 치료하는데 비하여 근접치료는 씨앗처럼 작은 선원을 가능한 종양까지 접근시켜 종양에만 집중적으로 선량을 조사할 수 있도록 치료하는 방법을 말한다. 이때 가짜 선원을 이용하여 선원을 종양까지 안내하여 주는 기구(applicator)를 통해 종양에 접근시켜 모의치료계획을 하면서 영상을 촬영하여 종양 및 선원의 위치를 확인한 후 그 영상을 이용하여 전산화 치료계획을 통해 조사시간 및 치료계획을 세우게 된다. 치료계획이 결정되면 가짜 선원을 안내 기구에서 빼 내고 씨앗처럼 작은 방사성동위원소 선원이 안내관 안으로 들어갈 수 있도록 안내 관과 근접치료 장치를 연결시킨 후 방사선사는 치료실을 나와 다른 방에 설치되어 있는 조정 장치를 이용하여 방사성동위원소를 종양에 위치시킴으로써 종양을 치료하는 방법이 근접방사선치료이다. 씨앗 같은 작은 방사성동위원소를 환자의 어느 장기에 위치시키는 가에 따라 자궁암, 구강암 같은 강내 방사선치료, 유방암, 전립샘암 같은 조직내 방사선치료, 식도암, 담도암 같은 관내 방사선치료 등으로 분류한다 (그림 6-60).

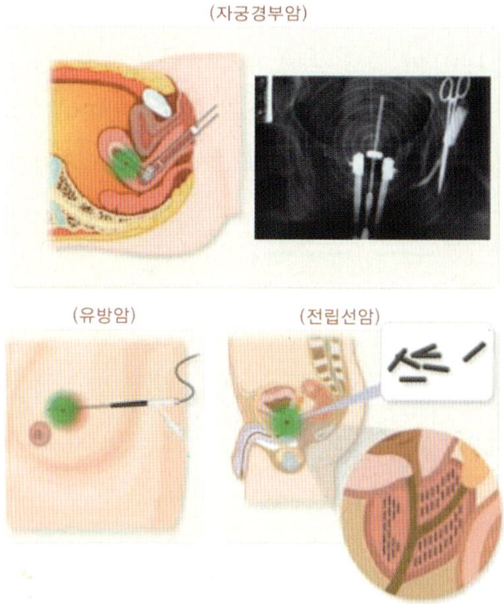

[그림 6 60] 근접치료의 예 (출처: 대한의학회)

6.4.5 방사선 치료시 주의사항

(1) 방사선 치료 전

- 방사선 치료는 정상조직에 대한 장해를 줄이기 위해 조사되는 총 선량을 2주~8주로 나누어 조사하게 된다. 치료 중 일시적으로 나타나는 장애 증상은 병이 악화된 것이 아니며, 증상에 따라 주치의의 처방을 받아 증상을 완화 시킬 수 있다. 또한 대부분의 급성 증상들은 방사선 치료 후 한 달 정도 지나면 회복이 된다.
- 방사선치료를 받는 환자는 매주 한 번씩 혈액검사를 시행하게 된다. 방사선 치료로 인한 혈액에 나타나는 급성 장해로 백혈구, 적혈구, 그리고 혈소판 수치가 감소되기 때문이다. 또한 허파암 치료를 받는 환자는 의료진의 지시에 따라 2주에 1회씩 가슴촬영을 통해 염증유무를 확인하게 된다.
- 방사선치료 전부터 복용하던 약이 있으면 반드시 의사에게 알려야 하고, 방사선 치료 중에 다른 투약이나 치료를 받게 될 때에도 반드시 담당의사에게 문의하여야 한다. 한약이나 민간요법은 과학적으로 효과가 증명되지 않은 것도 많으며, 간혹 암세포의 성장을 촉

진할 수도 있으므로 치료기간 중에는 사용을 중지하고 담당의사와 상의하여야 한다.

- 방사선 치료부위를 나타내기 위해 몸에 표시한 부분은 목욕으로 지워지지 않도록 하여야 하고 치료 받는 피부는 문지르거나 자극을 주지 말아야 한다.
- 방사선치료 시 통증 및 열감은 없으며 치료 중에는 움직이지 않고 방사선사의 지시에 따라 치료를 받게 된다.

(2) 방사선 치료 중

- 식욕부진이 생길 수 있으므로 적절한 영양 상태를 유지하도록 한다.
- 혈구의 감소로 면역력이 저하될 수 있으므로 2차 감염을 예방하도록 하여야 한다.
- 치료에 의해 생기는 전신 및 국소 반응을 조기에 파악하고 신속하게 대처 하도록 한다.

(3) 방사선 치료 후

- 균형 잡힌 식사와 적절한 운동과 휴식을 하여 방사선치료에 의한 장해를 빨리 회복하게 한다.
- 치료가 끝난 후 미지근한 물로 샤워는 가능하나, 사우나 및 온탕 목욕은 피부보호를 위해 삼가야 하여야 한다.
- 방사선치료를 받은 부위의 피부는 직사광선에 직접적인 노출을 피하고, 외출 시 자외선 차단제를 바르는 것이 바람직하다.
- 치료 후 치료 성적을 평가하기 위해 일정 간격으로 정기적으로 검진을 받아야 한다.
- 환자 자신 및 가족은 지속적인 관심과 사랑을 가지고 생활하여야 한다.

6.5 방사선의 인체영향

(1) 역사적 배경

1895년 Roentgen에 의해 X선이 발견된 이후 3년 사이에 방사성 우라늄[Becquerel]과 방사성 라듐[Curie]이 발견되었다.

방사선과 방사능은 투과와 세포치사 효과가 있음을 알게 되어 인체촬영이나 치료 등 의학 분야에 주로 이용되기 시작하였다.

그 당시 방사선 장해나 방어에 대한 지식이 없었으므로 사용상 안전이나 관리가 제대로 이루어지지 않았다.

방사선의 인체장해에 관한 연구는 Thompson(1896년)의 '방사선장해의 선량효과 및 잠복기'에 관한 보고가 최초이다.

1906년 Bergonie-Tribondeau는 방사선이 장기에 서로 다르게 반응한다는 사실을 알고 감수성의 법칙[4]을 발표하였다. 1927년 Mueller는 방사선에 의한 돌연변이 현상에는 일정한 법칙[5]이 있음을 증명하였다.

방사선 장해나 유전학에 관한 통합적 이해와 학문적 체계는 일본의 히로시마와 나가사키 원폭투하 이후이며, 1950년 설립된 국제방사선방어위원회(ICRP)는 방사선 안전 및 관리를 적용하고 권고하는 업무를 수행하고 있다.

---

4) 방사선에 대한 세포의 감수성은 세포의 증식 능력에 비례하며, 그 분화의 정도에 반비례하여 증가한다는 법칙이다.

5) 돌연변이 발생률은 피폭선량에 비례하고, 선량률과 관계없이 발생하며, 시간과 조사 횟수에 관계없이 총선량에 의해 발생한다는 법칙이다.

6.5.1 방사선의 인체 작용의 특징

방사선은 통증이나 열 같은 증세를 보이지 않으면서 순식간에 인체에 장해를 일으킨다.

방사선에 의한 인체장해는 전리 방사선에 의한 조직, 장기의 전리 및 여기 현상에 의한 것이며, 조사된 부위에서만 나타나게 된다.

예를 들어, 전신에 4Gy의 방사선이 조사 되었다면, $LD_{50/60}$으로 표현할 수 있다. 이 표현의 의미는 4Gy의 방사선을 전신에 조사했을 때, 60일 이내에 50%의 피폭자가 죽음에 이르게 된다는 말이다. 그러면 4Gy의 방사선의 크기는 얼마일까? 4Gy의 방사선을 전신조사 했을때 일 에너지로 환산해보면 체중 70kg인 사람을 40cm 만큼 들어 올리는 에너지의 양에 해당하며, 열에너지로 바꿔 말하면 따끈한 커피를 한 모금 (3cc)마시는 열량에 해당한다(그림 6-61).

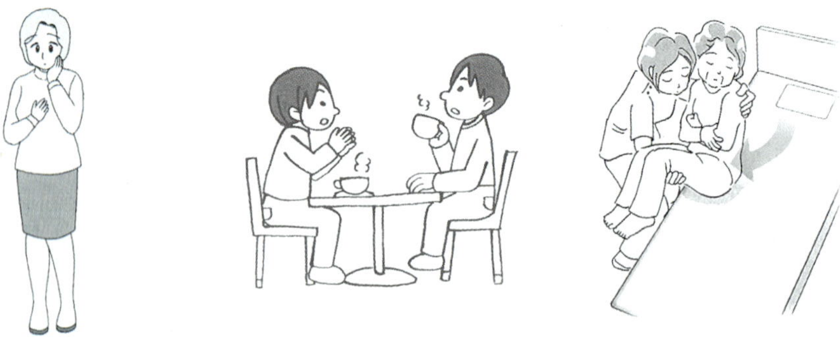

① 전신피폭으로 흡수된 에너지의 크기

- 1Gy=1J/kg
- 체중=70kg
- $LD_{50/50}$=4Gy
- 흡수에너지 70x4=280 Joule=280/4.18=67cal

② 따뜻한 커피 한 모금과 같은 열량

- 온도차 60℃-37℃=23℃
- $LD_{50/60}$=4Gy의 열량에해당하는 커피의양=67cal/23=3.0ml

③ 70kg의 환자를 40cm 들어올릴 때와 같은 일 에너지

- 무게/($LD_{50/60}$)의 에너지로 들어 올릴 수 있는 높이 280/(70x0.0981)=0.4m

[그림 6-61] 인체에 피폭된 방사선을 에너지의 양과 열량과 일 에너지로 환산했을 때의 크기

이같이 적은 에너지로 방사선은 사람을 죽일 만큼의 위력을 가지고 있다고 말할 수 있다.

열은 에너지를 인체에 균일하게 부여하는 반면 방사선 에너지는 지극히 균일하지 못해서 국소적으로만 집중적으로 큰 에너지를 부여하기 때문에 장해를 일으키게 되며 이것이 방사선의 큰 특징 중 하나이다.

6.5.2 방사선으로 인한 세포사와 세포돌연변이 유도

세포에 방사선이 조사되면 세포핵, 세포질, 세포막 등 모든 세포 내 소기관을 구성하는 분자에서 전리와 여기를 일으켜 라디칼이 형성된다. 방사선의 에너지 중 여기에 사용되는 것은 약 반수에 해당하나, 일반적으로 여기는 전리에 비하면 그 생물학적 영향이 적다.

전리나 여기에 의해 영향을 받는 분자는 DNA,단백질, 다당류 및 지질 등이며 이중에서 세포에 가장 크게 영향을 미치는 분자는 DNA이다.

그러면 DNA에서 일어난 손상이 어떤 형태의 세포장해로 나타날까?

10Gy정도의 비교적 낮은 선량에서는 세포의 죽음과 세포의 돌연변이가 방사선 장해의 커다란 원인이 되고 있다. 세포의 죽음은 방사선을 조사한 후 한 번도 분열하지 않은 채 죽음에 이르는 간기사(interphase death)와, 한 번 혹은 몇 번의 분열을 거친 후 분열이 멈추는 증식사(reproductive death)로 나눌 수 있다. 일반적으로 대선량을 조사하면 어떤 세포라도 간기사를 일으키나, 림프구는 예외적으로 10Gy이하의 비교적 적은 선량에서도 간기사를 일으킨다. 이 때 림프구는 세포사발사(apoptosis)[6]를 일으킨다.

한편 분열능력이 높은 세포는 적은 선량으로도 증식사를 일으킨다.

증식사의 경우 실제로는 세포가 분열하지 못하게 될 뿐, 세포 자체는 당분간 살아 있다는 것에 유의하자.

줄기세포 등 증식해야 할 세포가 증식하지 못하고, 줄기세포로부터 분화되어 각각의 기능을 획득해야 할 세포가 공급되지 못함으로써 조직, 기관 장해가 일어나게 된다.

6) 세포가 유전자에 의해 제어되어, 예정된 세포의 죽음을 초래하며 발생분화 과정에서 일어난다.

6.5.3 방사선피폭과 인체영향의 체계

우리가 살아가는 환경은 방사선과 무관하지 않다. 방사선은 우주 멀리 태양계로부터 발생한 후 지구에 이를 뿐만 아니라 지구가 생성될 때부터 흙과 공기 또는 먹고 마시는 음식물 어디에서건 존재하기 때문이다. 지구 공간에 사는 모든 사람들은 이런 방사선에 늘 노출 받아 왔다.

방사선은 피폭부위나 선원의 위치 및 선량률로 분류 할 수 있다(표 6-7).

방사선에 피폭되면 신체적 영향과 유전적영향으로 나타난다. 신체적 영향은 방사선 피폭으로 즉시 발생할 수 있는 급성장해와 긴 잠복기 후에 나타나는 만발성장해로 나타난다.

방사선 피폭으로 암이나 백혈병 및 유전적장해 등이 유발되며, 이같은 장해를 확률적영향이라 하고, 숙취(radiation sickness)[7], 피부홍반, 탈모 및 백내장을 문턱선량(threshold dose)[8]이 있는 결정적영향 이라고 한다.

[표 6-7] 방사선피폭 유형별 분류

피폭 부위별 분류	전신피폭(full body exposure) 국소피폭(local body exposure)
선원 위치별 분류	체외피폭(external exposure) 체내피폭(internal exposure)
선량률별 분류	급성피폭(acute exposure) 만성피폭(chronic exposure)

7) 1.5Gy 이상의 방사선 조사로 구역질,구토와 피로감등이 나타나며, 피폭량의 크기나 피폭부위에 따라 증상의 차이가 있다. 자율신경 실조나 망막내피계 장해가 원인일 수 있다.

8) 생물학적 효과가 나타날 수 있는 한계선량

6.5.4 신체적 영향과 유전적 영향

생물은 크게 그 개체를 만들기 위한 세포(체세포)와 자손을 만들기 위한 세포(생식세포)로 구성된다. 후자는 생식선에 존재하며, 구체적으로는 정자와 난세포 및 그 원형이 되는 세포라 할 수 있다.

방사선이 체세포에 영향을 미친다. 그 개체에도 영향이 나타나므로 이를 신체적 장해라 한다. 특히 생식세포가 장해를 입으면 자손이 태어났을 때 유전적 장해가 나타난다. 특히 그 장해를 가진 개체가 생식 가능하면 장해는 세대를 거쳐 집단내에 퍼질 위험성이 있다.

일반적으로 신체적 장해는 세포사가 원인인 조직 혹은 기관장해와 체세포의 돌연변이가 원인인 발암으로 나눌 수 있다.

조직 혹은 기관 장해에는 급성장해와 만성장해가 있으며 발암은 만성장해로 분류된다.

유전적 장해는 생식세포의 돌연변이가 원인이다. 장해를 입은 생식세포가 수정된 후 발생단계에서 사망하거나 기형이 발생하는 것도 유전적 장해이다.

이같은 영향은 태아기에 방사선을 조사한 개체에서도 관찰할 수 있으나, 그 경우에는 유전적 영향이 아니라 태아에의 신체적 영향임을 유의해야 한다. 물론 방사선에 의한 불임도 신체적영향이다(그림 6-62).

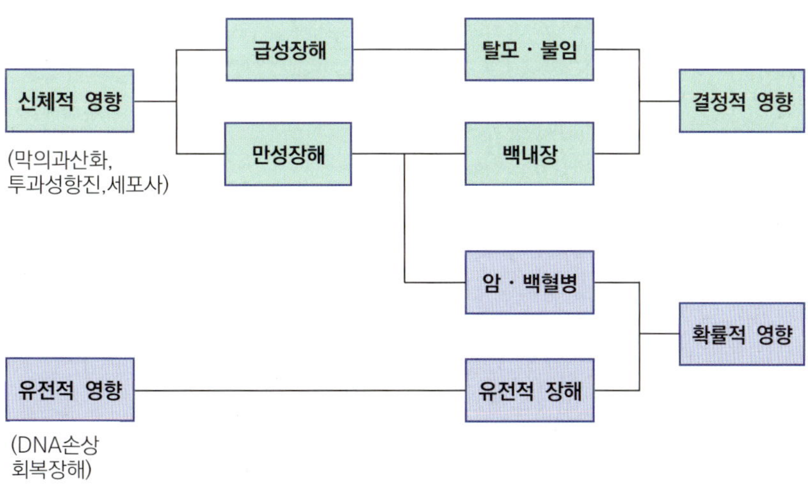

[그림 6-62] 방사선에 의한 신체적영향과 유전적영향

6.5.5 급성장해와 만성장해

피폭 직후부터 수십 일 이내에 생기는 장해를 급성장해라 한다.

수개월에서 수년의 잠복기(증상이 나타나지 않는 기간)를 거친 후에 생기는 장해를 만성장해 혹은 후기장해라 한다.

대선량이 피폭된 후에 신경계나 근육계에 나타나는 현저한 급성장해는 꽤 빠른 시기로 부터 그 증상이 나타난다.

한편 20Gy 이내에서 나타나는 다른 조직, 기관의 급성장해는 각각의 조직, 기관의 줄기세포의 분열 저해가 주요 원인이므로, 증상이 나타나기까지 조금 시간이 걸린다.

만성장해의 예로서는 유전적영향, 발암 ,백내장 및 재생불량성 빈혈 등을 들 수 있다. 또한 폐암 치료 후에 보여지는 폐섬유증 등도 만성장해이다.

폐섬유증은 폐의 기능을 담당하는 실질세포가 방사선으로 장해를 입고 그 후에 섬유아세포가 침윤, 증식하여 실질세포를 대신하기 때문에 폐 기능 저하를 일으키는 것이다.

방사선에 의한 수명단축은 당연히 만성장해로 분류된다.

신체의 일부나 특정장기에 방사선이 피폭됐을 때의 영향과 전신에 조사 됐을 때의 영향은 여러면에서 차이가 크다(표 6-8).

[표 6-8] 전신피폭시 선량에 따른 증상

선량(Gy)	증 상
0.05~0.25	염색체 이상이 나타나는 최소선량
0.25~0.5	백혈구, 임파구 변화
0.5~0.75	혈액변화를 개별적으로 확인 가능
0.75~1.25	피폭자 10%에서 오심, 구토
1~2	피폭자 20~70%에서 구토 피폭자 30~60%에서 무력증 피폭자 20~35%에서 혈구 생산감소
3~5	조혈기능 장해로 수 개월 내 100%사망 ($LD_{50/60}$)
7~10	위장관계 증후군으로 수주~수 개월에 100%사망 ($LD_{100/60}$)
15이상	중추신경계 증후군으로 수주내에 사망

특정장기 피폭에서는 결정적 영향만을 고려하면 되지만, 전신조사에서는 모든 장기에서 복합적으로 나타나는 효과를 연관해서 관찰해야 한다.

선량평가에서 흔히 LD(lethal dose, 치사선량) 라는 기호를 사용하게 되는데, $LD_{50/60}$ 이란, 조사받은 개체군 중 60일 이내에 50%가 사망할 수 있는 선량을 의미하며 반치사선량이라고도 한다.

전신에 1~2Gy가 피폭되면 면역력 저하로 인해 5%정도가 사망할 수 있다. 사람의 방사선에 대한 전치사선량(LD_{100})은 7Gy 전후인데 혈액상의 장해는 물론 위장관계 장해가 원인이 돼서 사망하게 된다.

6.5.6 결정적 영향과 확률적 영향

방호의 입장에서 방사선 영향은 결정적 영향과 확률적 영향으로 나눌 수 있다.

결정적 영향에는 문턱값이 존재한다. 문턱값이란 그 선량까지는 방사선 영향이 나타나지 않는 최대한의 선량을 말하며, 이 선량을 넘으면 각각의 조직, 기관에서 장해의 정도가 선량에 비례하여 증가한다(그림 6-63).

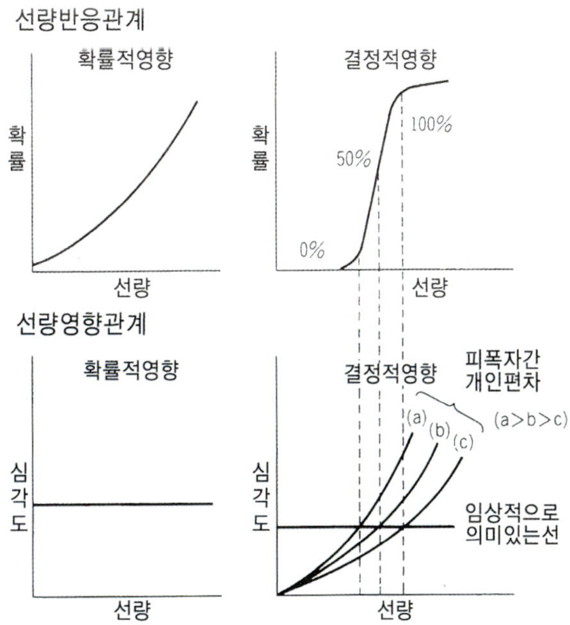

[그림 6-63] 결정적 영향과 확률적 영향

결정적 영향 : 한계치 이하에서도 세포사 등이 일어나지만 이것이 곧 조직, 기관의 기능 저하로 나타나지는 않는다.
한계치 이상의 피폭에서는 신체의 어느 곳에서건 기능장해를 일으키게 된다.

확률적 영향 : 방사선 피폭자중 누가 암발생이 될지 예측할 수 없다.
일반적으로 선량에 따른 빈도로 발암환자가 증가한다. 단, 저선량 영역에서의 데이터가 모자라기 때문에 현시점에서는 직선으로 가정하고 있다.

결정적 영향은 기본적으로 세포의 증식저해(증식사)로 인해 일어난다고 생각되나, 그 이외에도 신경계, 혈관계 및 근육계 세포 등의 장해가 원인이 될 수 있다.

확률적 영향이란 한계치가 존재하지 않는다고 생각되는 영향을 말한다. 구체적으로는 발암과 유전적 영향만이 확률적이다. 따라서 발암을 제외한 모든 신체적 영향은 결정적영향이라고 할 수 있다.

발암과 유전적 영향은 왜 확률적인가? 그것은 이들 영향에 세포의 돌연변이가 관계하고 있기 때문이다. 유적적 영향의 경우 생식세포에 1번, 발암의 경우 하나의 체세포에 몇 번의 돌연변이가 생김으로 인해 일어난다. 즉, 유전적영향이나 발암은 1개체 중의 생식세포나 체세포가 하나라도 성질이 바뀌면 발생할 가능성이 있다는 특성을 가지고 있다(표 6-9).

선량을 적게해서 조사하면 발암이나 유전적 장해가 발생할 확률이 줄어들기는 하나 '0(zero)'이 되지는 않는다는 것이다. 결정적 영향에서는 조직, 기관에서 개개의 세포가 죽을 확률은 돌연변이에 비해 훨씬 높으며, 상당수의 세포가 죽지 않으면 기능저하의 영향이 나타나지 않는다. 그러므로 개개의 세포사 자체는 확률적이지만, 선량이 정해지면 세포집단 내에서 죽는 수는 일정한 범위 내에 수천 개 혹은 수만 개로 결정된다. 그 결과 어떠한 증상이 어느 정도 나타날지 정해지기 때문에 결정적인 것이다.

[표 6-9] 결정적 영향과 확률적 영향의 특성비교

결정적 영향(deterministic effect)	확률적 영향(stochastic effect)
- 고선량 피폭으로 인한 급성반응으로 세포사 등 이 나타난다. - 피폭과 영향 발현의 인과관계가 필연적이다. - 증상은 선량에 비례한다. - 일정 선량 이하에서는 영향의 정도가 임상학적으로 중요하지 않은 문턱선량이 존재한다. - 급성이며 증상의 특이성이 있다. - 선량을 문턱치 이하로 유지하면 방지 가능하다. - 사고 피폭이나 치료방사선분야에서 영향이 높다. - 예: 홍반, 백내장, 혈액상 변화, 치사, 불임	- 세포의 돌연변이와 유전적 장해로 나타난다. - 영향의 발현을 우연성이 지배한다. - 영향의 발생확률이 선량에 비례한다. - 문턱선량 없이 선량에 비례하는 위험이 있는 것으로 가정할 수 있다. - 지발성이다. 구분이 어렵다. - 합리적 범위에서 발병위험을 최소화 할 수 있다. - 일상 저선량 피폭에서 영향이 크다. - 예: 암, 백혈병, 유전결함

6.6 신체적 및 유전적 영향

6.6.1 조혈장기에 대한 영향

조혈장기는 세포재생계조직(renewing cell population)[9]으로 방사선 감수성이 매우 높다. 그중 림프구는 대표적인 세포재생계조직으로 매우 감수성이 높아 골수에 조사되지 않고 말초혈액에 조사되더라도 림프구 감소가 나타난다.

다기능성 줄기세포도 방사선 감수성이 매우 높다. 골수에 적은양의 방사선이 조사되더라도 다기능성 줄기세포 분열에 장해가 나타나며, 모든 혈구의 증식에 영향을 미친다. 다기능성 줄기세포가 사멸할 정도의 많은 양이 피폭되면 모든 종류의 혈구가 감소하는 범 혈구 감소가 일어난다. 이를 재생불량성 빈혈(aplastic anemia)이라고 한다. 재생불량성 빈혈이 되면 혈소판 감소로 인한 출혈, 백혈구 감소로 인한 감염증이나 적혈구 감소로 인한 빈혈 등의 증상이 나타난다. 다기능성 줄기세포에 회복 가능한 선량이 피폭 되었다면, 말초혈액의 변화는 혈구의 수명에 좌우된다.

그림 6-64는 약 2Gy의 전신조사에 따른 말초혈액 내의 혈구변화를 나타낸 것이다. 그림과 같이 림프구는 말초혈액내에서도 감수성이 높아 조사 직후부터 감소한다. 림프구의 수명은 일반적으로 수일 정도로 매우 짧기 때문에 림프구 수의 감소도 크고 피폭선량이 많은 경우 완전회복이 불가능해진다. 림프구 이외의 백혈구에서 가장 많은 것이 호중구이다. 호중구의 수명은 1~2주이나, 림프구 다음으로 빠른 시기에 감소한다.

그러나 회복은 빠르다. 혈소판의 수명은 8~9일이므로 조사 후 10일 전후로 최저치를 나타내며, 서서히 회복된다. 적혈구의 수명은 100~200일로 길기 때문에 조기에 변화가 일어나지 않으며, 조사 후 20일 전후로 천천히 감소하다가 다시 천천히 회복된다.

---

9) 줄기세포가 있어 왕성하게 분열하며, 끊임없이 새로운 세포로 교환되는 조직이다. 피부, 장상피, 골수, 수정체 및 정소가 이 계열에 속한다.

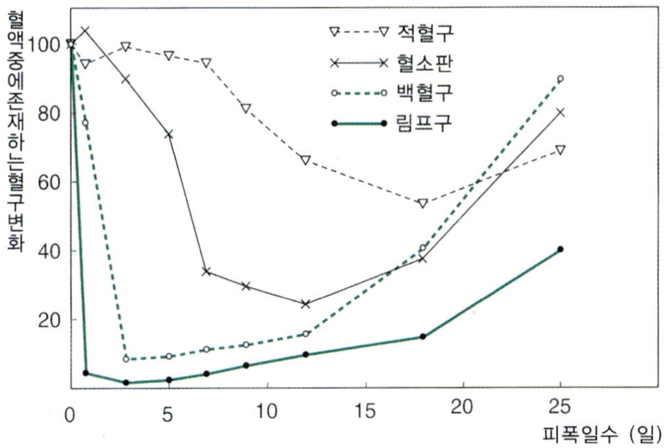

[그림 6-64] 약 2Gy의 전신조사에 따른 말초혈액 내의 혈구 변화

6.6.2 생식선에 대한 영향

남성의 생식선인 정소(고환)와 여성의 생식선인 난소는 방사선으로 인한 장해가 다르게 나타난다.

(1) 정소

정소에서는 정원세포 → 제 1차 정모세포 → 제 2차 정모세포 → 정자세포로 분화하며, 정자세포가 성숙하여 정자가 된다. 정자성숙 전과정은 70일이며 정자의 수명은 약 40일 이다.

정원세포(spermatogonia)가 방사선 감수성이 가장 높고, 분열이 진행 될수록 감수성이 낮아진다. 남성 호르몬은 라이디히(Leydig)간질 세포[10]에서 분비되며, 이 라이디히 간질세포는 감수성이 낮다.

정원세포는 0.15Gy 정도의 저선량으로 분열이 정지되며, 2~3개월 후에 정자 수가 감소한다. 선량이 많으면 불임이 되나, 정원세포가 재생하여 정자를 생산하게 되면 일시불임으로 끝난다. 재생되지 않을 만큼 큰 장해를 입게되면 영구불임이 된다. 영구불임선량은 10Gy이다.

10) 고환의 간실세포로서, 남성호르몬을 생산하는 세포

(2) 난소

난소에는 태아기에 난원세포로부터 제1차 난모세포(oocyte)가 형성되어, 출생시 이미 약 40만 개를 갖게 된다. 그러나 사춘기에는 20만 개로 감소하며, 실제로 성숙하여 배란되는 것은 약 400개 정도이다. 사춘기가 되면 제1차 난모세포는 호르몬 작용을 받아 성숙하여 성숙난모세포가 되며, 난모세포를 둘러싼 난포는 발육하여 그라프난포(Graaf follicle)[11]가 된다. 한달에 1개 씩 감수분열하고, 제 2차 난모세포가 되어 배란된다. 제 2차 난모세포는 배란 후 분열하여 난자가 되나, 이 분열은 수정되지 않으면 완성되지 않는다(그림 6-65).

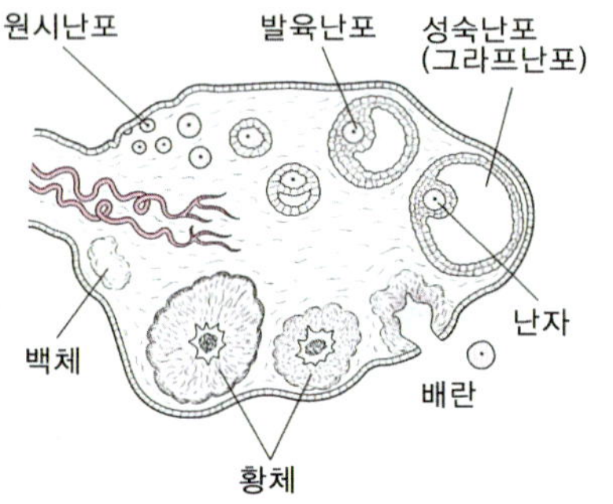

[그림 6-65(1)] 난자의 성숙단계

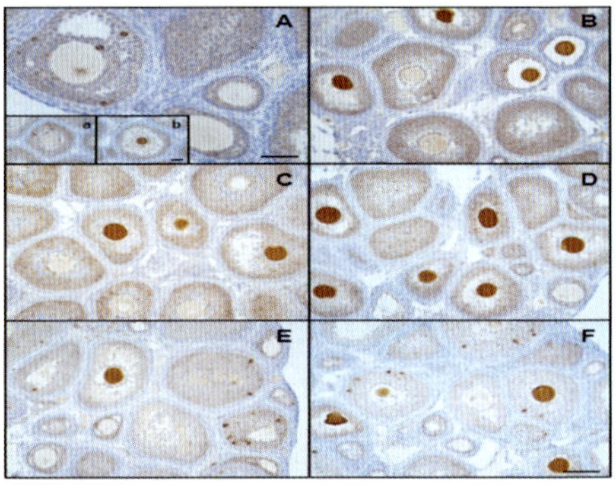

[그림 6-65(2)]

조사된 방사선에 의해 선량별 난세포의 손상된 모습

- 방사선 조사 후 시간에 따라(B→F)난포 내 발현되는 과립세포가 많이 존재 한다.
- 퇴화가 급속히 진행되고 있다.

정지기 제1차 난모세포의 방사선 감수성은 낮으나, 분열기에는 감수성이 높아진다. 제2차 난모세포는 이보다 더 감수성이 높다. 또한 여성 호르몬을 분비하는 난모세포의 감수성도 높기 때문에 난모세포가 장해를 받지 않더라도 비교적 조기에 불임이 일어난다.

사람은 1.5Gy로 일시적으로 무월경이 되며, 6~8Gy로 영구불임이 된다. 그러나 감수성에는 개인차뿐 아니라, 특히 연령에 따른 차가 크다. 폐경기에 가까운 여성은 감수성이 높으며, 적은 선량으로도 불임이 된다(표 6-10).

11) 액체로 가득한 큰 난포

[표 6-10] 생식선 피폭으로 인한 불임의 문턱 선량

영 향		문 턱 선 량	
		1 회의 급성 피폭	만성 피폭
남성	일시적 불임	0.15 Gy	매년 0.4 Gy
	영구 불임	3.5~6 Gy	매년 2 Gy
여성	일시적 불임	0.6~1.5 Gy	
	영구 불임	2.5~6 Gy	매년 1.2 Gy 이상

6.6.3 눈(수정체)에 대한 영향

수정체는 눈의 렌즈 역할을 하는 장기이며, 볼록렌즈의 형태를 띠고 있다. 렌즈의 앞면을 입방형 상피세포가 일렬로 감싸고 있을 뿐, 그 외는 섬유조직이다. 상피세포는 일생동안 천천히 분열한다(그림 6-66).

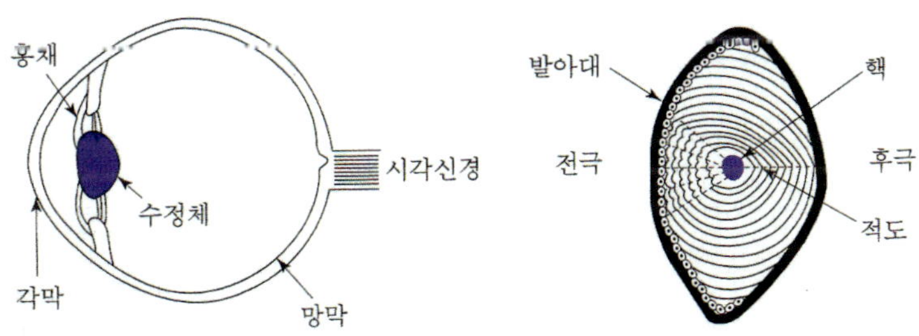

[그림 6-66] 눈과 수정체의 구조

사멸한 세포는 렌즈 속에 남아 밖으로 배출되지 않는다. 이 때문에 나이를 먹으면 생리현상으로 렌즈가 혼탁해진다. 이것이 노인성 백내장(cataract)이다. 60대에는 50% 이상 나타난다. 노인성 백내장은 렌즈 적도면 주변에서 혼탁해지기 시작하므로 혼탁이 중심부까지 진행하게 되면 시력장해를 일으킨다. 진행 속도는 다양하다.

방사선으로 인한 수정체 상피세포가 장해를 입는다. 장해를 입어 떨어져나간 상피세포는 역시 렌즈 안에 남아있기 때문에 수정체가 혼탁해진다. 방사선으로 장해를 입은 상피세포는 뒤극(posterior pole)에 몰리므로, 뒤극부터 혼탁해지기 시작해 점차 혼탁한 부분이 넓어지게 된다(그림 6-67).

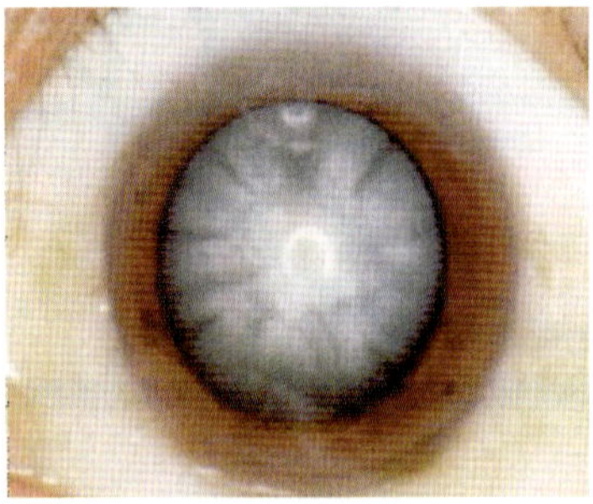

[그림 6-67] 수정체에 5Gy의 방사선을 조사했을 때 나타난 백내장

방사선 유발 백내장의 특징

① 노인성 백내장과 방사선 유발 백내장은 식별이 어렵다.
② 중성자선은 소선량(0.2~0.5Gy)으로도 백내장을 발생시킬 수 있다.
③ 백내장의 평균 잠복기는 20년으로 매우 길다.
④ 백내장의 문턱선량은 1.5~2Gy이다.

6.6.4 피부에 대한 영향

피부는 전신을 둘러싸고 있으며, 몸의 구성조직 중에서도 커다란 비율을 차지하고 있다. 외부로부터 방사선이 들어오는 경우 피부는 반드시 피폭된다. 피폭의 영향은 눈으로 확인할 수 있으므로 선량측정을 할 수 없었던 시대에는 피부변화를 선량의 기준으로 삼기도 했다. 또한 다루는 방사선 에너지가 그다지 크지 않았을 당시에는 피부에서의 선량흡수가 가장 높기 때문에 피부장해가 가장 컸다. 방사선 치료는 피부장해가 너무 커서 심부의 병소에까지 충분한 선량을 조사할 수 없었다. 최근에는 병소에 맞춰 다양한 에너지를 선택할 수 있게 되어 피부 장해를 일으키는 일은 거의 없다.

피부는 표피, 진피, 피하조직으로 이루어진다. 표피는 중층편평상피로 표층부는 각질화 되어 떨어져 나가고 기저층에 있는 줄기세포가 분열한다. 분열하여 새로 생긴 세포는 점차 기층부로 이동하여 각화층이 되어 떨어져 나간다. 수명은 1~2주이다. 표피의 기저층에는 색소를 만드는 멜라노사이트가 있으며, 진피에는 땀샘, 피지선, 모근, 모세혈관이 있고 피하조직에는 결합조직, 지방 및 소혈관이 있다(그림 6-68).

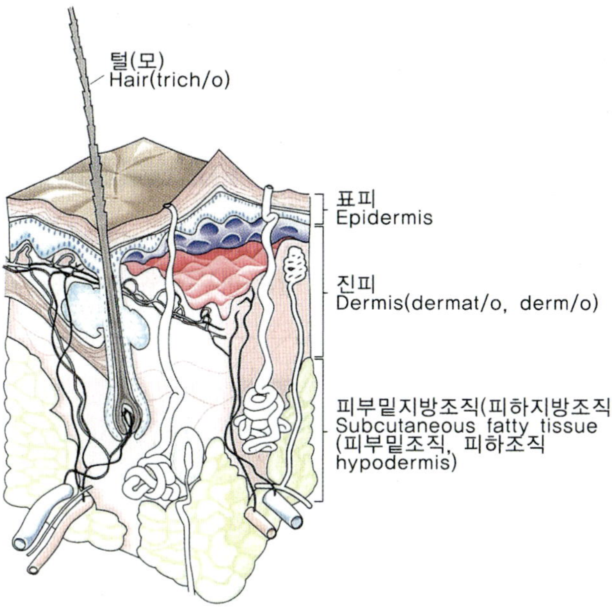

[그림 6-68] 피부의 구조

피부의 방사선 장해는 표피, 진피, 피하조직의 변화가 같이 일어나므로 각화층의 두께, 피하조직의 두께, 멜라노사이트나 땀샘, 모근수의 차이로 장해가 나타나는 양상도 달라지나, 가장 빨리 나타나는 반응은 모세혈관의 확장으로 인한 홍반[12)]이다(그림 6-69).

피지선이나 땀샘의 장해로 피부가 건조해지고 모근 장해로 탈모가 일어난다. 색소침착 혹은 탈색소가 일어나거나, 소혈관의 투과성 항진으로 부종이나 수포 형성, 기저층의 세포가 죽어 낙설(desquamation)[13)]이 일어난다. 줄기세포의 분열이 1주일 이상 정지되면, 표피가 떨어져나가더라도 재생되지 않는다. 소혈관이 폐색되면 궤양이 생긴다. 피하조직내의 결합조직이나 지방조직의 장해로 인해 위축과 조직의 일부가 정상보다 딱딱해진다.

피부방사선 장해의 특징

① 탈모는 가장 낮은 선량으로 나타나는 피부장해이다.
② 피부의 대표적 장해는 홍반이다.
③ 직업 피폭인 경우 년간 500mSv로 선량한도를 제한하고 있다.
④ 일반인은 년간 50mSv로 제한하고 있다.

---

12) 2도 피부염 또는 건성피부염이라고도 하며, 방사선 조사로 피부에 나타나는 전형적인 질환으로 6Gy 피폭으로 나타난다.
13) 표피 각층의 상층이 크거나 작게 각질편으로 탈락하는 현상

1Gy의 낮은 방사선으로 제일먼저 나타나는 피부장해(표 6-11)는 탈모이다. 탈모 후 일정 기간이 지나면 회복이 되며, 1도 방사선 피부염이라고 한다.

전형적인 피부장해는 6Gy에서 나타나며 이때 나타나는 피부장해를 홍반이라고 한다.

피부 홍반의 과정은 조기홍반 → 잠복기 → 주홍반 → 후기홍반으로 진행 된다.

[표 6-11] 피부 방사선 장해의 선량별 증상

선량(Gy)	증 상
0.5~1	탈모
3~4	간세포의 증식 정지
	피폭 3주간의 잠복기 후 탈모, 홍반
6~19	계속되는 홍반, 종창
20	피폭 1개월후 수포, 피하조직노출, 종양진행

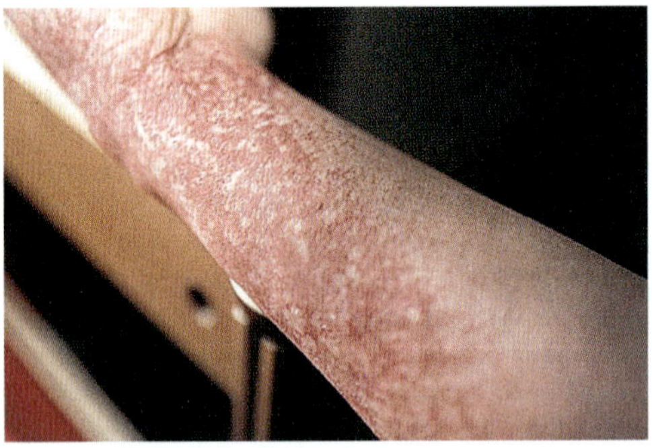

[그림 6-69] 팔에 나타난 피부홍반

6.6.5 임신과 방사선의 영향

임신중 방사선 피폭은 절대적으로 피해야 한다.

아직 임신이 확인되지 않았는데 방사선 검사가 불가피 할 경우라 해도 촬영여부에 신중을 기하지 않으면 안된다. 그러므로 가임 연령의 여성인 경우 임신할 가능성이 없는 시기를 택하여 방사선 검사를 받도록 권고하고 있다.

임신중 0.1Gy 이상의 방사선에 피폭되어 장해 발생이 우려된다면, 의사는 당사자와 의견을 충분히 절충한 후 인공 임신중절 여부를 적용해야한다.

(1) 배란과 방사선 검사

배란은 월경 시작 후 12~14일경에 일어나므로 이 시기를 피해야 한다.

젊은 여성의 방사선 검사는 월경 시작일로 부터 10일 이내에 해야하는데 이것을 '10일 규칙'이라고 한다. 이 시기는 임신할 가능성이 없다고 보기 때문이다. 그러나 모든 방사선촬영에 이 규칙이 적용되는 것은 아니며, 아랫배, 엉덩뼈 및 넙다리뼈 촬영일 때에 해당된다.

임신 여부와 상관없이 진단 방사선 전 영역에서 환자는 납 앞치마와 같은 방호용구 착용이나, 조사야 제한등의 피폭방어 조치는 필수적이다.

국제방사선방어위원회[14]에서는 임산부인 경우 임신 3개월 이후에만 촬영하도록 권고하고 있다.

(2) 임신시기별 영향 예측

임신 중 방사선에 노출된 경우 그 영향을 예측하기는 매우 어려우나 다음과 같은 장해를 예측 할 수 있다.

착상전기(임신0~1주)에 방사선에 노출되면 유산의 가능성이 있고, 기관형성기(임신2~8주)에 노출되면 기형아 발생률이 높으며, 태아기(기관형성기 이후)에 노출되면 성인에서 일어나는 장해와 비슷하게 나타난다(그림 6-70).

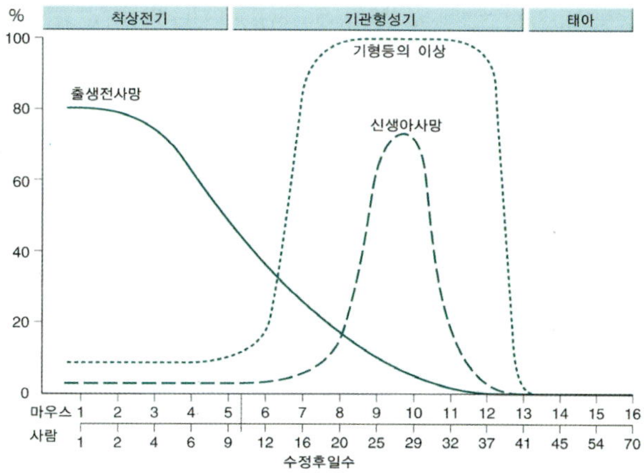

[그림 6-70] 임신시기별 방사선에 의한 장해

14) 규제기관 및 자문기구들에 대하여 방사선 방호에 대한 권고들을 제공하는 동시에 방사선 방호를 책임지고 관리하는 방사선 안전관리자들이 운영에 필요한 조언을 제공하는 역할을 한다.

(3) 임신 중 피폭량과 장해 유형

임신중 태아 피폭은 피폭시기나 피폭량이 매우 중요하며 그것에 따라 출생후 나타나는 증상도 매우 다양하다. 특히 임신 중 피폭에서는 결정적 영향과 확률적 영향이 모두 나타나는 특성을 가지고 있다(표 6-12).

[표 6-12] 임신 중 피폭으로 인한 결정적 영향과 확률적 영향

	증상	발단선량	피폭시기
결정적 영향	배사망(태아) 기형아 발생 신생아 사망 발육 이상 정신발달 지연	0.1Gy 이하 0.1Gy 0.1Gy 0.1Gy 0.12~0.2Gy	착상 전~착상 직후 임신 후 2~8주 임신 후 2~8주 모든 태아기 임신 후 8~25주
확률적 영향	암의 유발 유전적 질환	없음 없음	모든 태아기 모든 태아기

- 0.05Gy 이하 피폭으로 장해 발생은 거의 없다.
- 0.1Gy이상 피폭으로 장해 발생 가능성이 있다.
- 2.0Gy 이상 피폭으로는 어딘가에 장해가 발생한다
- 피폭선량이 증가하면 장해 발생률은 높아지나, 장해 성질은 피폭시기에 좌우된다.
- 뼈 성장의 장해나 지능 발육의 장해정도는 어떤 선량영역에서는 선량에 의존한다
- 태아의 유전적 영향이나 암 발생을 임신 전 기간 피폭에 의해 촉진되며, 선량이 늘어나면 발생률이 높아진다. 특히 소아암 유발률은 성인에 비해 두 배이다.

(4) 방사선 조사와 불임

생식선에 방사선이 피폭된다고 해서 반드시 임신할 수 없는 것은 아니다. 흔히 방사선 조사의 양이나 조사시기 등에 상관없이 생식선 방사선조사에 따른 불임을 쉽게 연관해서 생각하게 된다. 그러나 일상의 방사선 피폭이 원인이 되어 불임이 되지는 않는다.

방사선조사에 의한 불임은 다량의 방사선이 생식소에 집중해서 조사될 경우이다. 방사선에 의한 불임에는(표 6-13)에서와 같이 문턱선량이 존재하고 생식선에 피폭되었을 경우에만 성립된다.

방사선이 생식선에 조사되면 조사선량이 적을 경우 일시적 불임이 될 수 있다. 이 경우 조사

후 수개월의 시간경과 후 다시 임신이 가능하게 된다. 일시적인 불임은 남성에서는 0.5mGy이상, 여성은 난소에 0.65mGy이상의 방사선을 피폭받을 경우 발생 할 가능성이 있다.

선량의 과다에 따라서 일시적인 불임이나 영구불임이 되는 것은 생식선 가운데 생식에 관계하는 세포(생식세포)의 발육단계에 따라 방사선 감수성이 다르기 때문이다.

[표 6-13] 불임에 관계하는 한계선량 (급성피폭일 경우)

성 별	일시적불임	영구불임
남 성	0.15Gy	3.5~6Gy
여 성	0.65~1.5Gy	3.5~6Gy(20-30세)
		3Gy(40세)

남성의 생식세포에서는 성숙한 정모세포가 비교적 감수성이 높고, 기타 생식세포에 비해서 저 선량에서 세포사를 일으켜 일시적 불임이 된다. 더욱 선량이 높으면 정자를 만드는 정원세포에서 세포사를 일으켜 영구불임이 된다. 여성의 생식세포에서는 제 2차 난모세포가 감수성이 높고 제 1차 난모세포의 감수성은 낮다.

방사선 작업종사자인 경우 선량 한도를 제한하고 있으며 일반적으로 방사선 작업으로 인한 일시불임 또는 영구불임이 발생하지는 않는다.

전체 임신기간을 통해 임신부의 직업피폭에 의한 태아의 최대 허용선량은 5mSv이며, 월간 피폭량도 0.5mSv를 넘어서는 안된다. 생식선 발육에 대한 장해는 형태적 또는 기능적으로 증명되고 있으며, 다양한 종에서 불임을 일으키는 데에는 약 1Gy의 선량이 필요하다.

6.6.6 방사선 피폭과 암

방사선영향 중 암은 확률적 영향이며 다른 영향과 구별된다.

확률적 영향은 피폭으로부터 상당한 시간이 지난 후에 나타나는 장해이며 이는 출현률이 낮기 때문이다. 통상 피폭 후 발암시기는 평균 20년 전후로 알려지고 있다.

방사선 발암의 대부분은 사고나 의료분야에서 많은 선량을 피폭받은 사람 집단의 역학 데이터를 바탕으로 조사되고 있다.

(1) 방사선 발암의 리스크

방사선 발암의 리스크는 주로 역학 데이터를 근거로 하고 있다.

① 발암의 메카니즘

사람의 체세포에서 일어난 돌연변이가 발암의 유발인자(initiator)로 작용하고 있다.

특히 한꺼번에 대선량률의 방사선이 피폭되면 발암의 작용이 확실할 것으로 가정하고 있으며, 저 선량률로 장기간에 걸쳐 조사한 경우는 방사선이 촉진인자(promotor)로 작용할 가능성이 있다.

방사선으로 유발된 암과 그 외의 요인으로 유발된 암은 병리학적으로 구분이 불가능하고 그 인과관계를 일일이 알아내기는 어려우며 그래서 피폭집단을 역학조사 하는 것이 필요하다.

② 방사선 역학

방사선 발암의 선량효과 관계에 관한 정보는 거의 역학 데이터에 근거하고 있다.

역학이란 사람의 집단을 대상으로 어떤 요인과 영향과의 인과관계를 통계적인 수법으로 분석하는 학문이다.

역학 연구법에는 코호트(cohort)연구와 환자·대조(case-control)연구가 있다.

코호트 연구는 고정집단을 설정한 후 그 코호트를 추적하여 데이터를 축적하는 것이며, 환자·대조연구는 현재 암에 걸린 환자와 암에 걸리지 않은 사람을 임의 추출하여 과거에 피폭한 경험이 있는지 알아본 후 그 인과 관계를 조사하는 기법이다.

현재 코호트 연구는 환자대조 연구에 비해 시간은 많이 걸리나 유용한 데이터를 수집할 수 있어서 방사선 발암평가에 많이 적용하고 있다.

③ 리스크 측정

리스크란 위험도라는 뜻으로 확률적, 통계적 의미를 포함하고 있다.

발암은 확률적 영향이므로 문턱선량이 없기 때문에 어떤 일정한 집단내에 일정 기간 동안 일정 선량당 얼마만큼 발암의 리스크가 있는가 하는 식으로 표현한다.

방사선 발암의 리스크에는 절대리스크와 상대리스크라는 두 가지 표현법이 있다. 절대리스크는 피폭군과 대조군 사이에 발암건수의 절대수의 차로 나타낸다. 즉, 단위질량당, 단위선량당 대조군에 비해 피폭군에서 암 발생이 몇 건 더 많은가 하는 식의 표현이다. 상대리스크는 피폭군과 대조군의 암 발생률의 비를 말한다. 이 경우는 단위 선량당 피폭군에서 발생률이 대조군의 몇 배인가 하는 식으로 표현한다.

(2) 방사선 발암의 선량효과 관계

발암률은 방사선 선량에 따라 증가하므로 염색체 이상 형성률과 선량효과 관계와 같이 생각할 수 있다.

L(직선)모델과 LQ(직선-2차곡선)모델

L모델이란 발생률이 선량에 비례해 직선이 되므로, 발생률을 선량 D의 함수 f(D)라고하면, $f(D)=\alpha D$로 나타낼 수 있다. LQ모델이란 염색체 이상에서 이용된 것과 마찬가지로 $f(D)=\alpha D+\beta D2$로 나타낼 수 있다.

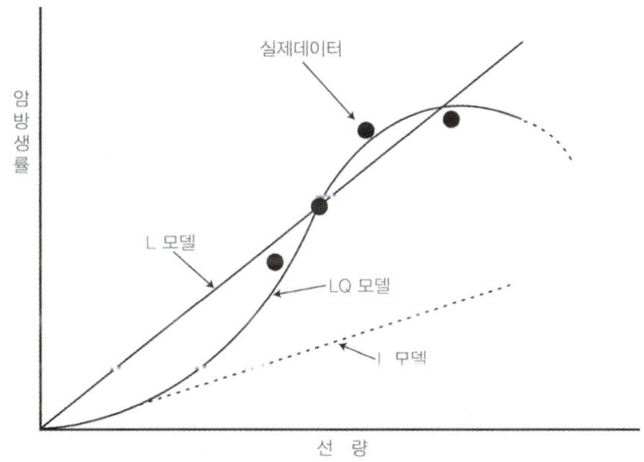

[그림 6-71] 방사선 발암의 선량효과관계

고선량 영역에서 얻어진 실제 데이터로부터 낮은 선령률 영역에서의 발암률을 추정한 경우 L모델과 LQ모델 어느 쪽을 선택할 것인지에 따라 추정치가 달라진다. L모델을 가정하면 추정치는 높아지며, 안전한 쪽으로 평가하게 된다(그림 6-71).

(3) 역학적 비교 사례

저수준의 방사선 피폭으로 나타난 역학적 자료를(표 6-14)에 제시하였다. 이 표는 ① 원폭 생존자 ② 의료용 노출 ③ 직업성 노출 ④ 높은 자연방사선 지역에서 얻어진 자료이다.

[표 6-14] 방사선 피폭에 의한 암발생 사례

효과	잠복기	증 상
피부암	10~20년	초기에 안전대책 없이 방사선을 사용했던 물리학자, 방사선의학자, 피부과 의사
폐암		우라늄이나 라돈 함유 광산에 근무했던 광부
골암	15년	시계 문자판에 라듐 칠을 하는 근로자
간암		Thorotrast 조영제를 주입받은 환자
백혈병	8~10년	원폭피폭생존자, 강직성 척수염으로 방사선 치료를 받은 환자
갑상선암	20년	머리 백선이나 비대흉선으로 방사선 치료받은 어린이
유방암	25년	산욕기 유방염으로 방사선 조사 받은 환자

(4) 방사선 피폭과 백혈병

방사선 피폭으로 인체의 모든 기관에서 발암률이 함께 상승하지는 않으나 백혈병은 방사선으로 발생하기 쉬운 암이다. 백혈병은 다른 암에 비해 현격하게 높은 차이로 일어나는 것은 아니다. 백혈병에서는 피폭으로부터 발병하기까지 잠복기가 짧기 때문에 방사선과 관련성이 보다 크게 나타난다.

백혈병에는 골수성과 림프성, 급성과 만성 등 분류상 몇 가지 질병의 유형이 있으나 이중 만성 림프성 백혈병만은 방사선으로 유발되기 어렵다. 백혈병의 잠복기는 짧고, 피폭 후 2~3년이 지나 증가하기 시작하며 1~10년 후에 정점에 달한 다음 점차 감소한다. 방사선 유발 백혈병의 위험은 1~3명 이상의 백혈병/백만명/년/mGy이다.

1928년에서 1955년 사이에 방사선 진단 조영제로 토륨(Thorium-22)를 함유하고 알파 입자를 방출하는 Thorotrast를 사용한 환자에게서 토륨이 간에 축적되어 백혈병과 간암의

[표 6-15] 방사선 피폭집단 유형별 백혈병 기대수

집 단	평균피폭 (Gy)	추적기간 (년)	평균사망까지 기간(1분)	피폭인구 수	관찰된 수
원폭생존자	0.27	27	13.7	82,000	84(21)
강직성척수염	3.21	20	6.6	14,109	31(6.5)
골반방사선조사	1.34	19	12.4	2,068	7(2.3)
마샬군도 주민	0.60	28	-	240	1(-)
Thorotrast	3.50	27	-	4,594	60(6)

주) ( ) : 백혈병의 기대수

발생률 증가가 관찰되었다. 이 조영제 섭취후에 골수가 받는 평균 방사선량은 3.5Gy였고 Thorotrast에서 방출되는 알파방사선 0.01Gy에 의한 백혈병 발생률이 같은 선량의 저선형 에너지 전달 X선을 받은 강직성 척수염 환자보다 아주 높았다.

6.6.7 방사선의 유전적 영향

방사선에 의한 유전적 영향은 확률적 영향이다. 유전적 영향의 경우 생식소가 유일한 표적이다. 유전적 영향이란 생식소에 돌연변이가 생겨 그로 인해 자손에게서 나타나는 영향을 말한다. 유전적 영향도 자연발생의 경우가 있어 방사선으로 유발되는 것과 식별이 불가능하다. 사람의 유전적 영향의 리스크를 추정하는 경우 동물실험 데이터가 참고가 되는 경우가 많다.

(1) 유전적 영향에 미치는 물리·생물학적 인자

물리적 인자의 하나인 선량률의 영향이 생식세포의 단계나, 암·수컷에 따라 크게 다르다.

저선량률 조사가 고선량률 조사보다 효과가 낮은 선량률 효과로 보여지나, 그 효과는 수컷보다는 암컷에서 확연히 드러난다. DDREF(dose and dose rate effectiveness)[15]는 5~10값을 나타낸다. 특정 좌위 검정빔을 이용하면 DDREF는 약간 낮은 편에 속하여 3정도이다. 발암에서 보여지는 역선량률 효과는 나타나지 않는다. 중성자는 고LET방사선으로 RBE는 세포치사와 동일하게 높다. 생물학적 인자에는 종의 차이나 생식세포의 단계등이 포함된다.

(2) 사람의 유전적 영향

방사선으로 인해 특정 유전병의 발생률이 증가한다는 분명한 사례는 지금까지 밝혀지지 않았다. 그러나 이것은 사람이 방사선에 피폭되어도 유전적 영향이 일어나지 않는다는 뜻이 아니라 현재의 검출법으로는 알아낼 수 없다는 듯이다.

피폭받은 사람 집단을 대상으로 한 조사인 원폭피폭자의 자손에 대해서는 사산, 출생아의

15) 고선량률, 고선량에서의 선량효과 관계의 계수와 저선량률, 저선량에서의 계수와의 관계를 말한다.

체중, 선천성이상, 소아기의 사망률, 백혈병의 발생, 출생시의 남녀비 및 전기영동법을 이용한 적혈구나 혈청단백질의 돌연변이등을 지표로, 돌연변이율의 추정을 시도하고 있다.

(3) 유전적 영향의 리스크

리스크의 추정법에는 직접법과 간접법이 있으며 간접법에 의한 리스크 추정으로는 배가선량(doubling dose)이라는 개념이 이용되고 있다. 배가선량이란 자연에서 생기는 유전적 영향과 같은 수의 유전적 영향이 생기는데 필요한 방사선의 양이다.

직접법에서는 방사선으로 일어난 돌연변이로 인해 자식세대에 나타나는 단위선량당 유전적 영향의 유발률을 보면 일반 공중에서 $1.0\times10^{-2}Sv^{-1}$이고, 방사선 작업 종사자의 경우 $0.6\times10^{-2}Sv^{-1}$이다. 방사선 피폭으로 인한 유전성 질환을(표 6-16)에 나타내었다.

[표 6-16] 유전성질환의 분류와 증례

분류	증례
유전자 돌연변이	상염색체 우성(X'X) : 신경성 섬유종증
	X염색체성(X'Y) : 혈우병, 색맹
	상염색체 열성(X'X') : 페닐케톤 뇨증, 빈혈증
염색체 돌연변이	구조이상 : 배수성, 이수성, 결손, 중복, 자리옮김, 자리바꿈, 고양이 울음병
	수적이상 : 다운증후군, 터너증후군, 클라인 펠터 증후군
다인자성 질환	선천적 이상 : 선천성 심장질환, 다지증 입천장 갈리짐
	기타 : 당뇨병, 고혈압

(4) 돌연변이 및 유전질환의 특징

① 돌연변이 발생률은 피폭된 선량에 비례한다.
② 선량이 일정하면 일정량의 돌연변이가 발생한다.
③ 시간인자(조사횟수)에 영향을 받지 않고 총선량에 의해서만 돌연변이율이 정해진다.
④ 방사선에 의한 유발 가능성이 있는 유전적 이상의 종류는 자연적으로 발생하는 것과 동일하다.

참고문헌

강세식 외. 방사선치료학, 대학서림, 2001.
강세식 외. 방사선치료학, 청구문화사, 2010.
공차식, 남철주, 박성식, 차일환. 알기쉬운물리학, 청범출판사, 1991.
교재편찬위원회. 방사선물리학, 청구문화사, 2009.
김성철. 방사선물리학, 아카데미아, 2011.
김유현. 방사선치료물리학, 대학서림, 2008.
김지용 외. 핵의학 검사학, 청구문화사, 2007.
김현자 외 11인. 방사선물리학, (주)북스힐, 2008.
마루야마. 방사선물리학, 의료과학사, 2010.
박성옥 외. 핵의과학, 보문서원, 2011.
박준철. 최신핵의학임상기술학, 고문사, 2001.
방사선물리교재편찬위원회. 방사선물리학, 북스힐, 2005.
방사선물리학교재편찬위원회. 방사선물리학, 청구문화사, 2011.
서일택. 방사면역측정법, 고려의학, 1992.
서일택. 임상 핵의학검사 기술학, 고려의학, 1986.
의료영상기술연구회. Text book of Computed Tomography, 청구문화사, 2009.
의료영상기술연구회. Text book of Radiographic Positioning and Clinical Diagnosis, 4th edition, 청구문화사, 2013.
의료영상정보연구회. 의료영상정보학, 청구문화사, 2008.
의료영상정보연구회. 의료영상정보학, 청구문화사, 2010.
이준일. 핵의학기술학, 대학서림, 2003.
일본방사선기술학회. 방사선물리학, ohmsha, 2010.
자기공명영상연구회. Text book of Magnetic Resonance Imaging, 청구문화사, 2008.
정준기. 핵의학, 고려의학, 2008.
차동우. 교양물리, (주)북스힐, 2004.
후쿠시 마사히로. 방사선물리학, Medicalview, 2011.
Donald R. Bernier. Nuclear Medicine Technology and Techniques, Mosby, 1997.
Graham H. Whitehouse, Brians Worthington. Techniques in Diagnostic Imaging, Blackwell Science, 1996.
Gustav K. Clinical PET, Lippincott Williams and Wilkins, 2000.
James A. Sorenson. Physics in Nuclear Medicine, Grune and Stratton, 1987.
John Ball, Adrian D. Moore. Essential Physics for Radiographer Blackwell Science, 2004
Katherine Rowell. Review of Nuclear Medicine, The Society of Nuclear Merdicine, 1992.

Paul E. Nuclear Medicine and PET, Mosby, 2004.
Stewart C. Bushong. Radiologic Science for Technologists, Mosby, 2001.
강만식 외. 방사선 생물학, 교학연구사, 1997.
남상열. 방사선 생물학, 민음사, 1993.
이상석, 김흥태 외. 의료방사선 생물학, 정문각, 2005.
江島洋介. 放射線生物學, Ohmsha, 2002.
箱崎辛也. 被曝医療がイド, 日經 メディカル開發, 2011.
福士政廣. 放射線生物學, Medical View, 2009, pp9-64.
坂本巉彦. 放射線生物學, 秀潤社, 2005, p53-67.
吉澤康雄. 放射線健康管理學, 東京大學出版會, 1988, p32.
Casarett AP. Radiation Biology, Trentice-tall, Inc, 1868.
Faries RA, Boswell GGJ. Radioisotope Laboratory Technique, fourth edition, Butterworth, 1981, Pp274-286.
Tobias CA. Biological effects of radiation. Vol, 15, Encyclopaedia Britannica, 1974, p378.
Visconti PJ. Radiation protection in medical radiography, Mosby, 2006, p48, 115.

제 7 장

방사선 산업

7.1 방사선의 작용

방사선의 본질은 빠르게 이동하는 입자의 흐름이거나 파장을 가진 에너지이다. 따라서 방사선이 물질에 작용하면 그 물질을 구성하는 원자를 전리시키거나 들뜬 상태로 만들어 놓는다. 방사선과 물질 간에 에너지에 의한 상호작용이 일어나는 것이다. 물론 방사선의 종류와 에너지의 세기, 물질의 종류에 따라 상호작용은 다양한 형태로 나타난다. 방사선의 작용을 이해함으로써 방사선을 이용하거나 측정할 수 있으며 유해한 영향을 방지할 수도 있다.

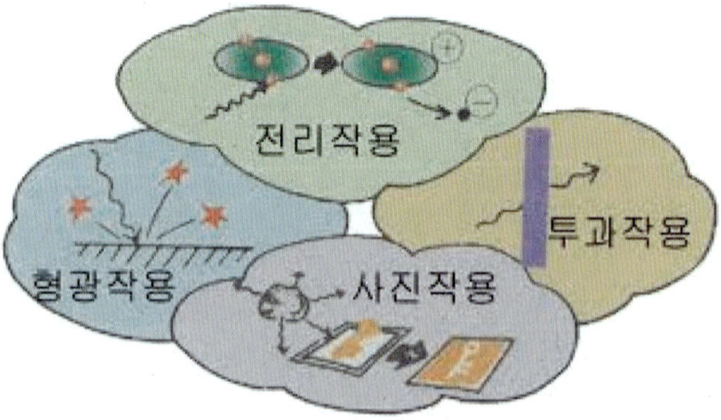

[그림 7-1] 방사선의 작용

7.1.1 투과작용

방사선은 종류에 따라 물질을 투과하는 정도가 다르다. 알파선은 헬륨의 원자핵에 해당하는 양성자 2개와 중성자 2개로 이루어진 입자이므로 물질에 조사되었을 때 작용이 매우 강하다. 그러나 물질과의 상호작용이 강한 만큼 에너지를 쉽게 잃어버리기 때문에 물질을 잘 투과하지는 못한다. 공기 중에서 수 cm 정도밖에 날아갈 수 없으며 종이 한 장 정도로 막아낼 수가 있다.

베타선은 전자라는 입자이기는 하나 알파선에 비해 작고 가벼워 공기 중에서 수십 cm 내지 수 m까지 날아갈 수 있으나 수 mm나 수 cm 정도의 알루미늄판이나 플라스틱판으로 막을 수 있을 정도이다. 다만 베타선의 제동에 의해 발생되는 엑스선에는 유의해야 한다.

감마선은 입자가 아닌 전자파로서 질량이나 전기를 가지고 있지 않기 때문에 입자 형태의 방사선에 비해 물질과의 상호작용이 약해서 에너지를 손실하지 않아 물질을 잘 투과한다. 그래서 방사선을 방호해야 하는 경우 가장 문제가 되는데 Co-60은 감마선의 세기를 10분의 1로 줄이려면 두께 약 4cm 정도의 납판이 필요하다.

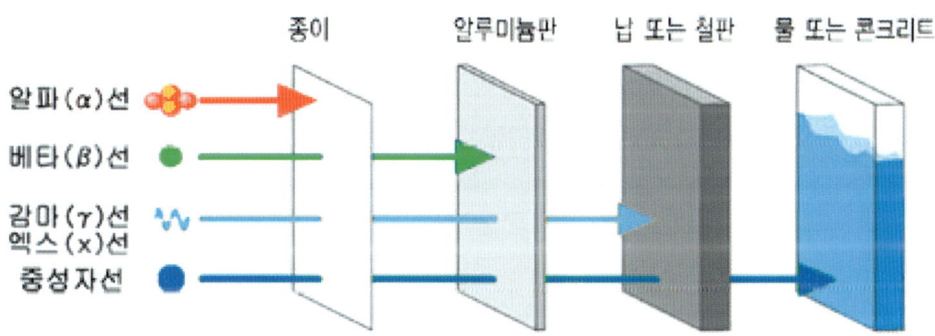

[그림 7-2] 방사선의 투과력

7.1.2 전리작용

방사선은 일종의 에너지이이기 때문에 방사선이 물질을 통과할 때는 방사선이 진행하는 경로에 있는 물질의 분자나 원자가 전리되거나 들뜬 상태가 된다. 전리가 일어난 양이온이나 자유전자는 가이거뮐러(Geiger-Mueller)계수관, 비례계수관, 반도체검출기, 전리함 같은 전기적인 장치를 통해 검출할 수가 있다.

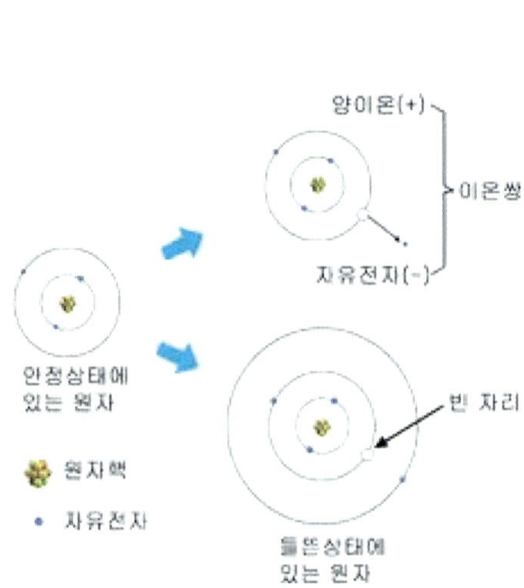

[그림 7-3] 원자의 전리와 들뜬 상태

7.1.3 형광작용

어떤 물질은 방사선으로부터 에너지를 흡수하면 원자나 분자가 들뜬 상태가 되었다가 그 에너지를 빛의 형태로 방출하고 안정한 상태로 되돌아간다. 이때 나오는 빛을 형광(fluorescence)라고 하고 형광을 내는 물질을 형광물질이라고 한다.

형광작용을 이용한 방사선 검출기에는 알파선을 검출하는 황화아연(분말), 감마선을 검출하는 요드화나트륨(단결정)과 요드화세슘(단결정), 감마선이나 베타선 검출용으로서 형광물질을 함유한 플라스틱 등이 있는데 이들을 섬광검출기라고 한다. 낮은 에너지의 베타선을 측정하는 것으로 액체섬광검출기가 있다.

방사선을 쪼인 불화리튬(LiF), 불화칼슘(CaF_2), 황산칼슘($CaSO_4$) 등의 분말은 가열하면 빛을 내는 열형광 특성이 있는데 이 때 내는 열형광의 양은 방사선 노출량에 비례할 것이므로 이것을 이용하여 방사선량을 측정하는 것이 열형광선량계(thermoluminescense dosimeter; TLD)이다. 열형광선량계는 방사선 작업 종사자의 개인별 피폭선량이나 환경 방사선량을 재는 데 많이 사용된다.

7.1.4 사진작용

방사선을 사진 필름이나 사진 건판에 조사시키면 쪼인 양에 따라 검게 현상된다. 검게 되는 정도를 흑화도라고 하는데 그 수준을 보면 쪼여진 방사선의 양을 알 수 있다. 인체의 서로 다른 조직을 투과하면서 조직의 밀도와 방사선량에 따라 감광되는 정도가 다른 것을 이용하여 인체 내부의 형태를 알 수 있도록 한 것이 엑스선 사진이다.

입자 형태의 방사선을 받은 필름이나 건판을 현상해보면 입자선이 지나간 자국을 볼 수도 있다. 최근에는 엑스선의 사진작용을 이용하여 물질 구조의 아름다움을 예술적으로 표현하기도 한다.

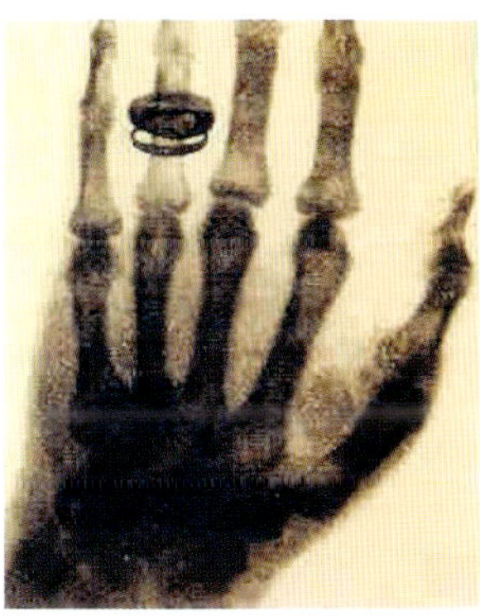

[그림 7-4] 뢴트겐이 촬영한 엑스선사진

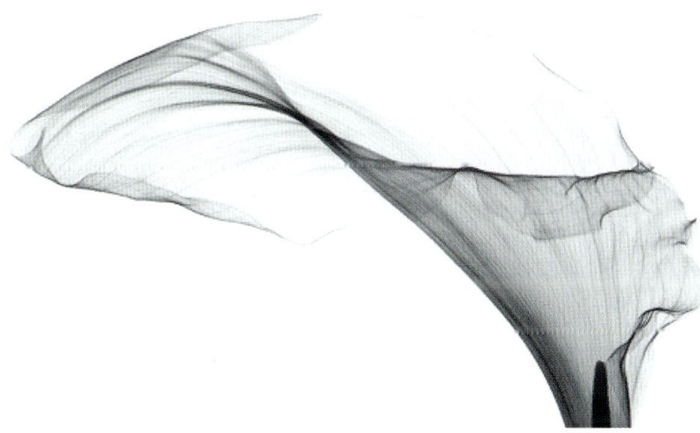

[그림 7-5] 식물잎을 표현한 사진예술

7.1.5 화학적 변화

고분자 물질에 방사선을 쪼이면 전리가 일어나거나 들뜬 상태가 되었다가 화학적 변화를 일으키는 것들이 있다. 화학적인 변화는 고분자 물질의 구조와 방사선에 노출되는 환경에 따라 중합반응이 잘 일어나는 것도 있고 분해반응이 잘 일어나는 것도 있다.

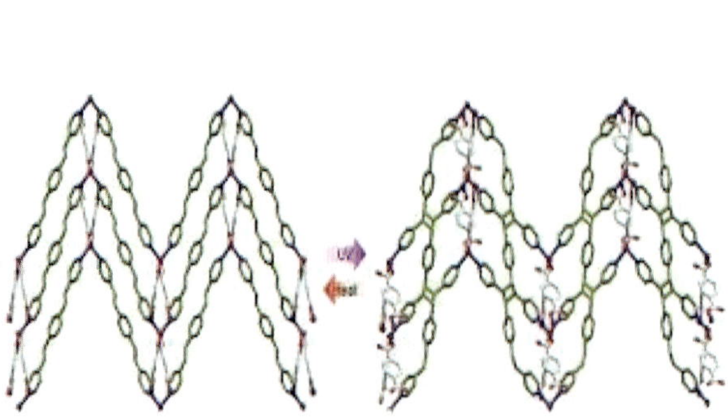

[그림 7-6] 고분자물질의 중합반응과 분해반응

7.1.6 중성자 흡수

중성자는 전기를 띠지 않기 때문에 일정한 속도만 가지면 원자의 핵까지 도달하기가 쉽다. 속도가 너무 빠르지 않으면 원자핵에 흡수될 수도 있는데 이를 포획이라고 한다. 중성자가 원자핵에 포획되면 원자번호는 같으나 원자량이 이전보다 커진 동위원소가 된다. 동위원소는 대부분 방사성 물질이다. Co-59가 중성자 한 개를 흡수한 Co-60이 그 예이다. 연구용 원자로에서는 중성자를 원자핵에 흡수시킨 방사성동위원소를 만들어 이것의 방사능을 이용하고 있다.

[표 7-1] 방사선의 비교

명 칭	성 격	질량	전기량	투과작용	사진작용	형광작용	전리작용
알 파 선	헬륨원자핵	대	+2	소	대	대	대
베 타 선	전자	소	-1	중	중	중	중
감 마 선	전자파	없음	0	대	소	소	소
중성자선	중성자	대	0	대	소	소	소

7.2 방사선의 이용

방사선을 이용하는 기술을 방사선기술(radiation technology; RT)라고 한다. 방사선을 여러가지 용도로 이용할 수 있는 것은 방사선의 성질 또는 능력이 매우 특이하기 때문이다. 방사선은 물질을 투과하는 능력이 있는가 하면 물질을 구성하는 원자들과 작용하여 이들을 전리시키거나 들뜨게 함으로서 부수적인 물리적 또는 화학적 변화를 일으킬 수 있다. 방사선의 형광작용은 이것을 쉽게 검출할 수 있게 하며, 필름을 감광시켜 만들어내는 사진은 인체의 내부 모습을 볼 수 있게 하였다. 또한 생물학적인 변화를 유발한다든가 물질에 혼합하여 거동을 살필 수 있게 해준다. 최근에는 방사선과 다른 기술을 융합하여 부가가치가 높은 새로운 기술이나 제품을 만들어내고 있다.

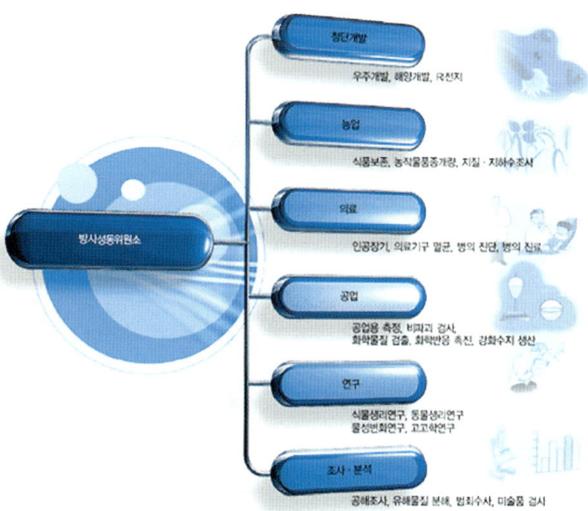

[그림 7-7] 방사선 및 방사성동위원소의 이용

우리나라의 방사선 및 방사성동위원소 이용 기관은 4,157개(2009년말)로서 최근 해마다 평균 약 10%씩 늘어나고 있다. 이들 기관에 종사중인 인력은 22,868명에 이른다.

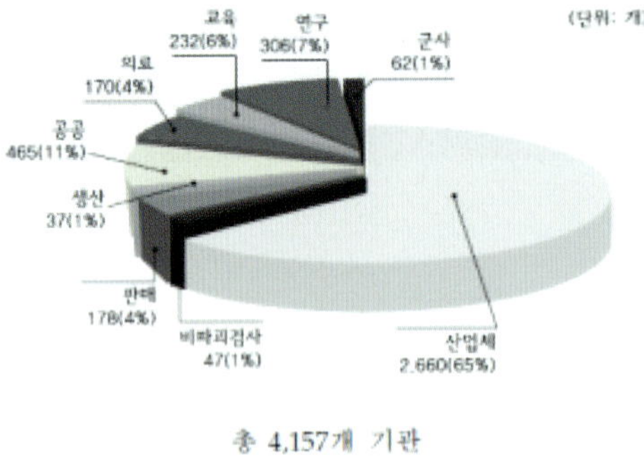

[그림 7-8] 방사선 및 방사성동위원소 이용기관의 수(2009년말)

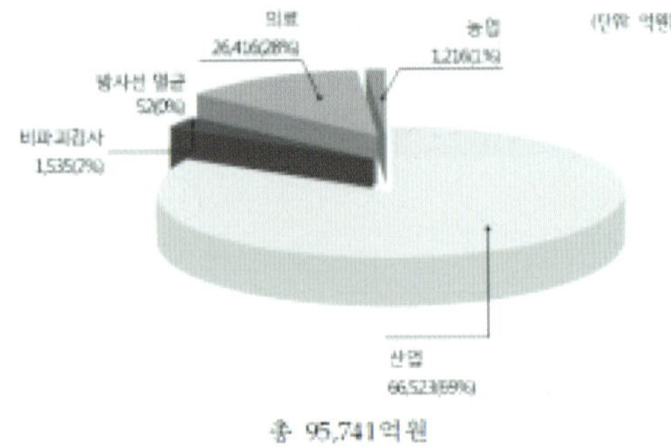

[그림 7-9] 방사선 및 방사성동위원소의 경제적 규모(2009년)

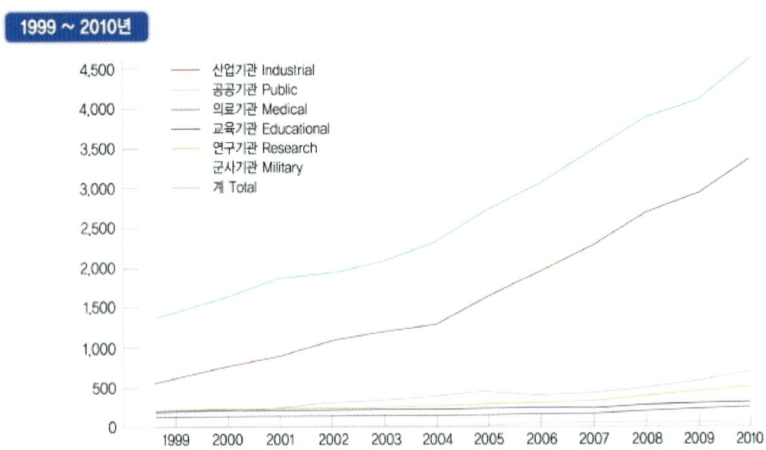

[그림 7-10] 방사선 및 방사성동위원소 이용기관의 증가(1999-2010년)

우리나라 방사선 산업의 경제적인 규모는 약9조6천억원(2009년)이다. 경제 규모를 분야별로 구분해 보면 제조업을 포함한 일반 산업분야의 비중이 가장 크고 다음은 의료, 비파괴, 농업분야 순이다.

7.3 공업적 이용

7.3.1 공업 계측

방사선을 이용하여 어떤 제품의 제조 또는 처리공정을 관리하는 기술이 현대 산업에 널리 이용되고 있다. 대표적인 예로 두께계, 밀도계, 수위계, 성분계, 수분계 등이 있다. 그 밖에 시공한 노면의 수분과 밀도를 중성자와 감마선을 동시에 이용하여 계측하는 장치도 있고 중성자에 의해 발생된 감마선을 이용한 석탄분석장치도 있다.

(1) 두께계

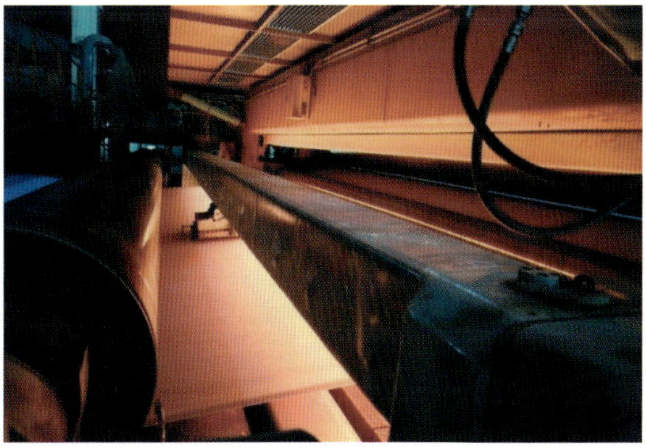

[그림 7-11] 종이의 동일한 품질을 검사하는 장치

방사선을 어떤 판이나 도금 등에 쪼여 재질에 흡수, 투과, 산란되는 정도를 측정하여 대상물질의 두께를 감지하는 장치로서, 두께가 두꺼우면 투과 또는 산란하는 방사선의 수가 감소한다는 것을 이용한 것이다. 열연강판을 압연할 때 강판의 두께는 생산한 제품의 품질에 큰 영향을 미치는데, 주로 Cs-137을 이용한 감마선이 투과하는 정도를 측정하여 강판의 두께를 조사하면서 압연롤러 조절장치로 두께를 조절하는 공정관리 방법이다. 감시하는 재료의 종류와 두께에 따라 여러 가지 동위원소가 사용되고 있다. 이 방법은 강판뿐만 아니라 셀로판지, 식품포장용 랩, 알루미늄 호일, 종이, 고무판 등 다양한 제품의 생산 관리에 이용되고 있다. 베타입자의 산란이나 일차 방사선에 의해 들뜬 원자로부터 방출되는 방사선을 분석하면 도금이나 코팅의 두께를 감시할 수도 있다.

(2) 밀도계

같은 물질이라도 밀도가 크면 단위 체적당 입자수가 많고 입자수가 많으면 방사선의 충돌, 흡수, 산란 확률이 커져서 투과 또는 산란하는 방사선의 개수가 감소하는 원리를 이용한 것이다. 토목용 지반 밀도계는 시공한 지반에 일정한 깊이의 구멍을 뚫고 감마선원을 삽입하여 투과하는 감마선의 강도를 측정하여 토양의 밀도를 평가한다.

(3) 수위계

밀폐되어 있는 액체 탱크의 액면 수위를 알아내기 위한 것이다. Co-60 또는 Cs-137 선원에서 나오는 감마선을 액체가 담긴 탱크에 투과시키면 외부에서 액면의 수위를 알 수 있다.

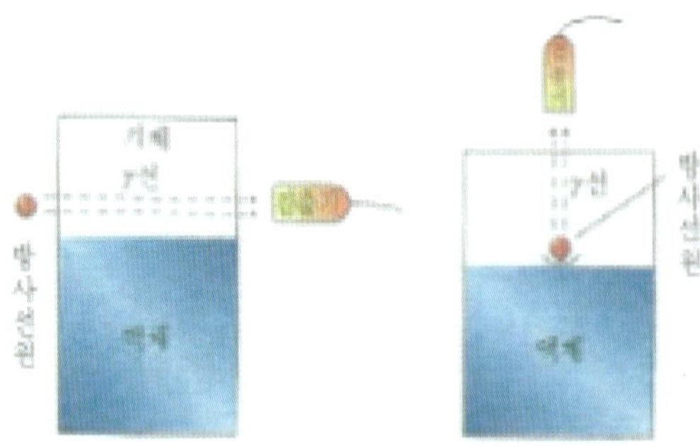

[그림 7-12] 액체탱크에서의 수위계 원리

주 : 일정한 수위에 도달하면 신호를 보내는 방식(외쪽)과 액면에 떠서 위치를 알리는 방식(오른쪽)

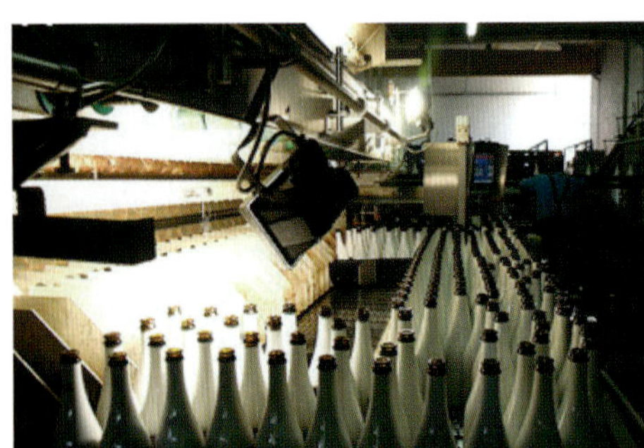

[그림 7-13] 밀봉된 음료수의 양을 검사하는 레벨체커

(4) 성분계

밀도계와 같은 원리로서 물질내에 방사선을 흡수하는 특성이 현저하게 차이가 나는 성분이 함유되어 있는 정도를 평가하는 것이다. 중유나 석유 제품 중 유황의 함유량을 측정하기 위해 Am-241이 방출하는 낮은 에너지의 감마선을 쪼이면 유류의 주 원소인 탄화수소에 흡수되는 계수보다 불순물인 유황에 대한 흡수 계수가 훨씬 크기 때문에 유황의 함유량을 측정할 수가 있다.

(5) 수분계

중성자가 물이나 수분의 성분인 수소에 쉽게 흡수, 산란되는 특성을 이용하여 물질내 수분 함량을 비파괴적인 방법으로 평가하는 것이다. 중성자 선원으로는 자발적으로 핵분열을 일으키는 Cf-252이나 Am 등에서 방출되는 알파입자가 Be표적과 반응하여 중성자를 내는 합성 선원이 주로 사용된다.

방사선계측기는 제품의 품질 향상, 원가 절감, 에너지 절약 등 다양한 효과를 거두고 있다. 액면, 두께, 밀도, 성분, 습도, 분진 등의 측정 및 분석 기술이 석유, 가스, 화학, 철강, 금속, 광업, 제지, 플라스틱산업 등 여러 분야에 활용되고 있다. 또한 컴퓨터 및 전자기술을 이용하여 내구성, 정밀도, 효율성 등을 향상시키고 있다. 최근에는 검출기의 종류도 다양해지고 마이크로프로세서의 이용으로 데이터 분석 기법도 정교해짐에 따라 방사선계측기의 기능이 더욱 향상되고 있다.

국내에서 사용하는 방사선 검출기 및 산업용 계측기는 점차 자체 기술로 교체되고 있으나 아직은 수입에 의존하는 것이 많다. 이러한 현상은 대부분의 계측기가 생산 설비와 일체로 도입되어 국내에서 개발한 제품이 쉽게 시장에 진입하지 못하는 데 큰 원인이 있다.

7.3.2 투시검사

(1) 비파괴검사

비파괴검사(non destructive testing)란 소재나 제품을 파괴하지 않고 결함의 유무나 그 존재, 위치, 크기, 모양, 분포 상태 등을 조사하는 검사 과정을 말한다. 즉, 재료나 제품을 초음파, 방사선, 와전류 등의 물리적 현상을 이용하여 검사 대상물을 파괴, 분리 또는 손상시키지 않고 결함의 유무, 상태, 성질 또는 내부구조 등을 알아내는 모든 검사를 말한다. 따라서 비파괴검사에는 방사선만이 아니라 초음파, 자기, 침투, 와전류, 누설, 육안, 음향 방출 등의 방법을 쓴다.

방사선을 이용한 비파괴검사에서는 엑스선 또는 감마선을 시험체에 조사하였을 때 방사선의 강도의 변화 즉, 건전부와 결함부의 투과선량의 차에 의한 필름상의 농도 차를 이차원 영상으로 전환하여 용접부, 주조품 등의 결함을 검출하는 방법이다.

종래에는 용접 부위의 균열 및 결함처럼 피사체 내부의 결함이나 이물질 등을 파악하는 것만이 주목적이었으나 지금은 미세한 결함이나 부식 정도도 알아낼 수 있다.

대형 탱크나 원자로의 연료봉, 배관, 격납용기 등은 미세한 결함이나 균열도 큰 사고로 이어질 수 있기 때문에 반드시 감마선이나 고에너지 엑스선 등으로 검사를 해야 한다. 항공기 엔진의 터빈 날개를 Ir-192나 CO-60에서 방출되는 감마선으로 비파괴검사하여 결함 유무나 위치, 크기 등을 파악하거나, 반도체 재료와 같이 미세한 부품에 대한 내부 상태의 균일성 여부를 평가하고, 문화재의 내부 구조를 조사하거나 출토된 철검에 새겨진 금문자 등을 피사체에 손상을 주지 않고 촬영하는 데 사용하는 등 용도가 다양하다.

플라스틱 제품의 내부, 폭탄의 내부 기폭제, 로켓의 고형연료 충진 상태를 확인하는 데는 엑스선이나 감마선보다 중성자를 사용하면 그 해상도가 높아진다.

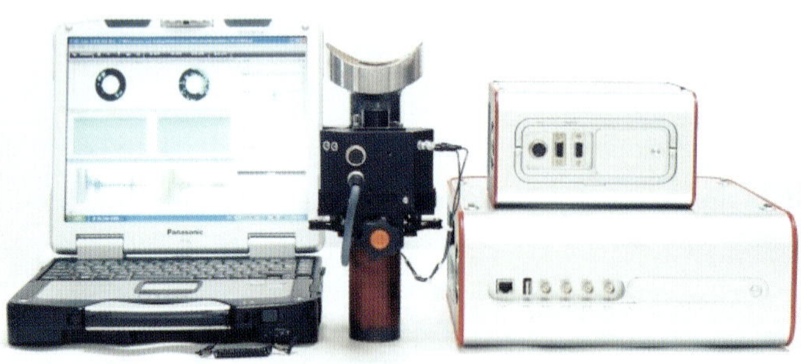

[그림 7-14] 용접부의 비파괴검사 장비

종래의 엑스선이나 감마선을 이용하던 검사에 영상 처리 및 실시간 디지털 기술 등 특수 검사 기술을 적용해 나가고 있다. 중성자, 엑스선, 감마선 등 융합 영상은 더욱 선명한 영상을 제공하기도 하고, 미세한 결함에 대해 정밀한 영상을 얻게 해주는 마이크로초점 엑스선 장치도 상품화되어 있다. 영상도 종래의 필름이 아닌 이미지 화면 또는 평판 반도체 검출기를 사용함으로서 디지털화한 영상을 가공하거나 정보 형태로 전송하고 있다.

장치의 크기와 비용 문제로 주로 의료용으로만 이용되던 전산화단층촬영도 산업용으로 쓰여 문화재의 수리와 복원에도 이용되고 있다.

(2) 검색

보안을 필요로 하는 시설에 반출입되는 물품은 엑스선으로 검색한다. 불법적인 물품을 반입하는 방법이 다양해지고 무기로 사용될 수 있는 물품의 검색을 강화해야 할 필요가 늘어나고 있어서 단순한 평면 영상기술보다 발전된 검색 기술이 개발되고 있다. 방사선 투과로만 보면 폭약이나 마약류도 일상 용품과 차이가 없기 때문에 보다 정교한 영상 처리가 필요하다. 원본 영상을 얻는 방사선 투사기법도 복수에너지 엑스선이나 중성자 사용, 산란방사선 영상화 등 고도화되어가고 있다.

차량이나 화물콘테이너 안에 있는 물품은 일일이 검색하기가 어려워 이를 통째로 투시할 수 있는 대형검색기를 이용한다. 선원으로는 대부분 가속기를 이용한 고에너지 엑스선 발생장치를 사용하는데, 차량이 콘베이어 위에서 이송되는 동안 수평과 수직 방향으로 두 대의 가속기를 작용시켜 각 영상을 동시에 얻는다. 또 소형 방사선 검출기를 나란히 배열하여 물체가 콘베이어에서 이동되면서 각기 투시한 결과를 조합하여 2차원 또는 3차원 영상으로 재구성하기도 한다.

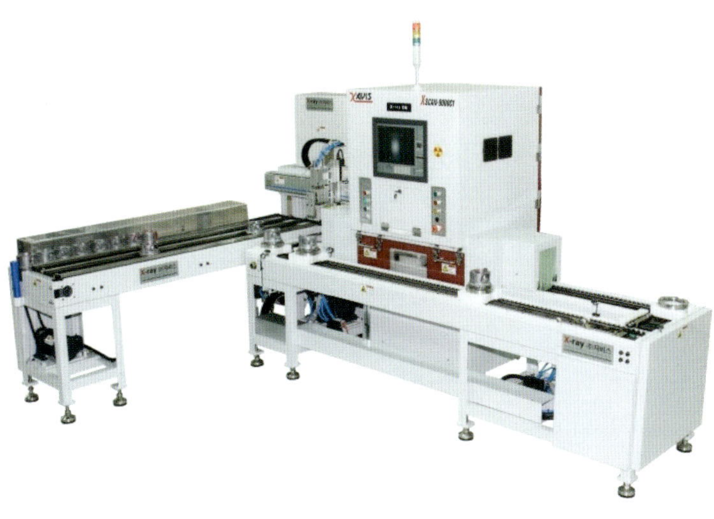

[그림 7-15] 엑스선검사 장비

(3) 방사선 가공

방사선이 작용하여 물질을 변화시키는 특성을 이용하여 물성이나 형상을 유용하게 만드는 것을 방사선 가공이라고 한다. 여기에는 방사선으로만 가공이 되는 것도 있고, 다른 방법으로 가공할 수도 있지만 방사선을 이용하는 것이 경제적으로나 품질면에서 우수하기 때문에 이용하는 것도 있다.

① 고분자 개질

고무나 합성수지와 같은 고분자 물질에 방사선을 조사하면 방사선의 작용에 의해 물성이 변화하는 것을 이용하는 것으로 중합, 그래프팅(grafting), 가교, 분해 등이 있다. 중합은 작은 분자들이 연결되어 큰 분자를 구성하는 것이며, 그래프팅은 고분자가 이온화되어 가지를 치는 반응이다. 가교 반응은 인근 분자들의 가지가 서로 연결되는 반응이다. 중합과는 반대로 큰 분자가 작은 분자로 끊어지는 분해도 일어난다.

방사선 그래프팅 기술을 이용하면 기존의 고분자막, 부직포, 직물, 필름 등에 여러 가지 유용한 관능기(fuctional group)를 부여할 수 있고, 방사선 가교기술을 이용하면 압력을 가하지 않고 저온에서도 고분자를 가교시킬 수 있어 기존의 화학적인 방법보다 다양하게 신제품을 만들 수 있다. 방사선 화학반응을 이용하면 최종 제품에 촉매 등의 이물질을 남기지 않을 뿐 아니라 방사선 조사량을 조절함으로써 재현성이 가능하여 손실을 최대한 줄이면서 고품질의 규격 제품을 제조할 수 있다.

고분자 개질에는 가교반응을 이용하는 경우가 가장 많은데 가교 전선, 자동차 타이어, 플라스틱 단열재, 열수축성 튜브, 전지 격막, 접착 테이프, 코팅 도막의 경화 등에 널리 사용되고 있다. 방사선 가교기술을 이용하여 개발한 고분자 스위치는 반영구적으로 사용할 수 있고, 규소계 세라믹 섬유, 반도체 청정실용 유해가스 흡착제, 폐불소 수지 분말화 기술 등도 개발되었다. 라텍스를 제조할 때 가황공정을 거치지 않고 방사선으로 가공함으로써 소각할 때 유해한 아황산가스가 배출되지 않는 콘돔이나 라텍스 장갑을 제조하고 있다.

방사선 경화기술을 이용한 복합 재료는 보다 간편하고 에너지 절약형으로 화학적 경화가 빠르게 일어나는 것을 이용한 것이다. 최근에는 가교제나 화학 개시제를 사용하지 않으면서 품질이 우수한 하이드로겔 제조기술이 개발되어 상처 치료용 재료를 생산하고 있다. 효소, 균주, 항암제, 호르몬 등의 의약품을 저온에서 고정화하는 기술도 정착되어 가고 있다.

가교전선은 전자선 가속기로 생산되는데 고온에서도 견딜 수 있어 항공기, 자동차, 전자제품 등의 배선용으로 사용된다. 타이어는 고무 판재를 중첩시켜 가열, 가황하여 만드는데 미리 고무판재를 전자선으로 가교시키면 성형강도가 향상되고 성형시 늘거나 줄어들지 않아

제품의 품질을 높이고 고무 사용량도 줄일 수 있다.

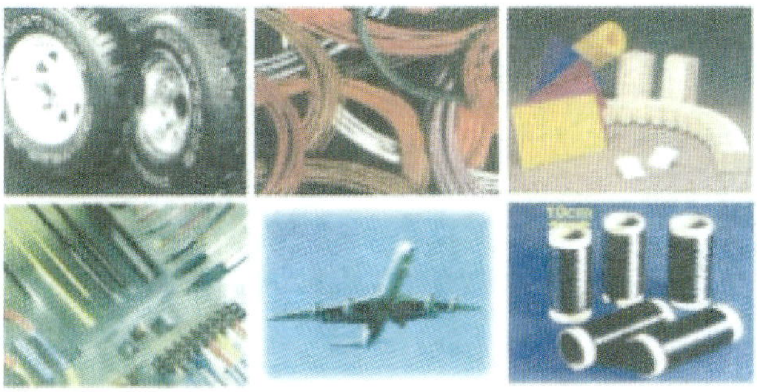

[그림 7-16] 방사선을 이용한 가공제품

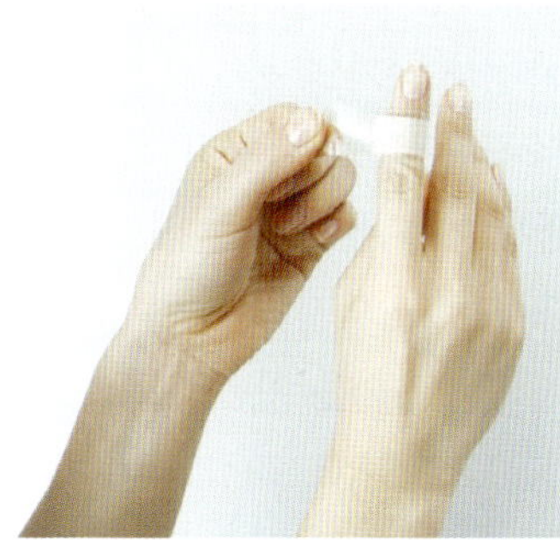

[그림 7-17] 고분자 하이드로겔

② 이온빔 이용

반도체에 이온을 주입하는 기술은 고집적도의 회로를 제작하는 데 없어서는 안 될 중요한 기술로 자리잡고 있다. 고에너지 이온빔 주입을 통해 합금, 폴리머 등의 기계적 강도가 높은 제품을 생산하고 전도성 폴리머, 이종 집합제품 등도 개발되고 있다.

최근에는 철강, 비철 금속, 기계, 자동차, 항공기, 반도체, 화학 고분자 세라믹, 생명공학 등에서 이온주입 기술이 다양하게 활용되고 있으며, 재료나 장치의 내마모성, 내마찰성, 내고온성 및 내식성의 향상에도 활용되고 있다.

반도체 제조에는 이온주입 기술을 융합하여 첨단 신소재를 제조하는 것이 앞으로의 경쟁력을 좌우할 것으로 보인다. 이미 나노입자 합성, 이온 절단에 의한 절연막 실리콘웨이퍼를 제조한 바 있고, 투명 플라스틱렌즈, 방탄유리용 다층 페트막 등을 개발하여 긁힘 저항, 색채 조절, 자외선 차단 등 기능성, 내구성 및 내식성 있는 표면경화 기술을 개발하였다. 박막에 이온빔을 일정한 크기와 간격으로 조사한 후 에칭을 거치면 균질한 구멍을 가지는 내구성 박막을 제조할 수 있는데 이러한 박막은 정밀 필터로서의 이용 가치가 크다.

③ 도장

재료의 표면에 입힌 도료를 증발 건조시키면 증발하는 유기용제가 환경을 오염시키고 용제 자체도 많이 소모된다. 그러나 방사선의 일종인 전자선을 쪼이면 도포된 재료가 증발하지 않고 고착되며, 특히 도료를 입힌 물체 자체에 가열할 필요가 없기 때문에 열에 약한 재료의 경우 효과적이다. 이처럼 가열하는 것보다 사용되는 에너지가 적고 고속으로 처리할 수 있어 인쇄 후 잉크의 건조, 고경도의 표면 처리 등에 이용되고 있다.

(4) 추적자 이용

유체처럼 이동하는 물질 속에 미량의 방사성동위원소를 혼합시켜 거기에서 나오는 방사선을 측정해 나가면 물질이 어떻게 움직이는가를 알 수 있을 것이다. 추적자 기술은 공장 등에서 증류탑 검사, 반응기 체재 시간의 분포, 유속, 부피, 혼합 성능, 누설, 막힘 등의 측정과 수색에 이용된다. 또한 해저나 하상의 퇴적물의 이동, 대기나 수계의 공해 물질의 추적 등에도 활용된다.

추적자 기술을 이용하면 저수지에서의 누수 지점, 항만에서의 해사 이동 상태, 비료 생산 시 원료의 혼합도 측정 등에 활용할 수 있다. 이 밖에 석유화학, 자동차, 환경산업 등에도 추적자 기술이 사용되고 있다.

추적자 이용 기술은 그것의 추정 결과를 분석할 수 있는 전자 기술의 발달과 함께 새로운 응용 분야가 나타나고 있다. 해양 환경을 보존하거나 자연 환경에 대한 부담을 줄임으로써 지속 가능한 개발이 이루어지도록 하기 위해서도 추적자 기술의 이용은 필요하다.

미시적 추적자 기술은 소규모 공간에서 물질의 거동을 추적하는 방법이다. 예를 들어 엔진 피스톤링이 얼마나 마모되어 가는가를 측정하거나 재료가 부식되는 속도를 측정하는 것 등이다. 사람이나 동식물에서 영양소나 특정한 약물이 어떻게 대사되는가를 분석할 수도 있고 실험실에서 화학 반응의 기전을 규명하는 데도 이용된다. 생명과학에서는 유전자의 염기서열을 분석하는 데 추적자가 요긴하게 쓰이고 있다. 다만 방사선의 관리때문에 사용이 제한되고 있는데 매우 소량만 투입해도 쉽게 검출할 수 있기 때문에 이용은 점차 늘어나고 있다.

7.4 환경적 이용

7.4.1 오염물의 강화

(1) 환경보전 기술

도시화와 산업화가 진행되면서 환경오염이 심각해지고 있다. 농업 생산력을 증대하기 위해 농지를 개간하고 화학비료를 사용함으로써 수질과 토양이 오염되고 있다. 화석연료의 대량 사용은 황산화물과 질소산화물, 그리고 여러가지 유해 물질을 배출하여 대기를 오염시키고 산업 폐기물과 부산물들이 다시 이차적인 환경오염을 일으킨다. 그러나 지금까지의 환경보전 기술들은 대부분 환경오염 물질을 근원적으로 제거하기보다는 오염원을 분리, 농축, 전환하는 방식이었다. 따라서 오염원을 원천적으로 제거하지 못하고 환경 기술이 오히려 추가적인 환경오염을 유발하기도 한다.

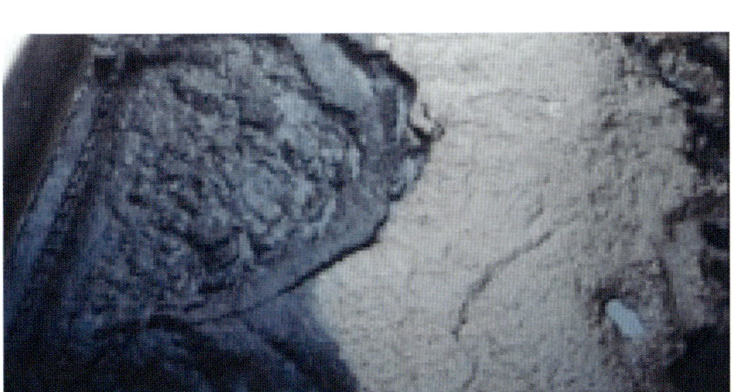

[그림 7-18] 폐수로에 쌓인 슬러지

방사선을 환경 기술에 응용하면 물이나 공기를 이온화하여 발생한 기단들의 강한 산화력과 환원력, 살균력 등으로 환경오염 물질을 원천적으로 제거할 수 있다. 이러한 기술들은 기존의 환경보전 기술보다 설비가 간편하고 처리 시간이 짧으며 추가적인 환경오염 물질을 발생하지 않기 때문에 환경보전을 위한 매우 유용한 대안이 될 수 있다.

화석연료에 의해 배출된 황산화물과 질소산화물은 방사선에 의해 생성된 기단으로 이들을 황산과 질산으로 산화시킨 다음 중화제를 사용하여 중성염의 형태로 만들어 제거할 수 있으며 이 때 나오는 부산물은 비료로 이용할 수 있다.

(2) 염색 폐수

염색 폐수는 산업 폐수 중에서도 처리가 어려워 환경에 대한 폐해가 큰 오염원이다. 그러나 다양한 화학 성분을 함유하고 있는 염색 폐수를 전자선으로 전처리하여 과거의 전처리 방법상 화학 물질을 대량으로 사용했던 것을 줄일 수 있게 되었다. 폐수에 함유된 유독 성분을 무독화하고 생물학적으로 분해가 가능하도록 하여 후속 처리 과정도 안정되고 효율적으로 할 수 있다. 이처럼 방사선을 이용하면 화학 약품에 의해 생긴 이차 폐기물인 슬러지의 발생을 크게 줄일 수 있다.

(3) 축산 폐수

축사의 오염을 막기 위해 자주 소독을 하면 많은 폐수가 발생하고 과다한 항생제의 사용은 폐수 처리를 더욱 어렵게 만든다. 축산 폐수를 효과적으로 처리하려면 생물학적인 처리 공정을 최적화하고 분해 능력을 유지시켜야 한다. 그러기 위해서는 소독제가 생물학적으로 해롭지 않아야 하며 항생제 등에 대한 분해 능력을 높여야 한다. 이처럼 방사선을 기존의 기술과 병용하면 소독제를 무독화하거나 항생물질 등을 생물학적으로 분해하는 능력을 크게 향상시킬 수 있는 것이다.

(4) 세균 제거

하수 종말처리장에서는 하수를 처리한 후에도 대장균을 비롯한 미생물을 처리하기 위해 많은 양의 염소를 투입한다. 방류수 중의 대장균 농도 기준을 강화하게 되면 더 많은 염소를 사용하거나 오존 또는 자외선을 사용해야 한다. 그러나 염소는 많이 사용하더라도 멸균 효과가 계속 증가하는 것은 아니며 염소와 같은 할로겐족의 원소는 발암 물질인 트리할로메탄

(THM)을 증가시켜 오히려 환경오염이 심각해진다.

오존이나 자외선은 소량의 방류수에는 사용할 수 있지만 대량의 하수 처리에는 적절하지 않다. 그러나 방사선은 대장균을 제거할 수 있고 화학 물질에 의한 악취, 색도 변환 등을 줄일 수 있어 하수 종말처리에 매우 효과적이다.

(5) 조류

해안이나 호수에서 발생하는 적조류와 녹조류는 수산자원과 수자원에 큰 피해를 주면서 점차 빈도와 규모가 늘어가는 추세이다.

적조류를 제거하려면 황토를 살포하여 미생물의 호흡 계통을 막아 번식하지 못하도록 하거나 물을 전기분해하여 산도를 변화시킴으로써 결과적으로 살균하는 방법을 사용하고 있다. 녹조류는 저수조에 유입되는 질소와 인을 감축하여 줄여나가는 방법이 있을 뿐이다. 방사선은 강한 살균 능력이 있어 적조나 녹조의 발생을 막는 방법이 될 수 있다.

(6) 배기 처리

화석연료가 연소할 때 나오는 황산화물과 질소산화물은 대기 오염의 주요 원인이 된다. 황산화물이나 질소산화물의 가스에 전자빔을 조사하여 황산과 질산을 만들고 이를 암모니아로 중화하여 암모늄염으로 회수하면 오염 물질은 정화되고 암모늄염은 비료로 사용할 수 있다.

화학적 공정에서 발생하는 휘발성 유해 물질은 농도가 높은 경우 소각 방식으로 처리하고 있으나 농도가 중간이거나 낮으면 소각하기가 어려워 생물학적 방법을 쓰거나 활성탄에 흡착하여 제거한다. 그런데 방사선을 사용하면 미생물이 배출하는 독성 물질로 미생물이 사멸하여 악취가 생기고 결과적으로 휘발성 유기 물질은 다시 처리해야 하는 문제가 생긴다. 활성탄은 이용하면 제거효율은 좋지만 활성탄을 자주 교체해야 하기 때문에 비용이 많이 든다.

낮은 농도의 악취 물질이나 휘발성 유기 물질에 방사선을 활용하면 오염물 자체를 파괴할 수 있어 기존의 처리 방법이 가진 문제점을 해소하고 공정이 간단해져 비용도 절감할 수 있다.

(7) 다이옥신

석유화학 제품인 플라스틱의 사용이 늘어나면서 이들을 소각할 때 생기는 다이옥신이 대기 중으로 배출되고 있다. 미량으로도 생체 조절기능을 교란시켜 환경호르몬이라고 불리는데 주로 저온으로 소각할 때 많이 생긴다.

다이옥신의 발생을 막기 위해서는 소각 온도를 높이거나 분말 활성탄을 이용하여 흡착하는 방법이 있다. 그러나 고온 소각은 8백도 이상을 유지해야 하기 때문에 처리 비용이 많이 들고 기술적인 어려움도 있다. 분말 활성탄을 이용하는 것도 다이옥신을 활성탄에 흡수시킨다는 것이지 발생 자체를 막는 방법은 아니다. 방사선은 다이옥신과 직접 반응하여 인체에 무해한 불질로 분해시킬 수 있어 영구적인 처리 방법이 된다.

7.4.2 폐기물 처리와 재활용

(1) 유기성 폐기물

하수 종말처리나 각종 산업 폐수 처리시 발생하는 슬러지는 매립하거나 해양에 투기해서는 아니 되고 이를 건조, 소각하거나 재활용해야 한다. 그러나 건조시키거나 소각하려면 많은 에너지가 들고, 재활용은 중금속에 오염되지 않고 질소나 인의 함유율이 높으며 대장균이나 세균 등이 없는 슬러지에 대해서만 농작물 경작에 활용할 수 있는 것이어서 그 비율이 매우 낮다.

중금속이 함유된 슬러지에 방사선을 조사하면 수용성 중금속이 불용성으로 전환되어 퇴비로의 사용이 가능해진다. 대장균을 비롯한 세균도 멸균되므로 유익한 미생물을 이용할 경우 발효 시간도 크게 줄일 수 있기 때문에 슬러지를 더 많이 퇴비로 쓸 수 있다.

(2) 오염 토양

농토나 산업 단지, 군부대 주둔지, 야영장 등은 장기간 사용시 토양이 오염되어 이를 복원하려면 스팀이나 미생물을 이용해야 한다. 그러나 스팀은 온도에 한계가 있어 각종 화학 물질을 효과적으로 처리할 수가 없고, 미생물을 이용하는 방법은 독성 화학 물질에서는 활동이 저하되어 효과가 나타나기까지는 오랜 시간이 걸려 실제 사용하기가 어려웠다.

토양중의 오염 물질에 방사선을 조사하면 오염 물질을 무해한 물질로 전환할 수 있고, 만일 오염 물질을 추출할 수 있다면 추출액에 대해서만 처리가 가능하여 매우 효과적이다.

(3) 병원 폐기물과 PCB

병원에서 발생하는 폐기물을 처리하려면 유기물류와 적출물 등은 소각하고 플라스틱류를 포함한 나머지는 매립을 하고 있다. 이를 위한 선별 작업을 할 때 작업자들은 병원성 세균에 노출되어 감염의 위험을 안게 되고 매립하더라도 사전에 멸균을 하지 않으면 병원성 세균들의 서식처가 된다. 방사선은 멸균 능력이 있기 때문에 병원 폐기물을 위생적으로 다룰 수 있게 해준다.

전기를 송전할 때 사용하는 구형 변압기에는 절연유로서 PCB(poly-chlorinated biphenyl)가 사용되는데 환경에 유해한 물질로 알려져 있다. 그런데 PCB 중의 염소기는 방사선에 매우 민감하여 낮은 선량을 쪼이더라도 염소기가 떨어져 나옴으로써 유해한 성질이 제거된다.

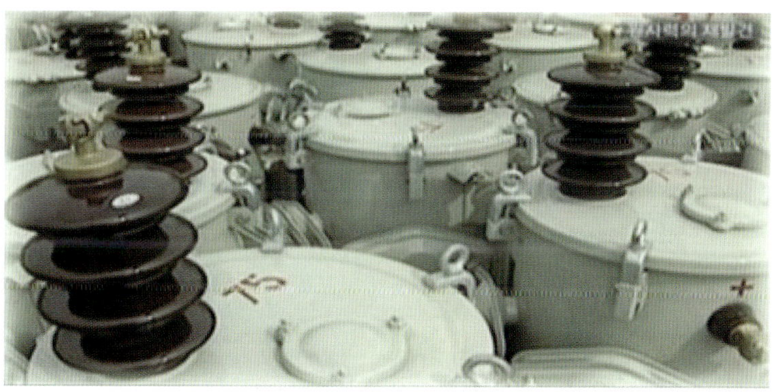

[그림 7-19] 절연유가 포함된 변압기

7.5 분석적 이용

7.5.1 고성능 분석장치

(1) 가스크로마토그라피

가스크로마토그라피는 PCB, 유기수은, THM, 염소계 잔류 농약 등 환경에 존재하는 유해물질이나 화학 반응 생성물, 미량의 불순물을 분석하는 데 널리 사용된다. 가스크로마토그라피는 검출부에는 Ni-63이 있어 여기에서 방출하는 베타선의 전리작용을 이용하는 것이다.

(2) 형광엑스선

대상 물질에 방사선을 쬐여 원자들을 들뜬 상태로 만들고 이 들뜬 원자에서 나오는 특성 엑스선의 에너지와 세기를 측정하여 원소의 종류와 함량을 분석하는 방법을 형광엑스선 분석이라고 한다. 들뜨게 하는 선원으로는 엑스선을 사용하는 경우가 많아 이러한 장치를 엑스선형광(X-ray fluorescence; XRF)이라고 하며, Fe-55, Am-241, Pu-238, Cd-109와 같은 동위원소에서 방출되는 감마선을 이용하기도 한다. 가속기에서 발생한 양성자선을 사용하는 방법은 PIXE(particle induced X-ray emission)라고 하는데 검출되는 감도와 공간 분해능이 매우 높다.

형광엑스선 분석법은 공업 재료, 광석, 대기 중의 부유 미세 입자 등 환경오염 물질과 같이 수많은 종류의 시료를 비파괴적으로 분석하며 여러가지 원소를 동시에 분석할 수 있다는 장점이 있다. 가끔 사람들의 관심을 모으는 미술품의 진위 여부를 가리는 데도 이 방법을 써서 물감의 성분을 분석한다.

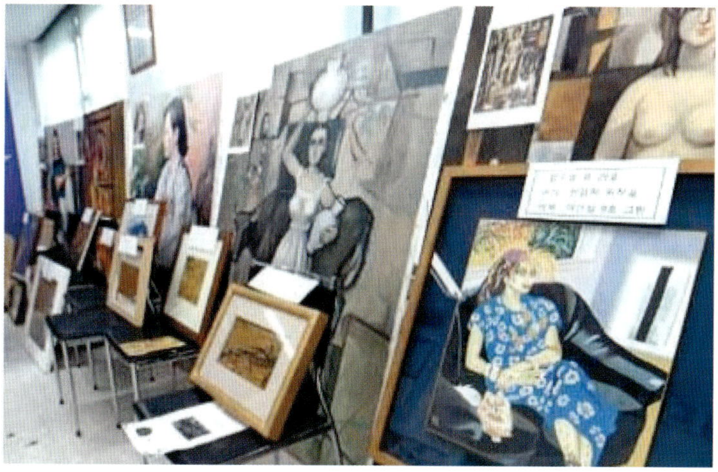

[그림 7-20] 다양한 물감을 사용한 미술작품들

(3) 방사화 분석

물질의 원자핵에 중성자를 흡수시켜 방사능을 띠게 하는 것을 방사화라고 한다. 방사화된 시료에서 나오는 감마선이나 베타선을 측정함으로써 그 시료에 포함되어 있는 원소를 분석하는 방법을 방사화 분석이라고 한다. 예를 들면 Mn-55는 원래 안정된 핵종인데 중성자를 포획하여 생성된 Mn-56에서 나오는 감마선의 세기를 측정하여 Mn-55가 얼마나 있는가를 알 수 있다.

시료에는 일반적으로 여러가지 원소들이 포함되어 있어서 방사화에 의해 생성된 동위원소들도 다양할 것이나 여기에서 나오는 감마선의 세기와 범위를 게르마늄 반도체 검출기로 측정하여 해석하면 원소들의 종류와 함유량을 알 수 있다.

방사화에 의해 생겨난 동위원소 중에는 감마선을 방출하지 않고 베타선만을 방출하기도 하는데 이러한 동위원소를 측정하거나 정밀한 분석을 하려면 시료를 방사화한 후 화학적인 분리 조작을 거친 다음 방사능을 측정해야 한다. 방사화를 위해 사용되는 방사선으로 원자로에서 나오는 중성자 이외에 가속기에서 발생하는 중양성자선, 엑스선, 양성자선 등이 있다.

방사화 분석은 다른 원자 분석법에 비해 분석 감도가 높고 화학적인 분리 조작을 하지 않고도 비파괴적으로 많은 원소를 동시에 분석할 수 있으며, 신속한 분석이 가능하여 대기, 하천, 기타 환경 물질 등의 미량 금속원소, 모발에 함유된 수은, 공업 재료, 지질학적 시료, 고고학적 시료, 범죄 수사 등 다방면에 이용되고 있다.

환경에서의 물질 이동이나 생태적인 연구를 위해 방사성 추적자를 쓰는 것은 그 방사능 준위가 낮다 하더라도 용인되기가 어렵다. 그래서 자연계에 안정적이면서도 매우 희소하게 존재하는 핵종을 추적자로 사용하고 회수한 시료를 방사화하여 분석하는 방법을 쓰는데 이러한 방법을 후방사화 분석이라고 한다. 그 예가 연어에서 Eu을 함유한 먹이를 투여한 치어를 방류한 뒤 자란 연어의 뼈를 방사화 분석하여 연어가 회귀하는 특성을 연구하는 것이다.

방사화 분석이 효과적으로 이루어지려면 원래 핵종의 반감기가 어느 정도 길어서 분석할 시간적 여유가 있어야 한다. 이러한 요건을 갖추지 못한 원소는 방사화 분석의 민감도가 떨어지기 때문에 원자에 중성자를 조사시킬 때 바로 발생하는 감마선을 분석하는 즉발감마선 방사화 분석이 있다.

(4) 회절 및 산란분석

엑스선은 물질의 내부를 투과할 수 있을 정도로 가시광선보다 파장이 짧아 물질을 구성하는 결정 격자의 원자들 사이에서 회절(diffraction)을 일으키기 때문에 그 회절 엑스선의 간섭 특성을 분석하면 물질의 결정들이 어떤 구조를 하고 있는가를 알 수 있다. 엑스선 회절(XRD) 장치는 엑스선을 다루는 실험실에서 필수적인 장비인데 원래는 엑스선 회절을 단순히 격자간의 간격을 분석하는 데 사용하였지만 지금은 생화학 분자와 같이 매우 복잡한 결정구조들도 분석하고 있다.

그 밖에 방사선의 산란(scattering)을 이용하는 기술도 응용되고 있는데 엑스선 또는 중성자의 작은각도 산란분석, 러더포드 후방산란분석, 엑스선 공각산란분석, 공명 산란분석 등이 있다.

(5) 뫼스바우어효과

들뜬 원자핵에서 감마선이 방출되거나 흡수될 때 운동량의 작용으로 핵이 약간 뒤로 밀려나게 되는데 아주 작은 양이기는 하지만 에너지가 손실되기 때문에 기저 상태에 있던 원자핵을 같은 준위의 여기 상태로 올리는 데에는 에너지가 부족하게 된다.

이 부족한 만큼의 에너지를 보충하는 방법으로 감마선 방출 선원과 흡수체를 접근하는 방향으로 운동시키면 도플러효과에 의해 상대적으로 에너지가 증가하여 공명 흡수를 일으키는데 이러한 현상을 뫼스바우어효과(Moessbauer Effect)라고 한다.

자유로운 상태에 있는 원자는 음속 이상의 속도를 필요로 하지만 결정에 결합되어 있는 원자는 그 결합력으로 인해 유효 질량이 매우 크고 에너지 손실은 작아 초당 수 mm나 수 cm의 속도로 공명 흡수를 일으킬 수 있다, 이러한 반응은 매우 민감하게 일어나 표적 원자가 분자에 결합되는 상태, 예를 들면 분자의 이성체이거나 또는 분자가 산화되어 산소 원자가 추가된 상태를 식별할 수 있게 해준다. 이 때 표적 물질을 저온으로 냉각하면 더욱 민감한 분석을 할 수 있다. 이러한 분석에 사용되는 핵종으로는 Fe-57이 주로 사용되며 Ni-61, Zn-68, Ge-73 등도 사용된다.

7.5.2 연대 측정

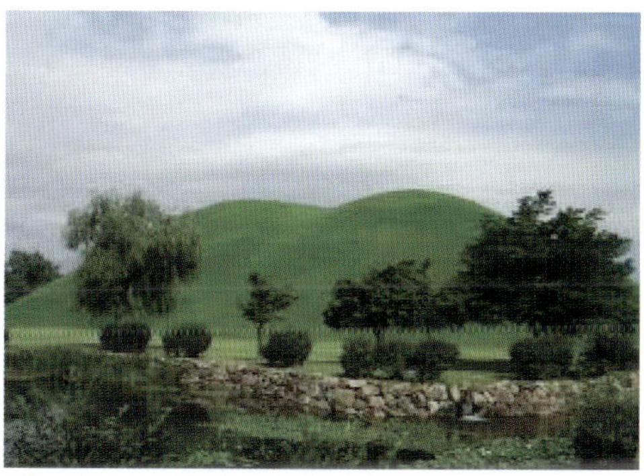

[그림 7-21] 탄소연대분석을 적용한 황남대총

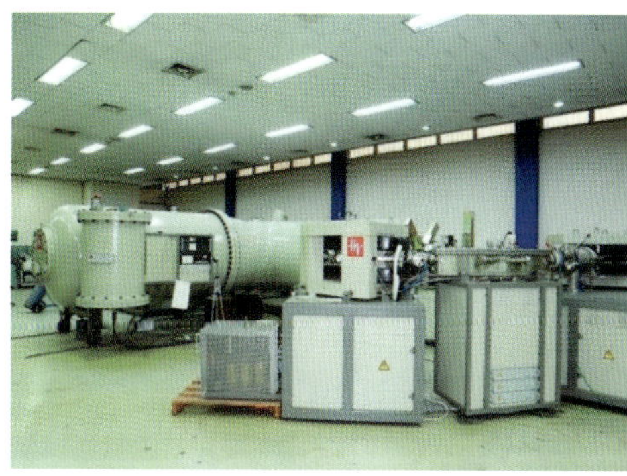

[그림 7-22] 질량분석 이온빔가속기

방사성 물질은 온도나 압력 등의 환경 조건에 영향을 받지 않고 붕괴가 규칙적으로 일어나기 때문에 어떤 물질에 함유된 천연 방사성 핵종을 분석하면 그 물질이 생성된 시기를 알 수 있다.

동식물과 같은 생물체의 경우 천연에 존재하는 방사성 탄소인 C-14(반감기 5,730년)를 항상 섭취하고 배출함으로써 개체 내의 탄소중 C-14의 비율이 환경에 있는 탄소와 동일하게 유지된다. 그러나 생물체가 죽어 활동을 하지 않게 되면 환경에 있는 탄소와의 교환이 이루어지지 않으면서도 체내에 있던 C-14는 붕괴를 계속하여 시간이 지남에 따라 그 양은 감소한다. 따라서 고고학적인 생물 시료에 남아있는 C-14의 양을 측정하여 이를 자연계에 있는 양과 비교하면 그 시료의 생명활동이 언제 정지되었는가를 알 수 있다. 유적지나 조개 무덤, 지층 등에서 발굴된 숯, 곡물, 열매, 목재 등을 분석하여 수 백년에서 수 만년까지의 연대를 측정할 수 있는 것이다.

유기물 시료중 C-14의 측정은 보통 시료를 태워서 나오는 이산화탄소를 포집하여 벤젠으로 합성한 후 액체섬광계수기로 측정한다. 최근에는 가속기로 이용하는 질량분석기를 사용하여 극히 소량으로 함유된 C-14의 비율을 정밀하게 측정할 있게 되었다. 우리나라의 경우 경주 황남대총에서 발굴된 시료를 가속질량분석기로 분석하여 황남대총의 피장자가 5세기경 눌지왕일 것으로 추정한 바 있다.

지층의 암석이나 토양 등 무기물 시료의 연대는 시료에 함유된 우라늄, 토륨, K-40, Sr-87 등의 방사능을 측정하여 알아낸다. 토기나 자기 등은 무기 결정들이 받은 자연방사선의 양을 측정함으로써 연대를 추정하기도 한다. 과거의 어느 시점에서 토기를 구웠다면 그 속에 포함된 광물질은 당시까지 받아 온 자연방사선의 양에 해당하는 열형광 형태의 축적된 정보를 잃어버리게 될 것이므로 그 이후 축적된 정보를 원래 굽지 않은 토양과 비교함으로써 제작된 연대를 평가한다.

7.6 생물적 이용

7.6.1 농축수산업

(1) 품종 개량

방사선을 이용한 식물의 품종 개량은 교배 육종과 함께 전통적인 육종 방법이다. 돌연변이 육종은 방사선 외에 화학적인 방법을 쓰기도 하지만 지금까지 개발된 품종은 대부분 감마선을 방사선으로 이용한 것이다. 최근에는 식물체의 유전자 염기 서열이 밝혀짐에 따라 유전자의 기능을 밝히고 기능 유전체를 연구하는 데 관심이 많아지고 있는데 이 때 돌연변이 유전자원이 연구의 핵심적인 소재가 되고 있다.

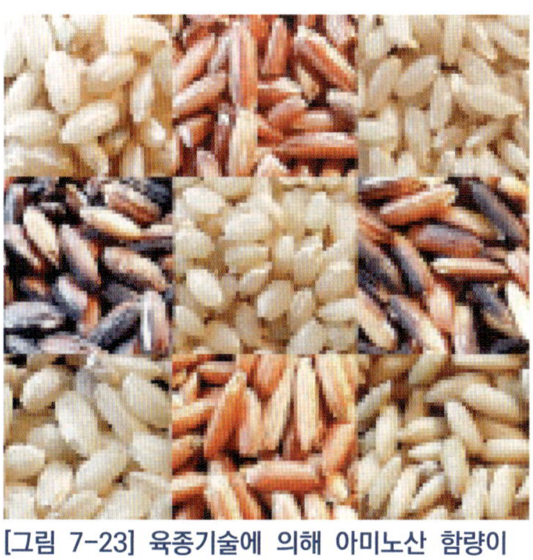

[그림 7-23] 육종기술에 의해 아미노산 함량이 풍부해진 벼품종

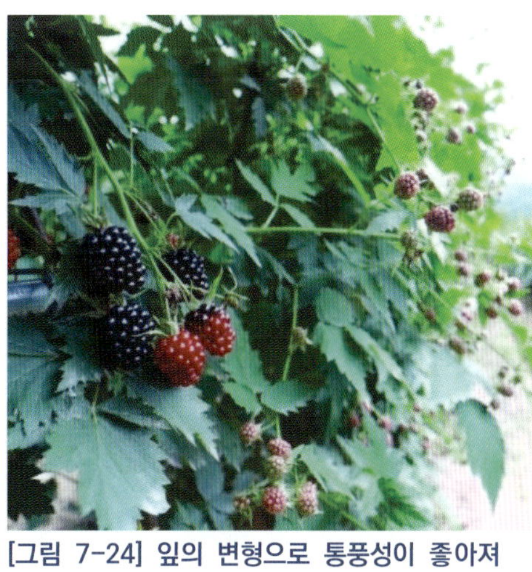

[그림 7-24] 잎의 변형으로 통풍성이 좋아져 수확량이 늘어난 블랙베리

(2) 생리 활성화

저선량의 방사선은 고등 식물과 광합성을 하는 생물의 생리 활성을 증진시키는 효과가 발견되는데 이를 방사선 호메시스라고 한다. 낮은 수준의 방사선이 세포 증식을 촉진하여 발아와 생장률을 증가시키거나 환경으로부터의 자극에 대한 저항성을 증가시켜 결국 작물의 생산성이 올라가는 것으로 해석할 수 있으나 그 원인은 아직 규명되지 않았다. 그러나 이러한 효과를 이용해 식물에서 부가가치가 높은 천연 물질을 선택적으로 대량 생산하려는 시도는 계속되어 오고 있다.

(3) 해충 구제

방제하려고 하는 해충의 번데기에 방사선을 쬐면 교미를 하더라도 번식이 되지 않는 수컷 불임충이 된다. 이런 불임충들을 방사하면 세대가 지날수록 야생의 해충 수가 줄게 되어 나중에는 그 해충이 지역적으로 박멸되거나 피해를 주는 수준 이하로 밀도를 낮출 수 있다. 재선충이나 솔잎혹파리 등과 같이 약품으로는 방제하기가 어려운 해충을 박멸하는 데 적절한 방법인데 농약을 사용하지 않는다는 의미에서 친환경적이라고 할 수 있다.

우리나라에서는 불임충 기술을 이용하여 해충을 방제한 일은 없으나 아프리카에서 소와 사람에게 수면병을 일으키는 트리파노조마를 매개하는 체체파리와 말라리아모기를 방제하는 성과를 거둔 것을 비롯해 지금까지 수십 종에 대해 효과를 본 것으로 보고되고 있다.

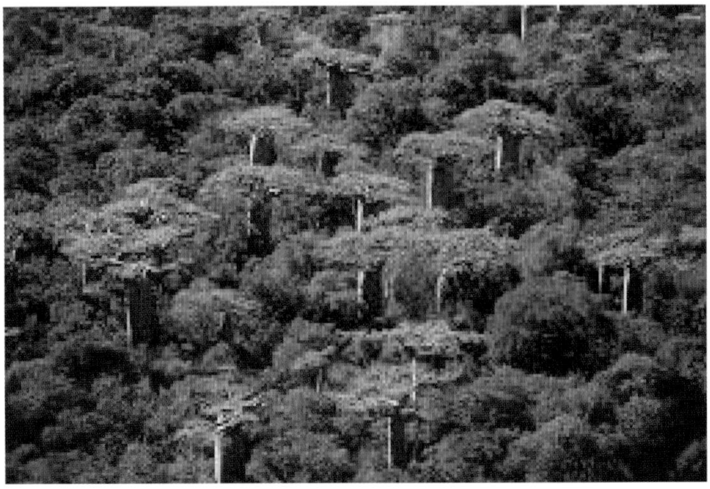

[그림 7-25] 해충 피해가 나타난 삼림

(4) 사료 개발

동물의 먹이에 C-14과 같은 방사성 동위원소를 표지하고 음식의 소화되는 경로를 추적하면 그 음식이 어느 부위에서 어떤 속도로 분해 흡수되는가를 알 수 있다. 이러한 추적을 통해 동물 먹이와 생산되는 우유나 고기 등의 영양적 가치를 계산할 수 있다.

사육되는 동물에게 결핍되기 쉬운 영양소를 보강한 사료나 먹이 보조제를 개발하여 사육동물의 생존률과 몸무게를 늘리는 데 이용된다. 어패류의 오염을 일으키는 독성 조류의 발생을 관리하기 위해 I-125로 표지된 추적자를 이용하기도 한다.

7.6.2 살균과 멸균

(1) 방사선의 장점

의료 기구, 의약품 및 식품의 살균과 멸균 처리는 방사선 산업중 공업적 이용 다음으로 많이 활용된 분야이다. 최근에는 방사선과 다른 첨단기술을 융합하여 다양한 신기술 등이 개발되고 있어 건강 식품, 의약품, 화장품 등에 이용되는 부가가치가 높은 천연 기능성 신소재를 개발하는 것이 새로운 산업으로 대두되고 있다.

의료 기구, 식품 등을 살균하고 멸균하는 데는 가열, 냉동, 가스, 약제 방사선, 초음파, 초고압, 전기 충격, 진동파 등 다양한 방법이 사용된다. 세균의 증식을 막기 위한 위생 처리는 저온 유지, 수분 제거, 산소 제거, 미생물 첨가, 화학물질 첨가 등의 방법이 사용된다. 대부분 표면으로부터 미생물이 오염되므로 훈증제나 보존제와 같은 가스 또는 약제 살균을 이용할 수 있지만 인체에 유해하기 때문에 사용을 금지하고 있다.

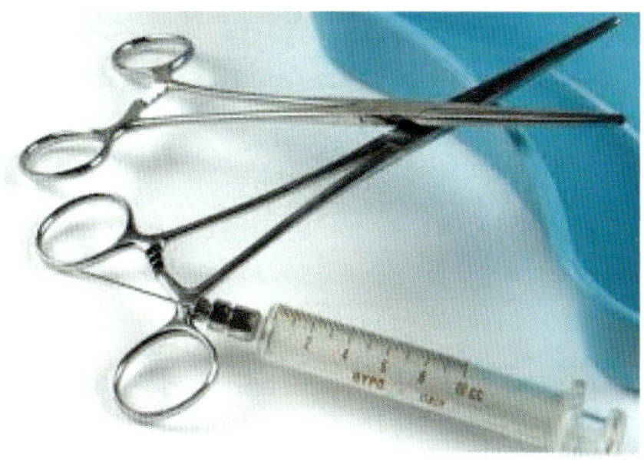

[그림 7-26] 방사선 살균 의료용품

대부분의 살균 방법은 온도를 상승시켜 고분자 제품이나 식품의 품질을 손상시키기도 한다. 온도 상승을 최소화하고 외관의 변화를 막을 수 있는 냉온법이 가장 효과적이며 유해 성분이 생성되지 않고 잔류 성분이 남지 않으나 방사선 처리에 비하면 비용이 많이 든다. 방사선은 사용하면 대량의 제품을 포장한 채 살균과 멸균을 함으로써 가공에 대한 경제성이 우수하고 포장과 미생물의 증식을 막는 정균 과정을 거치거나 포장을 새로이 할 필요가 없다는 장점도 있다.

(2) 사용 선원

살균과 멸균에는 주로 감마선을 사용하며 일부 전자선이 사용된다. 감마선은 투과력이 높고 완제품을 포장한 상태로 연속 처리할 수 있어 살균 처리 후 다시 포장하는 데 따른 이차 오염을 방지하고 에너지의 효율을 높일 수 있어 많이 사용되고 있다.

전자선은 투과력이 약해 감마선에 비해 활용범위가 제한적이어서 곡류의 살충이나 표면살균, 의료 제품과 약품 가공 등에 사용되고 있다. 그러나 전자선은 필요할 때만 발생시키고 양도 조절할 수 있기 때문에 공정 제어, 신속 정확성, 에너지 효율성, 소비자 수용성 등이 우수하여 사용이 늘고 있다.

물질에 감마선이나 전자선을 조사한다고 하여 물질이 새로운 방사능을 띠는 것은 아니기 때문에 방사선으로 살균 또는 멸균한 의약품이나 식품이 방사능에 오염되었다는 인식은 잘못된 것이다.

(3) 조사 정도

방사선을 이용하고 살균과 멸균을 하는 데 있어 선량을 제한하고 있지는 않지만 방사선 조사 비용을 줄이고 제품의 품질을 손상하지 않으려면 적정한 선량을 사용해야 한다.

다량의 제품을 포장한 채로 방사선을 쪼이기 때문에 조사선량의 균질도를 높이기 위한 선량계측이 필요한데 표준 권고안대로 하면 적은 오차 범위에서 골고루 조사할 수가 있다. 특히 의료 기구의 경우 일부 고분자 제품의 구조를 파괴시킴으로써 내구성을 저하시키거나 구조적 변화를 일으킬 수 있으므로 방사선에 내성을 갖는 적정한 소재를 선택하거나 개발하는 것이 필요하다.

제품의 물성을 변화시키지 않는 것은 의약품이나 식품일 때 더욱 중요하다. 방사선을 과다하게 조사하면 약품으로서의 기능을 떨어뜨릴 수 있고 식품에서는 탄수화물, 단백질, 지방 및 기타 성분이 영향을 받을 수 있다. 채소나 육류와 같이 수분이 많은 식품이 방사선에 의한 물의 분해를 통해 간접적으로 영향을 받는다면 허브나 향신료와 같은 건조 식품은 생물분자가 직접적으로 방사선의 영향을 받는다. 그러나 방사선으로 식품을 처리할 때 일어나는 성분의 변화는 극히 미약하여 안전성에 문제가 생기는 정도는 아니다. 그보다는 화학 보존제나 훈증제가 환경상의 피해를 가져오는 것에 비해 감마선 조사 기술은 이를 대신할 수 있는 것이다.

7.6.3 식품 조사

식품에 전자선이나 감마선을 쬐면 여러 병원성 미생물을 효과적으로 사멸시켜 식중독을 예방할 수 있다. 식량 자원은 수확한 후 저장 및 유통 과정에서 부패되거나 변질로 손실되는 양이 연간 약 10% 이상에 달하는 데 비하면 증산 비율은 연간 2.5% 정도에 불과하다. 그러나 식품 보존을 위해 사용해왔던 화학 훈증방법도 환경오염을 유발하고 인체에 유해하여 사용이 금지되었다.

식품의 기능을 높이기 위해 천연 식품 자원에서 추출하는 첨가물의 원료는 생리 활성 등 기능성을 유지하면서도 제품의 특성에 영향을 주지 않도록 무색, 무미, 무취의 상태로 정제되어야 한다. 방사선 조사는 천연 화합물의 생리적 활성은 유지하면서 불필요한 색소와 잔류 농약을 비롯한 불순물을 제거하여 순도가 높고 농도가 짙은 제품을 제공하는 데 사용되고 있다. 방사선을 조사하면 알레르기와 암을 유발하는 나이트로스아민류, 바이오제닉아민류, 고시폴, 에틸카바마이트 등을 제거할 수 있다.

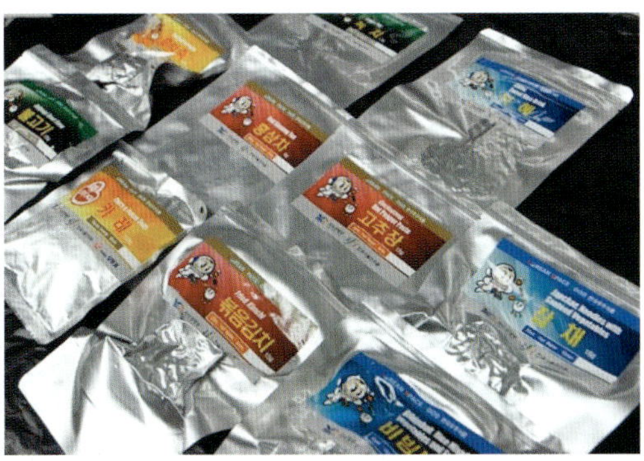

[그림 7-27] 방사선 조사로 가공된 식품

7.7 의료적 이용

7.7.1 진단검사

(1) 엑스선 검사

방사선이 인체를 투시하는 수단이 되어 각종 질환을 효과적으로 진단할 수 있게 된 것은 의료 기술을 획기적으로 향상시킨 일이었다. 엑스선이 인체 조직을 통과할 때 기관의 밀도가 다르기 때문에 흡수 또는 산란되는 정도도 달라지는데 이를 이용하여 인체의 평면 영상을 얻을 수 있다.

(2) 전산화단층촬영(CT)

투과 엑스선을 연속적으로 촬영하면 장기의 형태를 동영상으로 얻을 수 있다. 시간에 따라 움직이는 내장 기관의 영상으로부터 그 기능이나 활동성을 평가하는 데 큰 도움이 된다. 여기에 조영제를 사용하면 장기의 형태와 조영제의 섭취나 배출로부터 장기의 기능을 평가할 수 있다.

조영제의 재료로는 바륨, 요드 혹은 공기나 이산화탄소를 사용하며 인체의 장기 사진을 선명하게 얻을 수 있어 진단에 이용하다. 특히 여러 연조직이 인접하고 있는 복부를 촬영하여 차별화된 조직의 영상을 얻는 데 유용하다.

전산화단층촬영(computed tomography; CT)은 엑스선을 여러 방향에서 쪼여 그 투과율을 전산처리하여 인체의 단면을 영상으로 얻는 방법으로 내장 기관의 형태 이상을 진단할 수 있는 우수한 검사 방법이다. 단면영상 결과를 조립하면 입체영상이나 투시영상으로도 볼 수 있다.

전산화단층촬영에서도 조영제를 투여하여 영상을 얻으면 혈관 등의 구조를 더욱 선명하게 볼 수 있고 조영제의 흡수 정도 등을 확인함으로써 장기의 기능 이상이나 종양과 같은 이상 구조물의 평가에 도움을 줄 수 있다.

최근 속도와 해상도가 더욱 높아진 다층검출CT(MDCT)가 보급되거나 촬영 비용도 낮아져 CT 이용이 늘어나고 있다. 연속적 CT 촬영으로 체내 조직의 움직임까지 영상화하는 4차원 CT도 개발되었다. 그러나 CT 촬영은 환자에게 가해지는 방사선의 양이 많기 때문에 신중하게 사용해야 한다.

(3) 핵의학 검체검사

혈액이나 소변 등 인체에서 채취한 검체나 시료를 시험관에서 동위원소를 함유한 시약과 반응시켜 여기에서 나오는 방사선을 근거로 시료중의 미량 성분을 측정하여 질병을 진단할 수 있다. 이런 방법을 체외검사(in vitro test)라고 하며 동위원소를 함유한 시약을 체외검사용 방사성의약품이라고 한다. 환자의 혈액 중에 함유된 미량의 호르몬이나 암 등과 관계가 있는 미량 물질의 양이 건강한 사람과 다른 점을 이용하여 진단에 응용하는 것이다.

여기에는 방사면역 측정법과 면역방사계수 측정법이 있다. 예를 들어 신생아의 혈액에 함유된 갑상선자극호르몬의 양을 I-125로 표지한 체외검사용 방사성의약품을 사용하여 조사하면 크레틴을 발견할 수 있다. 크레틴은 갑상선 기능이 이상적으로 저하되어 있기 때문에 그대로 두면 지능에 장애가 생길 수 있어 출생 후 즉시 발견하여 갑상선호르몬을 투여하면 장애를 예방할 수 있다.

갑상선 자극호르몬 이외에 인슐린, 성장호르몬 , 갑상선호르몬, 부신피질호르몬, 황체형성호르몬 등은 각종 호르몬을 정량해서 검사한다든가 간암에서 나오는 알파피토프로테인이나 대장암에서 나오는 태아성 항원과 같은 종양 표지자 분비물을 측정하는 체외검사에서 방사성핵종을 이용한다. 또한 B형 간염바이러스의 항원과 항체 측정에도 민감하다. 혈액이나 소변에 함유된 미량의 호르몬, 단백질, 바이러스 등도 시험관 내에서 정량적으로 진단할 수 있다.

(4) 핵의학 영상검사

방사성동위원소가 포함된 약물을 체내에 투여하여 여기에서 방출되는 방사선을 이용하는 검사를 체내검사(in vivo test)라고 한다. 방사성동위원소가 포함된 투여 약물을 체내검사용 방사성의약품이라고 한다.

방시성동위원소를 인체에 투여하여 인체의 표면 가까이에 설치한 측정기로 인체 외부에서 측정하는 경우도 있지만 방사성동위원소를 투여한 몸에서 채취한 혈액, 분비물 등의 시료에서 나오는 방사능을 측정하는 경우도 있다. 예를 들어 신장을 통해 배설되는 방사성의약품을 주사한 후에 소변에서 측정되는 방사선의 양으로부터 신장의 기능을 평가하는 것이다.

인체에 미리 특정한 부위(간, 신장, 폐, 담낭, 뼈 등)에 모이는 성질의 약품을 Tc-99m으로 표지하여 이것을 환자에게 주사하면 검사하려는 장기에 섭취된 Tc-99m으로부터 감마선이 방출되는데 이것을 감마카메라로 감지하여 전기 신호로 변화시켜 분석하면 장기 내의 동위원소의 분포 또는 동작 상태를 화상이나 사진으로 볼 수 있다.

갑상선을 보려면 I-123 또는 I-131, 심근에는 Tl-201, 악성종양에는 Ga-67, 그리고 기체를 흡입시켜 폐의 동작을 조사하기 위해서는 Xe-133이나 Kr-81m 등 기체 동위원소들을 사용한다.

Tc-81m, I-123, Tl-201, Ga-67 등은 반감기가 6시간에서 3일 정도로 짧아서 검사가 끝나면 곧 체내에서 사라진다. Tc-99m은 감마선만을 방출하기 때문에 인체에 주는 방사선량이 작아 체내검사용으로 많이 사용된다.

(5) 단일광자방출단층촬영(SPECT)

감마카메라가 단순한 영상을 얻는 장치인데 비해 여러 방향에서 촬영한 영상을 종합하여 단층 영상을 얻는 것을 SPECT(single photon emission computed tomography)라고 한다. 일반적인 평면 영상에 비해 작은 병소를 찾아낼 수 있고 입체적인 정보이기 때문에 병소의 위치를 알아낼 수 있다.

최근에는 SPECT와 CT를 결합한 SPECT-CT로 종양의 위치와 악성도를 평가하고 심혈관의 이상과 섭취 이상의 정도와 위치를 알아내는 데 사용하고 있다.

(6) 양전자방출단층촬영](PET)

동위원소 가운데 C-11, N-13, O-15, F-18 등은 양전자 변환을 일으키는데 이것들이 방출하는 양전자는 가까이에 있는 전자와 결합하여 소멸되면서 이른바 소멸방사선 2개를 서로 반대 방향으로 방출한다.

인체에 이러한 동위원소 표지 화합물을 투여하고 주위에 여러 개의 감마선 검출기를 배열한 다음 짝지어 방출된 소멸방사선을 검출하면 양전자를 방출한 동위원소의 위치를 SPECT 방법보다 정확하게 알 수 있다. 이와 같이 양전자 방출 핵종을 이용한 단층촬영 기법을 양전자방출단층촬영(positrin emission tomography; PET)이라고 한다.

현재 우리나라에서는 PET 촬영시 ^{18}F-FDG(또는 ^{18}FDG;fluoro-deoxy glucose)라는 방사성의약품을 가장 많이 이용한다. ^{18}F-FDG는 포도당과 구조가 비슷하여 포도당 대사이상을 가져오는 암, 심근경색, 치매의 진단에 유용하다.

암세포의 경우 정상세포에 비해 세포분열이 잘 일어나고 에너지원을 많이 필요로 하므로 ^{18}F-FDG의 섭취도 많기 때문에 이것은 PET로 영상화하여 진단하는 것이다.

심근경색은 혈관이 좁아지거나 막혀서 심장근육의 기능과 대사활동이 낮아져 에너지원의 섭취가 떨어진다. 이런 부분을 영상화하면 근육이 얼마나 회복 가능한가를 알 수 있다.

뇌는 다른 조직에 비해 포도당 대사량이 높으나 치매는 섭취가 낮아지므로 조기 진단에 응용할 수 있다. F-18 외에도 종양, 치매, 파킨슨병, 간질 등에 PET용 방사성의약품 등이 사용되고 있다.

PET에 사용되는 동위원소는 보통의 원자보다 양성자가 더 많은 것들인데 가속기로 양성자를 쏘아서 만든다. 또 제품의 반감기가 최대 100분 정도로 짧아 먼 거리까지 수송할 수 없으므로 직접 사용할 병원에서 소형 사이클로트론을 이용해 만들어야 한다.

CT는 인체 내부구조의 좋은 해상도를 얻을 수 있고 PET는 방사성의역품의 대사 특성을 영상으로 얻을 수 있으므로 두 가지 장점을 결합한 PET-CT를 이용하면 구조와 기능에 대한 정보를 동시에 얻을 수 있다 따라서 암의 위치와 범위를 확인하여 수술이나 항암 치료의 범위와 방법을 결정하는 데 도움이 된다.

7.7.2 방사선 치료

(1) 외부방사선치료

암을 치료하는 데는 Co-60을 주사하며 선형 가속기를 이용한 고에너지 엑스선이나 전자선을 이용한다. 그 밖에 고에너지 입자가속기를 이용한 양성자선, 중하전입자, 파이중간자를 이용하거나 중성자를 이용해 직접 또는 간접으로 선량을 부여하기도 한다. 양성자와 같은 중하전 입자로 암을 치료하려면 에너지가 매우 높아야 하므로 대형 가속기가 필요하다.

(2) 세기조절방사선치료(IMRT)

방사선 치료에서 가장 큰 문제는 파괴하고자 하는 조직 이외에 정상 조직도 손상된다는 것이다. 따라서 방사선 조사로 쉽게 손상되거나 중요한 기능을 하는 조직 부근에 있는 암을 치료하는 데 어려움이 따른다.

세기조절방사선치료(intensity modulated radiaion therpy; IMRT)는 CT나 PET로 방사선 영상을 얻어 표적 병변의 위치와 모양을 파악하고 표적에 가장 효율적으로 방사선량을 부여하도록 방향, 시간, 세기를 결정하여 방사선을 조사하는 방법이다. 주로 뇌, 두경부, 전립선, 자궁, 복부의 치료에 사용된다.

(3) 감마나이프

방사선 조사기에서 나오는 감마선을 집속기를 이용하여 한 점에 집중시키는 방법으로서 수술을 하지 않고 병변 조직을 제거할 수 있다. 수술을 하기 어려운 뇌종양이나 기형의 치료에 사용하였으나 감염과 수술합병증의 우려가 없고 국소마취나 진정제같이 간단한 처치를 한 다음 시술이 가능하기 때문에 크기가 작은 종양을 제거하는 데 쓰이고 있다.

방사선을 여러 방향에서 분산하여 쪼이기 때문에 정상조직에 크게 손상을 주지 않아 뇌수술을 해야 하는 경우에 이용되고 있다.

(4) 근접치료

밀봉된 Ir-192, Co-60, 또는 Cs-137과 같은 방사선원을 암 부위에 직접 주입하여 치료하는 방법이다. 혀암, 인두암, 자궁경부암과 같이 접근이 비교적 쉬운 부위의 종양 치료에 사용된다.

방사성 물질이 든 바늘을 수동으로 장착하면 의료진까지 피폭될 수 있으므로 기계적인 시스템을 이용하여 자동으로 장전한다. 반감기가 짧은 핵종을 사용한다.

(5) 붕소중성자포획치료(BNCT)

수술이나 방사선 치료가 곤란한 뇌종양을 치료하기 위해 중성자 반응을 이용하는 방법이 붕소중성자포획치료(boron neutron capture theraphy; BNCT)이다. 붕소의 특수한 화합물을 투여하면 뇌종양의 부위에 모이게 되는데 여기에 중성자를 조사하면 붕소가 핵반응을 일으켜 알파 입자나 반도핵을 방출한다. 알파 입자와 반도핵은 투과하는 거리가 극히 짧아 인근의 정상세포들에 손상을 주지 않고 목표하는 세포만을 파괴할 수 있다.

(6) 암치료

요드는 갑상선에만 모이기 때문에 방사성인 I-131을 투여하면 다른 조직에는 큰 손상을 주지 않고 갑상선암을 치료할 수 있다. Sr-89는 뼈에 잘 모이므로 암으로 인한 통증을 완화하는 데 쓰인다.

방사성동위원소에 항암제를 결합시킨 치료 방법도 있다. 항체 반응을 이용한 림프종 치료제에 Y-90을 결합시키면 항체 반응을 이용한 암세포 소멸과 방사선에 의한 치료 효과를 동시에 거둘 수 있다.

(7) 동위원소 일반치료

요드는 갑상선에 모이므로 I-131을 이용하면 갑상선 조직의 일부를 제거하는 효과가 있어 갑상선 기능이상 항진증에도 쓸 수 있다.

Re-188이나 Y-90, Ho-166 홀뮴 등 베타선을 방출하는 동위원소가 표지된 약물을 관절강에 투입하여 관절염으로 인한 염증과 통증을 줄일 수 있다. 이를 방사성 윤활막절제술이라고 하는데 수술을 하지 않는다는 장점이 있다.

(8) 의약품 개발

방사성의약품 개발에는 C-11, F-18, I-123, Tc-99m 등 PET 및 SPECT용 핵종을 주로 이용한다. 치료제에 ^{18}F-FDG와 같은 방사성의약품을 표지하여 치료제가 특정 장기에 섭취되는 정도를 파악하여 효능을 평가할 수 있다.

또 평가하고자 하는 의약품에 H-3, C-14, P-32, S-35, I-125 등의 방사성동위원소로 표지하여 실험 동물에 투여한 후 조직의 절편으로부터 방출되는 방사선을 측정하여 의약품의 체내 분포를 알 수 있다. 이것을 오토라디오그라피라고 한다.

7.7.3 생명공학

(1) 생리 및 생화학 추적자

특정 물질을 방사성동위원소로 표지하여 생물체에 투여하고 이를 추적함으로써 그 물질의 생리 및 생화학적 특성을 알아낼 수 있다. 광합성 연구에 C-14를 사용하고 U-125나 I-131을 이용한 방사성면역 측정법은 각종 종양항원, 호르몬, 알레르기항원, 수용체 검사에 사용되고 있다.

바이러스 단백질을 Sr-35로 표지하고 DNA는 P-32로 표지하여 다음 세대에 전달되는 유전 물질이 DNA라는 것을 밝혀냈다. DNA의 복제 과정을 N-14와 N-15를 이용하여 증명하기도 했다. 핵산에 동위원소를 표지하는 기술이 발전하면서 DNA를 재조합하는 연구가 활발해졌다.

(2) 분자구조의 해석

엑스선 회절은 물질의 미세한 구조를 밝히거나 단백질이나 핵산의 분자 구조를 해석하는데 사용된다. DNA의 이중나선 구조를 밝힌 것도 이 방법이었다. 질병과 관련된 단백질의 구조를 정밀하게 밝혀냄으로써 신약 개발에 크게 기여하고 있다.

7.8 방사선 융합기술

7.8.1 개요

방사선융합기술(radiation fusion technology; RFT)은 방사선기술에 정보통신, 생명, 환경, 나노, 우주, 국방기술 등을 융합한 것으로서 방사선 분야의 첨단복합기술이다.

이미 방사선을 중심으로 상용화되어 있는 기술은 물론이고 새로이 연구하고 있는 관련 기술의 방사선원이나 에너지 수준별 특성을 활용하여 더욱 기능이 우수한 신기술을 개발하는 것이 핵심이다. 이 분야의 응용 영역은 매우 넓어서 앞으로 부가가치가 높은 다양한 신기술을 창출해낼 수 있을 것으로 기대된다.

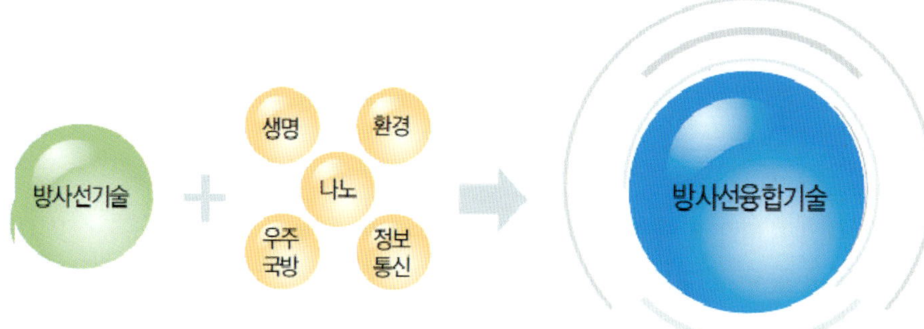

[그림 7-28] 방사선융합기술의 개념

7.8.2 공업분야

방사성동위원소 추적자 기술이나 방사선 계측기 기술을 개발하여 고분자, 전자, 항공우주, 자동차, 국방, 원자력산업 등 첨단산업에 필요한 기능성 재료를 만들어낼 수 있다. 방사선 가교나 경화, 크라프트, 분해, 이온빔 등을 활용하여 핵심 성능을 개선하고 신기능 소재를 개발하는 것이다.

- 방사선에 의한 내마모성, 조직 적합성을 가진 인공관절 등 의공학소재
- 화상 및 창상 치료용 습윤 겔
- 방사선 크라프트기술 및 연료전지 격막
- 방사선 경화기술 및 복합재료
- 방사선에 의한 나노재료
- 이온주입에 의한 재료의 성능 향상과 폐플라스틱 재활용
- 방사성동위원소를 이용한 추적자 기술
- 방사선계측기 설계, 제작, 성능평가, 표준화 기반기술
- 원전 유기재료 열화 평가
- 추적자 기술을 이용한 정유, 화학, 고분자, 시멘트, 제지, 철강, 기계 등 공정성능 진단

7.8.3 환경분야

방사선의 산화와 환원 능력, 살균력, 독성 물질을 무독화하는 성질 등의 특성을 이용하면 오폐수를 처리하고 대기오염 물질을 정화하며 토양과 지하수를 정화하거나 유기성 폐기물을 처리하거나 재활용할 수 있다. 특히 방사선을 환경이나 생명공학 기술과 융합하면 지구 환경을 청정하게 보전할 수 있는 기술 개발도 가능할 것이다.

- 청정수질 환경보전 및 용수의 재이용
- 변압기 폐절연유의 폴리염화비페닐, 염색폐수 등 난분해성 유기폐수 처리
- 조류 방지기술 개발을 통한 수자원 및 해양자원의 보호

- 실내공기의 정화 및 유기독성 대기오염물질 처리
- 하수슬러지 등의 유기성 폐자원을 활용한 유기질비료 생산, 폐활성탄의 재생 등 자원화
- 유해가스 및 중금속 흡착제, 이온교환수지 분리막, 미생물 담체 등의 개발
- 수산폐기물로부터 기능성 소재 제조 등 친환경소재 개발
- 화석연료 대체를 위한 방사선융합 청정에너지 개발

7.8.4 농업분야

방사선으로 인한 돌연변이 육종 기술을 이용하여 새로운 형질을 가진 식물과 미생물 유전자원을 창출하거나 저선량 방사선에서의 호메시스효과를 규명하고 이를 이용하여 유용한 물질의 생산 기술을 개발한다. 이는 고부가가치의 농업생물 자원을 보급하고 유전자적 지적재산권을 확보할 수 있는 기반이 된다.

- 식의약 친환경산업 및 원예용 식물의 다양한 유전자 확보
- 유전자 정보에 의한 특수 목적의 신품종 개발
- 방사선과 유전체기술을 이용한 생리활성물질의 대량 생산
- 농약 대체 또는 친환경 농업용 미생물 균주 개발
- 유용한 산업미생물 균주 개발
- 바이오연료 제조공정 기술
- 돌연변이 유전자원의 대량 창출 및 기능성 유전체의 연구
- 방사선에 대한 식물의 반응기전 규명
- 방사선 특이반응 식물 및 미생물 유전체의 확보
- 저선량 방사선의 식물발아 및 생장촉진효과의 규명

7.8.5 생물의학분야

방사선의 생물학적 작용 기전을 바탕으로 식품을 가공, 저장하는 기술을 개발하고 생물수재를 활용한 첨단 바이오 신제품을 개발한다. 특히 생물 분야는 방사선기술과 생명공학, 나

노공학의 융합이 요구되는 분야로서 주로 다음과 같은 것이 있다.

- 식품의 위생적인 가공과 유해물질의 제거
- 식량자원의 장기간 저장과 유통
- 우주식품, 전투식량, 환자식 등 특수 목적의 식품
- 생물 분자구조의 개선 및 고기능성 신소재
- 방사선 생체모델을 이용한 면역 조혈증진 및 노화조절제
- 발암 억제 및 항암치료의 보조 생약
- 우주개발 시대에 대비한 우주생활 지원기술

방사성동위원소는 이미 생의학 분야에 많이 이용되어 왔으나 표지 화합물 등의 개발을 통해 다음과 같이 의료 기술을 한 단계 도약시킬 수 있다.

- 방사성동위원소 검출 기술을 이용한 고감도 바이오칩
- 바이오칩을 이용한 정밀 진단 및 분석
- 효율이 높은 방사성동위원소 전달체
- 정밀화학물질의 합성과 분해기술
- 신물질 및 고부가가치의 난치성질환 신약 합성
- 신약 후보물질의 효능 평가
- 동식물체에서의 물질동태 평가
- 고부가가치 신약개발 기반구축
- 고효율의 방사성동위원소 전달용 나노입자

방사선 살균과 멸균 공정기술을 통해 공중보건을 위한 의료 기구, 의약품, 화장품, 생약재, 개인 위생용품 등의 위생 수준과 안전성을 높임으로써 다양한 용품의 보건산업을 발전시킬 수 있다.

- 방사선 선원별 미생물 살균과 멸균 공정기술
- 기존의 훈증 처리제품에 대한 위생수준과 건전성 향상
- 방사선 조사제품의 검지와 품질관리 및 보증기술
- 방사선과 생명공학 기술을 융합한 공중보건용 신제품
- 생약재의 안전한 저장과 유통기술

7.8.6 기타분야

이 밖에 방사선 선원 및 에너지 수준별 물질에 대한 반응 특성을 규명하여 타기술과 융합이 가능한 방사선기술의 기초기반 연구가 이루지고 있다. 이를 위해 방사선 종류에 의한 영향을 평가하고 산업적으로 활용할 수 있는 근거를 마련해야 하며 점차 산업적 이용을 다양화해나가야 한다. 한편 방사선기술은 그 자체나 방사선기술을 활용하여 개발된 제품에 대한 국민들의 수용성이 뒷받침되어야 하기 때문에 방사선융합기술 역시 국민 이해를 증진할 수 있는 활동을 병행해 나가야 한다.

7.9 방사선산업의 진흥

7.9.1 현황

우리나라 방사성동위원소의 생산량은 2001년-2009년간 1만6천GBq에서 5백2십만GBq로 증가하였으며 I-123(대사질환진단), I-124(추적자), Ho-166(간암의 진단, 치료) 등 새로운 핵종의 이용도 늘어나고 있다. 각종 산업과 의료, 연구분야 등에서 방사선을 이용하는 기관의 수도 2006년~2010년 사이 3,073개 기관에서 4,615기관으로 연평균 약 10%씩 증가하였다.

[표 7-2] 우리나라의 방사성동위원소 생산추이
자료: 방사선 및 방사성동위원소 진흥계획(2012-16)

국내의 방사선 산업 규모가 늘어나고는 있으나 중증질환에 대한 핵의학 진단에 많이 쓰이는 Tc-99m의 공급을 대부분 수입에 의존하고 있으며 방사선 임상연구를 위한 시설도 부족해서 방사선과 방사성동위원소의 수요 증가에 따른 국내 자급율을 높여야 하는 과제를 안고 있다.

방사선 기술의 수준도 선진국과 격차가 있는 상태에서 다른 분야와 마찬가지로 후발 개도국의 기술은 빠르게 성장하고 있다. 방사성동위원소의 생산과 이용, 방사선의학, 중성자 이용 등의 기술도 격차가 있지만 방사선융합이나 방사선기기 분야 등 원천 기술이 필요한 분야는 더욱 큰 차이가 있다.

세계적으로 보면 방사성동위원소나 방사성의약품의 시장 규모가 계속 증가하고 있다. 우리나라도 암진단에 사용되는 Mo-99의 수요가 늘어나고 있으나 현재 공급을 주도하고 있는 캐나다와 네덜란드의 생산 원자로가 노후화하는 등의 문제로 수요를 따르지 못하고 있다.

방사선기기 시장도 의료 기술의 현대화와 함께 확대되고 있으나 기존 선진국의 주요 업체가 특허권을 내세워 세계 시장의 대다수를 공급함으로써 후발국의 진입을 막고 있는 실정이어서 우리나라도 방사선기기의 대부분을 수입에 의존하고 있다.

방사선 산업의 진흥을 위한 정책은 원자력에너지의 이용, 원자력 안전 등을 포함하는 원자력 진흥과 연계하여 이루어져왔다. 우리나라는 방사선 및 방사성동위원소 이용진흥법에 근거를 두고 매 5년마다의 진흥계획을 세우고 있다. 따라서 현재는 2012년에서 1016년까지의 방사선 및 방사성동위원소 진흥계획을 추진하고 있다.

7.9.2 분야별 전략

(1) 제도와 정책의 개선

과거 방사선 분야는 원자력 연구의 한 분야로 다루어져 왔으나 방사선 산업의 도약을 위해서는 정보의 수집과 분석을 담당할 고유의 전문기관이 필요해졌다. 방사선 연구 전문기관은 방사성동위원소의 생산과 이용 및 시설 장비에 대한 정보를 관리하고, 중점 연구분야를 선정하며 해외 연구동향을 분석하여 이를 국내 기관과 업체에 공급하는 일을 해나가야 한다. 실용화 단계에 이른 연구는 이를 산업과 연계하기 위한 제도적인 지원을 하고 기술 실용화의 성과를 최대한 활용하기 위해 뒷받침해주어야 한다.

방사성의약품은 특히 주목해야 할 분야이다. 기존의 의약품 등록과 심사 기준은 화학적 독성에 초점을 맞추고 있어 방사성의약품에 적용하기에 적합하지 않다. 방사성의약품은 전통적인 의약품과는 다른 형태로 적용되는 만큼 안전성과 유효성에 대한 새롭고 합리적인 심사기준부터 마련해야 한다.

방사선의학 기술개발 성과를 실용화하기 위해서는 방사성동위원소에 적합한 임상과 심사의 관리가 필요하다. 방사선기기의 성능을 평가하고 평가결과에 기반하여 기기의 설계를 승인하고 검사를 지원하는 체계를 마련해야 국산화를 앞당길 수 있다.

방사선에 대한 일반 대중의 인식은 방사선 산업의 진흥에 걸림돌이 된다. 이러한 예를 원자력의 경우에서도 보아왔는데 이는 기술 외적인 사회문화적 맥락에 기인하는 것이다. 따라서 국민 친화적인 분위기를 조성할 수 있는 대책이 필요하다. 일반인과 소외 계층의 방사선 이해도를 증진하기 위한 생활 밀착형 프로그램 등을 개발하고, 무엇보다 방사선기술의 성과를 국민들과 공유한다는 자세로 방사선산업이 실생활에 기여한다는 사실을 알릴 필요가 있다. 예를 들면, 천연 기능성 소재와 화장품을 개발하였고, 난분해성 산업폐수 처리 기술을 개발하여 염색공단 폐수에 적용하고 있으며, 아토피피부염 치료용 하이드로겔 제품을 상용화하여 현재 실생활에 유용하게 활용하고 있는 것 등이다. 방사선 분야 역시 국제적인 협력이 필요하다. 선진 기술을 도입하는 한편 기술 개도국에 인력교육 프로그램을 제공하는 등 국제협력 기반도 마련해야 한다.

(2) 방사선 인프라의 특화

기술이 고도화되면서 방사선 산업 분야중에서도 특화된 기술을 권역별로 육성하는 것이 효과적이다. 우리나라의 지역적인 특성을 감안하면 수도권은 원자력의학원과 대형 병원을 중심으로 방사성의약품 연구를 특화하고, 중부권은 원자력연구원과 연구용원자로를 바탕으로 중성자기반 기초기술을 개발하는 것이 타당하다. 새로운 원자력 연구지역으로 부상한 동남권은 방사선 치료기와 방사성동위원소 연구를 위한 핵의학 과학 및 산업단지로 조성하는 것이 유리하며, 서남권은 대형 방사선 조사시설을 기반으로 한 융합 연구에 적합하다. 이와 같이 방사선 산업단지의 운영을 활성화하고 방사선 기술을 실용화하기 위한 체계를 강화하며 고가의 대형 연구장비 활용을 촉진하기 위해서도 연구 인프라를 통합한 네트웍이 필요하다.

방사성동위원소는 안정적인 공급이 중요한데 이와 연계한 수출 기반을 조성하기 위해서는 고품질 방사성동위원소 생산기술의 개발이 필요하다. 방사성동위원소의 원활한 공급을 위해서는 이용자와 생산 공급자의 유통 정보를 관리 조정하는 수급관리 체계를 구축해야 한다. 방사선 산업의 영역이 점차 확대되는 만큼 인접 분야의 전공자를 융합형 전문인력으로 양성하는 것도 필요하다.

(3) 방사선 의학기술의 고도화

방사선을 의학적으로 적용하는 데 있어 가장 큰 문제는 화학적 독성과 정상 조직의 손상, 방사선에 의한 새로운 암의 발생 등이다. 이러한 치료의 문제점을 해결하기 위해 방사선 치료 기술을 고도화해야 한다. 방사성동위원소를 이용한 새로운 개념의 치료 기술도 개발해야 하고 여기에 대한 안전성과 유효성을 평가할 수 있는 체제를 갖추어야 한다. 평가체계를 구축해 나가기 위해서는 의약품 정보와 마찬가지로 질환 조직 세포의 방사선치료에 대한 정보와 방사선 임상적용 정보 등을 데이터베이스화하여 관련 기관과 전문인력들이 이를 공유할 필요가 있다.

재발되는 암을 극복하고 가속기 원천 기술을 확보하기 위해 우리나라도 중입자가속기 핵심장비인 초전도 사이클로트론의 자체 개발을 추진하고 있다. 이미 몇 차례의 가속기 개발 경험을 가지고 있는 우리나라는 이제 치료 시스템을 위한 원천 기술을 확보해 나가야 하는데 해외 선진기관과 공동 연구도 활용하고 있다.

중입자빔 조사치료를 위한 임상 기술 역시 해외 공동연구로 추진하고 있으며 신난치료방사선 정도 관리를 위한 국가표준체계 및 의료피폭 국가관리 제도도 마련해 나가고 있다.

(4) 방사선 융합기술의 개발

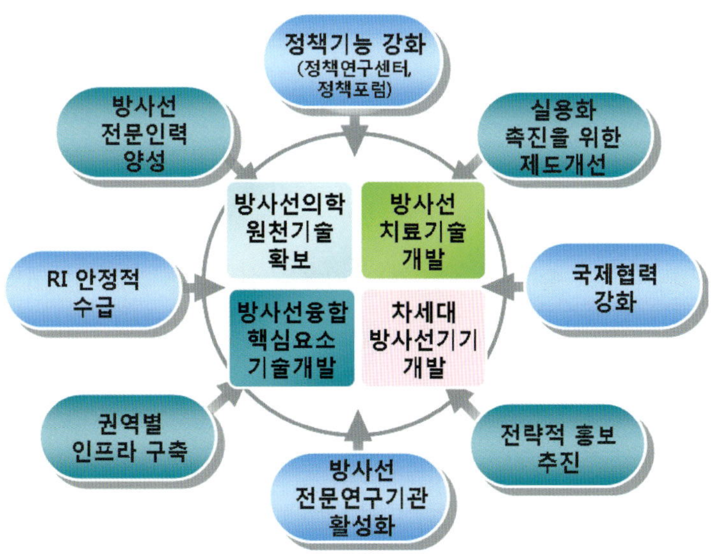

[그림 7-29] 방사선산업 진흥 전략도
자료: 방사선 및 방사성동위원소 진흥계획(2012-16)

방사선융합기술은 의료와 산업용으로 이용되는 신소재 등의 개발을 위해 필요하다. 고효율 태양전지용 소재나 마이크로 세포칩의 개발, 생체내 분자거동을 영상화하는 기법, 기능성 효능을 평가하는 기술 개발 등이 그 예이다. 방사성동위원소를 동식물 대사 연구에 적용함으로써 생물 자원을 이용하는 핵심 기술의 산업화도 개척해 나가야 할 분야이다.

앞으로 예상되는 산업적 수요에 대응하기 위해서는 IT, 로봇, 반도체 등의 기술을 융합해야 한다. 기술융합형 방사선기기의 개발, 방사선 조사시 이온화기(radical)의 메커니즘에 대한 기초 원천 기술과 같은 선진적인 기술을 개발해야 한다. 이와 더불어 중성자를 이용하여 원자수준의 측정과 분석을 구현하는 기술 등 첨단 신소재 개발을 위한 기초 과학의 향상이 중요한 과제이다.

참고문헌

고인호 외. 방사선생물학, 청구문화사, 2003.

미래창조과학부, 제1차 방사선 및 방사성동위원소 진흥계획 2012-2016

방사선과학연구회. 방사선과학개론, 청구문화사, 2010.

한국동위원소협회. 동위원소와의 만남, 2007.

한국동위원소협회, 방사선 및 방사성동위원소 이용실태조사(2009년도), 2009

한국동위원소협회. 방사선이용통계, 2011.

한국동위원소협회. blog.naver.com/kriablog (방사선상식).

한국원자력문화재단. www.konepa.or.kr (지식발전소).

한국원자력산업회의. 원자력연감, 원자력산업회의, 2011.

한국원자력연구원 첨단방사선연구소 소개자료

제8장

방사선사고와 의사소통

8.1 체르노빌 원전사고

8.1.1 사고의 개요

체르노빌 원자력 발전소는 우크라이나(구소련)의 푸리팟치에 있는 원자력 발전소에서였다. 발전소의 건설은 1970년대 시작되었으며 사고 시에는 4개의 원자로가 가동되고, 2개의 원자로가 건설 중에 있었다. 이것은 RBMK-1000형 이었으며 (구)소련이 개발한 출력 100만 kW의 산업용 발전원자로(흑연감속비등 경수 압력관형 원자로)였다.

1986년 4월 26일 체르노빌 원자력 발전소 4호기는 유사시에 전원이 차단되는 경우를 상정한 시험을 하고 있었다. 동작시험은 원자로의 정격 출력이하로 예정 하였지만 노심 내부의 크세논의 축적에 의해서 상정한 이상으로 출력이 내려갔다. 운전자는 출력을 회복시키기 위해 노심내의 제어봉을 당겨서 조작을 하였다. 이로 인해 출력은 어느 정도 회복하였으나 불안정한 운전상태가 되었다. 이로 인해 시험에 지장을 내는 것을 염려한 운전자는 비상용 노심 냉각장치를 포함한 중요한 안전장치를 모두 해제하고 시험을 개시 하였다. 개시 직 후 출력이 급격하게 상승하기 시작하였으므로, 운전자는 긴급 정지 조작(제어봉의 삽입)을 하였다. 이 원자로는 제어봉을 삽입할 때에 일시적으로 출력이 올라가도록 설계되었으므로 원자로 내의 압력이 상승하였다. 운전자는 긴급정지 button을 눌렀으나 출력 상승은 계속되고, 그 후 폭발한 것으로 생각된다. 두 번의 폭발음이 약 2-3초의 간격을 두고 들렸다. 첫 번째의 폭발은 출력의 급격한 상승에 의해서, 연료가 용융비산 되고 압력관에 다달음과 함께 냉각재가 물에 접촉해서 수증기 폭발을 일으키고, 두 번째의 폭발음은 물과 지르코늄의 반응에서 수소와 공기의 혼합기체에 의한 수소폭발을 일으킨 것이다.

다음날 4월 27일에 스웨덴의 홀스마르크원자력 발전소에서 이 사고가 원인인 방사성 물질이 검출 된 것으로 보았고 (구)소련도 사고 발표를 하였다. 체르노빌 원전사고에서 방출된 방사성 핵종(불활성가스·휘발성핵종)의 측정값은 표 8-1과 같다.

사고 후에 응급조치를 다하기까지 약 10일간 걸렸으며, 원자로에서 방사성물질이 방출되었다. 방출된 핵연료 물질은 3-4%이며 전체 방출량은 14E-Bq엑사베크렐, 1018Bq로 나타났다.

원자로의 파괴 후, 연료는 붕괴열로 인해서 과열되어 녹아버렸고 원자로 내부로부터 차폐판을 용융시키고 관통하였으며, 원자로 하부에서 다른 물질과 용융 혼합해서 유출되었다. 핵연료 물질의 90%이상이 남아있는 원자로는 7개월 후에 돌관으로 응급 봉인하여 현재에 이르고 있다. 이사고는 국제원자력기구(IAEA)와 경제협력 개발기구 원자력기구(OECD/NEA)가 책정한 국제 원자력 사고평가 척도(INES, 원자력사고·고장평가척도)에서 최악의 레벨7(심각한 사고)로 분류 하였다.

[표 8-1] 체르노빌사고에서 방출된 방사성핵종(불활성가스·휘발성핵종)의 추정 값 (후쿠시마·히로시마원폭과의 비교)

방사성핵종	반감기	체르노빌[a] (pBq)[d]	후쿠시마원전[b] (pBq)[d]	히로시마원폭[c] (pBq)[d]
크립톤-85	10.72년	33	-	-
크세논-133	5.25일	6,500	11,000	-
텔루륨-129m	33.6일	240	3.3	-
텔루륨-132	3.26일	~1,150	0.76	-
요오드-131	8.04일	~1,760	160	63
요오드-133	20.8시간	910	0.68	-
세슘-134	2.06년	~47	18	-
세슘-136	13.1일	36	-	-
세슘-137	30.0년	85	15	0.089

[a] UNSCEAR, Report, Asnex D, Health effects due to radiation from the chernobyl accident, (2008)
[b] 원자력 안전에 관한 IAEA 회의에 대한 일본정부 보고서(동경전력 원자력 재해 대책본부) (2011)
[c] 히로시마 투하된 원자폭탄에서 방출된 방사성물질에 관한 값(경제산업성, 2011)
[d] p:페타 peta (10^{15})

[표 8-2] 체르노빌 원전사고에서 급성 방사선증으로 입원한 사람의 피폭결과

환자수	집단추정선량(Gy)	일인평균(Gy)	사망자수
21	616	29.3	20
21	46	2.2	7
55	24	0.44	1
140	2 이하	0.019	0
합계 237			28

자료 : OECD/NEA (편): 체르노빌에서 10년(방사선·건강영향) 원자력자료 No.289. 일본원자력산업회의 (1996)

체르노빌 원전사고에서 급성 피폭되어 입원한 237명 가운데 28명이 사망하였다. 집단 추정선량은 21명에서 616Gy가 피폭되었으며 1인당 평균 피폭선량은 29.3Gy였다. UNSEAR의 보고서에서는 개인피폭선량의 최대값은 13,700mSv 이다. 이 중 21명 가운데 20명이 사망하였다. 기타 21명의 집단 추정 선량은 46Gy로서, 1인평균 2.2Gy가 돼서 이 가운데 7명이 사망하였다. 또한 55명에서 24Gy 피폭한 집단에서는 1명이 사망하였다.

8.1.2 Chernobyl 사고와 건강피해 추정

체르노빌 원전사고 후에 방사선에 의한 영향으로 향후 80년 동안 사망한다고 하는 예측이 보고되었다. 원전 30km 권내 또는 고도오염 지역에 거주하고 있는 약 60만명중에 4,000명이 암에 의해 과잉 사망하여 0.6% 비율이다. 그러나 체르노빌 원전 사고 후 25년간에 갑상샘 암은 증가하였으나 백혈병을 포함하는 암은 나타나지 않았다. 세슘이 반감기 30년으로서, 고도 오염지역은 현재도 있으나 세슘에 의한 건강 피해는 보고되지 않았다. 이와 같이 과잉 사망수를 예측했으나 알 수 없었고 더욱 많은 예측은 할 수 있다고 본다.

체르노빌 원전 사고 후에 임신부의 낙태예가 급증 하였다. 태아에 영향이 없는 선량에도 불구하고 전 유럽에서 10만 건의 낙태예가 있었다고 한다. 후쿠시마 원전사고 후에도 낙태를 촉구하는 의사가 있었다. 일부 메스컴이나 인터넷에서는 다수의 기형 발생이 있는 것으로 내보냈으나 기형 발생을 일으킨 태아의 피폭 시기나 피폭선량이 고려되지 않고 방사선과 기형 발생의 인과관계에 의문을 갖고 있는 것으로 되었다.

8.1.3 체르노빌 사고에 의한 사망자수의 추정

국제암 연구 기관 [IARC, 세계보건기구(WHO)의 부속조직]의 Cardis에 의한 추정 (사고 후의 80년간 과잉 사망 수)

(1) 긴급의 사고 처리에 따른 작업자*)
- 체르노빌 원자력 발전소로부터 30km 권내에 거주하여 사고 후 피난한 피난민
- 피난은 하지 않아도 구소련의 고도 오염지역에 거주한 사람
- 약 60만 명을 대상
- 사고로부터 증가하는 암 사망은 약 4,000명으로 추정하여 0.67%

(2) 구소련의 (고도오염 지역을 제외) 오염 지역의 거주자를 포함해서 약 740만 명 대상**)
- 사고로부터 증가하는 암 사망은 약 9,000명으로 추정하여 0.12%

(3) 최근의 보고에서는 추정대상을 유럽 전체 5.7억 명으로 넓힌 경우 과잉사망의 수는 약 16,000명으로 예측하고 0.0032%

8.1.4 체르노빌 원전사고 후의 임신부 낙태의 예

1986년 4월 체르노빌 원전사고 후의 임신부 낙태의 예

(1) 키예프(Kiev)시민 : 죽음의 재를 맞으므로 어떤 임신부는 태아의 영향을 걱정
→ 죽음의 재: ^{131}I. ^{137}Cs → 헝가리에서 방사선검사, 갑상샘에는 높은 값, 태아 영향은 없는 레벨에도 불구하고 임신 중절

(2) 헝가리 : 1986년 5-6월 조산의 비율이 10.7%증가
그 외의 달은 9.75%
헝가리에서 그때 피폭은 0.1mSv/month
어머니의 방사선에 대한 공포심이 태아에 영향

(3) 그리스 : 낙태의 예는 수천 건. 1986년의 피폭량 0.6mSv/year

(4) 전 유럽 : 태아의 기형을 겁내어 10만 명 이상의 모친이 낙태하였는데 피폭 량은 0.001-2mSv/year

---

* E. Cardis, et al: Estimated long term health effects of the Chernobyl accidents. Proceeding of the International Conference. One decade after Chernobyl. Summing up the Consequence of thr Accident, Vienna (1996) P.241 279

** E. Cardis, et al: The cancer Burden from chernobyl in Europe(2006.4)

8.1.5 체르노빌 원전 주변의 세슘 137 오염지도와 후쿠시마 원전 300km권

체르노빌 원전 사고 후 3년을 지나서 체르노빌 주변의 세슘 137오염지도가 나왔다. 가장 높은 지역에서 1-5ci/km^2(555kbq/m^2)이상이었다. 한편 555kbq/m^{2}의 지역에 살고 있으므로 공간 선량은 1.1μSv/hr로 환산 하였다.(IAEA의 계수를 이용) 그 후, 그 지역에 1개월 체재해서 0.55mSv, 2개월에서 0.97mSv, 50년에서는 72mSv 피폭으로 계산된다.

일본에서는 후쿠시마 원전에서 300km권은 북쪽은 아키다, 이와테 서쪽은 사토시마 남쪽은 시나가와 등이 포함된다. 체르노빌 원전 사고에 비해서 약 1/10의 방사성 물질의 방출인 것을 고려하면 체르노빌 주변의 세슘 137 오염보다도 일본의 경우는 오염 레벨은 낮고 50년에 걸친 적산 피폭선량도 더욱 낮을 것으로 사료된다.

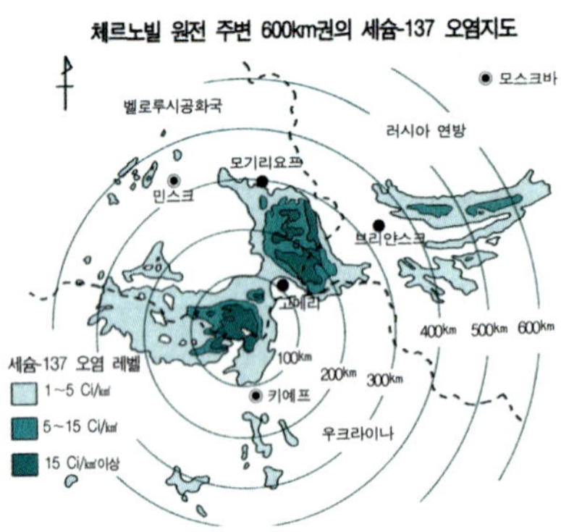

[그림 8-1] 체르노빌 원전 주변의 세슘 137 오염지도

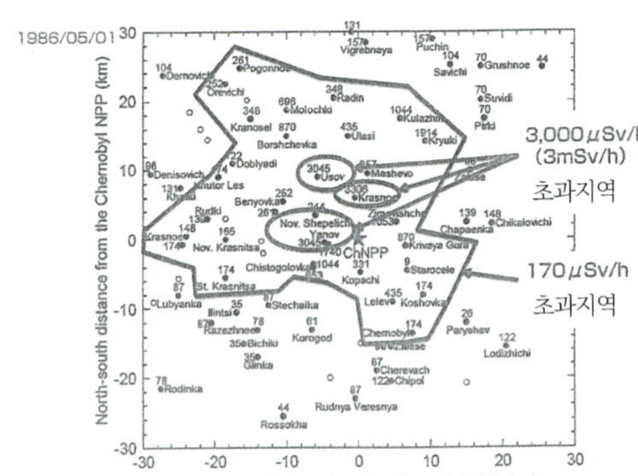

[그림 8-2] 체르노빌 원전주변 30km 공간선량율

8.1.6 체르노빌 원전사고 20주년

건강에 관한 정보는 표 8-3과 같다. 10년째의 보고와 비교하면 피폭자의 수가 정확한 점, 각각 그룹의 피폭선량이 20년째에 처음으로 발표한 점이 크게 다르다. 갑상샘에 대해서는 뷘의 보고에서 사고와 관계 밝혀졌으며 방사선과의 상관은 추정에 머물렀다. 소아 갑상샘 암의 환자수가 800명에서 4,000명으로 증가 하였으나 그 외에 밝혀진 사고에 의해서 증가한 질

환은 과학적으로 인정되지 않고 있는 것이 20년째의 보고이다.

비 암으로서 뷘에서도 발표했던 메트라 박사가 강조한 것은 정신적 영향에서 수백만 명이 자립할 수 없는 것이라는데 있다. 공중 보건상의 첫 번째 큰 문제로 보고되었다.

[표 8-3] 체르노빌 사고 20주년(2006년) 건강 영향의 정보

구 분	명수	치사량
• 피폭자와 관련자		
① 원전 근무자, 소방원	207명	
② 오염제거작업자(1986~1987)	24만명	〉100mSv
③ 강제소개자(1986)	11만6천명	〉33mSv
④ 고선량오염지역(1986~2005)	27만명	〉50mSv
⑤ 저선량오염지역(1986~2005)	500만명	10~20mSv
• 건강 영향 있는 자		
① 급성방사선 장해증상	134명(237명 입원)	
(3개월 이내 28명 사망, 그후 20년간 15명 사망)		
② 소아갑상샘암	약 4,000명 이상	
(사망이 확인된 자 9~15명)		
③ 백혈병을 포함한 기타 질환의 증가는 확인되지 않음		
④ 정신적인 장해(Subclinical)가 최대의 건강영향		
(긴급대책 필요)		
⑤ 불확실하나 큰 사고이므로 향후 사망자수를 추정	4,000명	

8.1.7 갑상샘암에 대하여

20년째에서는 벨로루시의 결과 보고에서 어린이의 갑상샘암에 대해서는 분자에 수술로서 갑상샘암으로 확인된 어린이의 수를, 분모에 그 나라의 어린이 수를 사용, 연간 어린이의 갑상샘 암 발생률이 정확하게 조사 되었다. 첫 번째 발생률이 높은 1995년은 10만명 마다 4명이었지만 2002년에는 이 스케일 에서는 0으로 되었다. 이 때문에 갑상샘암은 사고 당시 어린이였던 사람에게 발암 된 것, 빈도는 10만명에 4명이며 한편 사고후에 살아있는 어린이에서는 100만명에 1-2명이므로 사고가 원인이었던 것은 확인 되었다.

그러나 요오드131과 함께 텔루륨 132도 같은 양이 방출된 것으로 보고하고 있으며 텔루륨 132는 반감기가 3-4일로서 요오드 132로 변환하여 요오드 132는 매우 강한 γ선을 방출하므로, 외부, 내부에도 발암의 원인이 될 가능성이 있다고 지적하였다. 최근 사고 초기의 갑상샘 요오드 131 섭취의 자료도 포함된 자세한 검토에서 피폭선량과 갑상샘암 발생의 유의한 상관 관계가 보고되고 있다.

8.1.8 WHO. IAEA의 결론(2006년)

빈의 회의에서 Main Conclusion은 다음과 같다.

① 체르노빌 원전 사고는 역사상 가장 심각한 사고이며, 대량의 방사성 물질이 방출 되었다. 그러나 가장 큰 문제는 심각한 사회적, 경제적인 쇄락을 동반하는 정신적, 심리학적 문제이다.

② 수백만 명에게 미치는 사고 처리 작업자, 오염 지역의 주민 피폭선량은 자연 방사선에 가까운 선량으로서 건강에 대한 영향은 인정되지 않았다. 예외로서는 수백만 명의 사고 당시, 또는 초기에 사고 처리에 참가해서 대량의 피폭을 받은 사람들 가운데서 50명이 죽었다. 한 예외는 오염된 우유를 마시고, 갑상샘에 비교적 대량의 피폭을 받은 어린이가 있으며 2003년 까지 4,000명의 환자가 발견 되었으나 적절한 치료에 의해 99%의 환자는 생존하고 있다.

③ 오염지역의 방사능은 사고 당시의 수백분의 1로 감소하였으며 사람의 건강과 경제적인 활동에 영향은 없다. 그러나 체르노빌 원전 주변, 기타 일부지역은 수십년간 사용을 규제할 필요가 있다.

④ 각국 정부의 대책은 시의 적절하게 하였다. 현재 각국 정부 에서도 첫 번째 중요한 과제(priority)는 사회적, 경제적인 복구와 지역 사람들의 정신적인 걱정(burden)을 덜어주는 것이다. 한편 정부 차원에서 중요한 과제는 4호기의 해체, 대량의 방사성 물질의 안전한 취급이다.

⑤ 표적을 정하여 장기 적인 조사연구는 앞으로도 수 십년은 계속되야 하며 지금까지의 조사 결과는 잠재적인 것도 포함하며 보존 하여야 한다.

⑥ 이 보고서는 체르노빌 원전 사고에 관해서 완전한 보고서이다. 그 이유는 환경 방사선, 건강에 대한 방사선의 영향, 사회 경제적인 영향을 포함하여 세계의 100명 이상 전문

가 및 피폭 3개국의 전문가도 함께 결론을 내린 것이다. UN관계의 8개 국제기관도 3개국의 동의를 얻어(consensus review) 결론을 내린 것이다.

8.1.9 25년째의 Epilogue (2011년 2월)

25년이 되는 2011년 2월에 UNSCEAR는 체르노빌 원전 사고에 관한 보고서를 완성하였다, WHO, IAEA와는 추정 사망자 4,000명을 결론 하지 않았다, 이것은 ICRP가 이유를 서술하고 앞으로 사용하지 않도록 권고 하고 있으나 UNSCEAR도 독자적 입장에서 반대하고 있다. 이 문제를 취급할 때 ICRP의 가정을 고려하도록 한다.

즉 100mSv 이하도 과잉 상대 리스크와 피폭선량이 직선 관계에 있다고 가정하면, 10mSv 피폭일 때에는 암의 사망률이 0.1% 증가 하는 것으로 된다. 예를 들면 체르노빌 원전 사고의 피폭자에서 10mSv의 피폭자가 400만 명이면, 0.1%는 4,000명이 된다.

이는 분모수가 되는 400만 명 중에서 4,000명이 암으로 사망할 리스크가 있다고 하는 표현을 400만 명이라는 분모수, 또는 자연 발생암을 20%로 하면 80만명이 자연암으로 죽는다고 하는 숫자를 깔고 있다. 4,000명이 추정사망자라고 하는 것은 오해의 소지가 있다는 것이 UNSCEAR가 반대하는 이유이다. 사실 키예프(Kiev)의 회의전에 있었던 추정사망자수가 9,000명으로 증가 하였다던가, 15,000명이 증가 했다는 보도의 근거는 단지 피폭자의 수를 피폭지역을 확대해서 유럽 전체의 오염 지역을 피폭자로 간주하면 15,000명에 이르게 된다는 것이다.

ICRP는 100mSv 이하의 방사선 영향은 역학적으로 인정하지 않는 다고 하는 UNSCEAR의 보고를 이해하고 100~200mSv 이상으로 인정되는 피폭의 영향이 100mSv 이하도 존재한다는 가정을 방사선 방어에 고려하고 있다. 이러한 생각을 반대로 역학적 연구 특히 여기에 기술된 것을 리스크의 예측에 사용하는 것은 부적절 하다는 측면이 있다. ICRP는 publication 103 가운데 「대집단에 대한 미량의 피폭이 생기면 집단 선량에 근거한 암 사망수를 계산하는 것은 합리적이지 않고 피한다. 이 같은 계산은 의도 할 수 가 없고, 생물학적으로도, 통계학 적으로도 대단히 불확실 하며, 방어량이 틀린 사용법이다」라고 기재하고 있다. UNSCEAR의 보고에 대해서는 결론 부분만 소개 한다.

(1) 급성영향(원전내부)

- 134명의 직원과 소방사는 고선량을 받고, 급성 방사선 장해를 일으켰다. 다수는 베타(β)선 피폭에 의해 피부에 장해를 받았다.
- 이 가운데 28명은 고선량의 피폭으로 사망하였다.
- 이 가운데 다시 19명이 2006년까지 사망하였으나 사망원인은 여러 가지고 피폭과의 관계는 확인되지 않았다.
- 피부장애와 백내장이 주된 영향이었다.

(2) 만발영향1(원전 주변에서 작업한 사람)

- 수십만 명이 오염제거 작업에 종사하였다. 현재까지 대량으로 피폭된 집단에 백혈병, 백내장이 증가 하였다고 하는 시사는 있지만, 방사선 피폭에 기인하는 건강 영향의 증거(evidence)는 없다.

(3) 만발영향2(원전 밖의 주변 주민)

- 오염된 우유를 규제하지 않고 마신 경우, 피폭당시 어린이였던 사람들 가운데서 6,000명 이상 이라는 상당한 수의 갑상샘 암 환자가 발견 되었다. (2005년까지의 사망자는 15명)
- 현재까지 일반 공중에서 방사선에 기인하는 건강 영향의 설득력있는 증거는 없다.

8.1.10 초기의 보도와 조사 결과의 비교

체르노빌 원전 사고에서 여러 가지 학술논문, 논문의 평가, 현지의 경험, 국제적인 과학적 합의 등의 보고에서 사고 경위, 사고 후 처리 과정이 잘 알려지고 있다. 원전내의 사망자는 2,000명이나 28명으로, 원전 밖의 사망자는 수만 명, 또는 수십만 명으로 알려졌으나 피폭에 의한 사망자는 갑상샘 암이 15명, 백혈병도 그 밖의 암도 증가하지 않았다.

그러나 인터넷 등 정보 홍수시대에 갖가지 유언비어와 과학적 결과의 차이가 뚜렷하게 나타났다. 그리고 이 차이는 지역의 주민에 대해서 막대한 영향, 특히 정신적 영향이 크게 미치게 되었다.

8.1.11 과학적인 불확실성

방사선 영향에 대한 과학적 조사 결과를 설명할 때 「인정한다」, 「인정하지 않는다」라는 표현이 여러곳에서 사용하고 있다. 「인정한다」라는 표현은 이해에 문제는 없다. 그러나 문제는 「인정하지 않는다」 이다. 백혈병의 증가를 인정하지 않는다, 고혈압이 증가한 것을 인정하지 않는다 등등에서 사용된다.

「영향이 인정되지 않는다」라는 것은 「영향이 없다」는 것인가 하는 질문에는 「없다」라는 것은 과학적인 답변이 아니다. 그러면 「알 수 없다」는 것인가의 질문에는 그렇다고 답하게 된다. 또한 「알 수 없다」고 하는데 왜 「안전하다고 하는가」, 「알 수 없으면 무엇을 일으키는가를 알 수 없으므로 걱정된다」고 하는 반응이 돌아올 수 있다. 이 「인정되지 않는다」로 설명 한다면 혼란의 유발을 잠재울 수 있도록 하는 것이 앞으로의 연구 방향이다.

먼저 「인정하지 않는다」 영향은 「인정한다」 영향보다 적은 것, 알 수 없어도 「인정한다」 영향보다 적은 것을 강조하는 것이 중요하다. 그러나 동시에 장래 연구가 진행되면 「인정하지 않는다」 영향 가운데서 「인정한다」 영향을 발견할 가능성도 있다. 이것이 과학의 발전이며 인정되지 않는 범위는 과학의 발전보다 감소하고 있다. 그러나 「영향이 인정 된다」 전에는 「인정되지 않는다」로 주장하는 과학자와 「인정한다」고 하는 학자의 과학적인 논쟁이 있다. 이러한 논쟁이 계속되는 사이에 양측의 학자 간 입장이 각각 상반한 결과, 또는 이론을 사회에 직접발표하면 사회는 어느 쪽을 신용하는 가에서 혼란이 찾아온다. 과학적인 논쟁이 계속되는 경우는 사회에 대해서 과학적으로 불확실 하다고 하는 경우이며 사회에 혼란을 일으키지 않는다. 그리고 불확실한 범위로는 과학이외의 정치, 경제, 심리, 그 밖의 사회적 인자가 결정하게 된다.

8.2 도카이 무라 JCO 핵 임계사고

8.2.1 개요

1999년 9월 30일 이바라키현 도카이 무라의 주식회사 JCO의 핵연료 가공시설 내에서 연료 가공의 공정중에 우라늄 용액이 임계상태에 달하여 핵분열 연쇄 반응이 발생 되었다. 이 반응은 약 20시간 지속되고, 작업원 3명은 아주 가까운 거리에서 대량의 중성자 선과 감마(γ)선에 노출 되었다. 중성자의 발생이 멈추지 않기 때문에 TV에서는 국민들에게 외출하지 않도록 호소하고 현지에서는 사고 현장으로부터 반경 350m이내의 주민 약 40세대에 피난 요청을 하였으며, 550m이내의 주민에게는 피난 권고, 10km이내의 주민은 가옥 내 대피를 호소, 현장 주변의 국도도 폐쇄하였다. 임계상태를 정지 시키는 것은 침전 탱크의 냉각수를 빼내야 할 필요가 있다는 판단이었으나, 고선량 하에서의 작업이므로 직원·관계자의 결사적인 노력에 의해 20시간 후에는 냉각수를 빼내는데 성공하여 임계상태를 종료한 것으로 보고 되었다.

8.2.2 방사선 피폭의 영향

(1) 급성 영향

대량의 피폭을 받은 JCO의 3사람 작업원은 방사선의 급성 영향을 나타내었다. 전문시설에서 치료를 받았음에도 불구하고 첫 번째 예는 83일 후, 두 번째 예는 211일 후에 사망하였다. 이 두 사람의 피폭선량은 물리적인 계산과 백혈구 등의 생물학적인 측정에 의해 각각

16-25Gy, 6-9Gy로 추정되었다. 세 번째 예는 추정 2-3Gy의 피폭을 받았으나 적절한 치료를 받고 같은 해 12월에 퇴원하였다. 대량의 피폭을 받은 3명 이외는 임계상태를 수습 위해 물 빼기 작업과 붕산수 주입에 결사적인 작업을 하였던 24명을 포함하여, 연간 선량 한도의 50mSv를 초과하여 피폭받은 사람은 없고 방재 업무 관계자 60명도 10mSv 이상의 피폭은 없었다.

(2) 만발영향 및 JCO 주변 주민의 건강 관리

당시의 형편에서 보면 자치체제로서의 여러 가지 방사선 방어 요청을 하는 것은 당연하지만 사고 당시의 피난요청, 피난권고, 옥내 대피 등의 호소에 따라 주변 주민의 피폭에 대한 공포는 크게 확대 되었다. 이 주변 주민의 건강 관리에 대해서 원자력 안전 위원회와 함께 건강관리 검토 위원회가 11월에 설치 되었다.

8.2.3 피폭선량

피폭된 주민의 건강관리의 기초는 주민 각자의 피폭선량이다. 원폭과 같이 개인의 정확한 피폭선량이 건강관리의 기본이며, 위원회의 방침은 피폭 선량을 근거로 건강관리의 방법을 제언 하였다. 과학 기술청 사고 조사 보고서에는 주변 주민 한사람에 대해서 사고후 임계반응이 그쳐서 방사선 방출이 정지 될 때까지의 사이에 자세한 행동 기록에 근거하고 사고를 일으킨 침전 탱크로부터의 거리, 차폐율 등을 고려해서 피폭 선량을 추정하였다. 피폭선량 추정의 대상자는 피난 요청에서 나온 350m 이내 구역에 거주 또는 근무하고 있었던 200명 이었다. 이 가운데 88명은 1mSv 이하로서 원자로 등 규제법에서 정한 주변 감시 구역외의 선량당량 한도인 1mSv 이하였다.

5~10mSv가 15명, 10~15mSv가 4명, 그리고 20~25mSv가 1명이었으나 방사선 업무 종사자의 선량당량 한도의 50mSv/년 이하이다. 피폭선량 조사의 결과는 다음 표 8-4와 같다.

[표 8-4] 주변 주민등의 개인 추정 선량

추정선량(mSv)	도카이무라 주민(명수) (주변사업소 근무자 제외)	나가 주민 (명수)	주변사업소에서 근무한자(명수)	계
0-5 미만	78	24	78	180
5-10 미만	7	0	8	15
10-15 미만	4	0	0	4
15-20 미만	0	0	0	0
20-25 미만	1	0	0	1
합계	90	24	86	200

*해설 : 1. 주변감시 구역외의 선량당량 한도는 1mSv
2. 대상자는 사고당일 피난요청이 나간 350m 이내의 구역에 거주 또는 근무한자
3. 과학 기술청사고 조사 대책본부 2000년 1월 31일

8.2.4 주변주민의 건강관리 검토 위원회의 결과

① 확정적 영향(급성영향)에 대해서는 영향이 발생할 선량 레벨이 아니다.

② 확률적 영향(만발영향)에 대해서는 방사선이 원인되는 영향의 발생 가능성은 매우 적고 영향이 검출되지 않았다.

따라서 주변 주민에 대해서 방사선의 신체적인 영향의 유무를 확인하기 위하여 특별한 건강 진단을 고려하지 않았으나 주변 주민의 건강에 대한 불안을 적절하게 대응할 필요가 있다고 하는 결론이 나왔다.

이와 같이 「방사선이 원인인 영향 발생 가능성은 매우 적다」고 하는 결론의 이유는, 대상주민에서는 급성 증상은 없었으며 원폭피폭자의조사에서 기술된 직선 문턱값 없는(linear non-threshold, LNT)모델을 사용해서도 당시(1999년)의 모델에서는 1Sv(1,000mSv) 피폭한 것에 의해 일반 집단에서 생애에 10%의 고형암 과잉 사망의 리스크가 예측된다.

과잉 사망 리스크는 피폭 선량에 대응해서 직선적으로 변동 하려고 하면, 50mSv에서는 0.5%, 10mSv에서는 0.1%, 1mSv에서는 0.01%의 과잉 암사망이 예측된다.

그리고 현재 일본은 자연 발생암은 30%를 넘으므로 방사선 영향에 의해 암이 되었던 환자로 해도 수가 적으므로 건강 진단에서는 방사선 영향에 따른 암증가를 알 수 없다. 그러므로

주변 주민에 대해서 방사선의 인체에 미치는 영향의 유무를 확인 하므로서 특별한 건강 진단은 고려하지 않아도 된다.

이 당시의 위원회는 모두 공개 되어 의사록도 모두 공개 하였다. 위원회 도중에 보도 관계자로부터 "위원회의 토론에 따라서 1mSv 피폭에서는 0.01% 과잉 암사망이 예측된다고 주민에게 알릴 즈음에서, 자기 스스로가 그의 0.01%였을 때 누가 어떻게 보상할 것인가, 올바른 대답은 무엇인가" 질문 하였다. 이 감각리스크는 아무리 낮아도 0이 되지 않는 한 건강에는 바로 이상이 없어도 불안과 보상의 요구가 남아있다는 것이 문제이다.

8.2.5 사고후의 행정청의 대응과 심리적 Care

주변 주민등의 건강에 대한 불안에 저절한 대책이 필요하다는 결론에 대해서 현실적으로 지방 자치 체제는 정신적인 건강 영향의 불안에 대해서도, 희망자 전원을 정기적 건강 진단의 대상으로 하고 있다. 여기서 주목할 만한 것은 10년 후가 되어도 정기 건강 진단은 이어지고 있으며 7년째 되는 해에 이바라키현이 시행한 Care에서는 건강진단을 희망하고 답한 측의 약 반수가 「JCO 임계사고의 방사선에 따른 영향을 검사해야 한다」라고 답하였다.

JCO임계 사고의 1년 후인 2000년에는 344명의 수진자가 나타났으며 그 다음해도 265명으로 감소하였으나 그 후는 거의 250명 전 후로서 10년간 계측되었다. 피폭에 관한 특별한 검사는 없고 직장지역, 학교, 자치체의 검사로서 대처하는 통지에도 불구하고, 그래도 피폭선량은 추정된 200명 가운데 88명은 1mSv이하, 5~10mSv가 15명 10~15mSv가 4명 그리고 20~25mSv가 1명이었으나, 250명의 쪽이 10년에 걸친 정기 건강 진단을 받고 있다. 마음의 케어를 목적으로한 건강 상담을 받은 쪽은 초기에 20명이며 그 이후는 10명 전후이며 이하 연평균 9명으로 감소 경향은 없다. 이상의 결과에서 원자력 재해에서는 피폭선량에도 불구하고 피폭 영향이 있는가 없는가 라는 피폭자, 피해자의 걱정, 공포는 심각한 문제로 나타났다. 피해자의 불안 불신의 대응. 안전, 안심의 확인은 원자력 재해 시에는 전력을 기울여서 임해야 할 중요한 과제이다.

8.3 미국 TMI(Three Mile Island) 원전사고

8.3.1 사고의 개요

스리마일 섬의 원자력 발전소는 미국 동북부 펜실 베니아 주 허리스 버그 교외의 사스케버너천의 중간부, 스리마일 섬에 건설한 원자력 발전이다. 워싱턴 DC의 북쪽 140km, 뉴욕의 서쪽 240km에 위치하고 있다. 또한 원자로에서 북쪽 4km에 허리스 버그 국제 공항이 있으므로, 대형 여객기가 추락해도 괜찮은 정도로 매우 견고한 콘크리트제의 원자로 격납용기를 가지고 있다.

당시 이 발전소에서는 두 개의 원자로가 가동되고 모두 가압수형 원자로(PWR)이다. 1979년 3월 28일, 2호기는 영업운전 개시해서 3개월 경과하고 영업운전중 이었으나, 탈염을 위해 필터 수지를 세정하기 위한 이송 작업중에 문제가 발생하였다.

이후 인위적인 실수, 기계적인 고장등이 겹쳐서 원자로로부터 냉각수가 소실되고 수면상으로 노출된 노심이 과열, 용융되었다. 압력판에서 방사성 물질을 포함한 냉각수가 증기로 되어서 외부로 유출 하였다.

처음 사고에 대해서 정확한 정보가 주민들에게 전달되지 않고 주지사가 원전에서 8km 이내의 임신부와 학령기 전의 어린이들에 대해서 피난을 통고 한 것은 사고로부터 3일 후였다(4월 2일 까지는 폭발의 위험도 없었던 것으로 밝혀졌다).

그러므로 실제로는 일어나지 않았으나 meltos rule(노심이 용융되어 물질이 격납용기를 관통)한 핵연료가 토대의 콘크리트를 돌격 하므로서 지구의 반대측 까지 떨어져 나간 것을 표현한 「챠이나 신드롬」이라고 하는 영화가 공개 되었지만, 이 사고의 12일 전에 있었던 것도 있어서 이 사이에 여러 가지 정보가 난무하여 주민의 불안과 혼란이 가중 되었다. 최종적으로 24km 권내의 추정 20만명이 피난하였다.

원자로 건물 자체의 파괴는 없었다. 이 사고는 국제 원자력 사고 평가 척도(INES)에서 레벨5(광범위한 영향을 수반한 사고)로 분류 되었다.

8.3.2 피난조치

1979년 3월 28일 오전 4시에 급수 펌프의 trouble을 시작으로 노심 손상에 의한 사고가 발생하였다. 약 3시간후인 오전 7시경, 1차 냉각재의 방사능 농도가 급상승하고, 연료 파손을 밝히기 위해 발전소 내에서는 긴급 사태가 발령 되었다. 그 후에도 격납 용기를 시작으로 각 장소의 방사선 선량률은 계속 상승 하여서 7시 30분경 긴급 사태가 발령 되었다. 이 연락을 받은 연방정부, 주정부 등의 각 기관의 긴급 시 대응팀이 발전소 주변의 모니터링 활동을 개시하였으나 원자로는 사고 발생 약 16시간 후에 거의 제어 가능한 상태 였으나, 환경으로의 방사성 물질 방출은 계속되었다.

그러나 원자로의 상황 파악에 대해서 현장과 미국 원자력 규제위원회(NRC)본부와의 정보전달이 잘 안되고 정확한 사태의 정황도 알 수 없었다고 한다. 사고 후 2일이 경과한 3월 30일 오전 8시경, 2호기의 추출·충진 시스템에서 방사성 기체가 일시적으로 방출 되었다. 보조건물 배기통의 상공 40m에서 모니터링을 하는 헬리콥터는 1,200mR/h의 값을 관측하고, NRC의 대책 책임자 팀에 통보하였다. 헬리콥터가 보조건물 옥상 상공에서 1,200mR/h을 측정했을 때 부지 경계의 선량률은 14mR/h였으나 정보의 오해가 있어 더욱 혼란이 커졌다.

주지사는 오전 10시 25분, 라디오 방송에서 발전소로부터 16km이내의 주민은 옥내에 머물도록 권고 했다. 11시 40분경 NRC위원장과 주지사와는 전화로 연락하고, 그 결과 주지사는 「발전소에서 8km 이내의 임신부와 학령전의 유유아의 피난」을 권고하고, 동시에 이 지역의 모든 학교의 폐쇄를 명하였다.

이것을 듣고, 임신부, 유유아 뿐만 아니라 상당수의 주민이 피난을 떠났다.

이와 같은 결과에서 보면 사고에서의 피난 조치나, 폭발에서의 대응은 사고의 상황인식잘못, 간과하므로서 불필요한 상황의 초래를 피할 수 없게 된다. 즉 정보의 혼란등에 따라서 불필요한 조치를 한다던가, 주민들에 대해서 주는 정신적인 영향은 매우 크다는 사실을 주목해야 한다.

8.3.3 주변 주민 및 작업 종사자의 피폭

(1) 방사성 물질의 방출 경로와 방출량

환경으로 방출된 방사성 물질의 대부분은 기체상의 방사성 물질로서, 주로 방사성 희가스와 방사성 요오드이다. 방출량에 대해서는 얼마간의 추정이 있으나 미국 원자력 발전소 사고 특별위원회 3차 보고서 자료에 따르면 방사선 희 가스 약 93pBq(페터 벡크렐) 10^{15}Bq, 약 250만 curie(ci), 요오드 중에 I^{131}이 약 560GBq(약15ci)로 추정하였다.

(2) 주변 주민과 작업 종사자의 피폭, 건강영향

환경으로 방출된 방사성 물질에 의한 주변 주민의 외부전신 피폭 선량은, 사고 발생으로부터 4월 15일 까지 기간동안, 주변에 배치되어 있는 다량의 열형광 선량계(TLD)의 계측 값에 대해 평가 하였다. 그 결과 피폭 선량이 최대가 된다고 생각한 원자력 발전소 북문 부근에 있어서 사고 발생부터 수일간 연속해서 옥외에 있었다고 가정한 경우에도 그 값은 100mrem이하(1mSv)였다고 밝혀졌다.

또한 원자력 발전소에서 반경 80km이내의 주민 약 216만 명에 대해서 집단 선량은 가옥의 차폐효과를 고려한 경우, 개인 평균 약 1mrem으로 평가 되었다.

내부 피폭은 환경 시료 측정값에서 요오드131의 흡입 또는 섭취에 의한 갑상샘 피폭 선량의 최대값은 작업 종사자의 약 54mrem(0.54mSv)로 나타났다.

나아가 주변 주민 760명에 대해서는 전신 측정을 한 결과 유의한 체내 오염은 검출 되지 않았다.

결과적으로 내부 피폭에 의한 건강의 영향은 외부 피폭보다 적은 것으로 나타났다. 업무 종사자에서는 연간 선량 한계(5rem, 50mSv)를 넘어서 피폭된 사람은 없었다.

이와 같은 피폭선량에서 판단하고 피폭에 의해서 생기는 건강의 영향은 무시할 수 있는 정도였다. 주변 일반인의 받는 건강상의 최대의 것은 방사선 피폭에 의한 영향보다는 오히려 정신적인 영향이었다고 본다.

8.4 비키니 핵실험

8.4.1 마샬 제도의 주민

최초로 마샬 제도의 역사를 보면 1885년 독일이 보호령으로 하고 1914년 제1차 세계대전에서 일본이 점령하였다. 그 후 일본의 통치령이 되고 당시는 마샬 군도라고 불렸다. 1944년 미국이 섬령, 1947년에 국제연합이 미국의 신탁통치령으로 승인하였다. 1979년에 자치정부가 발족되고 1986년 독립, 1990년에 신탁통치가 끝났다.

이 마샬 제도에서는 1946년 종전 후에 처음으로 핵실험이 시작되고 1954년의 비키니 핵실험(일명 Bravo test)까지 4회의 핵실험이 있었으며 그 후에도 1962년까지 핵실험이 있었다. 비키니 핵실험은 그 중에서 예상과는 반대로 최대 규모의 핵실험이 되어 정해진 피난지역 이외에도 방사성 물질이 떨어져 어느 섬에도 피난가지 못하는 주민이나 조업중 어선의 선원에 피해가 미친 것이다.

8.4.2 개요

1954년 3월 1일, 마샬 제도의 비키니 환초(바위)에서 시행한 핵실험은 예상밖으로 큰 폭발로 되어 (48.2 메가톤, 마샬 제도의 실험에서 최대), 예정한 피난지역에서 외부까지, 비키니로부터 160km 떨어진 론 게랍프 섬, 마이린 기나에 섬, 동쪽으로 떨어진 우디리크섬에도 방사성 물질이 강하되었다. 제 5 복룡마루배를 위시해서 많은 일본어선에도 방사성 강하물이 나타났다.

8.4.3 건강영향

방사성 강하물에 의한 급성영향은 론게랍프섬의 64명, 가까운 사이포 섬의 18명이 나타났다. 증상은 구토, 설사, 피부증상, 탈모였으며 특히 탈모는 성인의 1/3, 어린이도 대부분 나타났다. 20년, 30년에 걸친 조사에서 론게랍프 섬에서 피폭된 어린이에 많았으며 성인이 된 후에 갑상샘 결절이 인정되고 그 가운데는 갑상샘암도 포함되어 있었다. 더욱이 2명의 어린이는 갑상샘샘 위축과 중증의 성장장애를 나타냈다.

167명의 우디리크 섬의 주민은 급성장애는 나타나지 않았으나 20년을 지나면서부터 갑상샘 결절 및 갑상샘암이 나타났다.

물론 병리학적으로는 유두암이었고 갑상샘암에 따른 사망은 조사 기간에는 발견되지 않았으나 론게랍프 섬에서는 백혈병으로 남자 한 사람이 죽었다.

[표 8-5] 1986년까지 갑상샘 병변[a)]

피폭시 연중	총수	갑상샘위축	갑상샘결절	갑상샘암[b)]	결절기대수[c)]	암기대수[d)]
론게랍프섬						
태아	3	0	2	0	0.079	0.026
〈10	21	2	16	1	0.50	0.17
10~18	12	0	3	2	0.92	0.15
〉18	31	0	3	2	2.7	0.21
사이포섬						
태아	1	0	0	0	0.026	0.0087
〈10	7	0	2	0	0.18	0.061
10~18	0	-	-	-	-	-
〉18	11	0	3	0	0.98	0.075
우티리크섬						
태아	8	0	0	0	0.21	0.070
〈10	56	0	8	1	1.5	0.49
10~18	19	0	7	2	1.4	0.24
〉18	84	0	8	1	7.5	0.58
전피폭수	253	2	51	9	16	2.1
대조수	227	0	10	2	-	-

a) 각 항목의 증례수, 많은 증례는 다발성
b) 표시된 모든 증례는 유두암
c) 피폭되지 않은 마샬제도 주민
d) 연령, 성을 일치시킨 론게라프섬 주민

[Nagataki, S.ed., "Radiation and the Thyroid", Excerpta Medica, p. 18(1989)]

8.4.4 피폭선량

방사성 강하물에 의한 피폭에는 외부피폭과 내부피폭이 고려 대상이다. 피폭의 상황은 비교적 자세하게 조사되었으므로 표 8-6에서 각 섬 주민의 전신피폭선량을 라드(rad)로 나타낸다.

[표 8-6] 지역별 누적전신노출량

지역	누적전신노출량	
	1955년	1984년
론게랍프섬	175	190
아이링기나에섬	69	110
우티리크섬	14	11
론게랍프섬	78	81

[Nagataki, S.ed., "Radiation and the Thyroid", Excerpta Medica, p. 13(1989)]

1rad는 0.01Gy(그레이) 더욱이 0.01 Sv(시버트)로 하면 론게랍프 섬에서는 1,750mSv(1955년), 1,900mSv(1984년)로 되며, 방사선의 급성영향을 충분히 일으키는 선량이다.

이것은 대부분의 주민이 급성 방사선 장해를 일으켰다고 하는 기록에 일치된다.

갑상샘 피폭에 대해서도 자세하게 기록되었다. 특징은 단 반감기의 방사성 물질이 대부분 차지하고 있다(표 8-7).

[표 8-7] 지역별 방사성요오드와 텔루륨의 총섭취량

방사성핵종	반감기 (h)	요오드와 텔루륨의 방사성동위원소 총섭취량[a] (μCi)		
		론게랍프섬	아이링기나에섬	우티리크섬
요오드-135	6.7	1,900~3,500	670~1,200	79~140
요오드-134	0.8	670~1,200	430~780	-
요오드-133	20.8	1,200~2,100	310~570	160~320
요오드-132	2.3	310~560	67~120	60~110
요오드-131	193.0	53~96	11~20	13~23
텔루륨-132	78.0	300~550	72~130	57~110
텔루륨-131m	29.0	44~81	13~24	8~17

a) 연령, 성에 따라 섭취량은 다르다. 보다 낮은 값은 1세 아동, 보다 높은 값은 성인남성임.

갑상샘에 섭취된 방사성 물질은 핵종별로 μCi 단위로서 기록된다.

1Ci는 3.7×10^{10}Bq(베크렐) 이므로, 1μCi는 3.7×10^{4}Bq로 하면 요오드 131은 196만~355만 Bq인 것에 대해, 요오드 135는 그의 36배로 되며 갑상샘에 섭취된 고에너지의 요오드 132로 변환되는 텔루륨 132도 요오드 131과 같은 정도 섭취한 것을 알 수 있다.

여러 가지 방사성 원소가 갑상샘에 섭취 된 방사성 물질의 양에서, 갑상샘 피폭선량을 계산한 것이 표 8-8이다.

[표 8-8] 지역, 연령별 갑상샘 흡수추정선량

지역	연령	갑상샘 흡수추정선량(rad)					
		평균선량[a)]			최대선량[b)]		
		내부피폭	외부피폭	총선량	내부피폭	외부피폭	총선량
론게랍프섬	성인	1,000	190	1,200	4,000	190	4,200
	9세	2.000	190	2,200	8,000	190	8,200
	1세	5.000	190	5,200	20,000	190	20,000
	신생아	250	190	440	1,000	190	1,200
	태아[c)]	680	190	870	2,700	190	2,900
아이링기나에섬	성인	280	110	400	1,120	110	1,200
	9세	540	110	660	2,200	110	2,300
	1세	1.300	110	1,400	5,200	110	5,300
	태아	490	110	610	2,000	110	2,100
우티리크섬	성인	150	11	160	600	11	610
	9세	300	11	310	1,200	11	1,200
	1세	670	11	680	2,700	11	2,700
	신생아	48	11	59	190	11	200
	태아(제3기)	98	11	110	390	11	400
	태아(제2기)	260	11	270	1,000	11	1,000

a) 론게랍프섬에서 피폭된 사람에서 채취한 소변의 평균 요오드-131량의 값

b) 장기간 폭로 중의 Cs-137의 체내 축적 범위, 돌연사증례의 위장내용의 중량, 기타 기준, 식물섭취에 기인하는 최고량은 평균량의 4배로 가정

[Nagataki, S.ed., "Radiation and the Thyroid", Excerpta Medica, p. 14(1989)]

이 표에서는 각 섬 별, 연령별로 외부피폭선량과 내부피폭선량을 계산하고 rad로서 나타냈다. 예로서 론게랍프 섬의 성인을 보면, 내부피폭과 외부피폭을 합계하면 12,000mSv가 된다. 이것은 피폭의 영향을 충분히 관찰할 수 있는 선량이다.

갑상샘에 대해서 외부 및 내부 피폭을 일으키는 방사성 물질의 종류는 다양하다. 그러므로 갑상샘암 발생의 원인으로서 방사성 물질을 정할 수 없다는 결론이다.

8.5 복룡마루호의 선원피폭

8.5.1 개요

1954년 3월 1일, 태평양 마샬 제도 비키니 암초 동방해상 160km의「위험구역」바깥에서, 제5복룡마루호는 참치조업을 하였다. 제5복룡마루호 이야기에 의하면 오전 3시 45분, 승조원은 갑자기 서쪽하늘의 밝은 빛, 온통 황색에서 적색으로 물드는 수평선으로부터 커다란 구름에서 흰 재 같은 것이 떨어지고, 이어서 눈이 내리는 것 같이 내리고, 갑판에 발자국이 날 정도로 쌓였다.

7시경부터 4~5시간 하얀 재가 계속 내리므로 이상을 감지한 제5복룡마루호의 선원들은 조업을 중단하고, 선원 23명은 2주 후 3월 14일에 燒津(소진)항에 귀항하였다.

이 사이에 흰 재는 선원의 얼굴, 손, 발, 모발에 부착되고 승조원들은 코나 입으로 이 재를 마셨다. 선원들은 두통, 구토를 호소하고 잇몸에서 피가 나왔다.

모발을 당겨 펼치면 뿌리에서 빠지는 등, 전원이 급성 방사선 증상을 나타냈다고 한다. 신문에는 탈모사진이 실리고, 방사능의 비로 머리를 맞는다는 걱정을 하게 되었다.

선내의 흰 재를 분석한 결과 재의 본체는 탄산칼슘과 수산화칼슘이며 여기에 핵분열 생성물이 부착된 방사선 강하물이 있는 것으로 알려졌다.

8.5.2 방사선 강하물에 의한 인체의 영향

(1) 급성영향

선원들은 약 4~5시간 동안, 흰 재를 전신에 맞은채 작업을 하였다. 선체도 인체도 충분히 세정하지 않는 2주간 선상 생활을 하였다. 선원 23명 전원이 귀항후, "급성방사선증"의 진단을 받고 도쿄대학병원 및 국립병원에 입원하였다.

임상증상으로서 발표한 것은 두통, 구토(오심), 눈의 통증을 시작으로 피부홍반, 염증, 수포, 탈모, 궤양등이 있었으나 이러한 급성증상은 수개월로 치유되었다.

조혈장기 장해는 초기에 림프구의 감소가 전원에게 보였으나 피폭 제8주부터 회복하였다. 생식세포는 2~3개월 후에는 대부분 소멸되었으나 수년 후에는 완전히 회복하였다. 갑상샘에 대해서는 1965년 검사에서 1예에 갑상샘종이 나타났지만 그 다음해의 검사에서는 없어졌다. 그 후로도 갑상샘종은 나타나지 않았다.

(2) 만발성 영향

선원들은 그 후 방사선의학 종합연구소에서 건강관리를 계속 했으나 특별히 피폭의 영향과 인지되는 영향의 발표는 없었다. 발암에서도 개인 진찰에서는 원인이 방사선인가 아닌가는 판단할 수 없었고 역학적인 조사에는 사람수가 적으므로 특별히 발표할 내용이 없는 것인지 알려지지 않았다.

(3) 원폭과 참치

제5복룡마루호가 귀항한 다음날, 燒津(소진)항에 들어온 참치와 상어는 3월 15일에 도쿄, 오사카 등의 시장으로 출하되었다.

3월 16일의 아침, 이것이 방사능에 오염된 참치와 상어로 알려져 「원폭참치」라고 신문에 보도되었다. 오염된 참치는 땅속에 깊이 매몰처리 되었다.

5월이 되면서 강한 방사능을 함유한 비가 일본 각지에 내리고, 불안은 일본 전체로 퍼져나갔다. 그래도 태평양에 있어서 미국의 수폭실험은 1962년에 네바다로 이동하기까지 계속되었다.

8.6 후쿠시마 제1원자력발전소 사고

8.6.1 사고의 개요와 대응

2011. 3. 11에 발생한 동일본대지진에 대하여, 가동중의 도쿄전력 후쿠시마 제1원자력발전소의 모든 원자로는 자동적으로 삽입된 제어봉에 의해 긴급정지 되었다.

그러나 발전소의 송전선이 지진 때문에 절단되고 변전소나 차단기 등의 설비의 고장, 송전선의 철탑 붕괴로 인해 외부전원을 이용할 수 없었다. 비상용 디젤발전기를 가동시켜야 하지만, 지진이 발생한 약 50분 후, 14~15m의 쓰나미파가 발전소를 습격, 지하에 설치되어 있는 비상용 디젤발전기가 해수에 침수되어 고장을 일으키고 전기설비, Pump, 연료탱크 등 다수의 설비가 손상되어 전체 교류전원 상실상태가 되었다.

그러므로 Pump가 가동되지 않았고, 원자로내부나 핵연료 저장조로의 총수가 불가능하게 되고 냉각시킬 수가 없게 되었다. 냉각 불가능으로 연료봉의 과열, 원자로내의 수위저하, 연료피복관의 용융, 수소의 발생, 격납용기 압력상승의 과정으로 나아가 대량의 방사성물질이 대기로 누출되는 위험성이 인지되었으며, 압력판 개방에 따른 대기로의 배기(Vent)를 긴급히 실행하였다. 다시 수소폭발을 일으키고, 노심용융과 함께 일부에서는 압력용기의 바닥이 빠져 노심관통을 일으켰다.

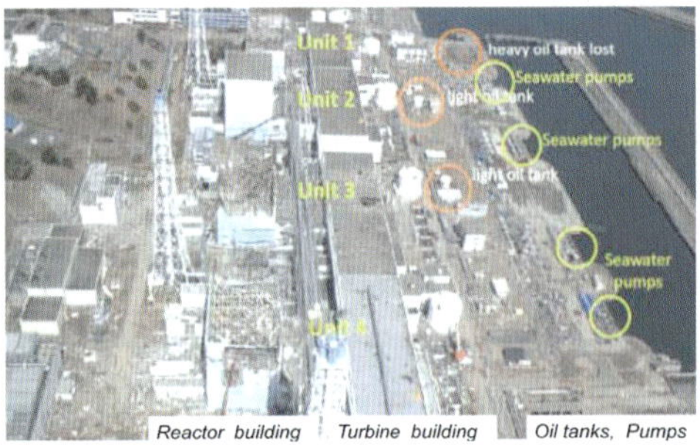

[그림 8-3] 후쿠시마 제1원전 전경

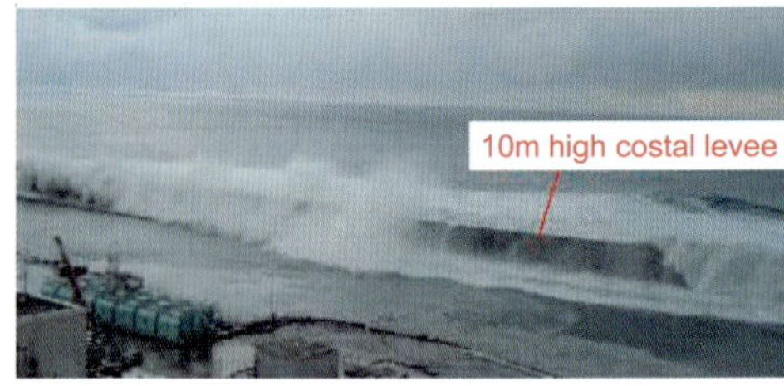

[그림 8-4] 쓰나미 현상

(1) 원자력발전소에서 초기의 방사선물질 방출

부지 내의 방사선량은 3월 12일 4시까지 0.07μSv/h로 정상이었으나, 4시 30분에 0.59 μSv/h, 7시 40분에 5.1μSv/h로 올라가고, 15시 29분에는 1,015μSv/h로 되었다. 일본 정부는 12일 08시 25분 반경 20Km 이내의 주민에게 피난을 지시하였다. 15일 10시 22분에는 부지 내의 방사선량이 400mSv/h로 대단히 높아졌고, 대량의 방사성물질이 방출된 것으로 추정하였다.

일본정부는 15일 11시 06분, 반경 30Km 이내의 주민에게 옥내대피를 지시하였다. 그후 부지 내의 선량은 감소하여 5월 2일 21시에 45μSv/h로 나타났다. 4월 12일 원전사고의 국제원자력 방사선 타당평가 척도로서 후쿠시마원전사고는 레벨 7로 발표하였다(요오드-131이 13만~15만 TBq)

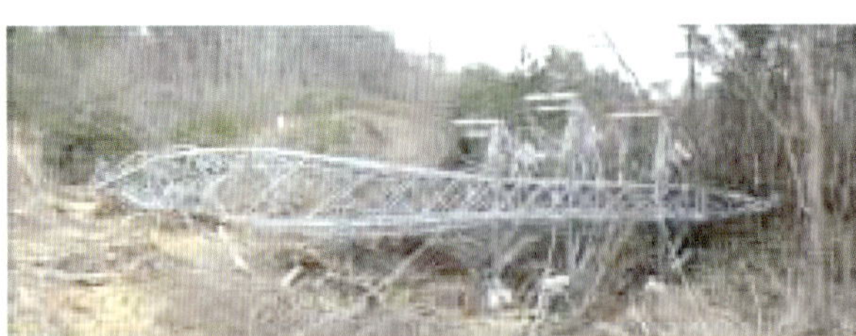

[그림 8-5] 외부전원 상실

(2) 피폭에 대한 대응조치

① 피난지시, 퇴피지시

3월 11일 21시 23분에 3Km, 12일 5시 44분에 10Km, 18시 25분에 20Km 이내의 주

민에게 피난권고가 내려지고, 15일 11시 00분에는 퇴피권고가 20~30Km의 주민에게 내려졌다.

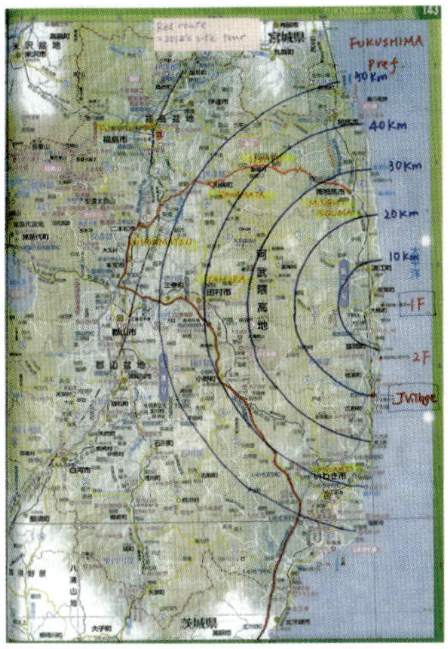

[그림 8-6] 후쿠시마 제1원전에서 10km~50km

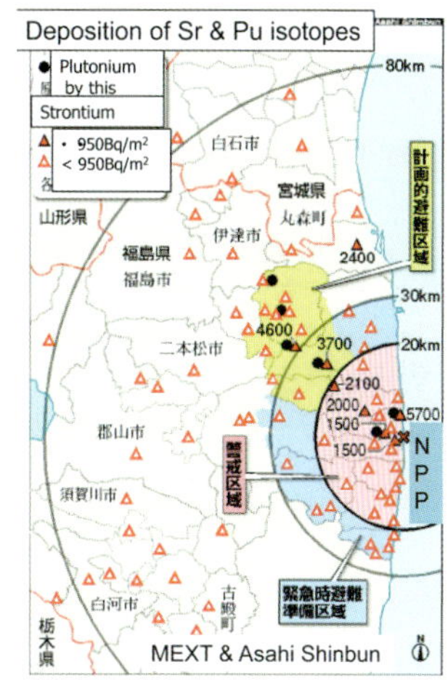

[그림 8-7] 피난지시구역 map

② **후쿠시마원전 주변의 모니터링**

3월 17일부터 개시

③ **음식물 섭취제안에 대한 지표**

3월 17일 음료수, 우유 : 요오드-131(300Bq), 세슘-137(200Bq)
야채 : 요오드-131(2.000Bq), 세슘-137(500Bq)의 잠정기준값의 발표

④ **학교교실, 교정 등의 선량**

잠정적인 대응 : 4월 19일, 20mSv/y를 넘는 경우 사용 불가
초등대응은 5월 27일 ,1mSv/y에 가깝도록 노력하고
선량저감은 1mSv 이하를 목표로 하였다.

⑤ **계획적 피난구역**

4월 22일, 적산선량이 20mSv/y 이상에 달할 위험지역을 계획적 피난구역으로 지정, 1개월 정도 피난을 권고

⑥ 제렴에 관한 기본방침

8월 26일, 20mSv/y 이상의 지역은 국가가 책임을 지고, 20~1mSv/y는 지방자치제와 국가에서 책임을 지며, 학교 등 사람에 대해 중점적으로 제렴한다. 학교는 1mSv/y 이하를 목표하였다.

(3) 피폭에 의한 건강 영향

① 원자력발전소내

250mSv/y를 기준으로 하였으며, 급성방사선장해의 환자는 없었다.

② 주민

최고의 피폭선량을 20mSv/y로 억제하도록 하고, 급성영향의 가능성도 없었으며, 2011년 11월 현재 환자가 발견되지 않았다.

외부선량은 20mSv/y 이하, 식품은 3월 17일부터 기준값에 준해서 공급하였으므로 내부피폭의 기준값 이상 피폭은 없었다.

따라서 만발성 영향을 일으킬 가능성은 아주 낮은 것으로 고려되었다.

③ 향후의 건강관리

피해를 받은 주민의 수가 많으므로 역학적인 조사에서 새로운 영향이 발견될 가능성은 있다. 그러므로 새로운 영향(질환)을 후쿠시마사고의 피해자들에서 과학적인 발견을 위해서는 충분히 계획된 역학적인 조사가 필수이다. 정신적인 영향도 고려해서 건강진단을 시행하고 지금까지의 재해사례의 경험으로부터 불안을 조정하지 않도록 계획의 단계에서 중지를 모으는 것이 중요한 과제로 남아있다고 한다.

8.6.2 후쿠시마 사고에 있어서 교훈과 복구·제렴·방사선 관리의 현상*)

2011. 3. 11. 동일본대지진에 따라 발생한 후쿠시마 제1원자력발전소의 사고에 의해 대량의 방사성물질이 대기 또는 바다로 방출되고 지금까지 많은 주민이 피난생활 상태에 있다.

후쿠시마 현민의 편에서는 방사선·방사능에 대한 불안을 가지고 생활하고 있음이 짐작된다. 방사선 모니터링에 국제적인 관심이 고조되고 있는 시점에서 후쿠시마 제1원전(이하 1F) 사고 후의 복구 및 제렴 처리 방사선 관리 등의 경험을 기초로 교훈을 얻고자 한다.

(1) 사고 직후부터의 1주간

지진 직후에 도쿄전력본사, 발전소에 긴급시 사태가 발령되고 긴급시 대책본부가 설치되었다. 도쿄 전력본사는 긴급시 대책본부 보안반이 수습활동을 사고 수습과 복구를 담당하는 복구반과 함께 활동하였다. 발전소에서는 방사선 방호의·방호장구류, 방사선 측정기 등의 많은 기자재가 사용 불가능 상태였고 수량도 부족하였다. 원자로에의 주입물, 전원 복구 등 여러 가지 활동이 펼쳐졌으며 많은 작업인력이 힘껏 노력을 하였으나 이에 수반하여 특히 방사선 방호의와 보호기구가 긴급 발주를 반복하고도 추가할 수 없는 상황이 이어졌다. 뒷날 문제가 되었던 APD(경보부착개인선량계)의 대표자 착용 운용도 이와같은 상황에서 최대한 노력하였다고 한다.

후쿠시마 사고후의 보안반의 활동, 사고이전의 준비 등에 대해서 교훈과 과제가 부상되었으나 일부에 대해서 알아보고자 한다.

(2) 후쿠시마 사고의 교훈과 반영

① 모니터링 설비의 강화

[교훈] 제1원전은 지진파에 의해 전체 교류 전원이 상실되어, 부지 경계에 설치되어있는 8개소의 모니터링 포스터의 전원도 잃었다. 또한 측정 data를 계산기 시스템에 전송하는 설비 및 계산기 시스템 본체(지진방지 중요동 이설직전에 피재)도 손상을

* 본고는 FBN News No. 443.(2013.11.1.) 치요다테크놀(주) 발행, 기고된 管井研自(kenji Sugai) 선생(2013.8.부터 원자력 입지본부 방사선관리 담당)의 방사선 관리의 관점에서 본 기사 내용에서 일부 발췌, 정리하였음.

받았다.

따라서 주변환경에 대한 방사선·방사능의 감시를 위해, 모니터링에 의한 측정 및 사람의 손으로 메모를 하여 넘겨주는 data를 수집하게 되었다.

[대책] 가리와자끼 가리와 원자력발전소(이하 KK)에서는 다음과 같은 대책을 시행하였다.

① 모니터링 Post 전송시스템의 강화 : 종래의 화이버-2계통에 추가하여 위성통신 시스템을 설치중(2013. 9월말)

② 모니터링 Car의 증설 : 종래의 모니터링에 추가하여 위성휴대전화를 탑재한 간이 모니터링 car를 2대 배치(2011년 12.27. 완료)

③ 모바일 타입 해수모니터의 증강 : 모바일타입 해수모니터(부력을 가진 방수보호관 부착) (1대 → 2대) + 발전기 2대(2012.2.27. 완료)

④ 환경관리동에 기상관측장치 설치 : 발전기 설치(2011.10.3. 완료), 풍향·풍속계, 일사·방사수치계 등의 설치(2011.12.22. 완료)

② 오염확대방지대책 등

[교훈] 2007.7.16.에 발생한 지진직후, 발전소 긴급시 대책실을 사용하지 않고 postline 등의 통보 연락설비가 기능되지 않았으므로 제1원전에도 면진중요동을 신설하였다. 그러므로 원자로 건물폭발, 밴드조작 등에 의해 면진중요동의 선량율이 상승함과 동시에 복구를 위한 사람의 출입 등에 의해 오염이 불가피 하였다.

[대책] KK에서는 다음의 대책을 마련하였다.

① 선량율 저감 : 창차폐의 설치(2013.5.26. 완료) 옥상의 선원 추적대책(맞춤새가 없게하여 방사성 물질을 용이하게 제거 가능, 2013.5.31. 완료)

② 외기류 유입억제 : 면진중요동 공조의 정압화(2012.7.29. 완료)
면진중요동 챠콜필터, 예비조달(2013.3.27. 완료)
WBC(Whole Body Counter) 오염 방지구역 화벽의 설치 (2013.5.11. 완료)

③ 오염제거 : 바닥 flooring의 제염이 쉽게 타일의 변경(2013.6.1. 완료), 국소배풍기의 증설(6대)(2011.7.27. 완료) → 2대 증설(2012.12.7. 완료) 합계 8대

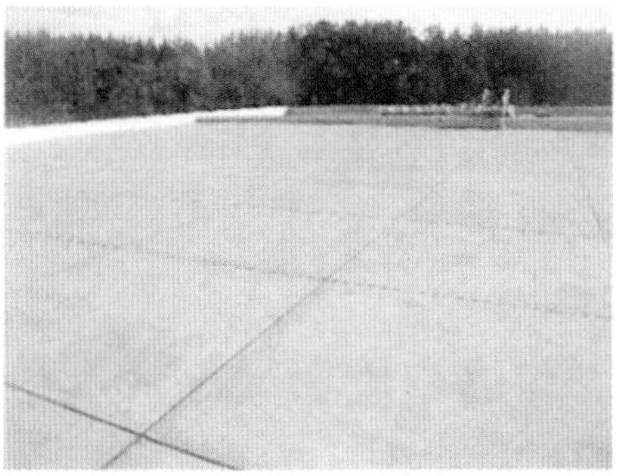

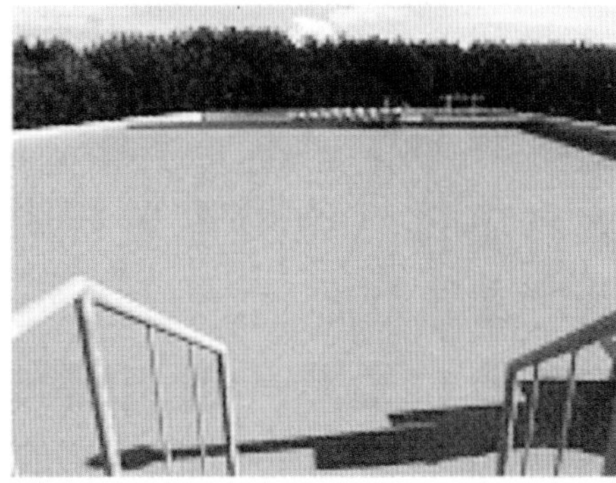

(대책 전) (대책 후)

[그림 8-8] 면진중요동 옥상의 선원 추적 대책

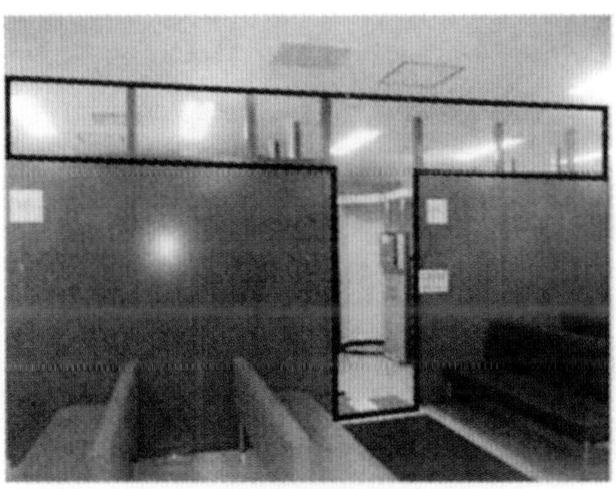

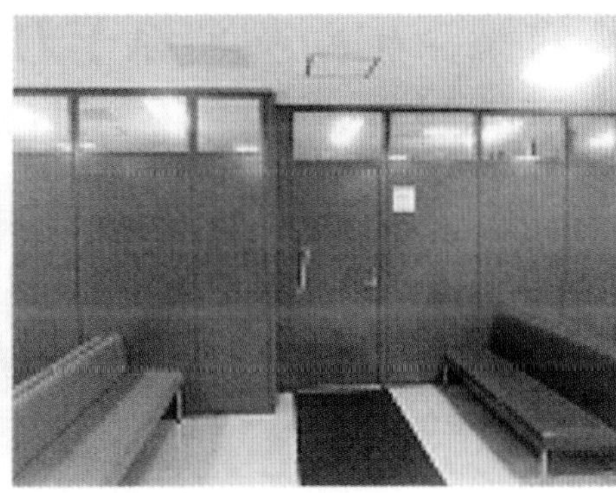

(대책 전) (대책 후)

[그림 8-9] 면진중요동 내 WBC 오염방지 구획벽

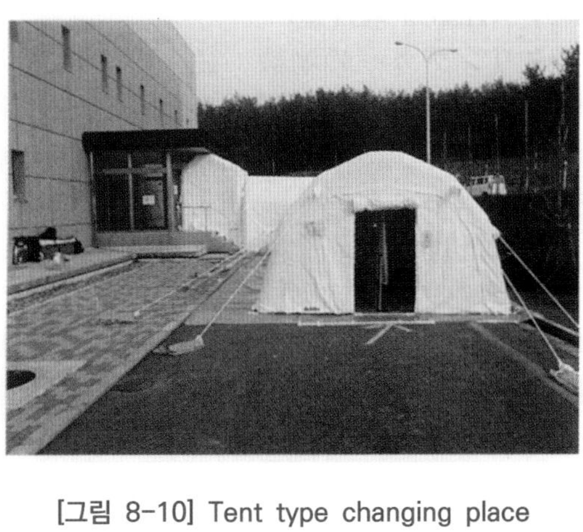

[그림 8-10] Tent type changing place

③ 개인선량계(APD) 등의 추가배치

[교훈] 지진의 교훈에서 작업원을 대피 시키기 위해 서비스건물의 2중 날개를 동시에 열어놓고 패트롤로 나가는 운반원 2명을 빼고 지진파에 따른 피해자는 발생하지 않았으나 이 개방한 이중날개에 의한 침수가 되어 APD가 시작되는 많은 방사선측정기가 사용불가능하게 되었다.

또한 통상사용하는 APD 외에 각장소에 지원하는 여러 가지 형식의 개인선량계를 활용하고 개인선량관리를 하였으나 계산기 시스템이 사용불가능 하였다.

처음에는 대장관리에 의한 선량관리가 부득이하였으므로, 후일 선량 data의 집약·집계작업에 많은 노력을 요하게 되었다.

[대책] KK에서는 다음의 대책을 실시하였다.

① 개인선량계의 배분 : 각 중앙조작실에 운전원용의 APD를 배분(2011.7.20. 완료), 면진주요동에 APD를 추가배분(120대 → 500대)(2012.3.1. 완료)

② 집적선량계 및 선량표시기의 배분 : 전자식 집적선량계를 면진중요동 및 각 중앙조작실에 배분(2011.7.1. 완료)
면진중요동에 선량표시기를 설치(2012.1.16. 완료)

③ 개인선량계 집계 장치 : 간이식 입퇴구역관리장치 2대를 배분(2012.3.1. 완료)

④ 면진중요동에 방사선 측정기를 추가 배분 : 전리조식 서베이미터(γ) 7대, 전리조식 서베이미터(β, γ) 7대

⑤ 간이형 WBC의 배분 2대 : 후방지원거점 등으로 이동해서 사용 (2012.3.28. 완료)

⑥ 지진파 대책 : 각 서비스 건물 계측기 대출소를 지하층에서 지상층으로 이동 (2011.8.15. 완료)

⑦ Dust sample 배치 7set(2012.3.1. 완료)

④ 방사선 보호의, 보호구의 비축 강화

[교훈] 방사선 계측기와 같이 서비스 건물에 배치한 방사선 보호의, 보호구는 지진파에 의한 침수에 따라 사용 불가능 하였다.

[대책] KK에서는 다음과 같은 대책을 실시하였다.

① 장비지원 확립까지의 방사선 보호의, 보호구의 배분 : 배분 수의 기본적 고려 : 500인 × 8일분 (2012.2.14. 완료)

② 각 중앙 조작실에 전면 마스크 배분(2011.7.5. 완료)

③ 면진중요동에 자급식 보호구배분(2011.10.20. 완료)

④ 챠콜 마스크의 성능확인 : 제1원전에서는 고온 · 고습 조건하에서 챠콜마스크를 사용할 필요가 있어서 성능확시험실시(2013년도 일본보건물리학회 연구발표회에서 발표)

(3) 보안반 요원의 훈련 및 역량 관리

후쿠시마 사고 등의 교훈을 반영한 보안반 「가이드」(성공사례, 실패사례, OO는 하지 말 것 등을 포함)를 작성하여 「가이드」에서 규정한 각 기능·역할에 대해서 개별훈련을 실시하고 각 요원마다의 역량관리를 시행하였다.

또한 발전소 긴급시 연습을 통해서 전체 훈련을 하고 PDCA를 돌리고 있다.

(4) 후쿠시마 제1원전의 현상

① 방사선관리의 관점에서 계속적 개선

사고 직후, 사람, 물적 자원이 부족한 가운데 메이커에 협력을 요청, 방사선 관리관계의 기자재 공급을 받게 되었다. 예를들면 「챠콜마스크가 없으므로 현장에 나가지 못하는」 등 복구활동에 지장이 없는 상태를 가까스로 유지할 수 있었다.

약 1주간이 지나면서 일부의 게르마늄 반도체 검출기의 제렴을 행하고 사용가능한 상태로 복구되면서 오염의 정도가 낮은 WBC를 해체제렴하고 J village에서 활용하게 되면서 면진중요동을 차폐하였다. 국소적 배풍기 설치를 하면서 서서히 방사선 관리의 정상화를 향한 활동을 하게 되었다.

② 후방지원 거점

후쿠시마 사고의 직후인 3월 15일경부터 제1원전에서 남쪽으로 약 20km 지점에 있는 J 빌리지(축구의 National Training Center)를 빌려서 복구작업원을 위한 출입구 거점을 만들고 전기, 수도, 통신설비도 없는 상태에서 출발하였다.

당시 설정하였던 경계구역에 출입하는 경우는 필히 여기를 경유하도록 되었다. 그러므로 상설운영초기에는 background 방사선 레벨이 높고 인체오염에 대해 충분한 screening 검사(스크리닝 레벨 13,000 cpm, 제렴레벨 6,000 cpm)를 할 수 없었으므로 더욱 남쪽인 이와끼 시내의 오나하마 call center(치요다테크놀 시설)에 screening center를 3월 19일에 설치하였다.

4월 20일, Screening level을 옵사이트 센터의 운영과 병행하여 100,000 cpm(제렴레벨 13,000 cpm)으로 변경한 것을 계기로 오나하마 call center의 screening center를 폐쇄하고 J 빌리지에서 screening 검사를 하였다.

Screening center에서의 오염측정은 전력지원팀에게 부탁하였다. 그 후 background 방사선의 감소와 아울러 Gate monitor로 변경하여 이용에 대한 편리성이 향상되었다.

2013년 6월 30일, 제1원전의 정문부근에 새로운 출입구역 관리시설이 완성(구 service hall(PR관)을 허물고 건설)되고, J 빌리지에서 실시하고 있는 보호의·보호장구, APD의 대출, 입퇴구역 등록 및 신체 오염 측정(Gate monitor) 등의 기능을 이전하였다.

현재, J 빌리지에 남아있는 기능은 제1원전 구내 출입허가증, 작업자 등 등록업무, 방사선 방호교육, WBC center, Motor pool 등이며 이것도 순차적으로 기능이전을 할 예정이다.

또한, 신 입퇴구역 관리 시설에 인접해서 대형휴게소를 건설할 계획이다.

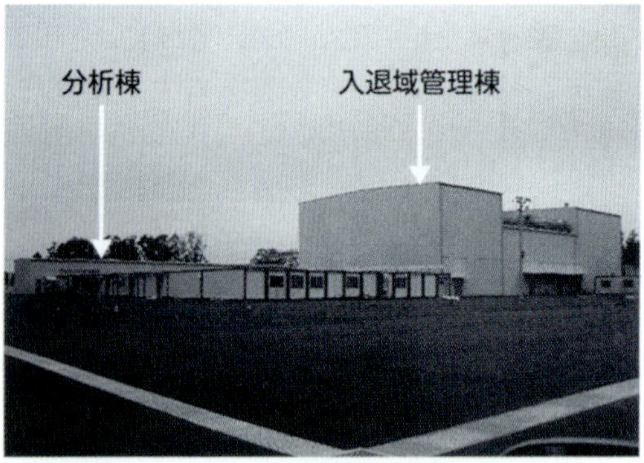

[그림 8-11] 신 입퇴구역 관리시설의 외부

③ 면진중요동 긴급시 대책실의 비관리구역화

작업환경 개선의 한 방편으로서 면진 중요동의 2층에 있는 긴급대책실의 비관리 구역화에 착수하였다.

2012년 4월 30일, 선량한도의 잠정운용이 마감되는 것을 받아서 실시하였으므로, 비관리 구역화하고 사고직후부터 복구업무에 이르기까지 선량 100 mSv를 넘고 더욱 plant의 안정화에 결격이 없는 요원(특히 운전원)이 계속해서 업무에 임하도록 하였다.

2012년 4월 23일에는 여성은 전원 퇴피시키고, 제1원전에서의 업무에 종사하는 것을 금지시켰으나 현재는 긴급대책실에서 업무를 보고 있는 여성 방사선업무종사자도 있다.

④ 구내차량 screening 현장의 정비

사고 후, 경계구역이 해제되기까지의 사이는 경계구역으로부터 나가는 차량의 screening 검사는 J 빌리지에서 실시하고 있다(2011년 4월 20일까지는 히다노죠 ground).

2012년 8월 10일, 유바죠의 경계구역이 해제되면서 제1원전구내에 차량 스크리닝장을 정비하였다. Bus나 대형, 차량용의 전용 랜을 설치하였으나 스크리닝 검사대기시간이 1시간을 넘는 경우가 많았고 항상 개선 요구사항이었다.

2013년 6월 30일에 새로운 입퇴구역관리시설의 운용개시와 함께 구외차량 주차장 및 구내차량 주차장을 시설하고, 차량의 환승운용을 철저히 하였으며 스크리닝 대상의 차량 수는 대폭 개선되었다.

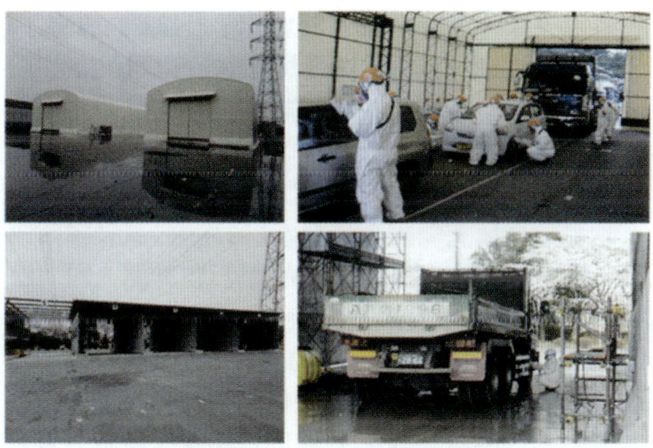

[그림 8-12] 구내 차량 스크리닝

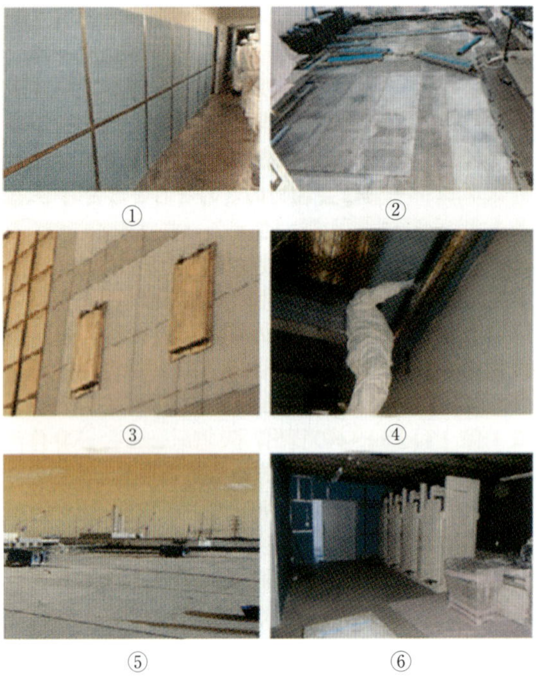

① 내벽의 Pb 보드
② 바닥 차폐
③ 창 차폐
④ 닥터 철거
⑤ 옥상 콘크리트 철거
⑥ Gate 모니터 설치

[그림 8-13] 면진중요동 긴급대책실의 비관리구역화 공사

⑤ No mask의 추진

사고로부터 경계구역으로 이동하는 경우에는, J 빌리지에서 전면마스크(챠콜)를 착용하였으나 점차적으로 노-마스크 area(surgical 마스크 또는 방진마스크(DS2)는 착용)의 확대를 시행하였다.

구내 수십개소에서 정기적 또는 연속적으로 공기중 방사성물질 농도를 측정하고 있으나 현재로서는 검출한계미만 또는 검출되어도 10^{-6} Bq/cm^{3}의 정도이다.

1~4호기의 서쪽방면도 같은 레벨이나 이 area는 공사량도 많고 공기중방사성물질농도의 상승이 염려되므로 마스크 착용 area로 하고 있다.

노-마스크 구역은 다음과 같다.

- 2011.11.08. : 정문, 면진중요동앞, 5,6호 service 건물 앞
- 2012.06.01. : 기업센터-후생동 앞
- 2012.08.09. : 차량오염검사장, 하차하지 않는 견학자
- 2012.11.19. : 입퇴역 관리시설 건설 현장
- 2013.01.28. : 구내기업동의 일부구역

- 2013.04.08. : 다핵종 제거설비
- 2013.04.15. : 구내기업동의 일부구역
- 2013.05.30. : 1~4호기 주변, Tank area

위의 구역에서는 챠콜마스크에서 dust 마스크로 변경도 시행하고 있다. 사고당시에는 미세한 Cs입자가 존재하였으므로 방사성 옥소가 감쇄한 후에도 잠정적으로 챠콜마스크의 착용을 의무화 하였지만 매월 실시하고 있는 방출관리를 목적으로한 dust sampling의 측정결과에 기초하고 2012.3.1.에는 1~4호기 및 그 주변건물내를 제외한 전 구역을 dust mask, 2012.12.19.에는 1~4호기 및 그 주변 건물내에 대해서도 dust 마스크로 교체하였다.

단, 사고후 미출입구역에 대해서는 dust 확인이 끝나기까지 챠콜 마스크를 착용함이 원칙이었다.

노-마스크화는 작업원의 인체부하의 경감, 시야의 확대, communication의 향상, 작업안전, 작업효율의 향상에 따른 외부피폭의 저감 등의 메리트가 있으나, 구역의 오염 상황, dust가 날아오는 가능성 등을 신중히 검토하면서 구역확대를 하였다.

⑥ 구내제렴에 의한 선량저감의 추진

부지내의 선량율은 수 μSv/h에서 1,000μSv/h를 넘는 장소가 있다. 1~4호기 주변의 고선량 구역은, 원자로건물에서 가까우므로 직접선의 영향 및 회수할 수 없는 폭발비산 기와 조각과 자갈에 의한 영향으로 고려되고 있다.

한편, 그 바깥쪽의 부지내는 방사성물질의 강하물영향에 의해 지표면 또는 삼림에서의 기여가 크다고 생각된다. 폐지조치의 중장기 로드맵은 이하의 3 step으로서 선량저감을 도모하고 있다.

- 제1 step(5년 후까지) : 작업원 출입구역 : 10~5 μSv/h
  주요도로 : 30~20 μSv/h
- 제2 step(10년 후까지) : 작업원 출입구역 : 5~1 μSv/h
  주요도로 : 20~10 μSv/h
- 제3 step(10년 이후) : 선량저감(관리구역의 명확화)

(5) 결론

후쿠시마 사고 후의 대응에 대해서는 말로 다 할 수 없는 여러 가지 난제에 직면하였다.

한정된 인원에도 불구하고 하지 않으면 안되는 업무, 각처에서 의뢰된 일(특히 off site 관계)이 계속 증가되는 상황을 맞이하였으나 전력 각 회사, 계측기메이커, 보호의, 보호장구 메이커 및 그 대리점, 협력기업측 등 많은 관계자들의 많은 협력과 지원이 있었다. 폐지조치는 긴 길이며, 현재의 제1원전은 세계에서 가장 엄밀한 방사선 환경아래에 있다.

따라서 요구되고 있는 방사선관리도 세계에서 엄하게, 높은 레벨이 되고 있는 것은 재론할 여지가 없다.

3월 11일부터 현재까지 제1원전 현장에서는 매일 추가되는 여러 가지 업무에 매진하고 있으나 미흡한 점도 많은 것이 사실이나 계속 세계최고수준의 방사선 관리를 목표로서 업무운영을 직시하고 시행해 나가야 한다고 강조하고 있다.

8.6.3 국제 방사선 모니터링 워크샵회의 및 후쿠시마 재건사업 교훈

(1) 개요

2012년 12월 1~3일까지 일본 동북부의 해안도시이자 일본 원자력연구소가 위치한 미토, 오아라이 파크텔 국제회의장에서 전리방사선 모니터링 국제 워크샵이 개최되었다. 우리나라를 비롯하여 미국, 중국, 캐나다, 호주, 유럽, 러시아 등의 세계 각국 대표가 특강 및 발표자로 초청되었다.

워크샵 연제는 특강 5편과 각 국가 대표들의 발표연제 30여편 포스터 31편 등으로 구성되어, 12월 1~2일 간은 오전 시간으로 Fulltime 발표시간들로 채워졌다. 관심의 대상인 특강주제는 첫째 날 "후쿠시마 제1원전사고에 대한 경험과 원자력 발전 추이" 아시아 협력포럼의 일본대표 MACHI 박사, 둘째날, 후쿠시마 원전사고에 의한 방사능 오염 현상이란 주제로, 일본 도호쿠대학의 마모루 바바 교수의 강연이 있었다. 다음으로 "열형광 선량계에 의한 고선량 검출 기술"의 러시아 우랄대학의 KORTOV 교수의 특강이었다. 러시아는 체르노빌 사고라는 특별한 경험을 하였으므로 무슨 교훈을 주는가가 관심의 초점이었다. 그리고 후쿠시마 제1원전사고 이후, 그간의 원자력 방사선 학계의 주된 관심사로서 일본의 경험, 사고 후 수습, 재건사업 등에 벤치마킹할 수 있는 기회로 삼는 것은 참가자들의 공통된 인식이었다.

후쿠시마 원전 사고는 세계적인 이슈가 되었으므로 원자력/방사선 관련 전문가들의 자국의 원자력 정책과 방사선 방어기술의 개발 및 국제적 공조를 강조하였다.

4박 5일간 계속된 세계 18개국 대표단의 주제발표를 보면서, 일본을 비롯해서 세계 각국이 어떤 전략을 향해 나가고 있는지 현장 파악을 하는 계기가 되었다. 국제워크샵 및 후쿠시마 재건사업 현장에서 이슈화된 내용들은 원자력 재해에 대한 산 경험의 교훈이다.

(2) 전리 방사선 국제 워크샵의 주요 이슈

① 후쿠시마 원전 사고 발생 요인

후쿠시마 원전 사고 발생의 이해를 돕기 위해서 현장의 브리핑을 토대로 간단히 소개하고자 한다. 2011년 3월 11일 후쿠시마 제1원자력 발전소는 동일본 대지진과 그 후의 쓰나미의 영향으로서 외부 전원과 비상용 디젤발전기를 소실, "전체 전원 상실" 상태에서 비롯되었다. 따라서 원자로나 사용한 핵연료 저장 풀의 냉각수 순환 기능과 비상용 노심 냉각 장치의 기능이 완전히 상실되었다. 긴급히 연료봉을 냉각시킬 필요성이 생겼으며 이 물주입 과정에서 건물 내에서의 수소 폭발이나 방사성 물질의 대기 중으로 누설 발생되고 일본 및 국제 사회에 커다란 영향을 끼치게 되었다.

4월 12일 일본 원자력 안전 보안원은 후쿠시마 원전사고에 대해서 국제 원자력 사상 평가척도(INES)에 기초하여 최악의 평가 레벨인 「레벨7」로 올렸다.

구 소련의 체르노빌 원전사고 후에 방출된 방사선 물질량은 520만 테라베크렐(TBq : Tera는 1조 배)로서 후쿠시마 원전 사고에서는 77만 TBq로 추정되었다.

② 원자로의 상황

후쿠시마 원전의 원자로는 비등수형 원자로(BWR)의 타입이라 이 타입은 원자로내의 연료봉의 주위는 물로 채워져 있으며 압력 용기 내에 수납되고 압력 용기는 다시 격납용기에 수용되어 있다.

발전의 원리는 핵연료가 핵분열하여 임계를 일으키고 그 열에 의해서 물을 비등(끓임)시켜서 증기를 일으켜 그 증기에서 터빈실의 터빈을 돌려서 발전시키는 원리이다. 증기는 복수기의 해수로서 냉각시키고 물을 돌려 그것을 순환시키고 있다.

이번의 사고는 쓰나미에 의한 냉각계의 파괴에 따라 수위가 낮아지고 연료봉의 높이는 약 4m이다. 수위가 본래의 연료봉 높이보다 1/3 정도 낮아졌다. 핵연료 봉은 공기에 접촉되고 스스로 발하는 열에서 녹게 되고 이로 인해 노심용융의 상태가 되었다.

핵연료나 핵분열생성물 일부는 압력 제어 pool의 물을 통해서 격납 용기내로 나오고 다시 일부는 밸브에서 대기 중으로 방출되었다. 2011년 7월에서 약 압력용기내의 수위가 낮아지면서 안정을 찾고 격납용기·압력용기의 압력도 유지되어 원자로는 안정되었으며 방사성 물질의 방출도 억제하였다고 한다.

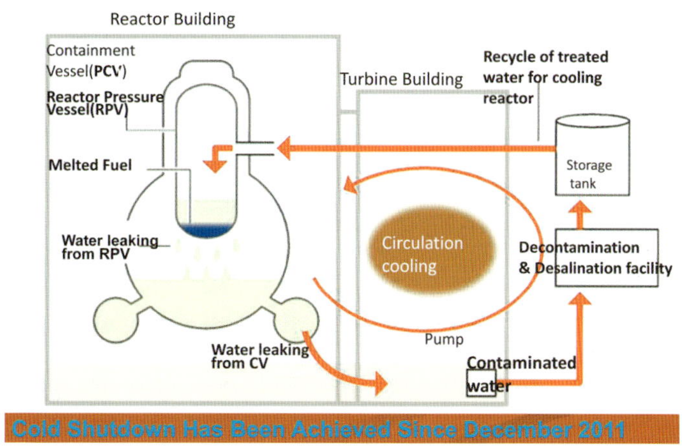

[그림 8-14] 원자로의 상황

③ 후쿠시마 원자력발전소 주변의 방사선 적산선량

후쿠시마 원전사고의 가장 큰 관심은 역시 방사선 방출에 있다. 후쿠시마 제1원자력 발전소에서 동심 원상으로 반경 20Km 권내에 피난 지시, 20~30Km 권에는 "옥내 대피지시"를 내려서 주민의 자주적 피난을 요청하였다. 사고로부터 1개월 후인 4월 11일에 일본 정부는 동심원상이 아닌 여기까지 특정된 방사선량이나 풍향, 지형의 영향을 고려해서 20Km, 30Km 권외의 마을을 계획적 피난 구역으로 지정하였다.

그리고 모니터링에서 공간 방사선량계의 수치가 수시로 발표되었으나 후쿠시마 원전의 북서방향으로 방사성 flume이 흘러 공간방사선량이 높았다고 한다. 예를 들면 한 마을의 공간방사선량이 1시간당 8.6μSv, 1일로 하면 206μSv의 피폭이 되어, 1개월간 6.2mSv가 된다. 이 마을을 포함해서 30Km 권외에서도 공간방사선량 높은 장소에서는 1시간당 34.0 μSv이고, 1개월간 24.5μSv이므로 정부가 정한 연간 20mSv를 넘었다(3월 14일~6월 22일, 동경에서 누적 방사선량은 0.2mSv이고 동경-뉴욕간 비행기 왕복시의 피폭선량 0.19mSv와 같은 정도로 나타났다).

2011년 4월 12일 오전 9시 적산량은 하루 12시간으로 적산(3월 16일~4월 11일)한, 후쿠시마 원전 주변의 방사선 적산 선량은 후쿠시마 제1원전에서 가장 가까운 지역은 21.8mSv, 반경 30Km 이내에서는 남쪽지방 0.45mSv, 북쪽지방은 21.8mSv, 30Km 권외 지역은 북쪽지역 10.7mSv, 후쿠시마현 0.38mSv였다.

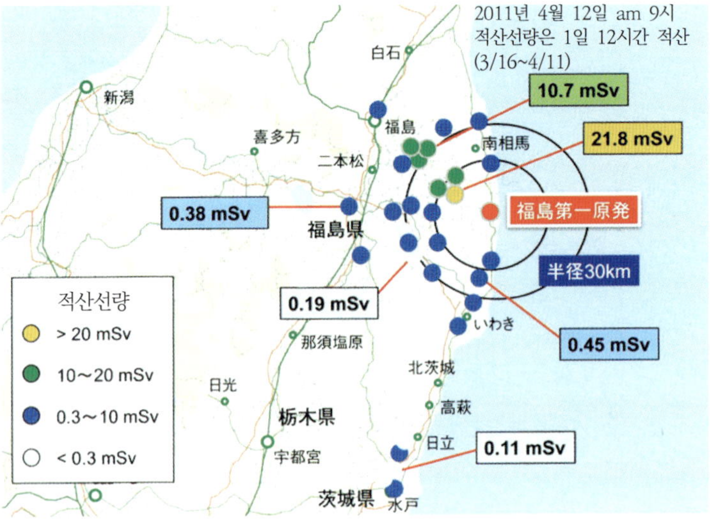

[문부과학성과 미국]

[그림 8-15] 후쿠시마 원전주변의 방사선 적산선량

④ ICRP(국제방사선 방어위원회) 권고와 상정한 피난구역

2011년 4월 12일 동일본 대진대에서 약 1개월 후의 누적방사선량은 북서 방향의 30Km 내외의 일부 지방의 10mSv를 넘고 30Km 권외는 "계획적 피난지역"으로 설정하였다.

계획적 피난구역에는 연간 30mSv에 달하는 위험이 있는 지역이며, 1개월 이내의 피난이 바람직하다고 하는 지역이다. 이 20mSv는 ICRP(국제방사선 방어위원회) 2007년 권고(긴급 사태시에는 사고에 의한 피폭량이 20~100mSv를 넘지 않는다)에 따라서 일본 정부의 결정은 그 아래인 20mSv를 채용하였다.

방사선 flume은 지형의 풍향이나 강우의 영향 등에서 강하하므로 방사선량은 동심원상으로 넓어지지는 않는다. 이번의 후쿠시마 원전 사고는 방사성 flume이 북서로 흘러 방사성 물질이 남소우마시 외각의 30Km 이외의 지표면에 침착, 그 지점의 공간 방사선량율이 높아졌다고 평가되었다. 따라서 후쿠시마 원전 사고에서 20Km 권내는 피난지시구역, 30Km 권은 긴급시 파난준비구역, 50Km 권은 계획적 피난구역으로 설정하였다.

ICRP 2007년 피난 권고와 연간 20mSv를 기준하여

- 평상시 : 연간 1mSv 이하로 억제
- 긴급사태시기 : 사고에 의한 피폭량이 20~100mSv 초과하지 않을 것
- 사고 수습후의 복구기 : 연간 1~20mSv 초과하지 않을 것

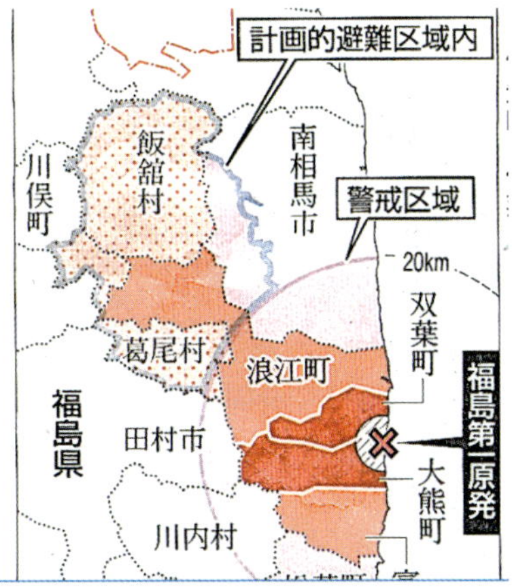

[그림 8-16] 피난상정구역

(3) 후쿠시마 부흥 재건사업

① 방사선 노출 현황

2012년 12월 3일, 후쿠시마 재건사업 현장을 필자가 참관하기 위해 새벽 6시 30분 참관단 일행은 두 대의 리무진 버스로 옮겨 타고 출발하였다. 약 4시간을 달려서 오전 11시에 후쿠시마 제1원전에서 반경 30Km 지역인 남소우마시에 도착하였다. 오전 11시~12시 30분까지 가건물로 설치된 후쿠시마 현청의 재건지원본부와 이번 국제워크샵을 후원한 치요다테크놀(주)의 후쿠시마 부흥지원 본부에서 재건사업의 현황보고를 받았다. 이 회사는 주력 개발제품인 유리선량계와 α, β, γ, X선 등의 선량을 측정하는 각종 선량계를 보급하는 회사로서 일본 전역의 20만명 이상의 방사선작업종사자들의 개인 선량을 측정하고 있다. 일본 학원가의 중심지인 동경 분쿄구의 본사와 후쿠시마 지사를 비롯하여 전국 주요도시에 지사를 두고 있는 방사선피폭관리 기업으로서 후쿠시마 재건 사업에 민간기업 차원에서 적극 동참하고 있다.

후쿠시마 부흥지원 본부는 ICRP(국제방사선 방어위원회) guide line 20~100mSv/y를 적용하고 20mSv/y 이상이면 퇴거키시는 정부 방침에 의해 재렴작업에 임한다고 한다.

2012년 12월 현재 ① Namie cho 10Km Nw는 21mSv/y, ② 후쿠시마시 60Km Nw는 5mSv/y, ③ 남소우마시는 25Km 북쪽이며 2mSv/y, ④ 이와키시 40Km 남쪽은 0.7mSv/y로 자연방사선에 가깝고, ⑤ 금번 워크샵이 열린 미토시 지역은 130Km 남쪽이며, 20Km, 30Km, 40Km, 50Km로 동심원을 그리고 있었다. 우리 일행이 참관한 지역은

20~30Km 사이에 위치한 남소우마시로서 현재는 비오염지역으로 되어 있다.

② 제렴작업 현황

제렴작업 현장은 버스로 이동하면서 지역마다 설치되어 있는 방사선 모니터링 측정기 및 제렴작업 상황들을 볼 수 있었다. 농촌지역에서 살고 있는 주민들의 모습은 거의 보이지 않고 간혹 드물게 농장에서 일하는 모습이 보일 뿐이었다. 제렴작업 현장은 눈과 비가 내린 후에는 Model project에 의해 실시하는 장면을 보게 되었다.

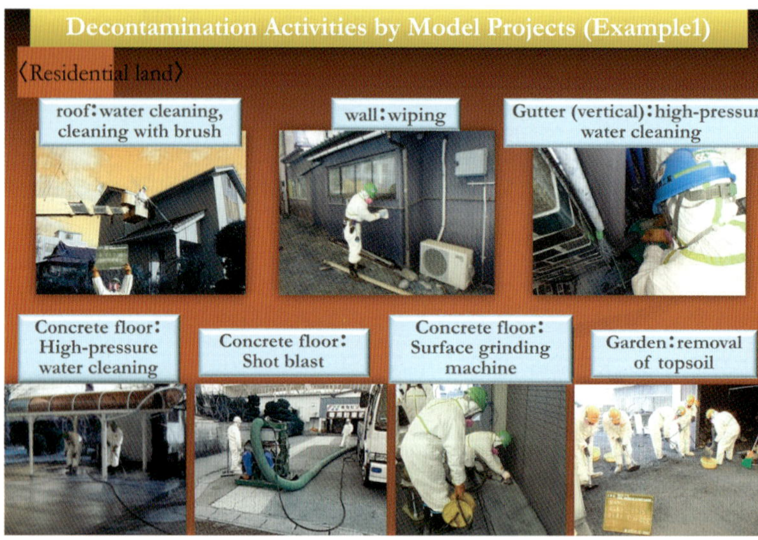

[그림 8-17] 제렴작업 model project

- 주택의 지붕 : 헬멧을 쓰고 방어 복장을 한 작업자가 지붕 위에 올라가서 water cleaning 하고 있었는데 bruch식 cleaning 방식이며, 크리닝에 의해 흘러내리는 물은 방사선 방어 마크가 색인된 노란색 물받이 탱크에 담고 있었다.
- 주택의 벽면 : wiping 방식으로, 수직으로 세워진 기둥은 gutter 방식으로 고압물 세척이었다.
- Concrete floor : 고압물세척과 shot blast, 표면의 grinding 작업
- Garden : Top soil의 제거, 순서로 작업을 하고 있었다.

현재는 비오염 지역인데도 눈과 비가 온 뒤에는 주택과 정원 등을 제렴하는 이유는 기류를

타고 방사능 낙진이 우려되니, 이보다도 살고 있는 주민들을 안심시키는 것이 더 큰 목적이 있다고 한다.

12월 인데도 들판의 풍경은 우리나라 늦가을의 풍경과 같은 느낌이었다. 감나무에는 붉게 채색되는 감들이 주렁주렁 달려있고 밭의 채소는 짙은 녹색으로 성장하고 있었다.

③ 방사능 오염물질의 폐기처리 현장

민가가 없는 산림이 우거진 외딴 지역에 있었다. 방사능 오염폐기물질은 wood fence로 되어 있었다. 폐기물은 검은 sheet(30cm)에 포함되어 쌓여 있었는데 clean water로 고압 세척하고 컨테이너로 이동 처리한다고 한다. 측정 선량은 1.22mSv/h에서 1.25mSv/h으로 평균선량은 1.1mSv/h이며 이곳의 토양은 0.3mSv/h이라고 한다.

④ 일반거주자(후쿠시마/인접지역)

선량 평가는 어린이 성인의 고선량 지역에 대해서 실행한 결과

- 외부피폭 : 1mSv 62.3% 1~5mSv 34.6%, 10~14.5mS 0.15%
- 갑상샘검사 : supper sonic 검출기에 의해 측정하여 sign 없음이 보고되고
- 내부피폭은 1mSv 이내로 기록되었다고 한다.

⑤ 방사선량 측정기구

비오염 지구인 남소우마시의 여러 현장에서도 공중선량측정은 풍선(balloon)을 띄워서 측정하고 지상에 있는 측정기 모체에서 카운터하는 방식이었다. Octocoper라는 소형 장난감 헬리콥터 모양의 측정기로 5Kg 정도 무게여서 자동 네비게이션 장착 방식이며 백업은 매뉴얼로 조정가능하여 여러 지역에서 이동식 측정이 가능하였다.

⑥ 식품 재료에 대한 측정

지방 정부 책임하에 선량측정이 이루어지고 음료수 농산물, 해산물, 토양, 학교 운동장, 풀장, 학교 급식 도시락 재료 등에 대해서 측정하고 있으며 후쿠시마에서 생산된 식품재료를 사용하는 100 가정을 대상으로 조사한 결과 1Bq/Kg 이하로 측정되어 지역주민 생활의 안전을 확보하고 있었다.

[표 8-15] 식음료의 new standard limit

New "Standard Limit" for foods (April 1, 2012)

○ Provisional regulation values for radioactive cesium[1]

Category	Limit
Drinking water	200
Milk, dairy products	200
Vegetables	500
Grains	
Meat, eggs, fish, etc.	

NB: In Bq/kg, including Sr,Pu

Bq/kg

○ New standard limits for radioactive cesium [2]

Category	Limit
Drinking water	10
Milk	50
General Foods	100
Infant Foods	50

Monitoring of meals

(a) Japan Coop Union's "Kagezen"

- •2 meals of families in 18 prefectures including 100 families in Fukushima prefecture,
- •Ge detector, low detection limit, 1 Bq/kg
- • K data as well as I and Cs

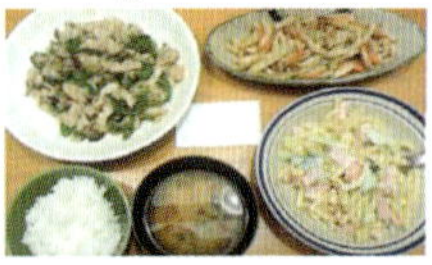

Area	Earlier half of 2012			2011		
	No.	Detected	Bq/kg	No.	Detected	Bq/kg
Total	334	3		250	11	
Miyagi	54	1	~1.1	11	1	~1.0
Fukshima	100	2	~3.2	100	10	~11.7

[그림 8-18] 음식물의 방사선 모니터링

⑦ 후쿠시마 제1원전에서 100Km 지점까지 오염 측정

정부기관, 연구소, 대학과 합동으로 각 지역별로 방사능 오염도를 측정하기 위해 2회에 걸쳐 측정을 하였다고 한다.

공간선량(spatial dose)은 토양, 물, 먼지 오염도를 100Km 지점까지 2,200곳을 측정하고 2Km mesh로서 80Km까지 10Km mesh로서 80~100Km에 이르는 서부 후쿠시마 전역을 대상으로 하였다.

(4) 후쿠시마 satellite meeting

12월 3일 오후 17:00~19:00까지 예정으로 후쿠시마 재건사업과 관련하여 무엇을 조언할 수 있는가에 대한 패널토의가 진행되었다. Keynote speech는 ① 방사선 위해 레벨과 정상 레벨 사이의 불일치에 대한 논제, ② 후쿠시마 제1원전의 오염과 선량에 대한 논제였다. 오후 5시 정각에 시작되었으나 각국 대표들의 진지한 토론에서 제한 시간을 초과하면서 오후 8시가 되어서 종료되었다.

이 토론에서는 기후변화에 대한 처방의 필요성이 제기되고, 글로벌 컨센서스에 의한 2050년 이전까지 1990년 대비, CO_2 방출 50% 감소 대안을 어디서 찾을 것인가에 있었다.

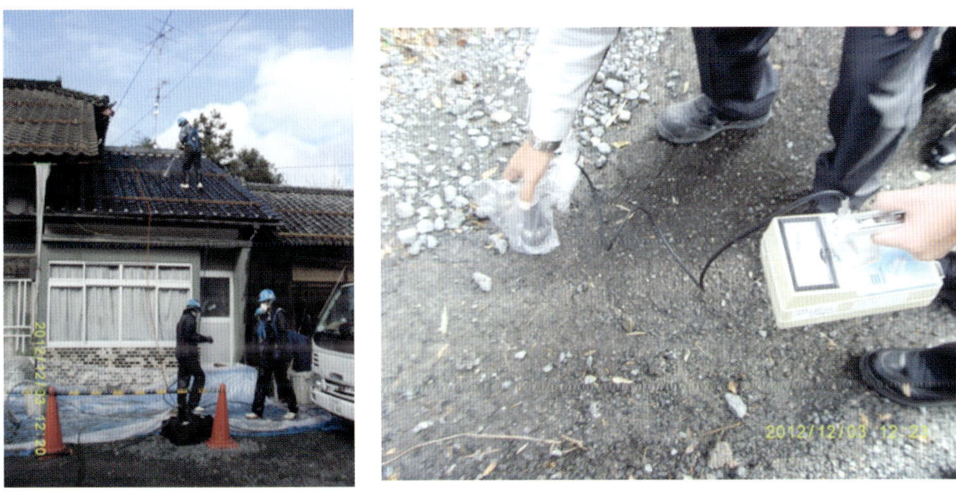

[그림 8-19] 가옥의 제렴과 토양오염측정

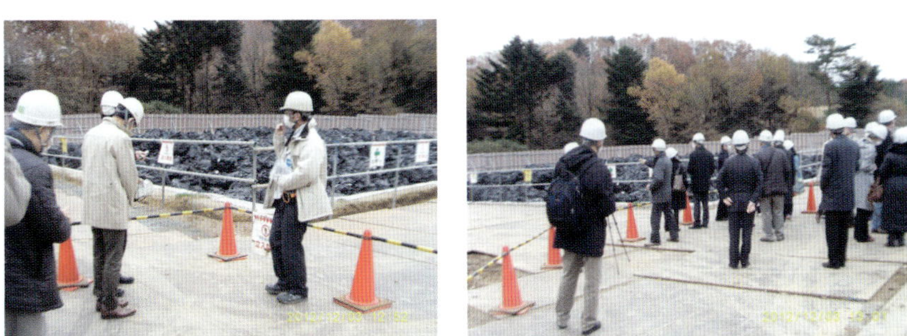

[그림 8-20] 방사성오염물질의 하치장 전경

① 일본의 에너지 기본 정책

삼각형 모양의 3가지 기본으로서 ① 에너지 안보와 안정적 공급, ② 환경과의 적합성, ③ cost의 경쟁력이며 일본 정부의 에너지 수요공급의 전략에는 변함 없을 보여주었다.

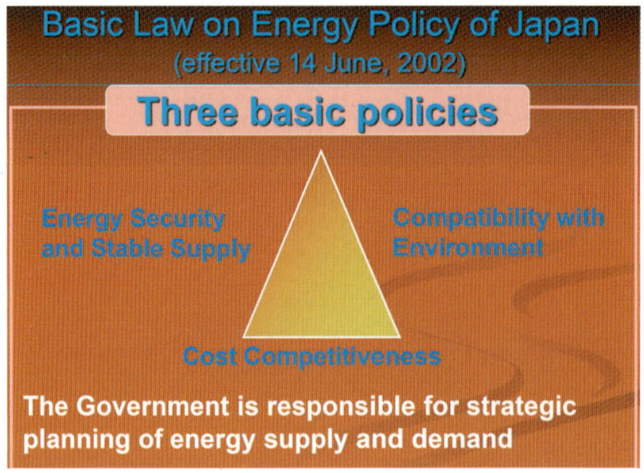

[그림 8-21] 일본의 에너지 기본정책

② 지역주민의 방사선 의학적 이슈 대책

첫째, 거주자의 내부피폭과 외부피폭선량 평가가 지속되고 건강체크를 사고 후의 추적과 전신측정(요오드와 세슘), 개인피폭선량측정이 시행되고 있으며, 둘째, 식품과 물, 산업 생산 시설의 요오드와 세슘 측정으로서 농산물은 야채, 과일, 쌀, 저장식품은 우유, 쇠고기, 해산물은 생선, 조개, 갑각류, 해초에 대한 관리를 강화하는 대책이 보고 되었다.

③ 신에너지와 환경정책 및 경제성 딜레마

후쿠시마 원전사고 후의 원전 가동 중단에 따른 LNG 사용 증가에 의한 전력 요금 상승이다. ① 매년 3~4조 단위의 LNG 수입과 함께 전력 요금의 2배 증가요인 발생과,② 산업공장 가동중단과 함께 200만명의 원자력 관련 일자리 손실에 대한 우려였다.

④ 중요 정책과정의 기동적 대응 추진

방사성 물질의 분포 상황 등에 대한 조사연구 사업에서 문부과학성, 농림수산성이 주관한 조사에 참여한 기관은 일본 전국의 원자력 관련학과 94개 대학과 409명이란 대규모 연구 인력이 투입되어 2012년 3월에 보고서가 완료되었다고 한다.

이 프로젝트의 소요경비는 첫째 공간선량율 map과 토양농도 map의 작성, 방사선량 분포 map의 확대 site 공개와 방사선량 date base 구축의 개발비 409.7백만엔, 둘째, 농지토양의 방사성 물질 분포와 동태 연구개발비 69.1백만엔, 합계 478.8백만엔이 투입되어 우리 돈으로 약 57억원에 달하는 비용이다. 후쿠시마 제1원자력 발전소의 사고에 따른 방출된 방사성 물질의 분포 상황 등에 관한 조사연구 결과에 대해서는 보고된 자료를 참고할 수 있다.

(5) 교훈

방사선 모니터링 국제워크샵과 후쿠시마 부흥 재건사업 현장, 후쿠시마 satelite meeting에 참가하면서 후쿠시마 원전 사고가 세계적인 원자력 발전 이슈가 되고 그 파장이 얼마나 큰지를 실감할 수 있었다. 워크샵이 열렸던 일본 동북부 지방의 해안도시 오아라이시에서부터 오염지구에서 벗어난 남소우마시와 제렴작업 현장과 귀환한 주민들의 삶, 방사선 오염폐기물 처리장의 실태 등, 원상회복까지는 수십년의 기간이 필요하다. 이번 회의에서는 이동거리는 후쿠시마 원전이 있는 오쿠마에서 반경 50Km 이상 지역으로서 버스로 7시간 가량 생각된다. 도시, 농촌 할 것 없이 후쿠시마 원전 사고에 대한 대책 미흡이나 촉구, 원전 반대 집회 현장을 발견할 수 없었고 호소하는 플랭카드, 벽보 등을 찾아볼 수가 없었다. 매우 평온한 분위기에서 마을 재건사업이 국가 기관과 민간기업의 협력 하에 지원 사업이 질서정연하게 진행되고 있는 모습에서 정부를 믿고 차분하게 대응하는 일본 국민성과 국민을 위한 철저한 방사능 방제사업, 방사선 피폭, 선량 관리와 모니터링, 재건사업은 시간이 걸려도 완벽하게 하고자 하는 기관들의 노력이 돋보였다.

8.6.4 후쿠시마 원전사고와 방사선피폭의 이해에 대한 교훈 - 100mSv는 안전한가

(1) 개요

원전 사고 후에 국제평가척도(INES : International Nuclear Event Scale)에서 가장 심각한 「Level 7」로 평가한 사고에서는 대량의 방사성물질이 대기나 바다로 방출되었다. 그들의 방사능에 의한 장기적인 피폭으로 사회의 관심이 집중되었으나 일본정부에서는 「건강에 영향을 미치는 선량은 아니다」라는 메시지를 몇 차례 보내기도 했다. 그 근거로는 「100mSv 이하의 피폭에서는 유의한 건강영향은 없다」라고 하는 전문가의 인식이다.

한편으로는 전문가로부터 「100mSV의 피폭에서는 암 발생 Risk가 0.5% 상승」 한다고 하는 견해도 반복되었다. 동일한 100mSv에 대해서 0.5%는 아니고, 5% 상승이라는 글도 있었다. 이러한 서로간의 모순된 것 같은 정보가 정부나, 전문가 가운데서도 혼란을 일으키고 일반시민에게 상당한 불안이나 불신을 준 것은 부정할 수 없다. 본장에서는 100mSv 피폭의 안전성에 대해서 관계전문가들의 최신지견을 참고하여 기술한다.

(2) 방사선의 인체영향

먼저 방사선이 인체에 미치는 영향에 대해서 살펴본다.

한번 또는 단기간에 1Sv(1,000mSv)이상의 방사선이 조사된 경우 구역질, 구토, 설사 및 탈모 등 자각할 수 있는 급성의 증상(급성장해)이 나타난다.

이들의 급성장해에 대해서는 각 증상에 대해서 나타나는 최저선량레벨 즉, 「문턱선량」이 있으며, 이보다 낮은 선량의 피폭에서는 발증이 없다.

예로서 200~300mSv의 선량을 일으키는 것은 림프구(백혈구의 2~4%를 차지하는 성분)의 감소이며, 그 이외의 증상은 먼저 볼 수 없다. 100mSV 이하에서는 림프구의 유의한 감소도 관찰되지 않았다.

이와 같은 사실에 기초하면 100mSv 이하의 피폭에 대해서 「당장 건강에 영향은 없다」고 말하는 것은 급성장해가 나타나지 않는다는 의미이다.

한편 당장에는 나오지 않지만 수년 후로부터 수 십년 후에 나타나는 만발성의 장해, 단적으로 「암」에 대해서는 어떤가 단언할 수 없다.

발암은 노화에 따라서 생기는 자연현상과 함께 암환자가 증가하는 것은 인간의 수명이 연장되기 때문으로 해석되는 측면이 있다. 암은 확률적인 사상이며, 진행과 발현까지에 상당한 시간이 걸린다(그림 8-22).

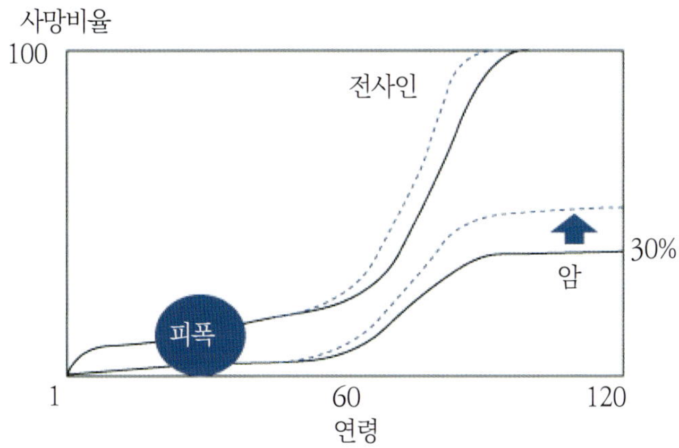

[그림 8-22] 사람의 연령과 사망비율의 모식적 관계
(방사선 피폭에 의한 암유발, 사망원인으로서 고비율, 평균수명이 짧음)

또한 암을 일으키는 요인에는 여러 가지의 식품, 생활습관 등이 있으므로 젊은 시절에 방사선에 노출된 사람이 노령화에 의해 암이 되었어도 그것이 방사선에 기인한 것으로 단정하기에는 매우 어렵다.

단, 피폭된 사람의 집단과 아닌 사람의 집단에서 암이환/암사망 빈도를 비교함으로서 통계학적으로 그 기여를 추계할 수 있다.

실제 이 방법에 의해 방사선의 영향을 정량화하는 노력이 오래 계속되어왔다. 그 최대 규모의 연구는 일본에서 원폭피폭자를 대상으로 수명조사를 하였다고 한다. 해당 조사대상자는 약 10만 9천명, 그 가운데 8만 2천명이 원폭 투하 시에 시내에 살았던 피폭자이며, 나머지 2만 7천명은 시외에서 원폭의 영향을 받지 않았던 시민이었다는 보고이다.

현재도 계속, 이러한 대규모의 역학조사에 의해서 ① 백혈병은 피폭 후 수년에서 증가하여 7년 정도 이르러 피크를 나타내고 ② 여러 가지 모양의 고형암은 피폭 후 수 십년에서 증가하기 시작하며, 연령과 함께 증가를 계속하는 것, ③ 100mSv를 초과한 피폭에서는 고형암의 Risk 증가는 선량에 거의 비례하는 것, 그 확률은 선량율에 영향을 받는 것 등이 밝혀졌다.

그리고, 원폭 피폭자의 data의 해석결과, 단기간(수 시간에서 수 주간) 피폭의 경우, 1,000mSv 피폭에 대해서 암 Risk는 10%정도, 수년에 걸친 장기간 피폭의 경우는 5%정도 증가라는 결과로 나타났다.

이와 같이 선량율에 의한 영향의 차이에서 국제방사선방호위원회(ICRP)는 저 선량, 저 선량율의 암 리스크는 (원폭에서의 피폭과 같이) 고선량·고선량율의 경우에 비해 절반정도이며 1Sv마다 약 5% 리스크계수를 나타내고 있다(표 8-16).

[표 8-16] 저 선량율 방사선피폭에 의한 확률적 영향에 관한 손해를 조정해서 얻는 RISK 계수 ($10^{-2}SV^{-1}$)

피폭집단	암		유전적영향		합계	
	1990	2007	1990	2007	1990	2007
전집단	6.0	5.5	1.3	0.2	7.3	5.7
성인	4.8	4.1	0.8	0.1	5.6	4.2

선량·선량률 효과(DDREF)를 고려하는 쪽은 국제연합과학위원회(UWSCEAR)도 지지하고 있다.

여담이나 일본원전사고 관련 기사에서 「100mSv의 피폭에서 암이 5% 증가한다」고 하는 보도에 의해서 0.5%가 아니다고 하는 의문의 목소리가 나오기도 했다. 이 5%라고 하는 값은 일회조사(원폭피폭) 경우의 과잉상대리스크이며, 젊은 시기(30세)에 피폭된 사람에 대해서 어느 연령(70세)에 있어서 암사망율의 증가비율을 의미한다.

후쿠시마원전 사고와 같은 다수의 시민을 대상으로 리스크를 논할 경우에는 피폭된 집단과 같은 연령구성의 피폭되지 않은 집단에서의 암의 비율을 비교하는 것이 일반적이며, 이 경우에는 100mSv의 피폭에서 0.5% 정도라고 하는 것이 국제적으로 공통된 인식이다.

단, 100mSv 이하의 피폭에 대해서는 실제로 암의 증가가 관찰되지 않았다. 3% 가까운 사람이 암으로 사망하는 현상에 있어서도 조금은 리스크의 상승이 있다고 해도, Base로 되는 암사망율의 변동에는 가려지게 된다.

0.5% 라고 하는 암리스크의 증가는, 피폭선량과 리스크 사이에 100mSv 이하에서도 비례관계가 있다(직석 문턱 선량 값은 없음)고 가정하고, DDREF를 2로 한 계산에 따라 도출되었으나 불확실한 큰 추정치이다.

(3) 안전한가, 아닌가의 해석

여기서는 100mSv의 암리스크는 과학적 증거에 직접 바탕을 둘 수 없는 이유로서, 100mSv 이하의 피폭은 「안전」할 수 있는가, 결론을 먼저 말하면 「안전하다고 말하기는 어렵지만 허용할 수 있다」이다.

현재의 방사선 방어를 고려하는 측면에서 근거하면, 조금이라도 방사선을 받으면 발암의 확률이 증가한다는데 대한 우려이다.

100mSv는 건강영향이 나타나는 문턱이 아니고, 그 이하의 피폭에서는 통계학적으로 유의한 영향을 검출할 수 없다고 하는 레벨, 바꾸어 말하면 역학조사를 하는 의미가 있는가를 판단하는 목표가 되는 레벨이다. 통계학적으로는 받은 선량이 100mSv 이하의 집단은, 피폭되지 않는 집단(Control group)과 동일 group으로서 취급될 가능성이 있다.

ICRP는 자연방사선 피폭과 의료피폭을 제외, 모든 방사선원으로부터의 피폭에 대해서 공중의 선량한도를 년 간 1mSv로 하고 있다. 이것을 생애 80년 받은 것으로 해도 선량은 80mSv이며, 100mSv를 밑돌게된다. 스스로 의도하지 않는 피폭을 받는 것 이외는 일반시민에 대해서는 눈에 보이는 건강 영향이 나타난다고 생각할 수 없는 것이 타당한 기준이다. ICRP는 일반사람에 대한 긴급 시의 조치에 있어서 100mSv 이상의 선량을 부가적으로 받는다는 예측을 할 경우에는 어느 정도의 대응도 정당화 할 수 있다고 기술하고 있다.

나아가서 1년간 1mSv라고 하는 선량한도는 실제로 공중 한사람, 한사람의 관리에 쓰여지는 것도 아니고, 예를 들면 방사선을 취급하는 사업소의 경계 등에 있어서 일반사람에게 과잉피폭을 주지 않기 위해 기준으로 이용하고 있다.

구체적으로는 평상시에 있어서 사업자나 지자체의 대응으로서 원자력시설에 기인하는 방사성 물질 또는 방사선의 레벨을 항상 모니터링하고, 주변주민 등의 선량이 연간 1mSv 아래가 되도록 배려 해야 한다.

사업소 내에서 일하는 작업자에 대해서는 달리해야 한다. 국가에서는 ICRP의 권고에 기준하여 작업자에 대한 선량한도는 5년간의 실효선량으로 100mSv(평균으로 연간 20mSv), 1년간 50mSv를 넘지 않도록 관리하고 있다. 이 한도 값의 선량을 20세에서 60세까지 매년 받는 것으로 하면 총 선량은 20mSv×40=800mSv가 되어, 여기에 100mSv마다 0.5%라고 하는 리스크 계수를 적용하면 암리스크의 증가는 최대 4%정도로 된다.

실제로 선량한도에 달하는 피폭을 받는 것은 드물고, 작업자가 받고 있는 평균리스크는 아주 작지만 상한으로 되는 4%라고 하는 숫자만을 듣고 위험도가 높은 직업이라는 인상을 줄 수 있다.

기타 특수한 카테고리의 직업인도 있다. 예로서 항공기 승무원에 대해서는 연간 5mSv라고 하는 관리 목표 값이 정해져있다. 그들의 피폭원은 우주로부터의 방사선으로서 자연방사선의 일종이므로 종래의 방사선 관리에서는 대상 외로 하였지만 무시할 수 없는 레벨이라는 것이 확실하다.

그러므로 년 간 5~6mSv를 기준 값으로서 항공기 승무원의 피폭관리를 자주적으로 하고 있는 국가가 늘어나고 있다.

또한 년 간 5mSv의 피폭을 20년간의 승무를 계속한다면 적산선량은 100mSv이다.

우주에서 더욱 높은 레벨의 방사선을 쪼이는 우주비행사에 대해서는 우주기관에 의해 독자적으로 관리하고 있다. 일본에서는 우주항공연구개발기구(JAXA)가 생애실효선량의 제한값으로서 연령으로 구분한 기준 값을 설정하고 있으며, 40이상에서 처음 비행하는 비행사에게 적용하고 있는 기준 값은 1,000mSv를 넘는다. 또한 이번의 일본 후쿠시마 원전폭발사고에서는 자위대원이나 작업원들에 대해 100mSv로 한 긴급시의 기준을 개정하고, 250mSv라고 하는 특례의 기준을 적용하였다. 이것은 림프구의 감소가 관찰되는 피폭레벨이다.

이와 같은 현상에서 보면 방사선피폭의 한도라는 것은 대상이 되는 사람이 어떤 Mission이나 취급하는 상황에 따라서 바뀌는 것을 알 수 있다.

건강하게 성장하는 측면에서 업무와 관련지어 볼 때 자녀들에게는 보다 낮은 한도 값을 설정하고, 중요한 사회적 책무를 다하는 성인에게는 높은 한도 값을 설정하는 것은 이유야 어떻든 적정하다고 볼 수가 없다.

그러나 저 선량에서도 발암의 리스크가 제로라고 말할 수 없는 이상, 이것을【합리적으로 달성할 수 있는 한 낮게 억제한다(As Low As Reasonably Achievable : ALARA)】고 하는 자세는 중요하다.

한편에서는 심각한 건강영향이 나오는 레벨이 아니면, 경제적 사회적 요인이나 각 사람이 맡은 임무나 책임과의 balance를 고려하고 최적의 기준 값을 선택하는 것도 허용하고 있다.

그 선택에 있어서 그 이하로서는 암을 일으키는 과학적 증거가 없는 100mSv라고 하는 레벨은 대단히 유용한 목표가 된다.

(4) 방사선 카운슬러와 의사소통

이번의 원전폭발사고에서「즉시 영향은 나오지 않았다」고 하는 취지의 보도를 듣고,「장래에는 영향이 나오는 것이 아닌가」라고 바꾸어 생각하면 불안을 떨쳐버리는 사람이 적지 않을 것이다.

물론, 일부의 전문가는 장래의 암리스크에도 언급하듯이 이 위험성이 어느 정도인가에 대해서 설명하지만 국민이 안전하다고 실감하기에는 불충분하다.

일반적으로 선량계를 가지고 있는 일반시민에게는 자기 스스로 받는 선량을 알지 못하므로「100mSv이하라면 괜찮다」고 말하는 것만으로는 불안이 해소되지 않는다. 캄캄한 곳을 걸어가고 있는 것과 같으며, 이미 알고 있는 길을 습관적으로 걸어가고 있어도 체험으로 알 수 없는 무엇이 있다는 것은 불안을 떨쳐 버릴 수 없다.

안전하다고 실감하기 위해서는 어느 정도의 선량을 받는가 또는 받을 가능성이 있는가를 정확하게 전하는 토대에서 그 선량의 방사선이 인체에 미치는 영향을 알기 쉽게 설명하는 것이 긴요하다.

그들의 정보에 따라서 스스로가 안심할 수 있어야 하며 그 이후의 건강관리를 충실히 함으로서 안정감을 찾도록 해야 한다.

이번의 원전사고에 의해, 방사선의 영향이나 리스크에 관한 정확한 이해와 이것을 알기 쉽게 전하는 것이 매우 어렵다는 것을 알게 되었다.

전문가는 communication의 문제점이나 일어난 사회적 혼란의 경위와 원인을 확실히 하고, 이미 일어난 사고에 대해서 매스컴이나 유사한 매체를 통한 정보의 오류가 없는지 파악하는 자세가 매우 중요하다고 본다. 방사선관련전공자는 의료방사선 뿐만 아니라 방사선의 이익과 유해성에 대한 논리에서 가장 전문가적인 카운슬러가 되어야 하며 전문가적인 사회적 인지도를 넓혀 나가야 할 책임이 있다.

8.7 전 세계 핵실험에 의한 방사성 강하물

8.7.1 UNSCEAR 보고

UNSCEAR(유엔과학위원회)의 설립목적은 세계의 핵실험에 따른 방사성 강하물(fallout)를 조사, 원자력 방사선의 영향에 관한 연구에 있다. [그림 8-7]은 1945-2000년 까지 대기 중 및 지하 핵실험의 회수를 나타낸 것이다. 대기 중의 핵실험은 1962년에 가장 많았으며 1년 동안 100회 이상 핵실험을 하였다. 이후에는 대기 중의 핵실험은 없었고 지하 핵 실험으로 바뀌었다(그림 8-7).

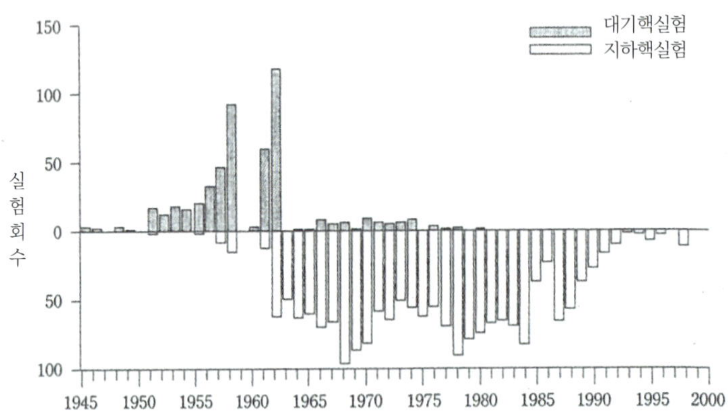

[그림 8-23] 전세계의 핵실험 회수

(1) 핵실험에 의한 방사성 강하물

세계인을 대상으로 핵실험의 방사성 강하물에 의한 피폭 선량을 한 사람당 1년간의 실효선량(per caput effective dose)을 나타낸 그림을 참고로 한다(그림 8-24).

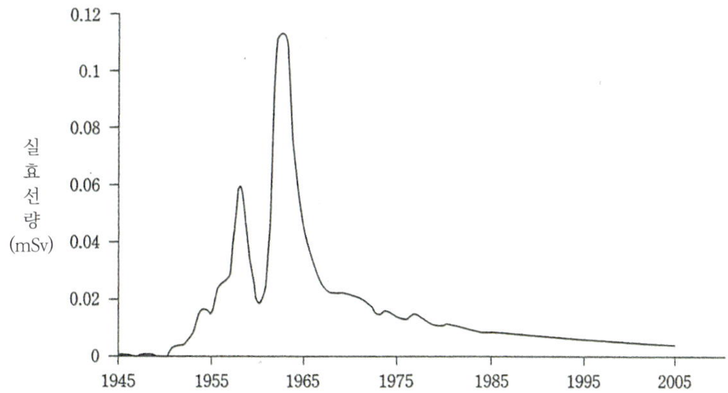

[그림 8-24] 핵실험에 의한 방사성강하물의 1인당 연간피폭선량 (1945~2005년 실효선량)

1960년대의 전반은 세계평균으로서 연간 0.1μSv 이상 피폭된 것으로 나타난다. 방사성 강하물은 대기 중의 핵실험 감소와 함께 급속히 감소되었다. 그러나 이 당시의 핵실험에서 떨어졌던 방사성물질은 아직도 지상에 남아 있다. 많은 핵종, 예로서 스트론튬-90, 망간-54, 철-55, 세슘-144, 지르코늄-95, 루테늄-106, 안티몬-125, 바륨-140, 요오드-131, 수소-3, 탄소14에 대해서도 기록되어 있으나 여기서는 세슘-137에 대해서 알아본다.

세슘-137은 반감기 30년으로 아주 길고 1950-1960년대에 떨어진 세슘은 현재도 전 세계적으로 남아있다(그림 8-25).

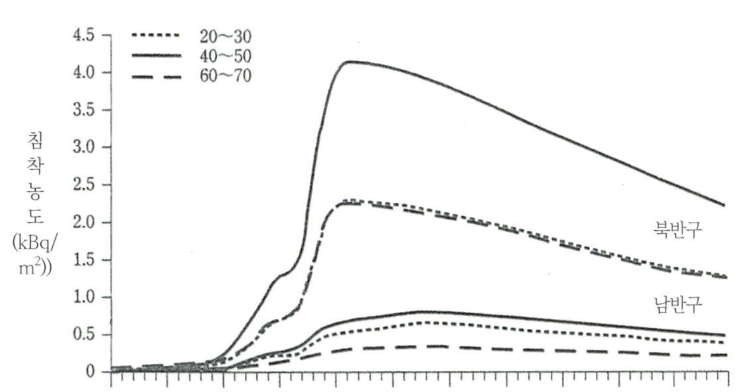

[그림 8-25] 핵실험에 의해 축적된 Cs-137 침착농도

북반구의 북위 40-50도 조사는 2000년에서 침착농도(deposition density)는 1m² 에 2.5Bq로 계산 되었다. 미국은 전 국토의 세슘 침착농도를 측정, 발표하고 있다. 그 일부분을 보면 네바다 핵실험 오염에서 전체적으로 미국의 동쪽을 향해 바람이 불므로 동쪽으로 떨어지고 네바다에서 멀어질수록 감소하였다. 부분적인 고농도인 곳이 있는 것은 강수량이 큰 곳이었다. 네바다 부근에서는 1m² 당 1,000~3,000Bq로 전 세계의 평균과 같으며 대부분 300-1,000Bq이다.

또한 나라별로 경쟁적으로 핵실험을 하였으므로 세슘 137의 침착농도는 매우 큰 값을 나타내고 있다. 대부분이 3,000Bq이상이며 적은 곳에서도 1,000Bq이상이다(그림 8-25).

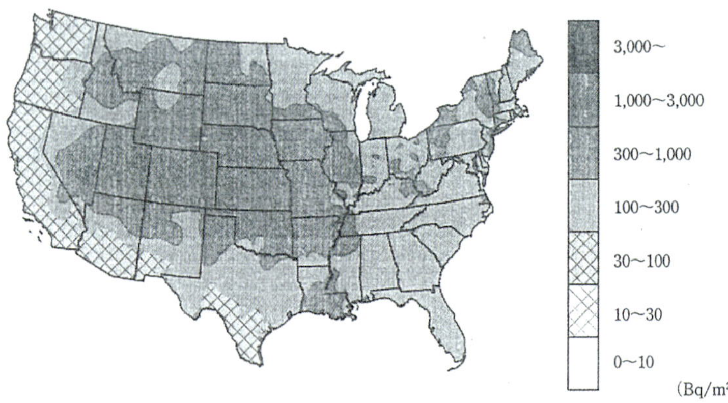

[그림 8-26] Cs-137 침착농도(네바다 핵실험)

[Simon, S.L., et al., American Scientist, 94, 53(2006)]

8.7.2 피폭자의 방어와 구호

(1) 원자력 재해의 발생(긴급피폭상황)

① 원자력 발전소 내

원전사고의 경우는 원전내의 작업원과 원전 외부의 주민으로 나눈다. 원전 내에서는 사고를 수습해야 하는 책임이 있다. 사고가 확대 또는 계속되면 주변과 전 세계 국민에게 영향이 미치게 된다. 상황에 따라서는 결사적인 각오로 작업하는 사태에 이를 수 있음을 생각해야 한다. 지금까지의 국제적인 방어의 합의에서는 원전내의 작업자, 협력하는 소방, 경찰, 군인에 대해서는 급성 영향을 일으키지 않는 피폭선량을 기준하고 있다. 구역질, 구토등의 임상증상이 일어나는 1,000mSv는 당연히 피해야 하고 백혈구 감소 등의 임상증상이 일어나는 500mSv, 또는 정자생성이 일시적으로 억제되는 이외의 증상은 인지되지 않는 250mSv, 태아까지 포함하여 급성증상은 일어나지 않는 100mSv까지가 기준값으로 제시 하고 있다. 이 가운데 어느 범위를 선택하는가는 사고 성격과 사고를 일으킨 국가나 사회의 판단에 의한다.

이들의 기준값은 당연히 내부 피폭도 포함하고 있다. 원전 내부에서는 내부 피폭의 원인이 되는 호흡을 통한 흡입된 방사성 물질의 측정을 신속히 할 수 있는 설비가 갖추어져야 한다. 방사성물질의 종류에 따른 방어도 확실히 실행 할 수 있어야 한다. 이와같은 대응이 가능 하다면 치료의 필요는 없으나 장래의 만발성 영향의 추적은 매우 중요하다. 사람수가 한정 되므로 통계적, 역학적 조사는 기대할 수 없으나 피폭자의 건강 유지가 우선이다.

② 원자력발전소 외부

스리마일 섬, 체르노빌사고, JCO임계사고의 경험을 통해서 정해진 국제 기구의 지침(WHO, ICRP, IAEA)에서는 방어 대책으로서, 피난, 옥내대피, 안정요오드제 복용, 옥내대피로부터 피난, 방사성물질의 축적량에 따른 피난, 또는 반대로 피난을 해제하고 가택등의 방법이다. 국제적인 지침과 함께 2011년 3월에 발생한 후쿠시마 제1원자력 발전소 사고의 상황을 고려한 방안을 소개한다.

㉠ 피난

원자력발전소에서는 방출하는 방사성물질의 구름(flume)이 어느 방향으로 이동하는가를 예상하는 기기*의 결과에 따라서 flume이 온다고 예상되는 지역에서 빨리 피난해야 한다. 특히 임신부나 어린이를 우선 피난 조치한다. flume이 지나갈때까지 피난(evacuation)을 계속하며 길어지면 며칠이 될수도 있다. flume이 지나간후, 방사성 강하물의 축적량에 따라서는 다시 피난 장소를 설정한다. 예를 들면 IAEA에서는 재정성(resettlement), 신속한측정(flume의 이동예상)과 정확한 긴급지시, 재정성에서는 ALARA(as low as reasonable achievable), ICRP권고에서 "합리적으로 달성가능한한 낮게 유지한다"라고 하는 정책에 따라 피폭자와의 충분한 대화가 필수요소이다. 장기적으로 수습할 수 없는 후쿠시마와 같은 사고에서는 피난, 재정성(귀가의 결정)등 지금까지 상정하지 않은 사태로서 새로운 대응 원칙까지 결정해야 한다.

㉡ 대피

대피하기 전에 flume이 왔을 경우에는 피난을 위해 flume 가운데로 나가는 행위는 매우 위험하다. 하루 또는 수일간 자택에 머물고 flume이 지나가는 것을 기다리며(대피, sheltering), 필요에 따라서 피난하는 것이 원칙이다. 자택에서는 방사성 물질이 옥내로 들어오지 않도록 공조를 정지시키고 창문틈을 문풍지로 막고(물로 간격을 적셔 놓으면 물에 녹는 물질은 들어오지 않는다) 그리고 벽, 천정에서 떨어진 방의 가운데로 대피할 것을 권장한다. 이는 flume의 방향을 정확하게 예상하는 시스템이 있는 것을 전제로 한다.

㉢ 안정화 요오드제

방사성요오드는 flume에 반드시 함유되어 호흡을 통해서, 식사를 통해서 섭취 되므로 갑상샘에 농축된다. 체르노빌 원전사고의 이전부터 안전 요오드제의 배포, 복용을 권장 하였으나 특히 갑상샘암을 증가시킨다고 하는 보고를 받은 이후 논의 되었다. 즉 flume에 의해 갑상샘이 섭취하는 방사성 요오드량을 예상하고 안정화 요오드제를 먹는 것을 결정하는 피폭선량이 있다. 이 선량을 초과하면 무엇을 일으킨다고 하는 것은 없다. 체르노빌 원전사고 이전에는 IAEA는 개입 레벨을 100mSv로 결정 하였다. WHO가 10mSv를 제안하고 논의를 계속하였으나 유럽을 시작으로 히로시마 회의에서도 WHO대표와 IAEA대표사이에 격론을 하였다. 결국 50mSv로 결정 되었다고 하는 인상이다. 논의에서와 같이 10mSv인가, 100mSv인가의 논의에서 알려진 바와 같이 이 개입 레벨은 정책적 결정이라고 볼 수 있다. 안정화 요오드제를 복용하는가, 복용하지 않는가의 기준이다. 개입레벨에 달할때의 안정화 요오드제의 복용은 1회로 정해지며, 많은 경우에 24시간 후에도 다시한번 복용하는 2회가 권장 되고 있다. flume이 통과하고 또는 flume으로부터 피난 하는 것을 전제로 하기 때문이다. 그러나 후쿠시마 사고와 같이 수습에 시간이 걸릴 때 언제 투여하는가, 계속해서 투여할 것인가, 투여하는 요오드량을 얼마큼하는가 등, 많은 심각한 문제가 있다. 현재도 이 가이드라인은 없다.

㉣ 식품으로부터 섭취 제한

방사성물질은 광범위 하게 강하될 가능성이 있다. 음료수, 식품등의 방사성물질의 측정, 섭취제한은 필수 이지만, 기준의 작성은 개입 레벨과 같이 정책으로 한다. 그 나라의 상황에 따라 사회가 납득하는 기준 값의 설정이 필수이며, 이 기준은 건강에 영향이 미친다고 하는 과학적 사실로서 기준 값이 정해져야 한다.

ⓜ 보상

원자력 재해에서는 보상 문제는 시작부터 끝까지 관계하는 중대한 문제이다. 긴급의 경우에도 보상은 모든 피폭자의 행동 선택에도 관계하는 커다란 문제이다.

ⓑ 체르노빌 원전 사고의 교훈

10년째, 20년째의 국제기관의 최종회의에서 논의된 것은 긴급시의 대응에 관한 권고이다. "긴급시에는 국민이 신뢰할 수 있는 책임자를 리더로 하고 모든 정보를 국민에게 알리며 공시된 정보에 관해서 전문가의 견해다. 일치한 해석을 국민에게 전할 것, 나아가 현지의 피해를 받은 주민과의 밀접한 대화를 통해서 대책을 세울 것" 이것이 사고의 경험에서 얻은 중요한 교훈이다.

(2) 사고 수습 직후에서 장기 대책을 고려할 상황

① 피해 상황의 조사

㉠ 방사성 강하물에 의한 사람오염, 피폭선량 조사

방사선의 영향은 방사선 피폭 선량에 의해서 큰 차이가 있으며, 내부 피폭에서는 방사성물질의 종류에 따라서도 다르다. 앞으로의 계획을 세워서 주변에 피해를 받은 주민의 오염, 피폭선량의 조사는 무엇보다 중요한 과제이다. 빠른 조사를 위해, 긴급시에서의 계획을 수립하고 측정 기기 및 투입 인력 확보의 어려움을 고려하고 국가 차원의 세부 계획을 수립, 기본적인 방법을 제시하여 대책의 항목에 따른 준비가 필요하다. 원폭의 경우에도 체르노빌 원전 사고시에도 피폭시의 기록이 없다는 것이 충격이다. 원폭은 피폭 5년 후의 국제 조사에서 신고한 피폭자를 대상으로 원폭 폭발시의 피폭의 장소, 주위의 건물 등의 차폐상태, 피폭시의 자세등이 면접에 의해 지적되었으나 5년간의 공백을 경과 하여 기억은 그 나름대로 문제를 안고 있다. 체르노빌 원전사고에서는 외국의 조사단이 참가 했을때는 요오드-131은 어디에도 존재하지 않았고, 기록도 애매하여 현재로서도 피폭 선량의 추정은 큰 오차가 따른다. 신속한 피폭의 조사를 위해서 최소한 필요한 항목은 다음과 같다.

- 사고당일부터 행동기록, 행동한 범위의 방사성강하물의 기록
- 신중히 계획한 각 피폭지역 대표자로부터 피폭선량의 측정을 시작하고 그후 전체를 예측한다.
- 각 지역을 더욱 세분하고 최종적으로는 각 가정에서부터 여러 사람에게 까지 넓혀진다.

- 갑상샘 피폭은 갑상샘을 직접 측정한다. 세슘 피폭은 wholebody counter를 사용하여 정확하게 측정한다. 인체에 해를 미치지 않는 정도의 소량 방사선 측정에 시간을 소비하는 것은 올바른 대책이 아니다. 현지의 공포심의 대응뿐만 아니고 대상이 되는 사람수, 측정에 필요한 기기의 종류와 측정시간 등, 종합적인 차원에서 측정방법을 선택한다.
- 방사성 강하물이나 피폭선량이 많은 지역부터 시작해야 한다. 강하물이 적은 것으로 확실히 인지된 지역에서는 그 지역에서 바깥으로 나가지 않은 사람은 측정할 필요가 없다. 우선 순위를 정해 놓는 것은 긴급 사태의 원칙이다.
- 측정 결과는 곧바로 설명과 함께 보고한다. 그 때 정상인 남자에서는 세슘에 가까운 성질의 칼륨-40이 전신에서 4,000Bq, 소변중에도 수십 Bq있는 것을 전하고 과도한 공포를 억제해야 한다.

㉡ 방사성 강하물에 의한 오염 상황의 조사

대응 조치의 기본은 조사이다. 사고 수습과 방사성 물질의 강하가 증가되지 않도록 하고 철저히 가능한한 조사를 실행하는 것이 원칙이다. 오염지역의 조사는 체르노빌 원전사고에서 최초로 시행한 것처럼 헬리곱터등에 의한 전국의 오염지도를 작성하고 즉시 공표한다. 해당 지역 주민에게 전체 현상을 인식하도록 하는 것이 매우 중요하다. 이것은 국가의 책임하에 신속하게 시행해야 한다. 체르노빌 원전사고에서는, 그후의 조사도 추가해서 전 유럽의 오염지도가 공표 되었다. 미국도 네바다의 핵실험에 대한 영향을 조사 하여 국가적 규모로서 정확하게 요오드-131, 세슘-137의 오염 지도를 공표하였다. 지상에서의 측정도 동시에 신속하게 시행해야 한다. 각 지방의 자치체의 단위에서 학교, 도로, 주택, 전답, 목초, 산림도 가능한 한 많은 장소의 신속한 조사가 필수 이다. 단 측정 시행의 문제는 지방자치체로 하고 측정 방법에 대해서는 전문가의 의견을 듣고 자세한 가이드라인을 제시하는 것이 바람직하다. 각 지역의 오염 상황의 비교도 중요하기 때문이다. 측정 방법의 가이드라인이 없으면 측정값의 혼란이 발생할 수밖에 없다. 그 가운데는 당연히 방사성 물질의 핵종, 요오드-131, 세슘-134 또는 137의 측정법이 포함된다. 더욱이 과거 시행 되었던 세계의 핵실험결과 세계의 토양은 세슘에 오염 되어 있으므로 모두가 원전사고에서 유래된 것인지, 아닌지 아는 것은 매우 중요하기 때문이다.

② 피해의 대응

㉠ 피폭자의 대책

방사선의 건강 영향에 대해서는 급성 영향은 수주 간에서 확실히 나타나기 때문에 인과 관계의 확정이 가능 하여 즉시 대응할 수 있다. 그러나 주변의 주민에 대한 급성 영향이 나타나는 것은 경험이 없으면 대응이 어렵다. 만발 영향은 급성 영양보다 늦게 나타나는 영향이므로 조기에 나타나는 백혈병도 2년후부터, 갑상샘 암의 증가도 3년 이후이다. 따라서 초기에는 건강 영향의 조사에서는 피폭 선량 측정에 중점을 두게 된다. 건강 조사를 위해 피폭선량의 측정이 늦어지지 않도록 해야 한다. 측정의 경우도 같으며 대응도 다음과 같이 조항을 만들어 시행해야 한다.

- 과거의 재해에서 배우고 방사선의 건강 영향을 예측, 예측된 질환에 대해 계획을 수립한다.
- 과도의 공포에 대해서는 대화(risk communication)에 의해 가능한한 냉정하게 논리적인 대응을 하고 조사를 시행한다. 이때 공포심을 강조해서 조사를 해서는 안된다.
- 조사결과를 예측하고 계획을 세워야 한다. 계획에 따라서는 목적이외의 장소에서 다시 혼란을 키울 가능성이 있다. 예를 들면 치료의 목표를 세울수 없는 정도의 작은 갑상샘 결절이 발견 되었을 때(이같은 결절은 장래에 암이 될 증례의 수배-수십배의 빈도로 볼 수있다)의 대응은 매우 곤란하다. 새로운 불안을 주지 않도록 조사를 시작하기전에 충분히 고려해야한다.
- 조사에 의해서 발견된 만발영향으로 정의되는 병은, 방사선의 피폭에 특유한 것은 없다. 누구라도 사망할 수 있다. 사망의 원인은 질병이다. 그 질병이 방사선이 원인인가, 아닌가는 현재의 의학에서는 알 수 없다. 조사에 의해 피폭자로부터 질병이 발견 되었을 때의 대응까지 고려해서 검사를 시작한다는 각오가 필요하다. 예를들면, 일정 이상의 방사선 피폭에 의해 암 환자는 증가한다. 그러나 자연 발생의 암은 30%이상인 것에 대해 방사선에 의한 암은 과거의 경험에서부터 100mSv의 피폭에서 1-2%이다. 그리고 자연 발생의 암과 피폭에서 증가한 암의 구별 할 수 없다. 30%의 환자 모두가 방사선 피폭이라고 믿기 어렵고 예로서 보상을 요구해도 과학의 레벨에서 그것을 부정할수 없다는 것을 이해하고 대책을 세워야 한다. 피폭자의 몸과 마음도 건전한 생활을 지키는 것이 가장 중요한 과제이다.
- 방사선의 영향을 밝힐 수 있도록 피폭 선량과 건강진단의 기록을 확실히 하고 일정한 방식으로 잘 보존해야 한다. 미래를 위하여 등록제도를 만들필요가 있다. 이 단계에서 현재까지 보고 되지 않은 새로운 영향도 발견할 수 있도록 충분한 계획을 세우고 작성하는 것이 요긴하다.

㉡ 오염지역의 대책

원전을 정지해도 주변의 주민 건강에는 영향이 없다. 이전과 같이 생활 할 수 있다. 원전사고를 수습한 후의 여러 가지 악의 근원은, 지상에 축적되어 있는 방사성 물질이다. 요오드-131은 반감기가 8일 이므로 자연적으로 소실된다. 문제는 반감기가 긴 세슘-134,137(각각의 반감기는 약2년, 약30년)이다. 피해 상황 조사에서 오염 지역의 장소와 양이 밝혀 졌을때는 향후의 제렴계획을 어떻게 하는가의 결정은 각국 정부의 책임이 된다. 제렴의 범위와 경제적인 문제, 국가가 감당할 수 있는 문제가 최종적으로 제렴 작업의 범위를 결정 하는 것이다.

- 피폭선량과 피난의 관계를 어떻게 하는가, 알기 쉽게 하려면 1, 10, 20, 50, 100mSv/년 등의 어디에 맞출 것인가, 그의 판단 기준은 피난의 기준을 1mSv로 했을 때 피난 범위(30, 50, 100km)와 그 국가전체의 대응 가능성에 있다. 즉 50, 100km로 했을때의 피난 범위와 그 대응의 가능성 등이 참고가 된다.
- 어디까지 제렴 제거를 할 것인가, 제렴의 우선순위, 제렴의 범위등의 결정이 필요하다. 주민의 희망과 인건비, 처리비, 이동비, 처분비등을 맞추어서 어느 레벨까지 제렴을 시행할 것인가, 제렴하지 않고 피난시킬 것인가, 제렴도 안하고 피난도 시키지 않을 것인가, 등의 매우 중요한 결정이 있다.
- 제렴의 우선 순위는 사람의 건강 유지에 있다. 어린이들이 통학하는 학교를 시작으로 사람들의 생활 범위에 이르기까지, 그의 효과도 지역 주민과 공유하고 공동으로 제렴하는 것이 대단히 중요하다.
- 농업을 계속하기 위해, 축산업을 계속하기 위해, 이전의 생활을 계속 하도록 제렴을 고려하는 것이 기본이다.
- 오염제거의 결정은 과학으로는 안되며 정치적 판단이 중심이 된다. 매우 중요한 결정은 정부가 책임을 지고 해야 한다.
- 과학자 및 전문가는 다음 사항에 대한 책임이 있다.
  - 오염상황의 파악, 오염지도 작성에 협력하고 오염 상황을 과거의 피폭 선량이나 건강영향을 비교하며 적절하게 표현하는 것이 중요하다.
  - 제렴의 구체적 방법의 시행과 결과의 검토, 장소에 따른 방법의 검토(학교 교정, 도로 화단, 가옥과 그 주변, 논과 밭, 수풀, 삼림 등)
  - 시행의 결과에서 제렴방법과 그의 유효성에 관해서 성적 결과
  - 제렴작업, 반출, 집적, 폐기등의 법적검토, 특히 현행의 방사성 물질의 폐기에 관한 기본적 방침의 조언

- 제렴 작업에서의 비용계산, 제렴의 정도, 피폭선량과 피난에 따른 비용이 어느 정도 다른가의 계산과 조언

(3) 장기계획

① 건강조사의 계측

계획성이 없는 건강진단은 피폭자의 정신적인 고통을 증가시킬 뿐이다. 일반적으로 건강진단을 자유로 받고서도 질병이 발견 되면 피폭 때문에 발생된 것이 아닌가 하고 염려 한다. 건강 조사를 시작하기 전에 과거의 재해 사례(원자력 재해만 아니고 자연 재해도 포함해서)를 연구하고 건강 조사의 목적과 조사를 받는 사람의 복지를 고려한 신중한 계획을 세워야 한다.

② 보상 문제

재해에 의해 잃어버린 인명, 가옥, 농장, 가축, 공장 등은 제외하고, 피폭의 영향에 초점을 맞춘다. 급성 영향은 개인을 확정하고, 질환도 특유 하므로 판단은 어렵지 않다. 만발영향은 한 사람의 환자 질병을 피폭에 기인한 것인가 결정 할 수는 없다. 예를 들면 폐암 환자의 암의 원인이 방사선인가, 담배인가 또는 그 외의 원인에서 인가는 알 수 없다. 현재 알려진 것은 100mSv피폭하면 방사선 장해로 암이될 가능성이 1%(단기피폭)또는 0.5%(장기피폭) 증가 한다는 것 뿐이다. 문턱 선량 값이 아니어도, 가정해서 계산하면 20mSv에서는 0.2%또는 0.1%증가한다. 그러므로 피폭에 따른 암환자를 과학적으로 결정 해서 보상하는 것은 매우 어렵다는 것을 이해해야 한다. 피폭자의 질병 보상은 앞으로 커다란 문제이며, 과학적으로 인정할 수 있는 범위를 벗어나지 않으면 안될 가능성이 높다. 보상은 건강 영향의 과학적인 것과 동시에 인간애가 기본이 된다. 이는 그 나라의 문화에 따라 문제의 인식도 달라질 수 밖에 없다. 또한 과거의 사례를 고려하면 피폭자로서 최종적으로 중요한 것은 이전의 생활을 계속할 수 있도록 돕는데 있다. 이전과 같은 생활을 계속할 수 없는 경우는 별도의 장소에 이동해도 새로운 장소에서 자립 생활이 가능 하도록 해야 한다. 여러 가지 사례를 통해서 보상의 근본은 이전의 자립 생활을 보장하는데 있다.

8.7.3 브라질 고이아니아(Goiania)방사선원 파손에 의한 오염사고

(1) 개요

1987년 9월 브라질의 Goiania에서 폐쇠된 병원에서 암치료용 방사성 세슘 -137 선원의 조사장치가 도난 되었다. 의료용 선원인 고선량의 방사성 세슘이 값진 것으로 보여 훔쳐서 해체하여 이 세슘을 자택으로 가지고 가서 형광이 발하는 것을 보고 몸에 묻혔던 4명은 사망하고, 주변의 245명이 피폭되었으며, 20명은 급성 방사선 증후군이 발생되었다. 훔쳐간 2명은 2~3일 후부터 설사, 현기증 등의 증상이 나타났다.

1주일 후에 선원용기에 구멍을 여는데 성공하고 이 시점부터 방사능오염이 시작되었다. 그 후 2명은 선원을 폐품회수업자에게 팔았다. 업자는 dark garage에서 선원의 분말이 빛이 나는 것을 보고 몸에 좋은 것으로 생각하여 며칠사이에 업자의 가족, 친척, 이웃사람들에게 분말을 손으로 만지고 몸에 바르게 하였다.

그들의 몸이 차츰 나빠져 가므로 푸르고 흰 가루가 원인으로 생각하고 고이아니아 보건위생국에 신고하였다.

(2) 사고수습과 피해상황

12만 5천명 이상, 피폭조사가 실시되고, 245명이 체내/체외 오염이 확인되었다. 54명이 치료를 받고, 20명이 입원하였다.

체내에 들어온 방사성 세슘 137의 배설을 위해, 푸르시안 블루를 투여하였다. 6살의 소녀, 38세의 여성, 22세와 18세의 남성 등, 모두 4명이 4주간 이내에 출혈과 패혈증 등의 급성장해로 사망하였다. 그 선량은 4.5~6.0Gy로 추정되었다.

방사성 세슘 137은 물에 녹기 쉬워서 확산이 잘된다. 주변에서 방사능측정을 하여 전방사능은 50.9 테라베크렐(TBq: Tera는 1조배)였다.

특히 오염이 뚜렷한 7가옥은 해체, 철거하고, 고오염구역으로 설정하였다. 오염조사면적 200km^2, 오염토양 및 제렴 쓰레기는 2,000L, 드럼통으로 14,500개, 5톤 쓰레기 상자로 1,470개에 달하였다. 오염지역의 최고선량은 1.2Gy/hr 였으나 대기 중이나 물의 오염은 나타나지 않았다.

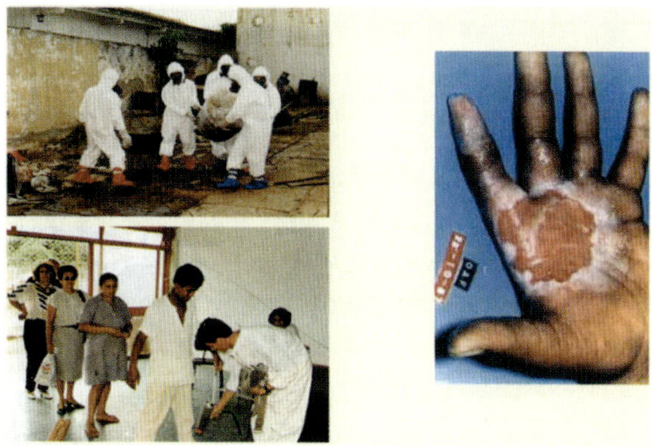

[그림 8-27] Goiania에서 발생한 방사성세슘 137에 의한 오염사고
왼손바닥에서 두 번째, 세 번째 손가락사이의 손상, 손바닥은 표피의 탈락

(3) 결론

조사대상 : 125,000명 이상
245명 체내/체외 오염
(54명 치료, 20명 입원)

오염조사면적 : 200km^2

오염 토양 : 2,000L 드럼통 14,500개

제렴쓰레기 : 5톤상자 1,470개
(오염지역의 최고선량 : 1.2Gy/hr)

입원환자 : 20명(피부장해, 체내오염)
4명은 골수장해에 의한 출혈, 감염증으로 1개월 이내에 사망

8.8 핵테러(Nuclear Terror)

원자력 재해와 더불어 악의적인 공격에 방사선을 사용하는 상황을 고려하여 인체를 보전하는 방법을 알아보고자 한다. 국제 원자력기구(IAEA)와 국제방사선방어위원회(ICRP)도 방사선 공격으로부터 공중을 방어 한다고 하는 "Publication 96"을 2005년에 간행 하였다.

8.8.1 원자폭탄

가장 무서운 핵공격은 원자폭탄(원폭)이다. 원폭은 테러에 사용하는 소형폭탄 정도에서도 살상력이 매우 크기 때문이다. 원폭은 폭탄으로서 폭풍을 능가하고 뜨거운 열풍으로 태워서 소진시킨다. 그러므로 폭탄가까이 있는 사람은 고선량의 방사선으로 사망하게 된다. 생명을 지킨다고 하는 관점에서 보면 매우 위험하나 원자력 발전소의 사고, 테러와는 아주 다른 성격의 것이다. 20만명이 사망한 원폭과 원전사고를 비교하면, 원전사고는 원폭의 몇 배, 수십 배의 방사선, 방사선물질이 방출 한다는 등으로 비교하는 감각은 현실을 무시하는 측면이 있다. 생명을 지키기 위해서는 방공호(shelter)에 피난하는 것이 필수 이다. 강력한 외부 피폭도 방공호에서 방어할 수 있다. 방공호가 없는 경우는 강력한 폭풍, 열선, 방사선을 피하기 위해 견고한 차폐물(콘크리트 등)에 피난한다. 잔류 방사선은 급속히 감소하고 24시간에서 90%이상, 3~4일 경과하면 없어지므로, 그 사이는 방공호에 대피한다. 방사선 강하물이 많은 경우는 예를 들면 비키니 핵실험 에서는 피난하지 않았던 섬 주민 중에서 다수의 급성 방사선 장해에 의한 사망자가 발생하였다. 방공호(shelter)에서 나올 때는 주의가 필요하다.

8.8.2 원자력발전소의 공격

원자력발전소(원전)를 공격하여 사고를 유발하는 것은 유효한 테러의 하나이다. 원전 사고시에 사고 상황을 자세히 발표 하는 것은 공격하는 방법을 발표하는 것 같은 느낌도 있다. 냉각 장치 전원을 파괴하면 후쿠시마 같은 사고를 유발 시킬 수 있다고 누구라도 생각할 수 있다. 지진, 쓰나미는 물론 공격하는 경우도 고려할 필요가 있다. 테러로서 원전 사고를 일으키는 경우, 먼저 몸을 지켜야 하는 대상은 원전 내에서 작업하는 직원, 소방, 경찰 또는 군인들이다. 급성 장해로부터 몸은 지키기 위해 재해사고와 같은 단계의 훈련이 생명을 좌우하게 된다.

8.8.3 고선량의 선원 테러(Source Terror)

고선량의 방사선 선원이 병원 등의 방사선 치료실에서 도난 유출되어 일반 공중에게 방치될 수 있나. 이 경우는 훔쳐 나간 범인도 피폭 되지만 자폭각오의 가능성도 있다. 미국대학에서 공동 연구 중에 자폭 각오를 하고 범인이 고선량의 방사성 물질을 가지고 뉴욕의 지하철에 앉았을 경우에 범인이 죽기까지의 사이에 피폭을 받은 공중의 수, 피폭 선량등의 시나리오가 있다. 고 선량의 선원 장소에 장시간 있으면 생명의 위험이 있다. 의료용의 선원을 훔쳐서 해체한 선원을 자택으로 가지고 가는 등의 사고에서 사망한 증례는 세계각국에서 보고하고 있다(브라질 고이아니아 보고).

의료용 선원으로서 코발트가 도난되고 도난된 것이 발견되어 운반, 해체하면서 몸의 가까이 있어서 사망한 예는 멕시코, 그루지아, 타이, 기타의 보고에서였다. 그러나 고선량 선원에 의해 피폭을 받아도 즉시 사망하는 것은 아니다. 피부의 이상에서부터 궤양의 발생, 손가락을 절제등의 피폭선량에 의한 것이나 수주간, 수개월 후에 사망한다. 앞서 설명한 바와 같이 자폭을 각오하고 지하철에 고선량의 선원을 지니고 탑승한 경우는 아무것도 느낄 수 없기 때문에 가까운데 있는 사람의 몸을 지키는 것은 어렵다.

[표 8-17] 1945-2001년까지의 세계적 발생의 방사선피폭사고

방사선원			사고건수(예)	피폭자수[a](명)	사망자수(명)
RI 방사선 이용	RI, 내부피폭 등		22	37	7
	밀봉선원	코발트-60선원	44	289	39
		세슘-137선원	9	100	7
		이리듐-195선원	30	79	12
		기타	4	8	0
		소계	87	476	58
	가속기·X선장치		31	94	16
원자로 임계사고	원자로사고[b]		12(1)	198(134)	40(28)[c]
	임계사고		17	61	13
	소계		29	259	53
합계			169	866	134

a) 전신 〉 0.25Sv, 국소〉6Gy

b) ( )는 체르노빌사고의 수

c) 급성방사선종에 의한 3개월 이내의 사망

[일본원자력안전위원회 "방사성물질 및 방사선 관계사고, Trouble에 대해서(2002)]

8.8.4 오염폭탄

고선량의 선원을 널리 확산(오염폭탄, dirtybomb)하는 방법이다. 이 방법은 방사성물질 산포장치(radioactive dispersion device, RDD)로서 한다. 역시 폭탄이 있으므로 최초는 폭풍, 열선 등의 파괴에 따른 피해, 다음으로 산포하는 방사성 물질의 피해이다. 이 폭탄에서는 고선량의 방사성물질을 비교적 좁은 범위에 산포하는 것이 목적이다. 방어를 위하여는 방사선 검출기에서 방사성물질의 존재를 확인한 후, 일반인은 피난시키며 호흡기로부터의 흡입을 막는 방법이다. 방사성물질의 종류에 따라서 대책은 다르게 된다,

8.8.5 방사성물질의 광범위한 산포

방사성물질을 수원지등에 산포하는 방법이다. 이 방법은 구체적으로 공중을 살상하게 되므로 방사성 물질이 산포된다는 공포가 테러의 목적이다. 어떤 방사성 물질을 사용해서도 수원지에 방사성물질을 투입하고 각 가정의 수돗물에 방사성 물질 농도가 만발영향을 일으킨다고 보고하는 농도에 달하는 것은 불가능에 가깝다. 그러므로 선원의 경우와 같이 자폭각오가 되어 있으면 한곳의 수원지를 공격, 그 유역의 수돗물을 오염 시키는 것은 불가능 하지는 않다고 본다. 신속한 정보와 냉정한 대응으로서 방호는 가능하다.

8.8.6 방사성 물질을 사용한 개인의 살인

일반대중을 목적으로 하지 않고 특정의 개인등을 표적하는 테러에서는 방사성 물질의 투여도 생각할 수 있다. 영국에서의 리토비넨코 사건과 같이 알파선(α-ray)만을 내는 폴로늄-210에 의한 살인도 가능하다. 방사성 물질을 골라서 치료할수 없는 것도 있다. 이 상황에서는 저격한 몸을 지킬 방법이 난감하다.

8.8.7 방사선에 의해 유발된 건강영향

사고와 관점을 바꾸어 표현해서 피폭선량과 건강영향의 관계를 정리하는 것이 유용하다. 4,000mSv에서 사망, 1,000mSv에서 구토등의 임상증상, 10%의 암리스크증가, 100mSv는 급성영향은 없다. 그 후 1%미만의 암 리스크의 증가. 10mSv에서는 같은 급성 영향이 없으며 아주 적은 암리스크 증가로 기재하고 있다.

[표 8-18] 방사선에 의해 유발된 건강영향

예상하는 방사선량	영향	결과
극저선량: 약10mSv이하 (실효선량)	급성영향없음 대단히 적은 암리스크 증가	큰 피폭집단 암 이환율의 증가는 안보임
저선량: 약100mSv정도까지 (실효선량)	급성영향없음 그후 1%미만의 암리스크 증가	피폭집단이 큰 경우 (약10만명이상) 암 이환율의 증가를 보일 가능성 있음
중선량: 약1,000mSv정도까지 (급성전신선량)	토기, 구토, 가벼운 골수억제 그후 약10% 암리스크 증가	피폭된 집단이 수백명이상의 경우, 암 이환율의 증가
고선량: 약1,000mSv이상 (급성전신선량)	토기가확실:골수증후군을 일으킴으로 약4,000mSv를 초과하는 급성전신선량에서는 의학적 치료를 하지 않으면 치사리스크가 높다. 더욱 암리스크의 증가	이환율의 증가를 볼 수 있음

(ICRP publication 96, 방사선공격시의 피폭에 대한 공중의 방어, 2011)

8.9 후쿠시마사고 이후 우리나라 출입국자의 대응조치

방사선피폭의 경로와 검사측정방법은 내부피폭과 외부피폭으로 분류한다.

2011년 3월 후쿠시마원전사고 이후 전국민이 크게 우려하였던 것이 내부피폭이었다. 호흡이나 음식물 섭취를 통해서 방사성물질이 체내로 들어와 잔존하는 것을 내부오염이라 하며, 인체 내로 들어온 방사성물질은 방사선을 방출하여 스스로를 피폭시키므로 내부피폭이라고 한다.

내부오염과 내부피폭 여부를 확인하는 기본적인 것으로 스크리닝검사 시스템은 공항과 항만에 설치한 일본으로부터의 입국자에 대한 방사성물질 오염 여부를 검색하는 문형감시기(Portal monitor)이다.

2011년 후쿠시마 사고 이후 실제 30만명 이상의 검사를 받고, 2명에서 알람작동이 있었으나 의복과 신발에만 오염물질이 존재하여, 탈의 후 재검사에서는 모두 정상으로 나타났다.

만일 탈의, 샤워 후에도 알람이 작동한다면 전문기관에 보유한 전신오염감시기로 정밀검사를 하게 되며, 전신오염감시기는 내부오염의 인체부위와 핵종을 정확하게 파악한다.

또 다른 방법으로는 소변검사를 통해서 핵종과 오염정도를 정밀하게 분석할 수도 있다. 이와 같은 검사들은 한국원자력의학원 국가방사선비상진료센터에서 수행한다.

한편 공항 오염감시기 철수 이후에도 추가로 약 500여명의 일본거주자 혹은 방문자가 비상진료센터에 내원하여 각종 검사를 수행했으나 일본 후쿠시마원전사고로 인한 내·외부 피폭사례는 없었다고 한다.

8.9.1 후쿠시마사고 이후 방사선피폭에 대한 사회적 오해

원자력 재해는 결국 방사선피폭으로 결론이 나기 마련이다.

2011년 후쿠시마사고 이후 국가적으로나 사회적으로 방사선 안전에 대한 문제가 최대의 관심사가 되었다. 방사성 요오드와 세슘, 스트론튬 등에 관한 오염의 우려가 컸다.

방사선 요오드의 경우는 방사선이 1/2로 감소되는데 걸리는 시간, 즉 반감기가 8일 정도로 짧고, 실제로 우리 몸에서는 신진대사에 의해서 더 빨리 줄어들게 된다. 더구나 생물학적 반감기는 약 5일에 불과하다.

또한 방사성 세슘이나 스트론튬의 경우는 물질자체의 방사선이 절반으로 줄어드는데는 약 30년이 걸리나 우리 몸에서는 배설 등에 의해 108일이 지나면 그 능력이 1/2로 줄어들게 된다. 이는 108일씩 7번 지나서 약 2년 후에는 1/132로 줄어든다는 계산이 나온다.
방사성요오드는 호흡을 통해서 인체 내로 들어와서 갑상샘에 침착되는 메카니즘을 가지고 있다. 다량 체내 오염된 상태에서는 안정화 요오드(K_2 : 요오드화칼륨)를 경구투여하므로서 방사성 요오드가 갑상샘에 침착될 기회를 잃고 체외로 배출되게 하는 방법으로 내부오염을 치료한다.

방사성 세슘은 주로 음식물 섭취를 통해 체내에 들어오며, 오염이 확인된 시점에서는 장내에서 흡수되지 않도록 프러시안블루를 경구투여하여 배출을 촉진하는 방법을 사용한다.

2011년 일본 후쿠시마원전 사고 이후 일부 수산물(미역, 다시마)과 소금의 다량 구매 붐을 일으킨 사례는 우리나라의 상황을 고려하지 않은 해프닝이 초래되었다.

최근의 일본 근해의 해류 이동에 의한 수산물의 방사능오염에 대한 우려도 메스컴의 보도에 의해 크게 증폭되어 생선의 기피현상이 초래된 것은 방사선 안전에 대한 부담이 국민적 관심사가 되었기 때문인 것으로 고려된다.

본서의 중요한 과제는 과학자가 다 할 수 있는 책임은 과학적으로 인정된 것과 인정되지 않은 것을 밝히고 사회적으로 냉정하게 과학적 지식을 공유하도록 해야 한다. 그리고 전력을 기울이는 것이 과학자의 기본적인 책임이 있으나 인정되지 않는 것을 전제로 사회의 일원으로서 관계하는 관계자들과 함께 대응을 해야 한다. 그러나 과학자로서 책임이 있어야 하는 자세가 필요하다고 본다. 과학자와 전문가가 함께 유용한 지식을 공유하고 협력하는 자세는 원자력, 방사선, 에너지를 연구하는 측면에서 매우 긴요한 사안이다.

원자력재해는 방사선 피폭과 안전이라는 우려가 공존하므로 방사선 방어에 대해 ICRP의 권고 등의 정책을 국가 차원에서 원자력 에너지 시용의 효율성과 방사선과 더불어 생활하는 방사선문화를 정착시키는 것이 우선과제이다.

WHO, ICRP 등의 국제기구에서 권고하는 방사선선량을 초과하면 건강에 장해를 일으킨다고 하는 공포에 대해서 공포를 가진 사람들과 같은 레벨에서 대화를 하는 것도 매우 중요하다.

방사선 리스크에 대해서 설명, 그 외의 리스크와의 비교는 과학자가 유용하게 연구하고 접근해야 할 과제이다.

8.9.2 의료방사선 피폭에 대한 사회적 관심 고조

의료에서도 현재 가장 이슈가 되는 것은 CT검사에 대한 피폭선량의 과다와 과다검사에 대한 우려가 이어지고 있다.

그러나 과학적 진단영역의 방사선 피폭은 표 8-19와 같이 주요방사선 영향연구 영역에서와 같이 1회 전신CT검사에서 10~20mSv 범위에 있다. 흉부 X선 1회 검사에서 전신 Spiral CT검사까지 0.1mSv~100mSv 이내이다.

[표 8-19] 방사선의 건강영향에 대한 과학적 지식이 필요한 분야

원자력 방사선 재해에서의 긴급대응과 정기적 대책
원폭피폭자, 세계의 피폭자의 건강유지 및 복지
방사선 방어
의류방사선 방어
환경보호
원자력 이용에 대한 안심·안전
방사선 이용에 대한 안심·안전
이에 관한 법률, 규세의 실정

의학적 진단 영역의 방사선 검사는 방사선 선원이 피부에 있고 거기에서 방출되는 방사선은 인체를 통과하여 영향을 미칠 뿐이지 체내에 남아있지 않는다. 그러므로 외부피폭이라 한다.

자연방사선, X선 단순검사, CT검사 등은 모두 외부피폭에 해당되며 누가 검사를 받거나 방사선 치료를 받아도 주변 사람에게는 아무런 영향이 미치지 않는다. 외부피폭의 정도는 결정적 영향을 나타내는 고선량피폭의 경우에는 혈구수치가 떨어지는지에 대해서 일반혈액검사로서 알 수 있으며 증상을 통해서도 추정할 수 있다.

그러나 500mSv 이하에서는 증상이 없음은 물론 혈구수치의 변화도 없으므로 혈액림프구 배양을 통해서 염색체검사에 의한 피폭선량은 추정할 수 있다.

이와 같은 정밀한 염색체 검사도 100mSv 이상의 피폭피부에만 적용이 가능하다. 그리고 손톱이나 치아 등을 통한 정밀검사에 의해서도 피폭량을 추정할 수 있다.

8.10 과학과 정책의 합의

8.10.1 과학적 진실에 대해서 국제적 합의의 필요성

(1) 사회적·개인적 입장에 따른 건강영향의 차이

방사선의 건강영향에 대해서는 과학적 지식의 필요성이 더욱 강조된다. 사회의 여러 분야에서 방사선의 건강영향은 과학적 지식을 기반으로 출발해야 한다. 또한 같은 분야에서도 사회적 입장의 차이에 따라 과학적 지식에 대한 요구도 다른 것이 원자력·방사선 분야이다.

구체적으로 원자력 이용의 예에서는 사회적인 입장에서 원자력 이용 추진파는 방사선의 건강영향을 적게 표현한다고 하는 인식과 다른 한편의 원자력 이용 반대파는 건강 영향을 과장해서 표현하려는 인식이 있는지도 모른다.

원자폭탄 보유국과 비보유국에서도 기본적인 감정 가운데는 건강 영향에 대해서는 차이가 있다는 견해가 옳을 것이다.

원자력 이용의 피해자, 원폭의 피폭자, 체르노빌 원전사고, 나아가서 후쿠시마 원전사고의 피해자가 건강 영향에 대한 공포는 경험하지 않고는 알 수 없다는 견해가 타당할 것이다. 또한 피해는 당연히 보상의 요구가 관계한다. 보상을 받는 피해자와 보상을 받지 못하는 피해자와의 갈등, 보상을 받는 측과 보상을 지불하는 측, 국민, 행정당국과의 여러 가지 문제도 방사선의 건강 영향에 대해 과학에 기대하는 방향이 다를 가능성이 있다.

사회적인 입장에는 관계없이 개인레벨에서도 어디까지 안전하며 안심할 수 있는가의 레벨에는 커다란 간격이 있다. 이 문제는 재해에 있어서도 특히 큰 문제가 된다.

(2) 과학적 지식의 의존과 정리되지 않는 과학적 지식의 발표

사회적인 다양한 입장에 있는 사람들이 각각 방사선의 건강 영향에 관심을 가지고 서로 의

논하면서 사회가 유지되기 위한 의사소통의 기본은 역시 방사선의 건강영향에 대한 과학적 지식이다.

그러나 한 가지 대두되는 문제가 있다. 현재로서는 방사선의 건강 영향에 관해서 많은 연구성과가 있으므로 사회적·개인적인 입장의 주장에 일치되는 연구성과를 선택하면, 어떠한 입장도 과학적으로 옳다고 주장하고 만다.

과학적으로 옳다고 해도 사회적 입장과 개인적인 입장을 주장하면 사회는 혼란에 젖어든다. 특히 방사선의 건강 영향은 넓은 사회와 관련되고 사회의 혼란 외에도 막대한 경제적 영향까지 따르게 된다.

원자력 재해는 상황과 수습의 방법에 대해서는 국가의 명운까지도 좌우한다는 결과도 고려해야 되는 사안이다.

(3) 일치한 과학자의 사회에 대한 제안(국제적 과학적 합의)

학문적인 논의는 학문의 발전을 위하여 권장되어야 한다. 과학도 항상 발전하면서 사회적인 공감대를 넓혀가는 것은 별반 다르지 않다.

그러므로 과학자는 사회의 무질서한 연구성과의 발표가 사회를 혼란스럽게 한다는 것을 심사숙고하고, 과학자의 사회적 제언은 발표한 시점에서는 일치하지 않으면 안된다는 책임을 가져야 한다.

원자력 재해와 같은 긴급의 상태에서는 과학자가 스스로의 학설을, 사회적 개인적인 입장에서 직접 사회에 주장하면 사회는 혼란에 빠지게 된다. 반드시 과학자는 사회적 책임을 충분히 지각해야 한다. 과학자는 자기의 사회적 입장, 개인적 입장의 주장을 위하여 과학을 이용해서는 안 된다.

국제적으로는 과학적 성과가 무질서하게 발표되어 인용함으로서 혼란이 야기될 수 있으므로, 필요에 따라서 국제적인 과학적 합의를 보고하고, 권고하는 시스템을 확립하고 있다.

이와 같은 국제적인 보고로서 방사선의 영향에 관한 UNSCERA(국제연합과학위원회)는 정기적으로 세계의 관련 학술적 보고를 모아서 내용을 검토한다. 그 시점에 있어서 순수하게 과학적인 입장에서 합의한 사항을 정기적으로 UN총회에 보고하며 그 내용은 홈페이지에서 누구라도 읽을 수 있도록 하고 있다. 보고서가 정식 발표되기 전에 이 보고서는 세계에 의견을 구하고 공표한다.

참고문헌

近藤宗平, 사람은 방사선에 왜 약한가, Blue Backs

川原(가와하라 시게오), 原發과 放射能, 明石書店, 2012

川原(가와하라 시게오), 原發의 眞實, 明石書店, 2012

川原(가와하라 시게오), 核 폐기물과 에너지의 미래, 明石書店, 2012

西尾漠(니시오 바쿠), 왜 脫原發인가, 綠風出版, 2003

西尾漠(니시오 바쿠), 原發은 地球, 綠風出版, 2011

鳥居寛之(도리이 히로유끼), 放射線을 科學的으로 이해, 丸善出版, 2012

本間慎(혼마신), 福島 原發事故의 放射能 汚染, 世界思想社, 2012

小出裕章(Koide Hiroaki), 3·11 原發事故를 말한다, 本泉社, 2011

ICRP Publication III, Application of the comissions's Recomendations to the protection of people living in longterm contaminated areas after nuclears accident or a radiation emergency, the japan radio isotope assosiation, 2012

ICRP Publication 96, protecting people oganist radiation Exposure in the event of a radiogical attack, the japan radioisotope assocation, 2012

匠埼龍史, 放射線學 入門, 医療科學社

原子力災害 放射線 建康影響, 丸善出板

IRMWS, the 8th international workshop ionizing radiation monitoring, chiyoda technol japan, 2012

IRMWS, the 9th international workshop ionizing radiation monitoring, chiyoda technol japan, 2013

한국원자력의학원, 후쿠시마 원전사고 이후 국내방사선 비상진료의 현황, 한국원자력의학원, 2013

권달관, 방사선 노출환경과 안전망 구축 안전환경보건 구현학회 창립기념 심포지움, 안전환경보건 구현학회, 2012

권달관, 전국 원자력 관련학과 교수 연합회 워크숍 및 총회자료집, 한국원자력문화재단, 2013

한국원자력문화재단, 주요 이슈별 원자력 관련자료집, 한국원자력문화재단, 2013

천병태, 현장에 답이있다(원자력의 현재와 미래), 한국원자력문화재단

sueo machi, world trends and japan's nuclear power policy after the fukushima daiichi nuclear accident, CTC IRMWS oarai japan, 2013

KONEPA, 원자력 정책방향과 국민수용성 제고 방안 자료집, Korea nuclear energy promotion agency, 2011

한국원자력학회, 후쿠시마 원전사고 이후 원자력 정책 및 학술연구의 전망과 과제 발표자료집, 한국원자력학회, 2011

EDENS, 원전안전문제와 해체기술, 세계원전안전해체 학회준비위원회, 2013
KINAC, 2012 seoul nuclaer security symposium, nuclaer security summit, 2012
ICRP, ICRP 2007년 권고, 2007
원자방사선의 영향에 관한 UN위원회(UNSCEAR) : 방사선과 선원의 영향 2006년 보고서
Preston DL, Shimizu Y, Pierce DA, Suyama A, Mabushi K : Studies of Mortality of Atomic Bomb Survivors. Report 13 : Solid Cancer and Non Cancer Disease Mortality : 1950 - 1997. Radiat. Res. 160(4). 2003
Gen Suzuki 外 : 被曝医療 guide, 日經 Medical 開發
문부과학성 : 항공기승무원의 우주선 피폭관리에 관한 guideline 2011
FBN News : 千代田 Technol FBN News, No. 415. 2011
FBN News : 千代田 Technol FBN News, No. 432. 2012
FBN News : 千代田 Technol FBN News, No. 443. 2013

찾아보기(국문)

찾아보기(영문)

집 필 진

권달관 전국원자력관련학과교수연합회장	강세식 부산가톨릭대학교 교수
권대철 신한대학교 교수	김광표 경희대학교 교수
김규태 동국대학교 교수	김종석 가천대학교 교수
김효정 한국원자력안전기술원 전문위원	김흥태 신한대학교 교수
김희중 연세대학교 교수	나수경 김천대학교 교수
박명환 대구보건대학교 교수	유광열 신구대학교 교수
이경진 조선대학교 교수	정범진 경희대학교 교수
정운관 조선대학교 교수	최지원 전주대학교 교수
최희동 서울대학교 교수	

인지
생략

최신 원자력·방사선 입문서
Introduction to Nuclear Energy and Radiation

2013년 1월 31일 초판 제1쇄 발행
2013년 6월 30일 초판 제2쇄 발행
2014년 1월 28일 2판 제1쇄 발행
2015년 5월 1일 3판 제1쇄 발행
2016년 5월 1일 4판 제1쇄 발행

지은이 : 전국원자력관련학과교수연합회
펴낸이 : 이상태
펴낸곳 : 청구문화사
주 소 : (03706) 서울특별시 서대문구 성산로11길 15
전 화 : 02) 332-0541(代) **전 송** : 02) 337-9577
등 록 : 1990년 11월 2일 제9-247호

정가 40,000원

ISBN 978-89-5616-705-3 93510